Avanços em

Diagnóstico por Imagem do Sistema Musculoesquelético

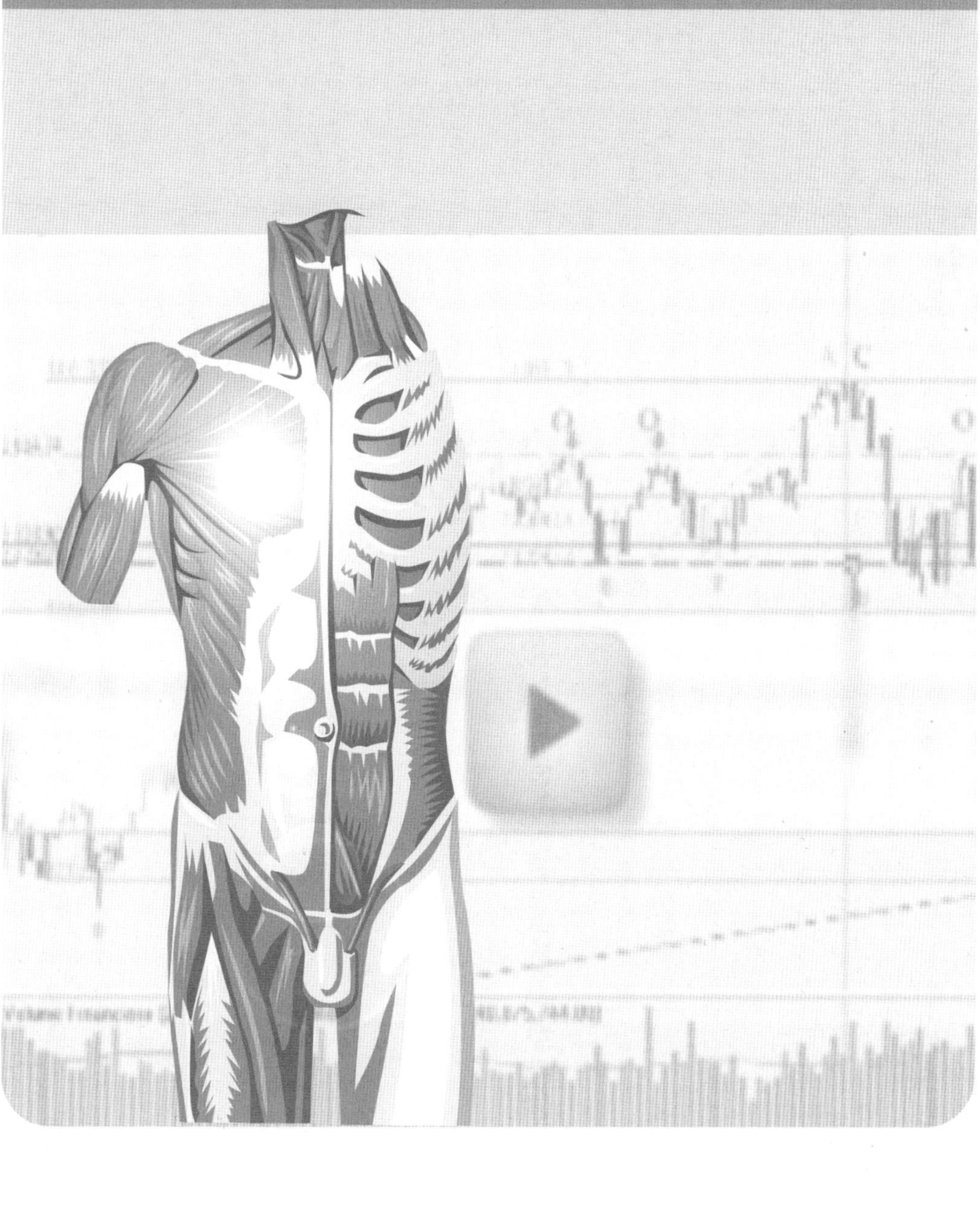

Avanços em

Diagnóstico por Imagem do Sistema Musculoesquelético

Peter L. Munk, MD, CM, FRCPC
Bassam Masri, MD, FRCSC

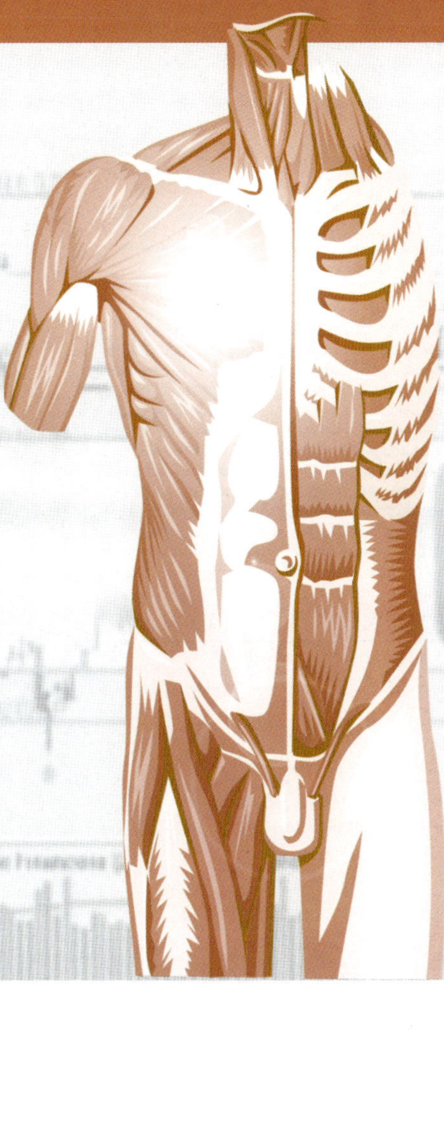

Tradução
Carlos Frederico Arend
Médico-Radiologista

REVINTER

Avanços em Diagnóstico por Imagem do Sistema Musculoesquelético

ISBN 978-85-372-0182-4

Tradução:
CARLOS FREDERICO AREND
Médico-Radiologista
(51) 2125-0505
(51) 3471-6364

Nota: A medicina é uma ciência em constante evolução. À medida que novas pesquisas e experiências ampliam os nossos conhecimentos, são necessárias mudanças no tratamento clínico e medicamentoso. Os autores e o editor fizeram verificações junto a fontes que se acredita sejam confiáveis, em seus esforços para proporcionar informações acuradas e, em geral, de acordo com os padrões aceitos no momento da publicação. No entanto, em vista da possibilidade de erro humano ou mudanças nas ciências médicas, nem os autores e o editor nem qualquer outra parte envolvida na preparação ou publicação deste livro garantem que as instruções aqui contidas são, em todos os aspectos, precisas ou completas, e rejeitam toda a responsabilidade por qualquer erro ou omissão ou pelos resultados obtidos com o uso das prescrições aqui expressas. Incentivamos os leitores a confirmar as nossas indicações com outras fontes. Por exemplo e em particular, recomendamos que verifiquem as bulas em cada medicamento que planejam administrar para terem a certeza de que as informações contidas nesta obra são precisas e de que não tenham sido feitas mudanças na dose recomendada ou nas contra-indicações à administração. Esta recomendação é de particular importância em conjunto com medicações novas ou usadas com pouca freqüência.

Esta edição da obra *Advances in Musculoskeletal Imaging from Orthopedic Clinics, vol. 37, July 2006 by Peter L. Munk and Bassam Masri* foi publicada com autorização da Elsevier Inc.

Advances in Musculoskeletal Imaging

ISBN 1-4160-3818-3

Livraria e Editora REVINTER Ltda.
Rua do Matoso, 170 – Tijuca
20270-135 – Rio de Janeiro – RJ
Tel.: (21) 2563-9700 – Fax: (21) 2563-9701
livraria@revinter.com.br – www.revinter.com.br

PREFÁCIO

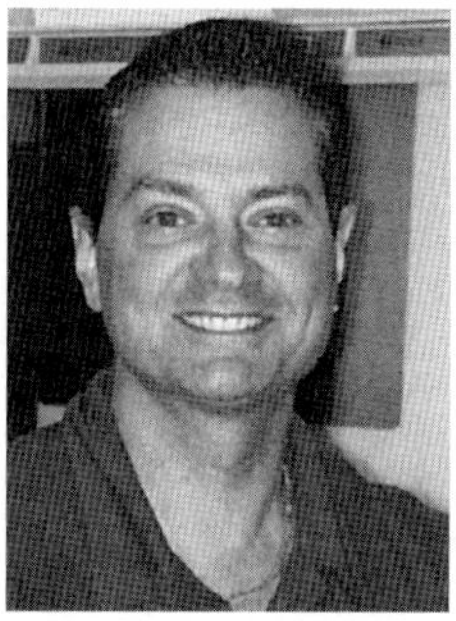

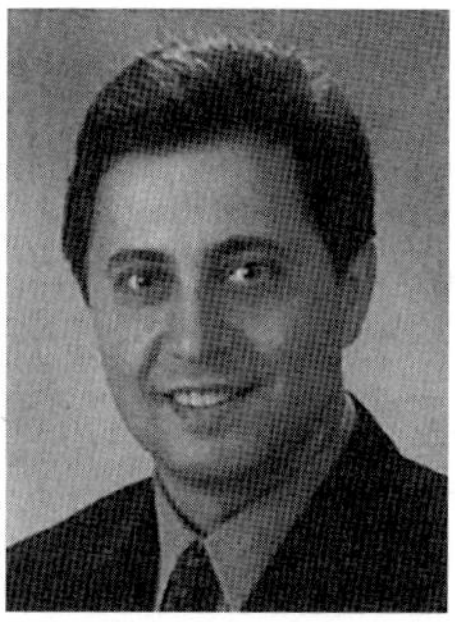

Peter L. Munk, MD, CM, FRCPC Bassam Masri, MD, FRCSC

Editores Convidados

Uma extraordinária revolução ocorreu no decorrer dos últimos 25 anos com a dramática expansão das opções diagnósticas e terapêuticas na área da imagenologia, que mudaram significativamente a forma com que avaliamos e tratamos patologias musculoesqueléticas.

O desenvolvimento e o refinamento das técnicas de imagem, como a TC, a RM, a US e a PET-TC, iniciaram uma nova era na prática médica. Especificamente, a RM modificou drasticamente a maneira como entendemos a doença musculoesquelética de uma forma similar ao que ocorreu, a princípio, com o advento da avaliação do sistema nervoso central pela TC, permitindo a investigação das patologias articulares, o estadiamento de tumores e a avaliação da cartilagem em um nível impensável até então.

A ultra-sonografia também vem ganhando crescente aceitação, tanto por sua capacidade de realizar estudo dinâmico em tempo real como por sua praticidade na orientação de biópsias ou outras intervenções, estas últimas cada vez mais comuns no mundo ocidental.

Dentro deste amplo e recente leque de opções que se abre aos médicos e pacientes, torna-se cada vez mais importante a interação e colaboração entre ortopedistas e radiologistas. Um ambiente cordial de convivência permite não apenas ao radiologista se adaptar para responder às perguntas e necessidades específicas do ortopedista, como também possibilita ao ortopedista explorar e desfrutar de todo arsenal diagnóstico e terapêutico que o radiologista pode oferecer.

Peter L. Munk, MD, CM, FRCPC
Musculoskeletal Division
Department of Radiology
Vancouver General Hospital
University of British Columbia
899 West 12th Avenue
Vancouver, BC V5Z 1M9, Canada
E-mail address: peter.munk@vch.ca

Bassam Masri, MD, FRCSC
Division of Lower Limb Reconstruction and Oncology
Department of Orthopaedics
University of British Columbia
910 West Tenth Avenue
Suite 3114
Vancouver, BC V5Z 4E3, Canada
E-mail address: bas.masri@vch.ca

EDITORES CONVIDADOS

PETER L. MUNK, MD, CM, FRCPC, Professor and Head, Musculoskeletal Division, Department of Radiology, Vancouver General Hospital, University of British Columbia, Vancouver, British Columbia, Canada

BASSAM MASRI, MD, FRCSC, Division of Lower Limb Reconstruction and Oncology, Department of Orthopaedics, University of British Columbia, Vancouver, British Columbia, Canada

COLABORADORES

CHRISTOPHER F. BEAULIEU, MD, PhD, Department of Radiology, Stanford University, Stanford, California

IAN BEGGS, FRCR, Consultant Musculoskeletal Radiologist, Royal Infirmary, Edinburgh, United Kingdom

PATRICIA M. CUNNINGHAM, MD, FFR, RCSI, MMedSci, MSc, Assistant Professor, Department of Radiology, New York University/Hospital for Joint Diseases, New York, New York

KAREN FINLAY, MD, FRCPC, Assistant Professor, McMaster University; Staff Radiologist, Department of Diagnostic Imaging, Henderson Hospital, Hamilton Health Sciences, East Hamilton, Ontario, Canada

LI FOONG FOO, MBBCh, FRCR, Research Fellow, Division of Magnetic Resonance Imaging, Department of Radiology and Imaging, Hospital for Special Surgery, New York, New York

LAWRENCE FRIEDMAN, MBBCh, FRCPC, Associate Professor, McMaster University; Staff Radiologist, Department of Diagnostic Imaging, Henderson Hospital, Hamilton Health Sciences, East Hamilton, Ontario, Canada

GARRY E. GOLD, MD, Department of Radiology, Stanford University, Stanford, California

MARYAM GOLSHAN-MOMENI, MD, Research Assistant, Department of Radiological Sciences, University of California Medical Center, Orange, California

BRIAN A. HARGREAVES, PhD, Department of Radiology, Stanford University, Stanford, California

CRAIG A. HARRIS, MBBS, Division of Musculoskeletal Imaging, University of Toronto; Mount Sinai Hospital and the University Health Network, Toronto, Ontario, Canada

MANRAJ K. S. HERAN, MD, FRCPC, Clinical Assistant Professor, Department of Radiology, Division of Neuroradiology, Vancouver General Hospital; and Clinical Assistant Professor, Department of Radiology, Division of Pediatric Interventional Radiology, Children's and Women's Health Center of British Columbia, University of British Columbia, Vancouver, British Columbia, Canada

HAKAN ILASLAN, MD, Assistant Professor of Radiology, Cleveland Clinic, Lerner College of Medicine; and Case Western Reserve University, Cleveland, Ohio

HERWIG IMHOF, MD, Professor of Radiology; Chairman, Department of Radiology; Division Head, Department of Osteology, Medical University of Vienna, Vienna, Austria

MENG LAW, MD, Associate Professor, Department of Radiology and Neurosurgery, New York University, New York, New York

EDWARD LEE, MD, Division of Nuclear Medicine, Vancouver General Hospital, Vancouver, British Columbia, Canada

GERALD M. LEGIEHN, MD, FRCPC, Assistant Professor, Department of Radiology, Division of Interventional Radiology, Vancouver General Hospital, University of British Columbia, Vancouver, British Columbia, Canada

DAVID MALFAIR, MD, Clinical Instructor, Department of Radiology, University of California-San Francisco, San Francisco, California

THOMAS MANG, MD, Department of Radiology, Medical University of Vienna, Vienna, Austria

EDWARD PETER MOSSOP, MD, MA, Research Assistant, Department of Radiological Sciences, University of California Medical Center, Orange, California

PETER L. MUNK, MD, CM, FRCPC, Professor and Head, Musculoskeletal Division, Department of Radiology, Vancouver General Hospital, University of British Columbia, Vancouver, British Columbia, Canada

TODD OSINSKI, MD, Clinical Instructor, Department of Radiology, University of California-San Francisco, San Francisco, California

HOLLIS G. POTTER, MD, Chief, Division of Magnetic Resonance Imaging, Department of Radiology and Imaging, Hospital for Special Surgery; Professor, Department of Radiology, Weill Medical College of Cornell University, New York, New York

DANIEL I. ROSENTHAL, MD, Professor of Radiology, Harvard Medical School, Cambridge; Associate Radiologist-in-Chief, Department of Radiology, Massachusetts General Hospital, Boston, Massachusetts

MARK E. SCHWEITZER, MD, Professor, Department of Radiology, New York University, New York; Hospital for Joint Diseases, New York, New York

LYNNE STEINBACH, MD, Professor, Departments of Radiology and Orthopaedic Surgery; Chief, Musculoskeletal Imaging, University of California-San Francisco, San Francisco, California

KATHRYN J. STEVENS, MD, Department of Radiology, Stanford University, Stanford, California

MURALI SUNDARAM, MD, Professor of Radiology, Cleveland Clinic, Lerner College of Medicine; and Case Western Reserve University, Cleveland, Ohio

JAMSHID TEHRANZADEH, MD, Professor of Radiology and Orthopaedics, and Director of Musculoskeletal Radiology, Department of Radiological Sciences, University of California Medical Center, Orange, California

LAWRENCE M. WHITE, MD, Professor and Head, Division of Musculoskeletal Imaging, University of Toronto; Mount Sinai Hospital and the University Health Network, Toronto, Ontario, Canada

DANIEL F. WORSLEY, MD, Division of Nuclear Medicine, Vancouver General Hospital, Vancouver, British Columbia, Canada

SUMÁRIO

A ultra-sonografia é um método de imagem muito útil na avaliação de patologias teciduais e articulares do membro inferior. Este artigo revisa o padrão ultra-sonográfico normal dos músculos, tendões, ligamentos, nervos, ossos e cartilagens. O aspecto patológico de várias alterações também é descrito.

A avaliação ultra-sonográfica de ombro e cotovelo requer conhecimento anatômico, meticulosa técnica de execução e equipamento apropriado. A ultra-sonografia apresenta acurácia semelhante à ressonância magnética na avaliação do manguito rotador, com menor custo e maior aceitação por parte dos pacientes.

A tomografia computadorizada *multislice* (TCM) é um método com inúmeras aplicações clínicas, graças à capacidade de reformatações multiplanares quase instantâneas, à grande velocidade de aquisição, à ampla cobertura e à fácil interpretação. Estes avanços tornaram a TCM uma excelente ferramenta adjuvante nos departamentos de emergência, permitindo rápido diagnóstico e planejamento terapêutico. Adicionalmente, seus recentes desenvolvimentos passaram a permitir, também, minucioso planejamento cirúrgico, incluindo avaliação de próteses e simulação de procedimentos.

Durante décadas, a artrografia orientada por fluoroscopia foi o único método de imagem contrastado disponível para a avaliação do espaço articular. Mais recentemente, o advento da ressonância magnética e sua capacidade multiplanar levaram ao desenvolvimento da artrorressonância direta. A técnica vem sendo utilizada desde 1987 e ultrapassou a artrotomografia em popularidade nos Estados Unidos. A artrorressonância indireta desenvolveu-se, posteriormente, como uma alternativa menos invasiva. Este artigo apresenta uma abrangente revisão sobre o uso atual da artrorressonância direta, com comentários específicos sobre cada articulação. A artrorressonância indireta também é discutida.

A ressonância magnética de alto campo vem, rapidamente, migrando do ambiente de pesquisa para a prática clínica, com suas vantagens intrínsecas na relação sinal–ruído, o que permite exames mais rápidos e melhor resolução de imagem.Talvez ainda mais importante, estes equipamentos permitem realizar avaliações funcionais do sistema musculoesquelético. Entretanto, é necessário cuidado na elaboração dos protocolos de aquisição de imagens em decorrência dos artefatos e de questões envolvendo biossegurança.

A ressonância magnética é um dos métodos de imagem mais acurados para o diagnóstico de patologias da cartilagem articular. Equipamentos novos e mais rápidos permitem avaliação tridimensional da estrutura e melhoram o rendimento do método, pela aquisição de imagens isotrópicas que podem ser reformatadas em qualquer plano. Características próprias da ressonância magnética possibilitam, também, avaliar a fisiologia da cartilagem e detectar modificações macromoleculares insipientes.

Muitas estratégias podem ser empregadas para reduzir os artefatos de suscetibilidade presentes nas proximidades de próteses ortopédicas, incluindo adequada seleção do material para confecção da prótese, correto posicionamento do paciente e finos ajustes nas seqüências a serem utilizadas. Estes finos ajustes incluem seqüências *spin*-eco rápidas de alta resolução, mínimo espaçamento entre os ecos, ampliação na largura da banda e orientação do gradiente para direcionar os artefatos de falha no registro para regiões sem interesse diagnóstico. Complicações inerentes à artroplastia, como o afrouxamento da prótese, podem ser mais bem identificadas com estas técnicas.

Modificações específicas nos parâmetros de seqüência de pulso têm permitido avaliar artroplastias e seus envelopes teciduais, com sucesso, por RM. Assim, várias são as aplicações do método no pós-operatório, como a pesquisa de osteólise ou mesmo dos depósitos intra-sinoviais que podem precedê-la. Uma vantagem adicional é a ausência de radiação ionizante, consideração importante na medida em que, geralmente, são necessários repetidos exames no acompanhamento de longo prazo dos pacientes.

A abordagem clínica dos tumores musculoesqueléticos mudou dramaticamente nas últimas décadas, na medida em que os métodos de imagem se tornaram importantes ferramentas de diagnóstico, estadiamento e seguimento dos pacientes. Este artigo apresenta uma revisão dos recentes avanços tecnológicos já disponíveis para a avaliação destes tumores, incluindo discussões sobre radiografia, ultra-sonografia, tomografia computadorizada, ressonância magnética, tomografia por emissão de pósitrons e intervenções orientadas por imagem.

A artrografia e a bursografia fazem parte do arsenal dos procedimentos diagnósticos e terapêuticos disponíveis ao ortopedista, ambas capazes de determinar alívio agudo e duradouro dos sintomas, por meio da injeção de anestésico, corticosteróide ou ácido hialurônico. Este artigo revisa a técnica da artrografia e bursografia em diferentes locais anatômicos e discute as vantagens e desvantagens do corticosteróide com relação à viscossuplementação.

A vertebroplastia percutânea é uma efetiva alternativa terapêutica no manejo de vários tipos de lesão vertebral, incluindo fraturas compressivas da osteoporose, hemangiomas e fraturas patológicas por neoplasia. De fato, a vertebroplastia pode ser a única opção terapêutica, já que a cirurgia é comumente contra-indicada em pacientes portadores de fraturas compressivas da osteoporose ou com metástases múltiplas. A terapia conservadora freqüentemente se limita ao controle da dor e à imobilização. Em mãos experientes, com pacientes adequadamente selecionados, o procedimento é seguro, barato e altamente eficaz.

Anomalias vasculares compreendem tanto hemangiomas como outras malformações vasculares. Malformações de baixo débito são divididas em capilares, venosas e linfáticas, estão comumente presentes no nascimento, crescem lentamente e produzem sintomas decorrentes do efeito de massa ou da estase. Alterações de alto débito são representadas pelas malformações arteriovenosas e têm curso clínico mais agressivo, com hiperemia, efeito de massa, destruição tecidual e, em estágios finais, insuficiência cardíaca. A ultra-sonografia, a tomografia computadorizada, a cintilografia, a angiografia e, particularmente, a ressonância magnética melhoraram em muito a acurácia do diagnóstico, a qualidade do acompanhamento e a capacidade de monitorar e planejar eventual tratamento percutâneo ou cirúrgico. A escleroterapia percutânea para lesões de baixo débito e emboloescleroterapia para lesões de alto débito, com ou sem intervenção cirúrgica adjuvante, tornaram-se excelentes opções terapêuticas.

Este artigo discute a energia da radiofreqüência como forma de tratamento de tumores localizados no sistema musculoesquelético, com ênfase nos osteomas osteóides. Quando eletrodos básicos são utilizados no manejo de pequenos tumores, o procedimento é extremamente efetivo e excepcionalmente seguro. O tratamento de lesões maiores e a conseqüente criação de grandes lesões térmicas, entretanto, têm seus riscos, que devem ser considerados na equação de custo–benefício.

A medicina nuclear desempenha importante papel no diagnóstico de patologias ósseas e de partes moles há mais de 40 anos. Este artigo revisa o papel da cintilografia óssea na prática ortopédica adulta, com comentários adicionais sobre a tomografia por emissão de pósitrons.

Pranchas em Cores

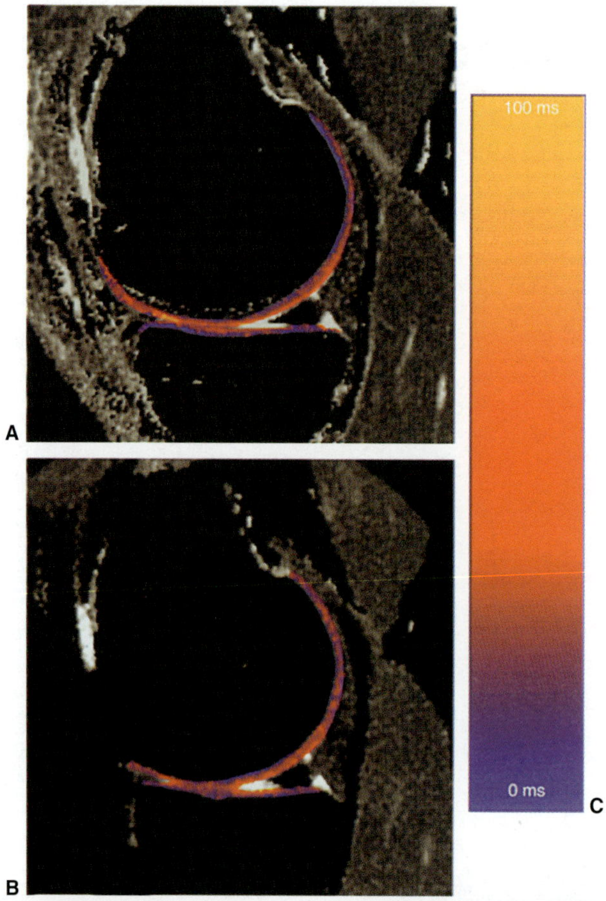

Fig. 8. (p. 93)

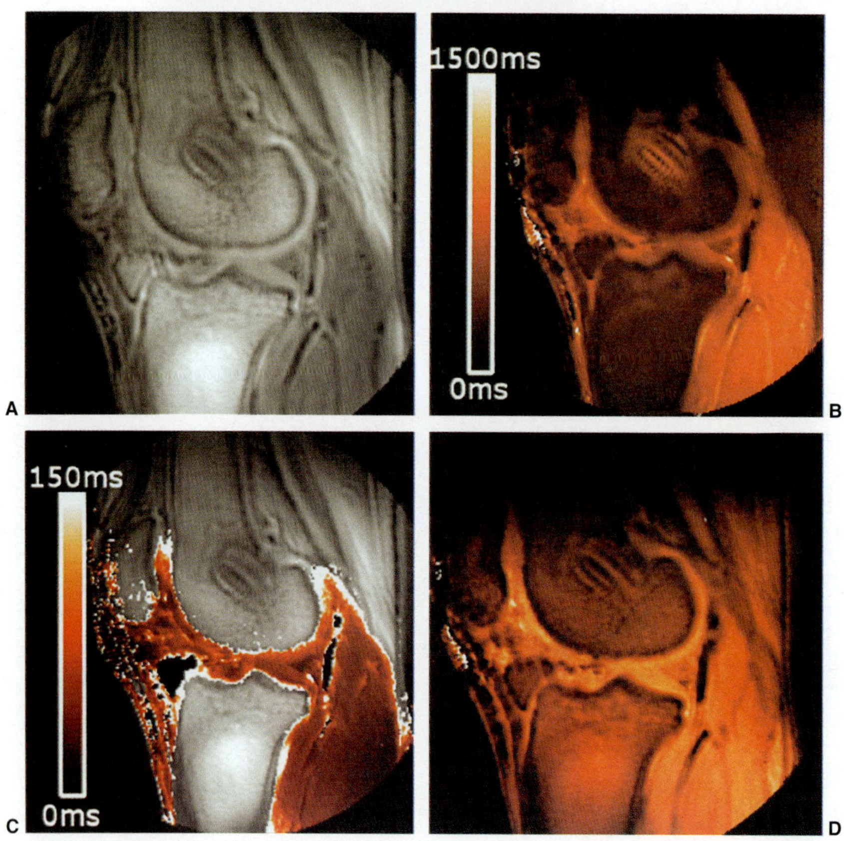

Fig. 9. (p. 94)

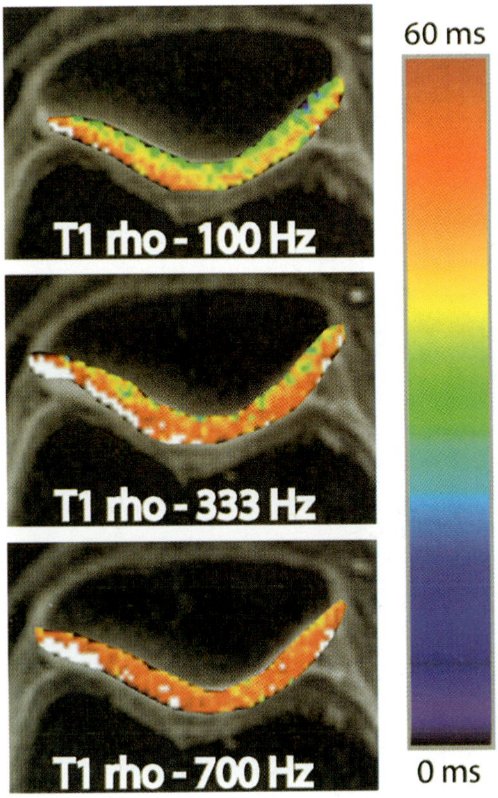

Fig. 10. (p. 95)

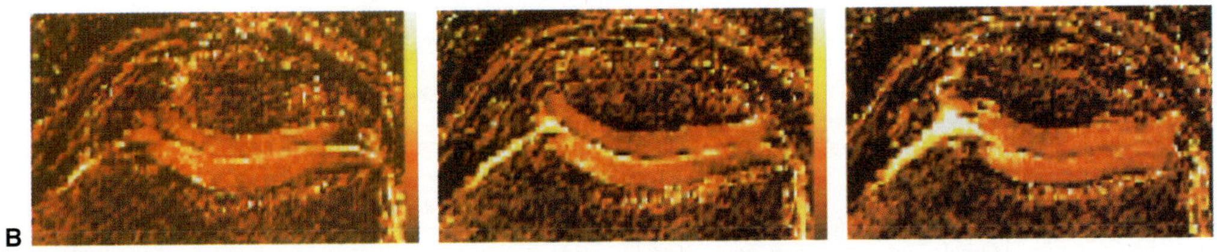

Fig. 12. (p. 96)

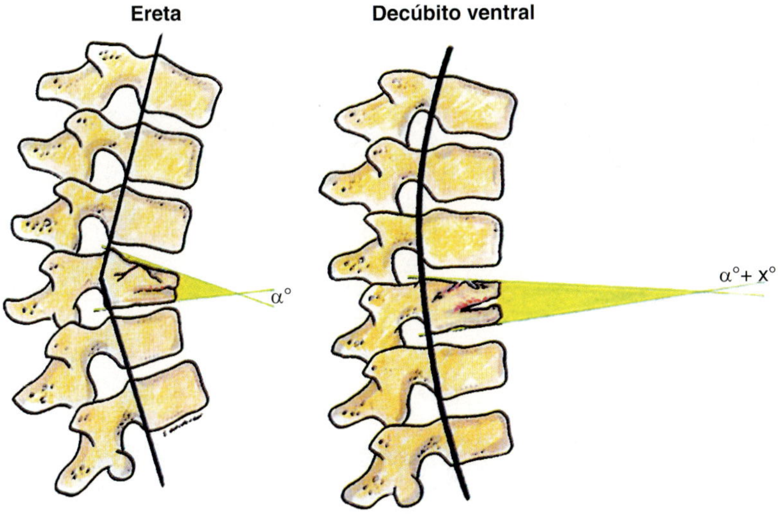

Fig. 2. (p. 157)

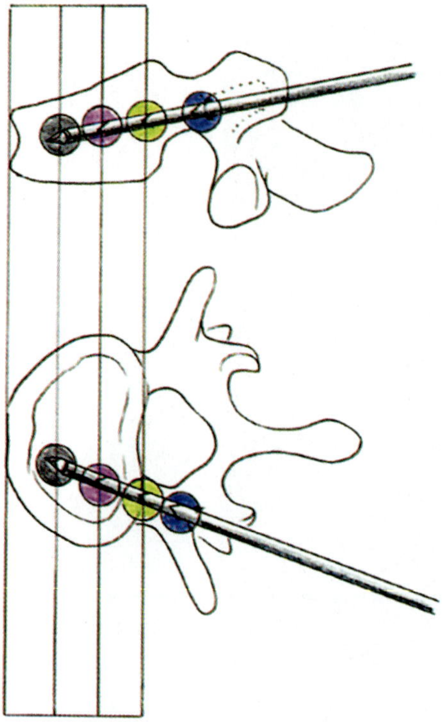

C Fig. 9. (p. 163)

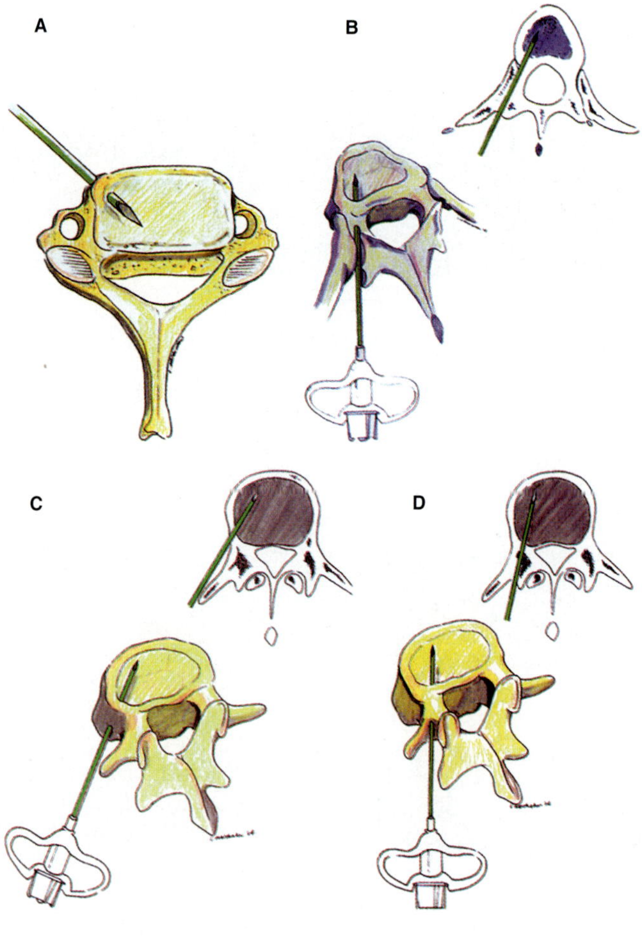

Fig. 11. (p. 165)

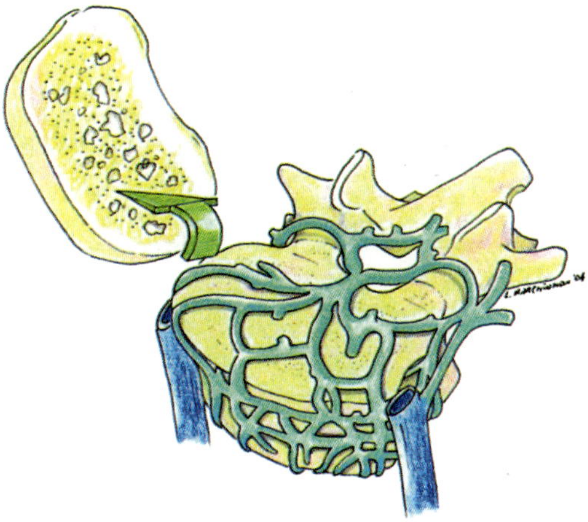

Fig. 14. (p. 167)

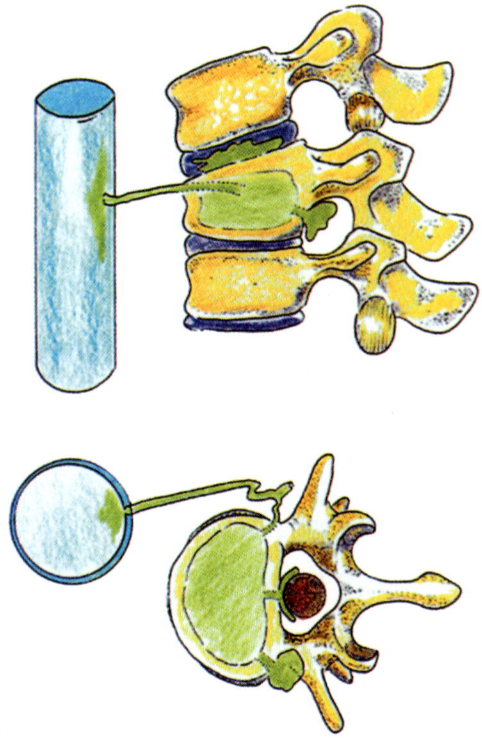

Fig. 15. (p. 168)

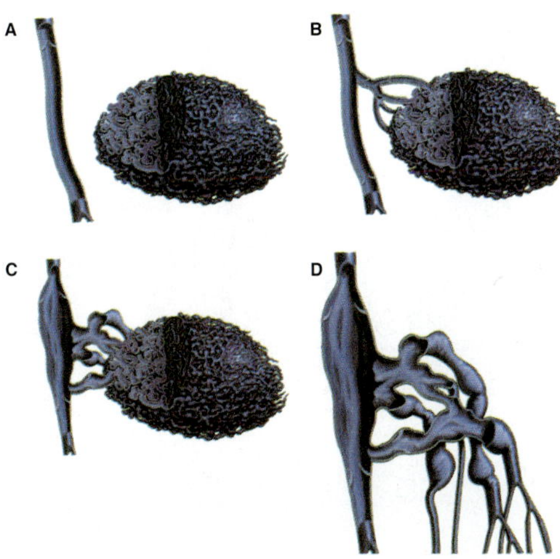

Fig. 23. (p. 200)

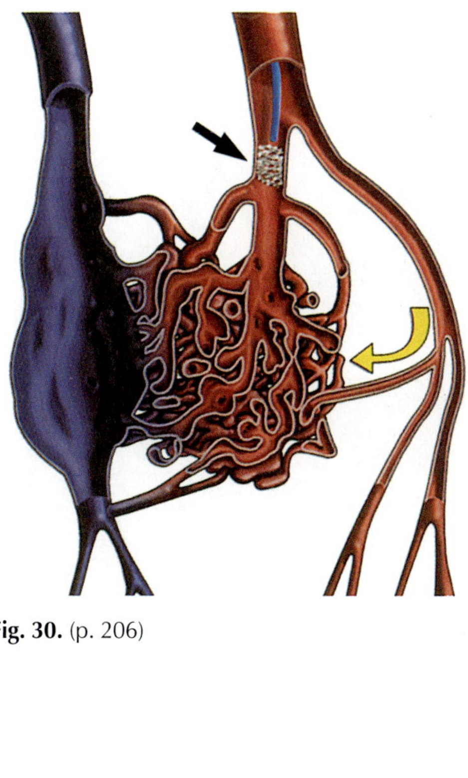

Fig. 30. (p. 206)

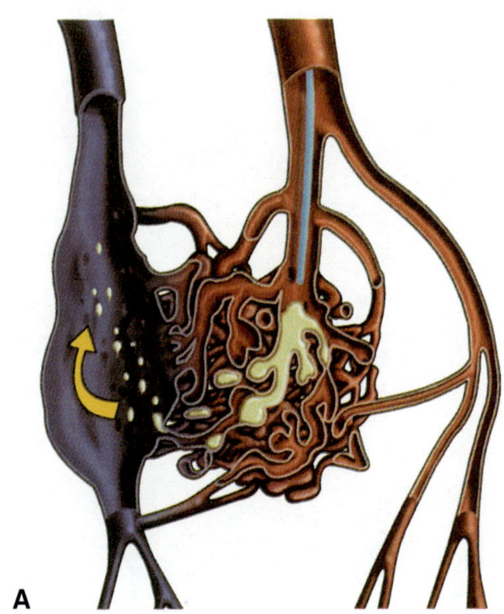

Fig. 31. (p. 207)

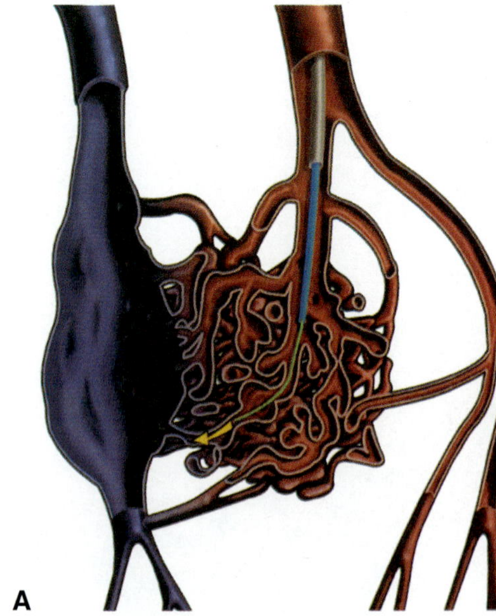

Fig. 33. (p. 208)

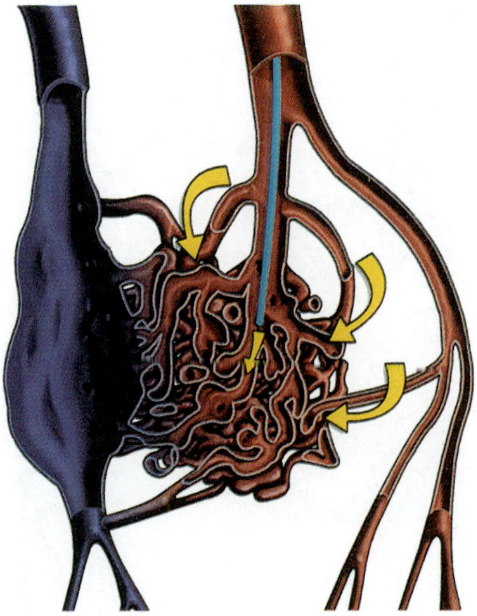
Fig. 32. (p. 208)

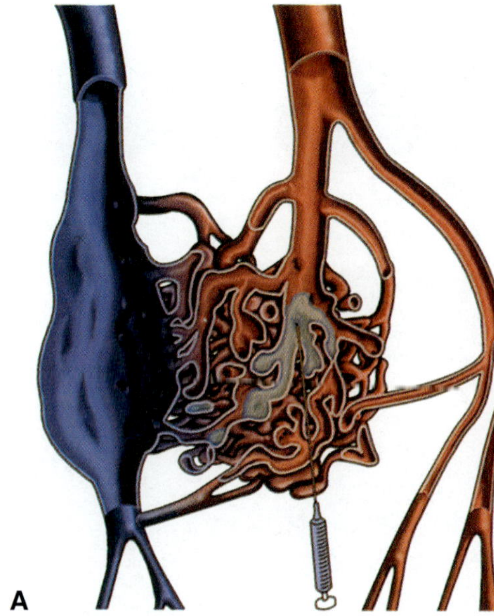

Fig. 34. (p. 209)

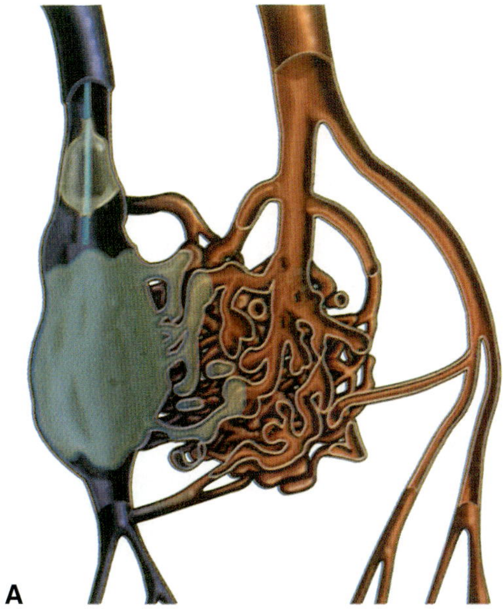

Fig. 35. (p. 209)

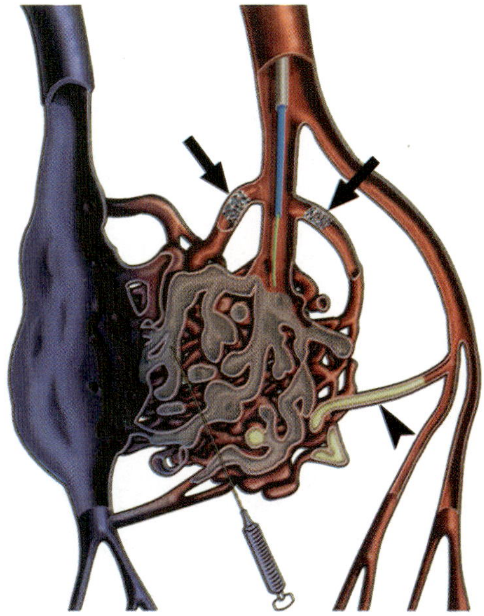

Fig. 37. (p. 211)

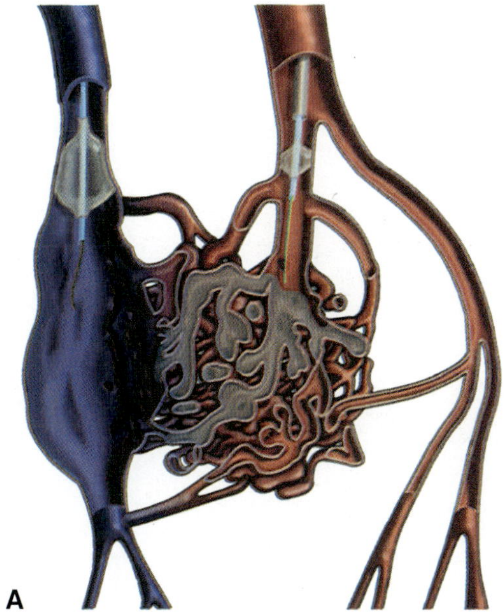

Fig. 36. (p. 210)

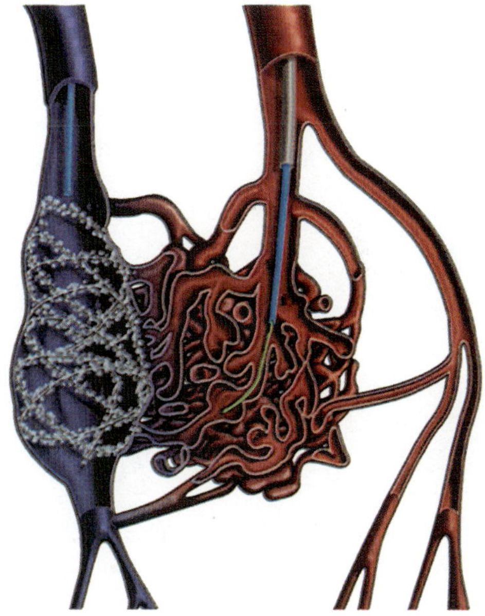

Fig. 38. (p. 211)

1 – Ultra-Sonografia do Membro Inferior

Karen Finlay, MD, FRCPC, Lawrence Friedman, MBBCh, FRCPC*

Department of Diagnostic Imaging, Henderson Hospital, Hamilton Health Sciences, 711 Concession Street, East Hamilton, Ontario L8V 1C3, Canada

O advento da tecnologia de alta resolução modificou o papel da ultra-sonografia (US) como modalidade diagnóstica na avaliação de várias patologias articulares e teciduais, especialmente pela possibilidade de avaliação das estruturas em tempo real, o que ajuda na direta localização dos sintomas do paciente e na capacidade de palpar, comprimir e examinar dinamicamente estruturas específicas. De uma maneira geral, a US apresenta uma função adjuvante à ressonância magnética (RM), com a vantagem de ser mais disponível, portátil, rápida e de menor custo. A US é capaz de demonstrar a microanatomia dos tendões, ligamentos e músculos, com facilidade na comparação contralateral, o que melhora ainda mais a capacidade diagnóstica. Recursos como imagem de campo estendido já estão disponíveis para uso clínico, permitindo examinar e documentar patologias que se estendem além do restrito campo de visão do transdutor linear tradicional, tornando a documentação fotográfica do exame mais intuitiva e aumentando a acurácia da estimativa do tamanho das lesões [1,2]. O recurso Doppler de potência é muito útil na pesquisa de hiperemia tecidual e contribui para a diferenciação entre natureza sólida e cística de algumas lesões [3]. Além disso, a US é capaz de orientar a realização de punções e biópsias, com excelente precisão multiplanar.

Como limitação do método, cita-se a dificuldade em acessar detalhadamente algumas estruturas anatômicas, como meniscos, ligamentos intra-articulares e osso. Outro problema potencial é o fato de ser um exame operador-dependente, com suas inerentes curvas de aprendizado.

O objetivo deste artigo é ilustrar a aparência ultra-sonográfica normal e patológica dos tendões, ligamentos, músculos, nervos, cartilagens, ossos e espaços articulares do membro inferior. As indicações do exame, suas virtudes e suas fraquezas serão também relacionadas.

Anatomia ultra-sonográfica normal

Músculos

Os músculos são revestidos por densa camada de tecido conjuntivo, denominada epimísio. Extensões do epimísio no interior do ventre muscular são denominadas perimísio e também conhecidas como septos fibroadiposos [4]. O perimísio delimita os feixes ou fascículos musculares dentro do músculo propriamente dito. Todos os músculos demonstram um padrão de imagem semelhante na US. O perimísio, os planos de gordura intermusculares e a fáscia são todos ecogênicos (brilhosos) [5]. Em cortes longitudinais, os septos fibroadiposos do perimísio aparecem como estruturas lineares ecogênicas, orientadas obliquamente ou em paralelo, permeando um fundo hipoecóico composto pelas fibras musculares (Fig. 1*A*). Em cortes transversais, o perimísio é identificado como pontos ecogênicos distribuídos ao longo dos fascículos musculares hipoecóicos (Fig. 1*B*).

*E-mail: lior@flamephoenix.com (L. Friedman).

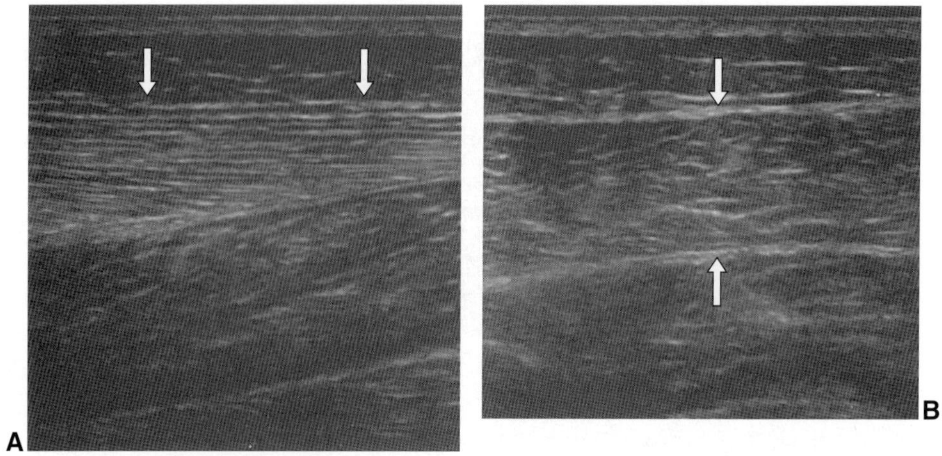

Fig. 1. Aspecto ultra-sonográfico normal do músculo. (*A*) Corte longitudinal do gastrocnêmio medial (*setas*) demonstra o aspecto usual dos septos fibroadiposos, como linhas ecogênicas paralelas permeando o músculo hipoecóico ao fundo. (*B*) Corte transversal do gastrocnêmio medial (*setas*) demonstra os focos ecogênicos em meio ao músculo hipoecóico.

A US permite também avaliar em tempo real a musculatura durante contração e relaxamento. Alterações como rupturas (sejam de espessura parcial ou de espessura total), herniações e outras anormalidades focais podem ser identificadas na avaliação estática, dinâmica ou compressiva.

Tendões

Na US, os tendões são observados como estruturas ecogênicas, que apresentam típico padrão fibrilar compacto em cortes longitudinais, decorrente do arranjo em paralelo das fibras de colágeno neles presentes (Fig. 2*A*) [6,7]. Em cortes transversais, o tendão pode demonstrar forma circular ou ovalada (Fig. 2*B*). A US é um excelente método para avaliar tendinose, tenossinovite e rupturas tendíneas [8]. A avaliação dinâmica pode permitir diferenciar a tendinose das rupturas parciais ao melhor demonstrar a descontinuidade das fibras durante contração, relaxamento e compressão. Em muitos casos, toda a extensão do tendão pode ser avaliada em um plano longitudinal verda-

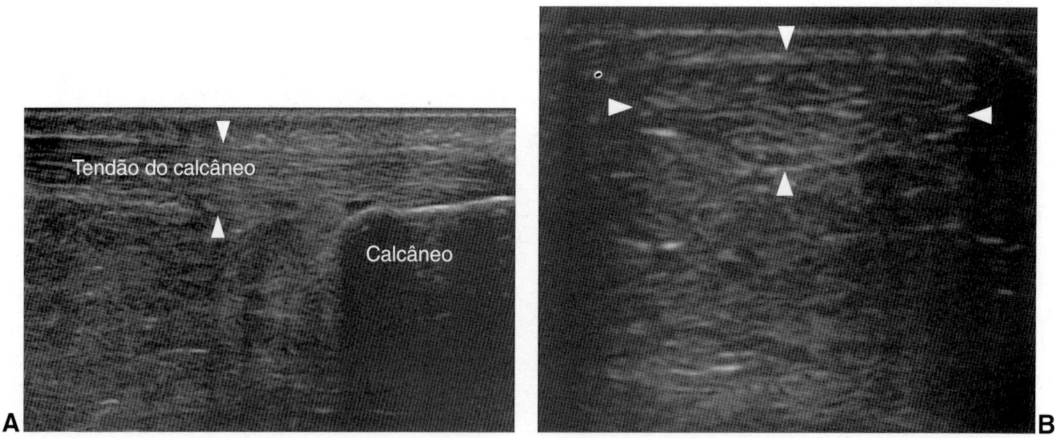

Fig. 2. Aspecto ultra-sonográfico normal do tendão. (*A*) Corte longitudinal do tendão calcâneo demonstra o típico aspecto fibrilar (*pontas de seta*). (*B*) Corte transversal do mesmo tendão demonstra sua forma ovalada usual.

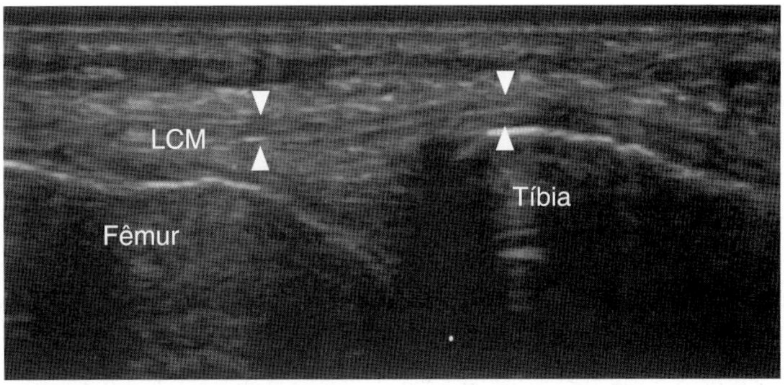

Fig. 3. Aspecto ultra-sonográfico normal do ligamento. Corte longitudinal do ligamento colateral medial normal do joelho (*pontas de seta*) demonstra o típico padrão fibrilar.

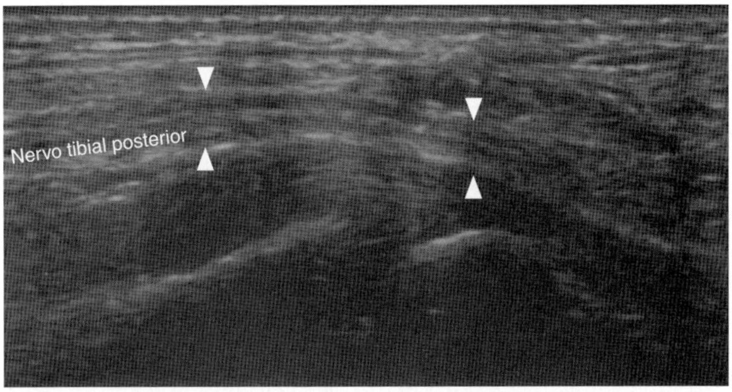

Fig. 4. Aspecto ultra-sonográfico normal do nervo. Corte longitudinal do nervo tibial posterior demonstra o aspecto fascicular (*pontas de seta*).

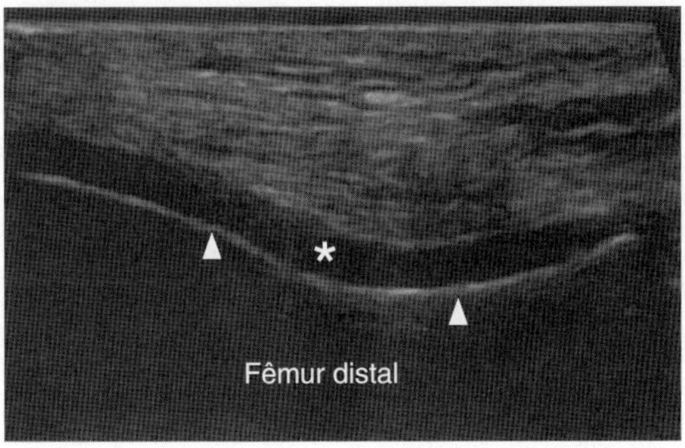

Fig. 5. Aspecto ultra-sonográfico normal da face anterior do fêmur distal. Corte transversal demonstra a cartilagem hialina como uma camada hipoecóica (*) sobrejacente à superfície ecogênica do osso subcondral (*pontas de seta*).

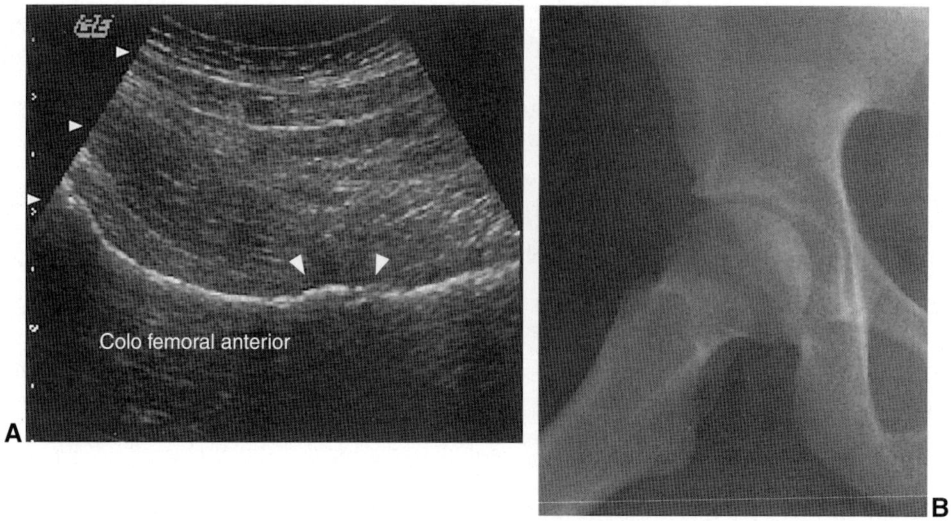

Fig. 6. Fratura oculta do quadril. (*A*) Corte longitudinal demonstra tênue irregularidade no contorno ósseo cortical do colo do fêmur (*pontas de seta*), radiologicamente oculta (*B*).

deiro, o que é uma vantagem com relação à RM. Entretanto, a avaliação pela US deve ser feita com atenção aos detalhes, visto que o arranjo em paralelo das fibras torna os tendões suscetíveis ao artefato da anisotropia, que ocorre quando o feixe incidente de ultra-som não é perpendicular ao eixo tendíneo. Operadores experientes são capazes de reconhecer essa armadilha e corrigir a técnica para correta avaliação da estrutura.

A US é capaz de demonstrar claramente a estrutura fibrilar dos tendões normais, sejam eles de trajeto retilíneo ou tortuoso. Também é capaz de demonstrar calcificações e modificações no calibre, bem como a funcionalidade tendínea e subluxações, estas últimas durante avaliação dinâmica. Em tendões que possuem bainha sinovial, a presença de líquido ou proliferação da sinóvia pode ser documentada.

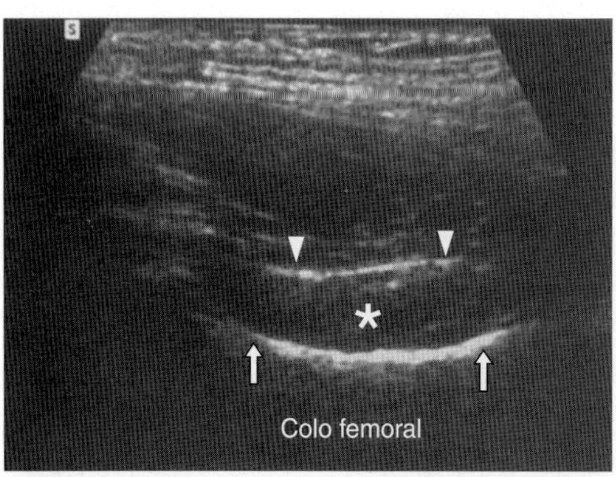

Fig. 7. Derrame coxofemoral. Corte longitudinal anterior demonstra a fina cápsula articular (*pontas de seta*), deslocada ventralmente da interface do colo femoral (*setas*) pela presença de derrame (*).

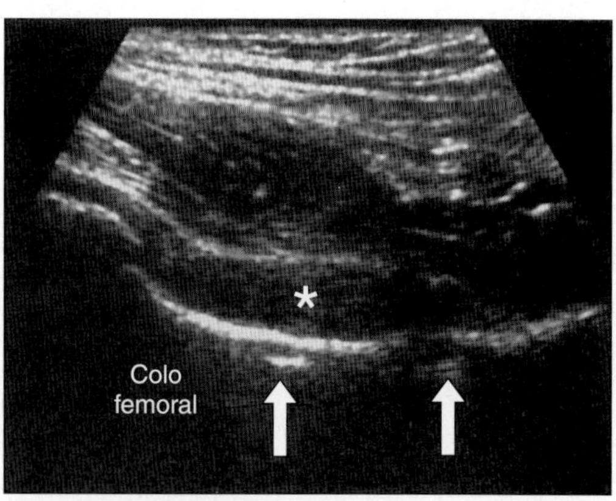

Fig. 8. Derrame coxofemoral associado a erosão óssea. Corte longitudinal anterior demonstra derrame (*). O osso subjacente apresenta defeitos no contorno compatíveis com erosões (*setas*), decorrentes de artropatia inflamatória.

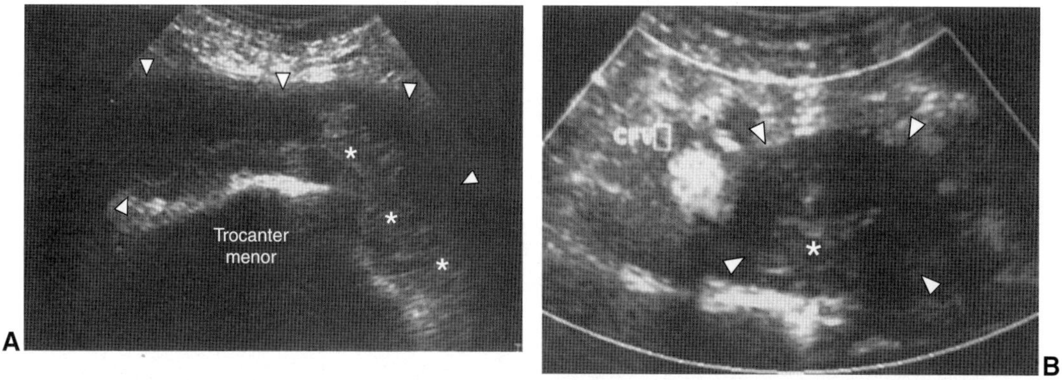

Fig. 9. Bursite do iliopsoas. Cortes longitudinal (*A*) e transversal (*B*) na altura da virilha demonstram a bursa distendida (*pontas de seta*), com complexos debris internos e proliferação sinovial (*).

Ligamentos

Muitos ligamentos superficiais são passíveis de avaliação ultra-sonográfica. Muito embora eles sejam compostos por tecido conjuntivo denso similar aos tendões, sua aparência é levemente diferente, já que demonstram um padrão fibrilar mais compacto no corte longitudinal, tipicamente com alguns poucos milímetros de espessura (Fig. 3) [9]. Dependendo da ecogenicidade das estruturas circunjacentes e da espessura do ligamento, a avaliação no plano transversal pode ser desafiadora e, portanto, prefere-se o plano longitudinal. A avaliação em tempo real permite estudar a dinâmica ligamentar e realizar imagens da estrutura em estresse.

Nervos

Alguns nervos periféricos podem ser avaliados pela US. Em cortes longitudinais, o nervo normal demonstra uma série de linhas paralelas ecogênicas interpostas em um fundo hipoecóico, em arranjo fibrilar menos compacto que o observado nos tendões e ligamentos, reconhecido como padrão fascicular (Fig. 4) [10]. Em cortes transversais, os nervos são observados como estruturas circulares ou ovais, que demonstram diminutos pontos ecogênicos em meio a um fundo hipoecóico. A US pode documentar alterações neurais de forma estática (espessamento fusiforme e tumores) ou dinâmica (subluxação).

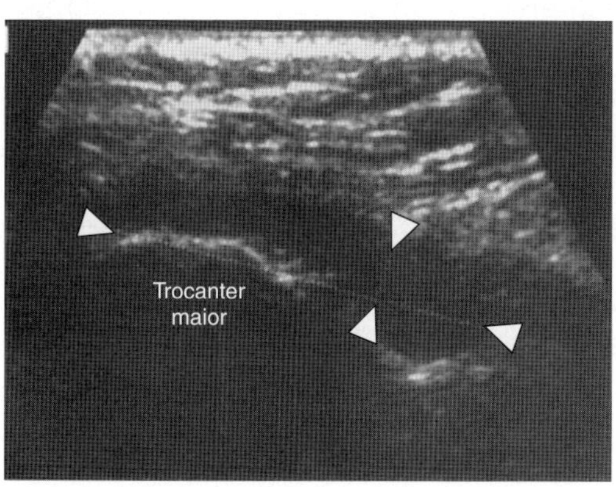

Fig. 10. Bursite trocantérica. Corte longitudinal do trocanter maior identifica a bursa distendida por líquido (*pontas de seta*).

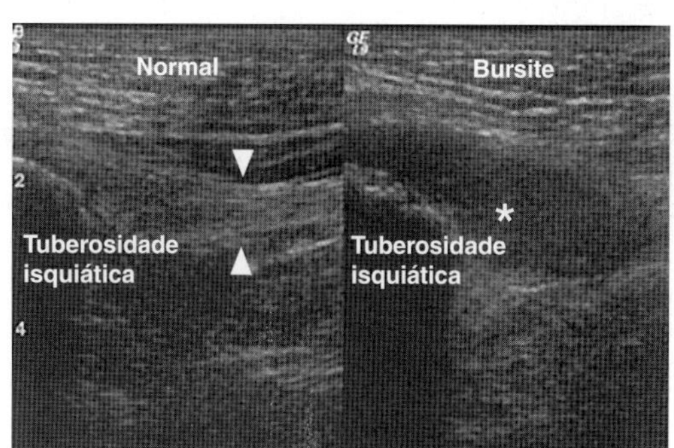

Fig. 11. Bursite isquioglútea. Corte longitudinal ao nível da tuberosidade isquiática. A imagem da esquerda demonstra a origem muscular normal (*pontas de seta*). A imagem da direita ilustra a bursa distendida por líquido (*).

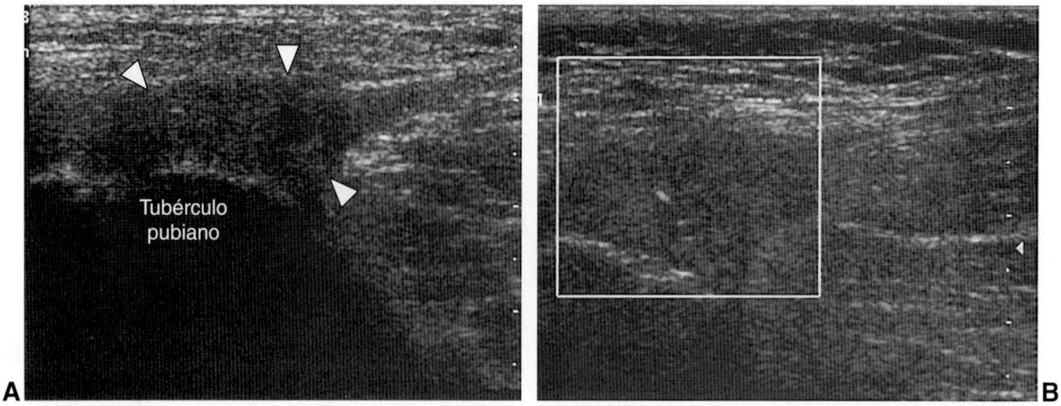

Fig. 12. Tendinose adutora. (*A*) Corte longitudinal junto à origem dos adutores no púbis demonstra o espessamento e a hipoecogenicidade (*pontas de seta*). (*B*) A avaliação com Doppler de potência demonstra hiperemia. (Cortesia de J. Dhanju, CCMSU, Toronto, Canadá.)

Cartilagem

A cartilagem hialina normal é demonstrada na US como uma área hipoecóica homogênea, contígua à superfície óssea, que sofre gradual afinamento nas margens articulares (Fig. 5). A US é um exame limitado para avaliar a cartilagem, muito embora seja capaz de identificar eventualmente alterações difusas e focais na estrutura. Uma vantagem do método é sua capacidade de identificar a cartilagem no esqueleto em maturação, demonstrando as relações entre as partes ósseas e cartilaginosas [11].

Osso

A face superficial do córtex ósseo é identificada na US como uma fina linha ecogênica, que não permite penetração do feixe de ultra-som e, portanto, impossibilita a avaliação de porções mais profundas (Fig. 5). Mesmo que a US não seja o exame de escolha para a avaliação do tecido ósseo, sua utilização pode ser muito útil na identificação de hematomas subperiosteais e fraturas radiograficamente ocultas, dada a capacidade de realizar o estudo direcionado à região de maior sensibilidade álgica referida pelo paciente (Fig. 6) [12,13].

Patologia do membro inferior

Quadril

O papel da US na avaliação do quadril pediátrico é bem estabelecido, seja na pesquisa de instabilidade ou derrame coxofemoral [14]. Em adultos, sua capacidade diagnóstica é menos difundida. Indicações incluem a pesquisa de patologias articulares, tendíneas ou bursais [15]. A US também é um excelente instrumento adjuvante para orientar a aspiração ou injeção de substâncias em locais específicos. Na vigência de queixas álgicas no quadril, a principal virtude da US é distinguir patologias intra e extra-articulares, de forma rápida e com baixo custo, seja na população adulta ou pediátrica.

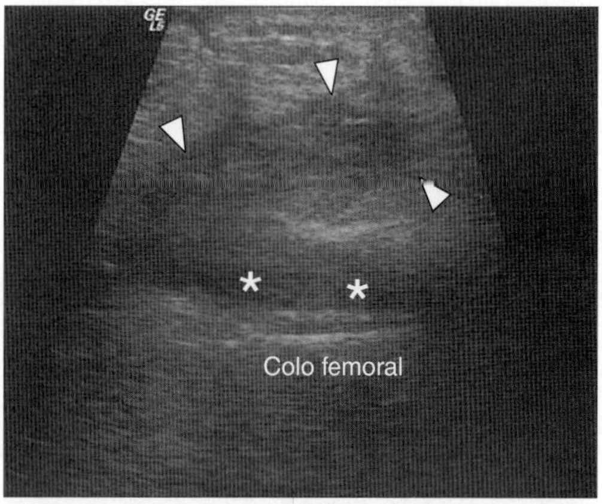

Fig. 13. Abscesso pós-operatório. Corte longitudinal do recesso coxofemoral anterior, em paciente submetido a artroplastia total do quadril, demonstra derrame (*) e coleção líquida extra-articular (*pontas de seta*). A aspiração orientada por US confirmou a presença de *S. aureus*.

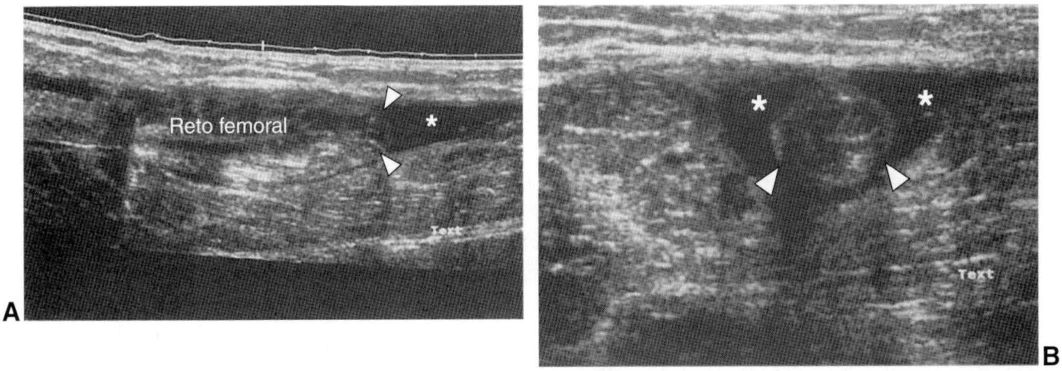

Fig. 14. Ruptura do reto femoral. Cortes longitudinal (*A*) e transversal (*B*) do reto femoral distal demonstram a ruptura, com o coto retraído (*pontas de seta*) flutuando no hematoma liquefeito circunjacente (*), no chamado sinal do badalo do sino.

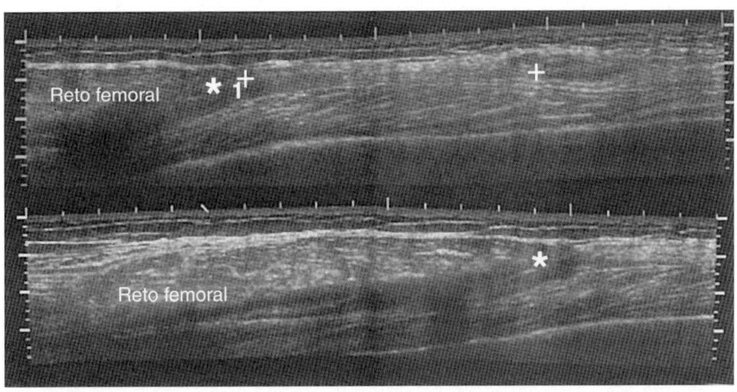

Fig. 15. Imagem de ruptura muscular com campo de visão estendido. A completa extensão da lesão (*) e sua retração (+) podem ser mais bem demonstradas com este recurso.

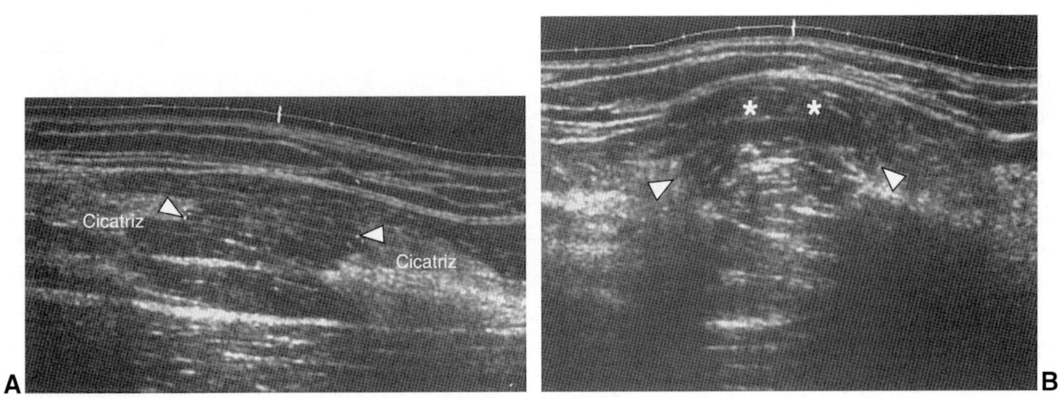

Fig. 16. Pseudotumor. (*A*) Corte longitudinal do reto femoral proximal demonstra duas áreas de cicatrização, com músculo normal interveniente (*pontas de seta*). (*B*) A avaliação dinâmica em contração muscular demonstra protrusão ventral do músculo normal (*pontas de seta*), causando o pseudotumor (*).

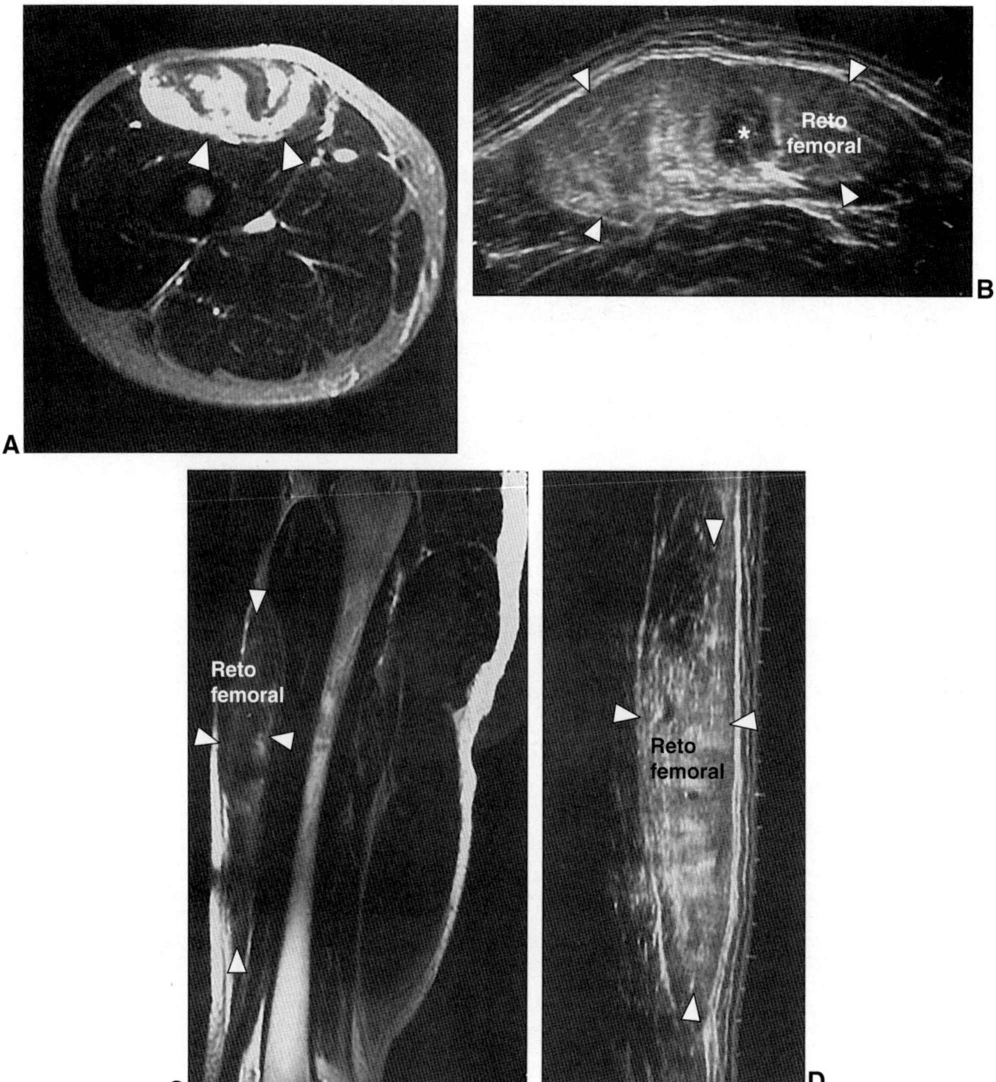

Fig. 17. RM *vs.* US na avaliação de ruptura muscular. (*A*) Corte transversal ponderado em T2 da coxa demonstra sinal brilhante e complexo na distribuição do reto femoral (*pontas de seta*), interpretado equivocadamente como sarcoma. (*B*) Corte ultra-sonográfico correspondente demonstra a modificação hiperecogênica difusa do músculo (*pontas de seta*), com ilha de tecido normal interposto (*). (*C*) Corte sagital ponderado em T2 do mesmo músculo. (*D*) Corte ultra-sonográfico correspondente demonstra a hiperecogenicidade típica da lesão muscular difusa.

Patologia intra-articular

Derrame articular. O derrame é mais bem identificado junto ao colo do fêmur, com o quadril abduzido e em rotação externa [16,17] (Fig. 7). O líquido pode parecer anecóico, hipoecóico ou complexo. Quantidades de líquido tão pequenas como 1-2 ml podem ser detectadas. Diferenças de 2 ml entre o lado sintomático e o assintomático são consideradas relevantes [18-20]. Infelizmente, a extensão e as características do líquido não permitem distinguir entre etiologias infecciosas ou não-infecciosas e, para tal, é necessário artrocentese, que pode ser orientada pela US, o que reduz a possibilidade de punção seca e a potencial contaminação do líquido articular por coleções periarticulares (Fig. 8).

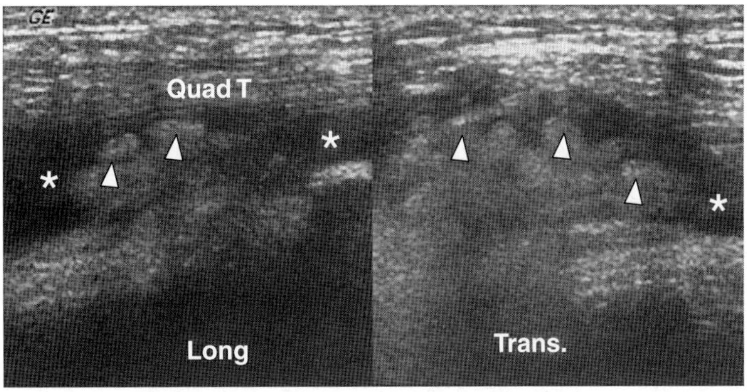

Fig. 18. Derrame articular e sinovite. Cortes longitudinal (*à esquerda*) e transversal (*à direita*) da região suprapatelar demonstrando derrame articular (*). Áreas nodulares ecogênicas compatíveis com sinovite (*pontas de seta*) também são observadas neste paciente portador de artrite reumatóide.

Corpos intra-articulares. Corpos intra-articulares podem se originar de fraturas osteocondrais, osteocondrite dissecante, osteófitos ou osteocondromatose sinovial e são mais facilmente visíveis quando circundados por líquido [21]. A US tem a vantagem de visualizar corpos calcificados e não-calcificados, estes últimos pobremente identificados na radiografia.

Patologia extra-articular

Bursite. A US é muito útil no diagnóstico de bursites que acometem o iliopsoas e a região peritrocantérica. As bursas normais são virtuais e muito finas para serem visíveis pela US. Quando distendida, a bursa do iliopsoas pode ser identificada junto à porção distal do músculo homônimo, por vezes se estendendo à pelve e mimetizando clinicamente outras patologias, como hérnia, aneurisma, hematoma, linfocele, adenopatia, abscesso ou tumor [22]. A bursa pode apresentar, ainda, espessamento sinovial, septações e debris (Fig. 9) [23]. A bursite peritrocantérica é identificada como uma estrutura líquida circunjacente ao relevo ósseo do trocanter maior do fêmur (Fig. 10). Menos reconhecida, a bursite isquioglútea é uma potencial causa de massa dolorosa palpável na região das nádegas (Fig. 11) [24]. Uma das vantagens da US inclui a capacidade de comprimir e modificar o formato da bursa, estudando a espessura parietal, de forma dirigida ao local de maior sensibilidade álgica referida. É importante reconhecer que bursite em grau leve pode passar facilmente despercebida, se o transdutor for pressionado de forma intempestiva sobre a superfície epidérmica.

Lesões musculares e tendíneas. Na região do quadril, as lesões esportivas mais comuns envolvem o reto femoral e os músculos isquiocrurais. Rupturas parciais são demonstradas como áreas hipoecóicas irregulares de descontinuidade das fibras, de extensão variável, que na vigência de hemorragia podem se tornar mais ecogênicas que o usual [5]. Outra queixa comum é a tendinose dos adutores, que se apresenta clinicamente como dor na região inguinal e, na imagem, como espessamento e hipoecogenicidade da origem adutora junto à sínfise púbica, idealmente avaliada de forma comparativa com o

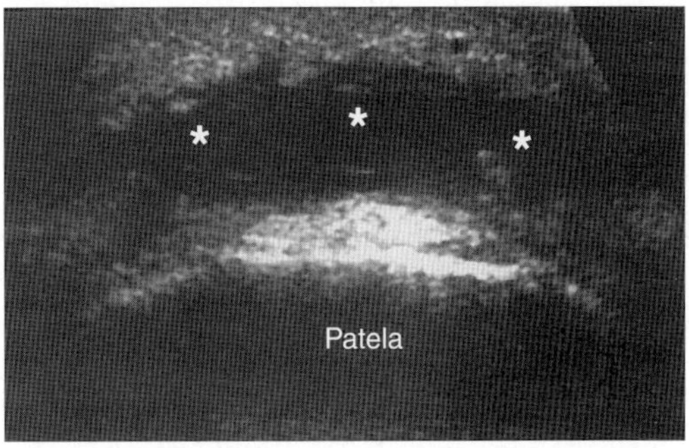

Fig. 19. Bursite pré-patelar (também reconhecida como joelho da doméstica). Corte transversal demonstra a aparência típica do líquido, que distende a cavidade bursal anteriormente à patela (*).

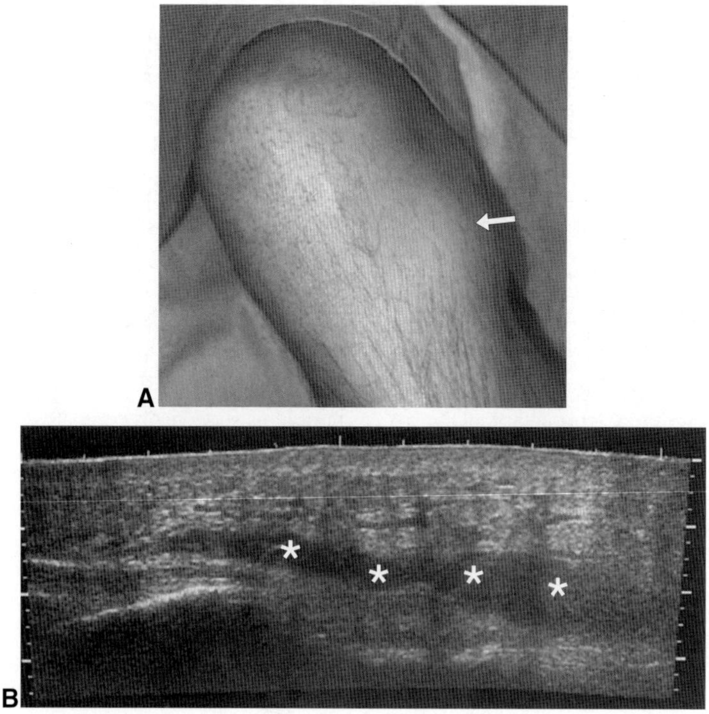

Fig. 20. Bursite anserina. (*A*) Paciente apresenta massa palpável sensível ao toque na face medial do joelho (*seta*). (*B*) Corte longitudinal da região demonstra o líquido na bursa anserina (*), que, ao estudo em tempo real, foi observado se insinuando entre os tendões ali localizados.

lado assintomático (Fig. 12). Tendinoses crônicas são identificadas na US como focos ecogênicos, que, dependendo do tamanho, podem ou não demonstrar a característica sombra acústica posterior [25]. Tendões comumente acometidos por tendinose cálcica no quadril incluem a inserção do glúteo máximo, a origem do reto femoral e a inserção do iliopsoas [26,27].

Estalido do quadril. A síndrome do estalido do quadril é definida como um estalido audível detectado durante movimentação articular específica, que pode ou não ser doloroso [28]. Ao examinar esses pacientes, é prudente questionar sobre a movimentação exata que determina a queixa clínica e avaliá-la explorando a capacidade dinâmica do método. A causa específica do estalido pode ser de difícil identificação, dada a diversidade de diagnósticos diferenciais [28,29]. Causas intra-articulares incluem ruptura do lábio acetabular, osteófito, osteocondromatose e corpo livre [15,29]. Causas extra-articulares dependem da localização do sintoma. O estalido lateral geralmente é decorrente da fricção do trato iliotibial sobre o trocanter maior, comum em maratonistas [15], enquanto o estalido medial freqüentemente é causado pela fricção do tendão do iliopsoas sobre a eminência iliopectínea, comum em bailarinas [29-31]. Uma etiologia alternativa de estalido é a fricção da cabeça longa do bíceps femoral sobre a face posterior da tuberosidade isquiática [15].

Quadril operado. A US é muito útil tanto para detectar derrame articular como para localizar e puncionar coleções, em um contexto em que os artefatos de imagem causados pela prótese geralmente tornam a avaliação por tomografia computadorizada ou RM um desafio (Fig. 13) [32]. O achado de derrame articular de magnitude maior ou igual a 3,2 mm na US, medindo-se na junção osso-prótese, com coleção líquida extra-articular associada, apresenta elevada especificidade para infecção [33].

Quadril pediátrico. A investigação de displasia do quadril na população pediátrica constitui uma indicação formal de US já amplamente difundida e que está além do escopo deste artigo.

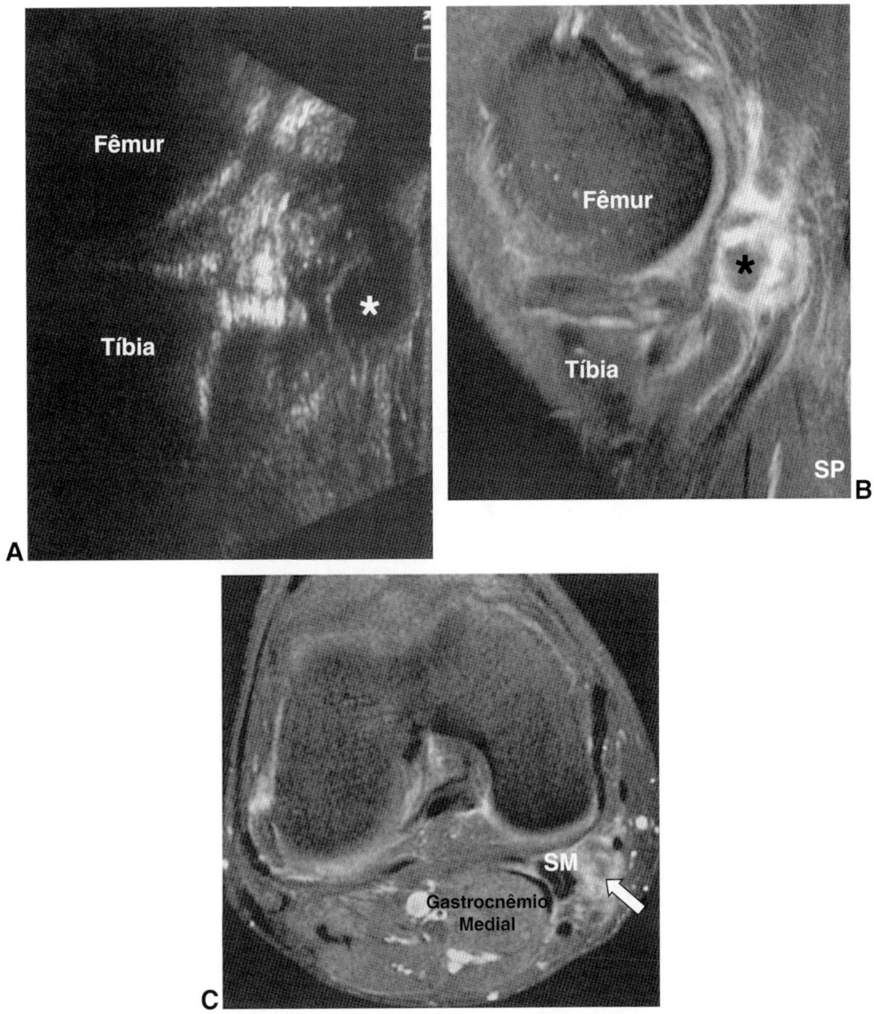

Fig. 21. Bursite do semimembranáceo. (*A*) Corte longitudinal da face póstero-medial do joelho demonstra uma pequena coleção líquida (*). (*B*) Corte sagital do joelho. (*C*) Corte axial do joelho. Note que no exame de RM com contraste há realce periférico da bursa (*) adjacente ao tendão do semimembranáceo.

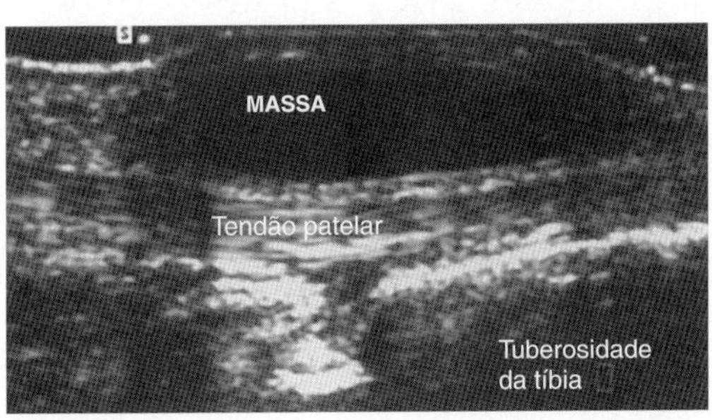

Fig. 22. Bursite infrapatelar superficial. Corte longitudinal demonstra a cavidade cística localizada superficialmente ao tendão patelar distal, compatível com bursite infrapatelar.

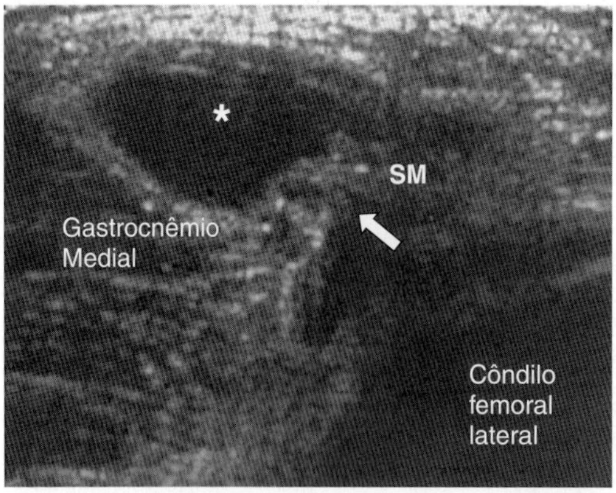

Fig. 23. Cisto poplíteo (Baker). Corte transversal da face póstero-medial do joelho demonstra o típico aspecto do cisto (*). O colo (*seta*) é identificado se estendendo entre a cabeça medial do gastrocnêmio e o semimembranáceo. (Cortesia de J. Dhanju, CCMSU, Toronto, Canadá.)

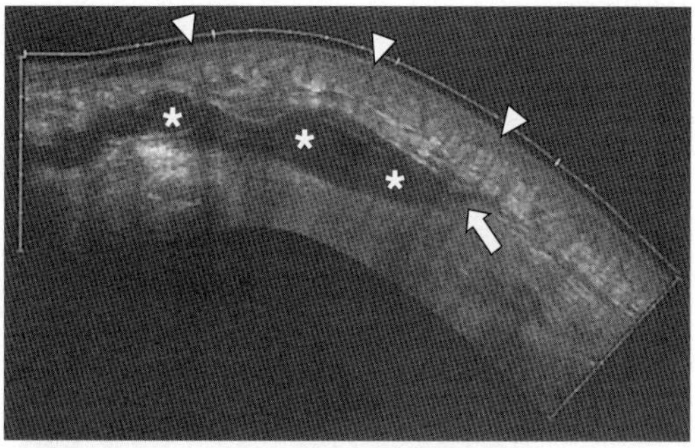

Fig. 24. Cisto poplíteo (Baker) roto. Corte longitudinal, com campo de visão estendido, demonstra coleção líquida irregular (*), que ao exame em tempo real demonstrava comunicação com a articulação do joelho. A margem inferior é aguda, um típico achado de cisto poplíteo roto (*seta*). Note o edema das partes moles (*pontas de seta*).

Outra indicação para a realização de US nesta faixa etária é a pesquisa de derrame articular, que pode ser causado por artrite séptica ou sinovite transitória. A US já demonstrou ser muito sensível na detecção de derrame coxofemoral e, portanto, a ausência de líquido ultrasonograficamente demonstrável preclui a realização de artrocentese [34,35].

Coxa

Lesões no músculo quadríceps são comuns nos praticantes de atividades físicas e a US oferece excelente acurácia em confirmar rupturas, especialmente quando agudas, demonstrando graus variáveis de hipoecogenicidade e descontinuidade das fibras. O estudo dinâmico em contração e relaxamento ajuda a diferenciar hematomas de pequenas ruptu-

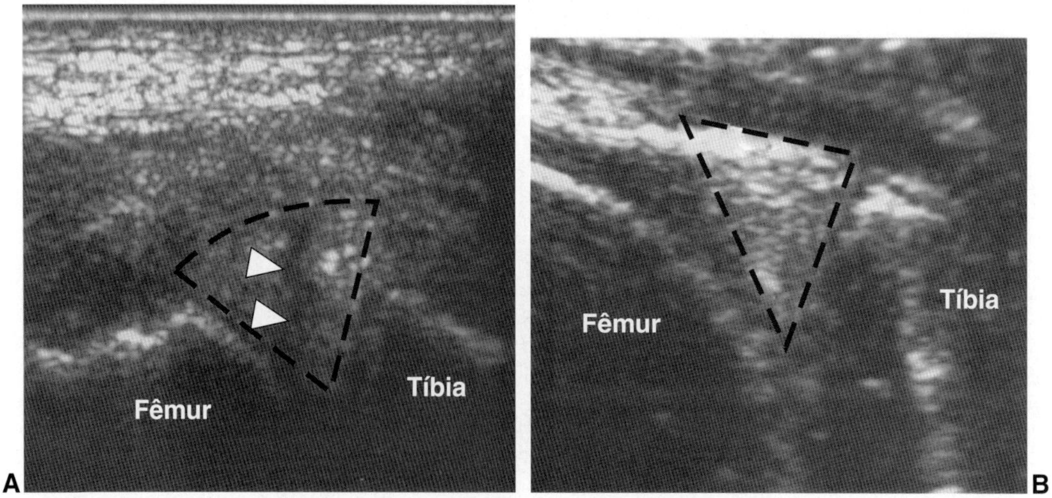

Fig. 25. Ruptura meniscal. (*A*) Menisco roto (*pontas de seta*) e protruso (*linha pontilhada*). (Cortesia de J. Dhanju, CCMSU, Toronto, Canadá.) (*B*) Menisco normal para comparação, com sua arquitetura ecogênica triangular (*linha pontilhada*).

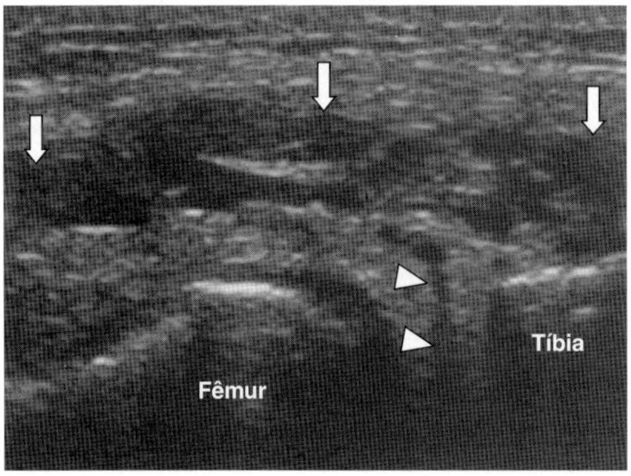

Fig. 26. Ruptura meniscal com cisto paraarticular. Corte longitudinal da articulação femorotibial medial demonstra uma fenda no menisco ali localizado (*pontas de seta*), com formação de coleção líquida sobrejacente (*setas*), esta última compatível com cisto paraarticular. (Cortesia de J. Dhanju, CCMSU, Toronto, Canadá.)

ras. Em rupturas maiores, a aplicação de pressão no transdutor sobre a superfície epidérmica faz com que o coto muscular roto e retraído fique flutuando em meio ao hematoma, com aspecto que lembra o badalo de um sino (Fig. 14) [36]. Lesões crônicas já fibrosadas são identificadas como áreas de aumento da ecogenicidade, que podem ser acompanhadas por sombra acústica posterior, por calcificação ou ossificação [5]. Imagens obtidas com o recurso de campo de visão estendido são úteis ao demonstrar a completa extensão das anormalidades (Fig. 15).

As grandes rupturas em si ou a área de fibrose resultante podem resultar em aparência pseudotumoral. O pseudotumor mais comum, em nossa experiência, ocorre em lesões do reto femoral (Fig. 16). Esses pacientes geralmente se apresentam com massa palpável na coxa, e o antecedente de trauma local nem sempre é referido ou lembrado, o que pode elevar a suspeição clínica de sarcoma (Fig. 17) [37]. Em nossa opinião, é importante questionar especificamente sobre a progressão do achado, já que o hematoma tende a reduzir de tamanho com o passar do tempo, enquanto o sarcoma aumenta. Por vezes a massa do pseudotumor é oculta clinicamente em repouso, mas se torna proeminente durante contração muscular.

Joelho

A principal utilidade da US na avaliação do joelho é sua capacidade em demonstrar patologias extra-articulares, incluindo tendões, ligamentos colaterais, bursas e anormalidades pal-

A

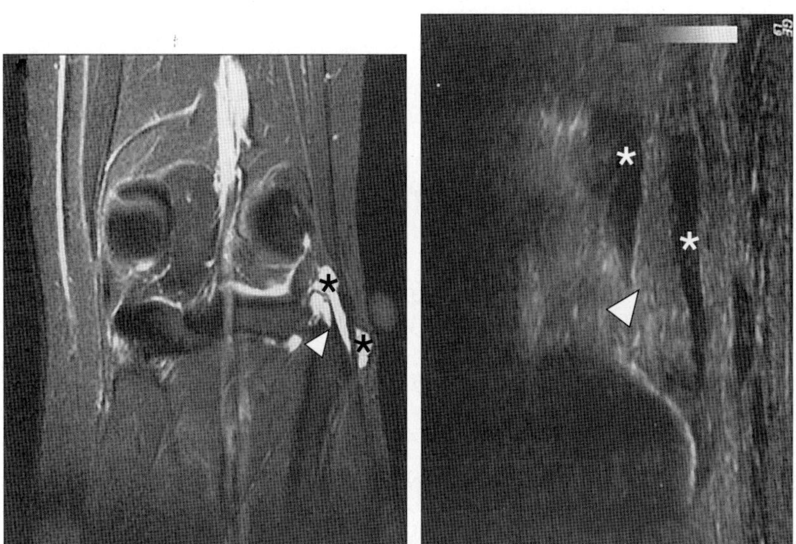

B

Fig. 27. Cisto paraarticular. (*A*) Seqüência spin-eco rápida coronal ponderada em densidade de prótons demonstra uma massa brilhante (*) invaginando entre o ligamento colateral lateral e o tendão bicipital (*pontas de seta*). (*B*) Corte ultra-sonográfico longitudinal conforma a natureza cística da lesão (*), que se origina da articulação tibiofibular.

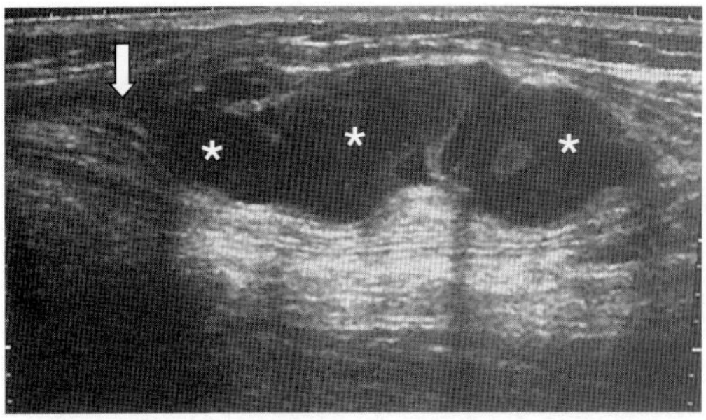

Fig. 28. Cisto paraarticular multiloculado. Corte longitudinal de massa cística multiloculada (*) com fino colo proximal (*seta*), que, ao exame em tempo real, se comunicava com a articulação tibiofibular proximal.

páveis de relevo, com grande precisão [4,38-40]. A avaliação intra-articular também pode demonstrar derrame e sinovite. Mesmo que alguns centros relatem um bom rendimento do método na avaliação dos meniscos e ligamentos cruzados, a avaliação dessas estruturas ainda deve ser feita preferentemente pela RM.

Derrame articular

O derrame na articulação do joelho é reconhecido com relativa facilidade ao distender a bursa suprapatelar e os recessos laterais. Derrames agudos são tipicamente anecóicos, enquanto os crônicos podem demonstrar adesões fibrosas ou finos ecos flutuantes, pela presença de material inflamatório, hemorrágico ou glóbulos de gordura [42]. Modificações decorrentes de artropatia inflamatória, como sinovite ou erosão óssea, também podem ser demonstradas (Fig. 18) [43,44]. Ademais, a US pode detectar corpos livres intra-articulares, presentes no recesso suprapatelar ou mesmo no interior de eventuais cistos poplíteos [45].

Bursas

A apresentação típica é de proeminência palpável clinicamente, o que facilita a avaliação e possibilita exame direcionado, rápido e resolutivo. Graus variados de espessamento parietal, proliferação sinovial e ecos internos podem ser observados. A avaliação pelo Doppler de potência ajuda a delinear inflamação aguda [3]. Bursites pré-patelar (Fig. 19), anserina (Fig. 20), iliotibial e semimembranácea (Fig. 21) são apenas alguns exemplos de patologias que podem ter o diagnóstico facilmente confirmado pela US. A pesquisa de processos inflamatórios em bursas superficiais deve ser idealmente realizada com mera aposição do transdutor na superfície epidérmica (Fig. 22), para não colabar as paredes da cavidade bursal e gerar exame falso-negativo.

Cisto poplíteo

Em nossa experiência, o cisto poplíteo, também reconhecido como cisto de Baker ou cisto do semimembranáceo-gastrocnêmio, é a estrutura cística mais comumente identificada no joelho. Seu colo anatômico, que se estende entre a cabeça medial do gastrocnêmio e o semimembranáceo, permite confiável distinção com outras lesões císticas da região potencialmente mais graves (Fig. 23) [46]. Os

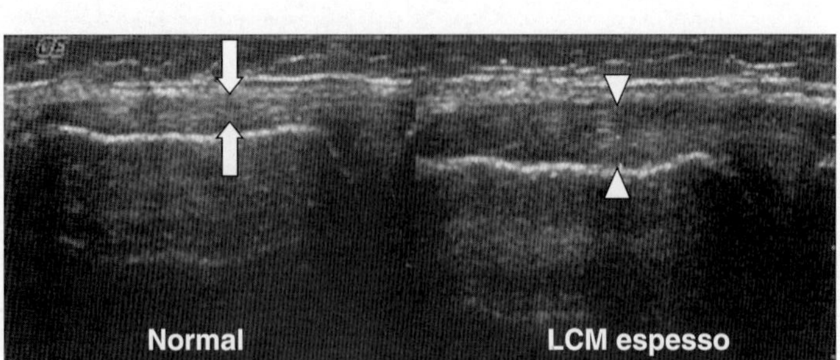

Fig. 29. Lesão de baixo grau do ligamento colateral medial. A imagem à esquerda demonstra o ligamento proximal normal (*setas*). À direita, nota-se espessamento e hipoecogenicidade (*pontas de seta*), compatíveis com lesão de baixo grau.

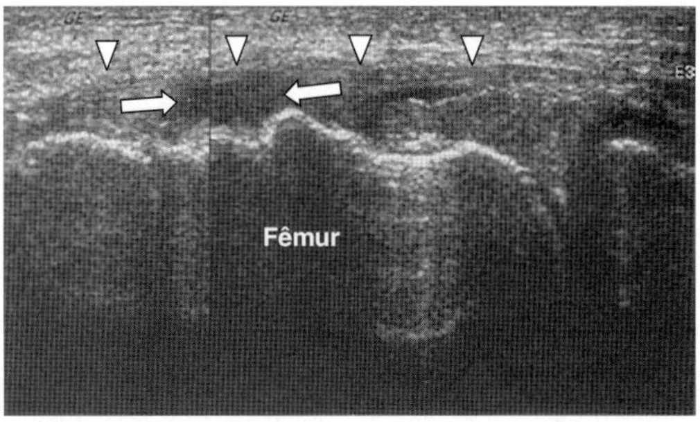

Fig. 30. Lesão grau II do ligamento colateral medial. Corte longitudinal do ligamento colateral medial proximal demonstra uma ruptura parcial das fibras profundas (*setas*). As fibras superficiais permanecem íntegras (*pontas de seta*).

cistos poplíteos comumente se apresentam como uma massa na face medial da fossa poplítea, muito embora possam cruzar a linha média e apresentar morfologia variável quando muito volumosos [47]. Proliferações sinoviais, corpos livres e calcificações são potenciais complicações. A margem obtusa inferior da estrutura é um importante elemento a ser avaliado, geralmente ausente em casos de ruptura, que cursa com agudização do ângulo do contorno inferior. Muito embora cistos rotos possam mimetizar clinicamente episódios de trombose venosa, a US permite rápido e intuitivo diagnóstico diferencial (Fig. 24) [48].

Cisto parameniscal

Cistos parameniscais são uma denominação genérica para coleções líquidas provenientes de rupturas meniscais horizontais. Na US, o menisco normal é visualizado como uma imagem triangular ecogênica, e a ruptura se manifesta como fenda hipoecóica permeativa, que pode ser mais bem visualizada com estresse genicular em valgo ou em varo (Fig. 25). Os cistos parameniscais são freqüentemente estruturas císticas simples, de paredes finas e conteúdo límpido, embora lesões multiloculadas de ecogenicidade mista já tenham sido descritas (Fig. 26) [49]. A avaliação dinâmica pela US permite seguir de forma multiplanar seu colo de comunicação com o menisco roto, aumentando a confiança diagnóstica. Deve ser enfatizado que, embora os cistos parameniscais apresentem aspecto intuitivo na US, a RM geralmente é oferecida como exame complementar, especialmente por sua superioridade em avaliar o menisco em si.

Cisto paraarticular

Cistos paraarticulares são comuns ao redor do joelho e da articulação tibiofibular (Fig. 27) [50]. Seu aspecto típico é de massa hipoecóica

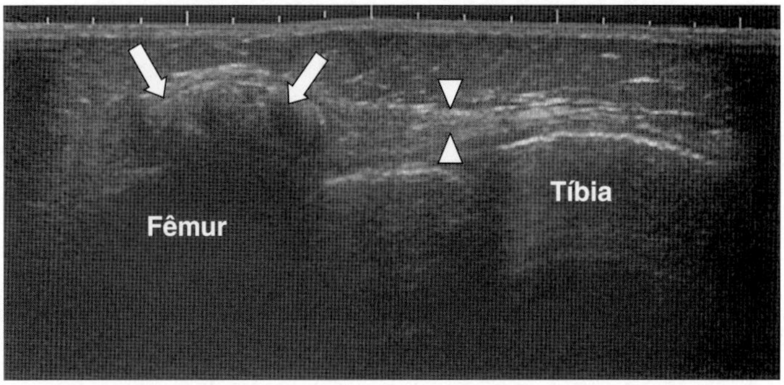

Fig. 31. Calcificação no ligamento colateral medial proximal. Corte longitudinal do ligamento (*pontas de seta*) demonstra a calcificação (*setas*).

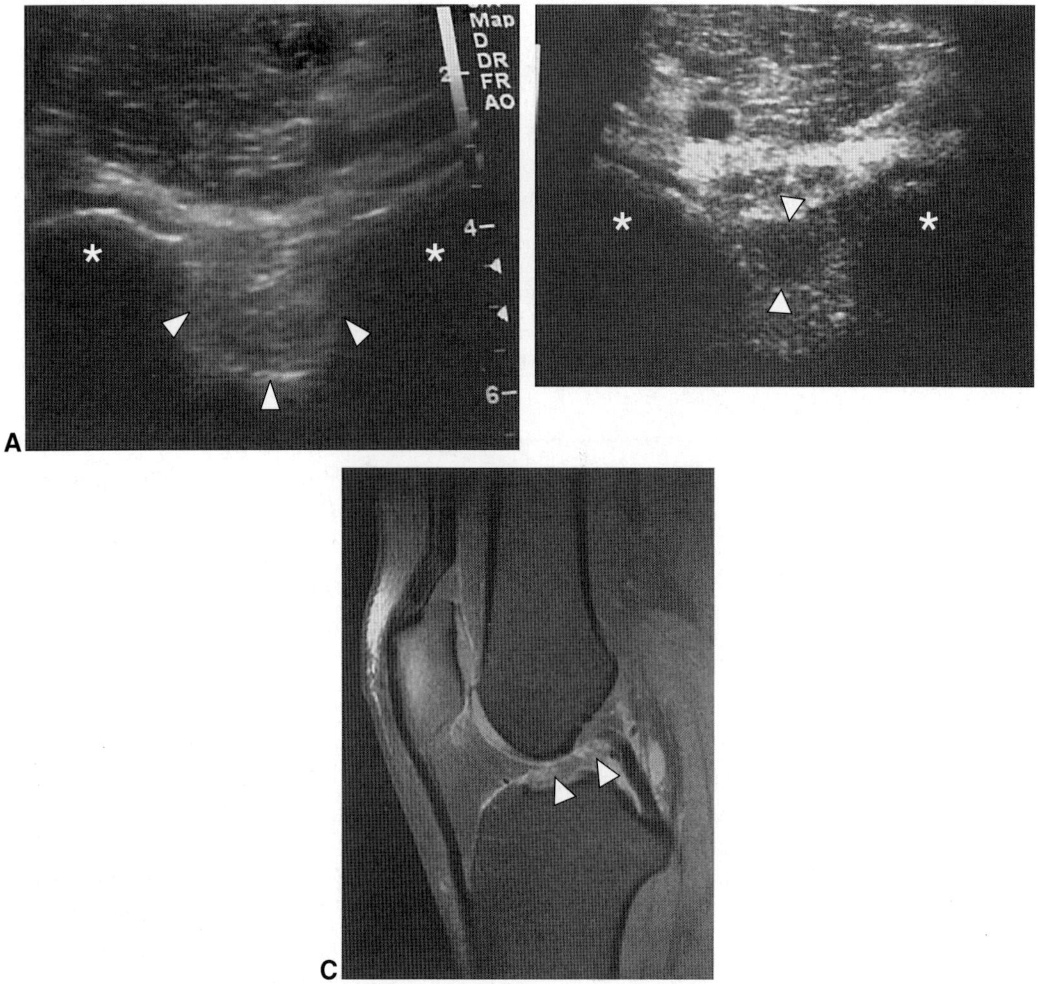

Fig. 32. Ruptura aguda do ligamento cruzado anterior. (*A*) Corte transversal da fossa intercondilar demonstra o aspecto usual da gordura ecogênica (*pontas de seta*), que preenche a área entre os côndilos femorais (*). (*B*) Corte transversal no pós-trauma imediato demonstra hematoma hipoecogênico na inserção femoral do ligamento cruzado anterior, compatível com ruptura (*pontas de seta*). (*C*) RM sagital do mesmo paciente, confirmando a lesão (*pontas de seta*).

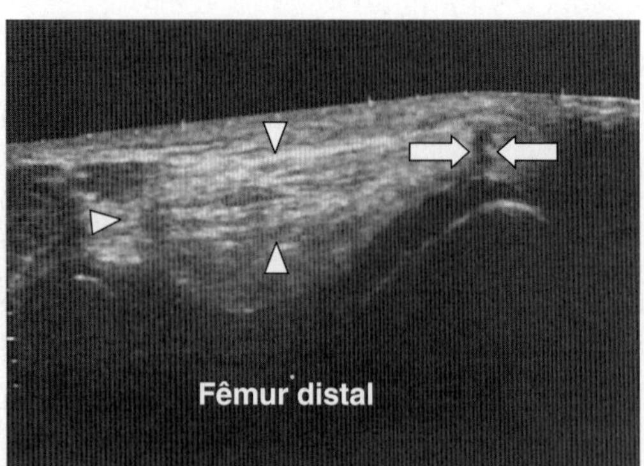

Fig. 33. Ruptura de espessura total do tendão quadríceps. Corte transversal na face anterior do fêmur distal demonstra a ruptura de espessura total (*setas*) na margem medial do tendão (*pontas de seta*).

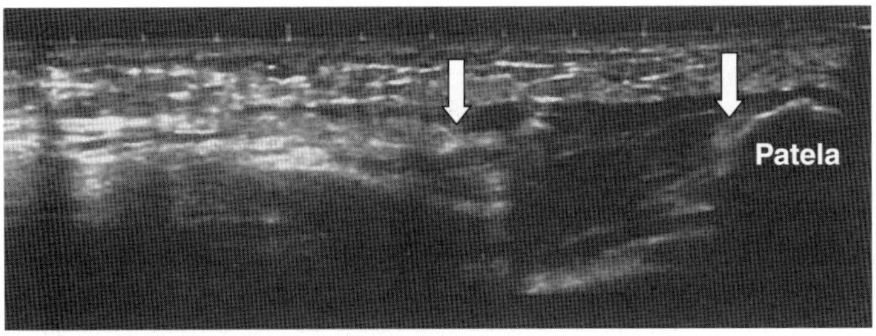

Fig. 34. Ruptura de espessura total do tendão quadríceps, com retração. Corte longitudinal com campo de visão estendido, identificando e medindo a falha tendínea (*setas*).

multiloculada, que exibe colo de comunicação com a articulação contígua, este último aspecto muitas vezes mais bem demonstrado pela US do que pela RM (Fig. 28). A injeção local de esteróides orientada por US pode ser útil opção terapêutica em casos selecionados.

Lesões esportivas

Ligamentos colaterais. Os ligamentos colaterais exibem padrão fibrilar em cortes longitudinais e suas lesões tendem a ser agrupadas em patamares de gravidade. Lesões grau I determinam leve espessamento da estrutura

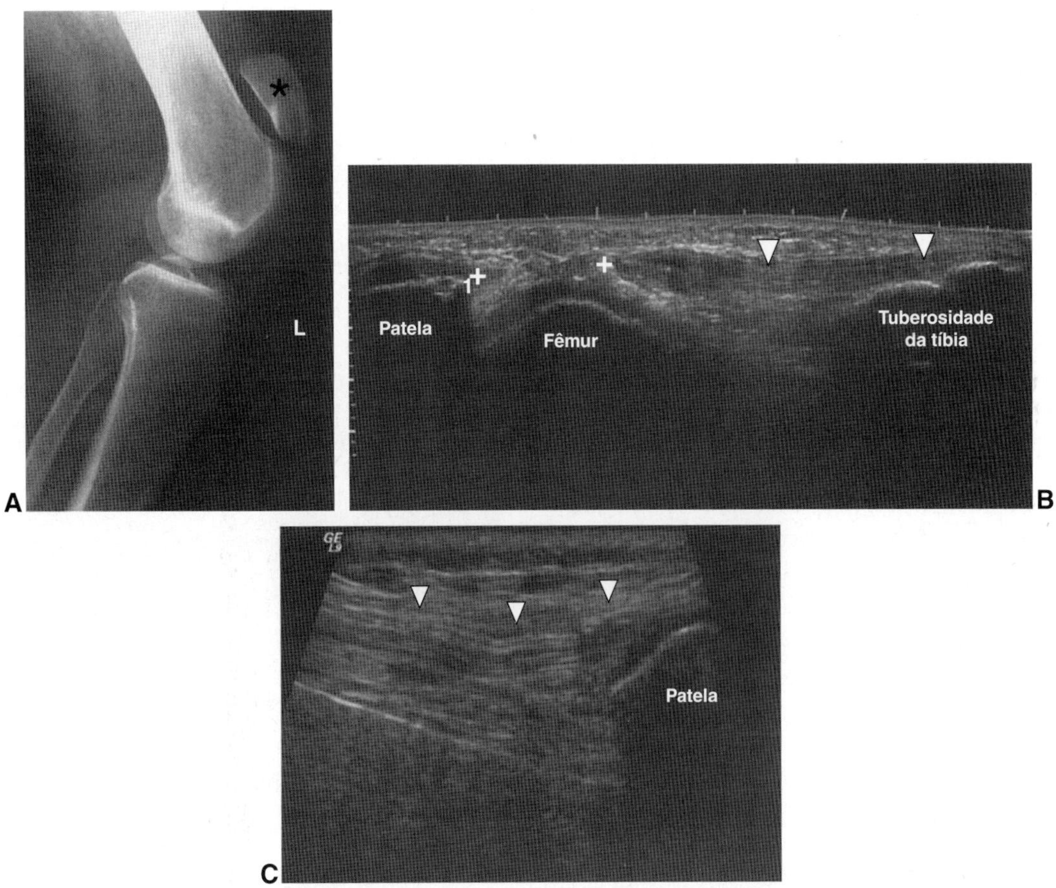

Fig. 35. Ruptura do tendão patelar. (*A*) Radiografia demonstra patela alta (*). (*B*) Corte longitudinal com campo de visão estendido confirma a ruptura de espessura total do tendão patelar (*pontas de seta*), com retração (+). (*C*) Padrão ondulante não-usual do coto distal retraído (*pontas de seta*).

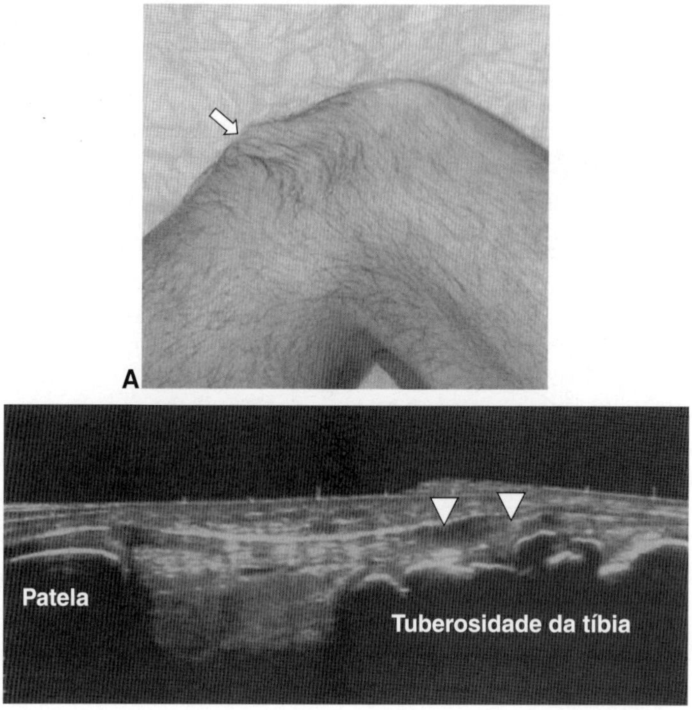

Fig. 36. Doença de Osgood-Schlatter. (*A*) Apresentação clínica com edema de partes moles nas proximidades da tuberosidade tibial. (*B*) Corte longitudinal com campo de visão estendido identifica as modificações de espessamento e hipoecogenicidade do tendão patelar distal (*pontas de seta*), com a irregularidade óssea subjacente.

(Fig. 29). Lesões grau II compreendem rupturas parciais, que geralmente envolvem as fibras profundas próximas ao osso (Fig. 30). Lesões grau III são rupturas transfixantes, com preenchimento da falha por líquido. Modificações como espessamento, calcificação, heterogeneidade e perda do padrão fibrilar podem ser observadas na US, seja no ligamento colateral medial (LCM) ou lateral (LCL), e a comparação com o lado assintomático é um procedimento útil para desmascarar lesões furtivas (Fig. 31) [51]. O trato iliotibial (TIT) é uma fina estrutura tendínea que cursa em íntimo contato com o LCL e também pode apresentar espessamento e hipoecogenicidade, mais notadamente em maratonistas, que também estão sujeitos à bursite entre o TIT e o côndilo femoral, num diagnóstico relativamente fácil à US e reconhecido como síndrome do trato ilio-

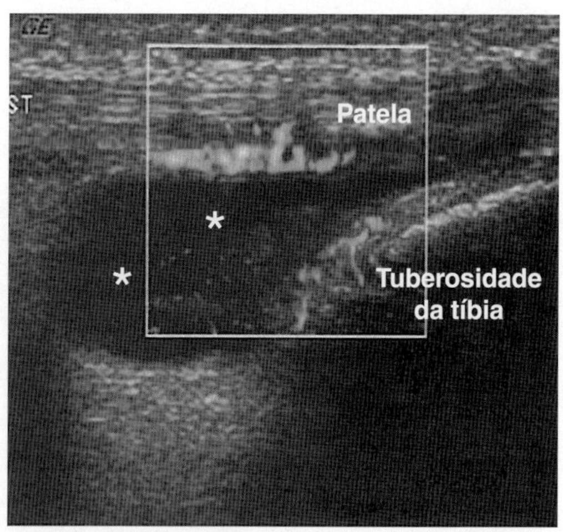

Fig. 37. Doença de Osgood-Schlatter, com bursite associada. Corte longitudinal da tuberosidade tibial identifica distensão líquida da bursa infrapatelar (*) e hiperemia do tendão patelar distal no modo Doppler de potência.

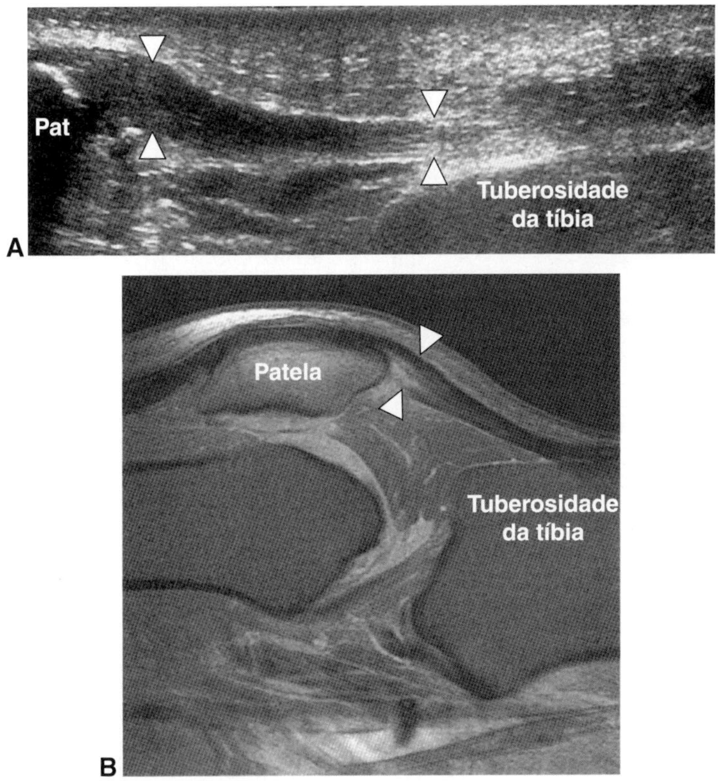

Fig. 38. Joelho do saltador. (*A*) Corte longitudinal, com campo de visão estendido do tendão patelar, demonstra espessamento proximal compatível com tendinose, também reconhecida como "joelho do saltador". (*B*) Imagem sagital correspondente da RM confirma as modificações ultra-sonográficas.

tibial. O bíceps femoral, componente posterior do compartimento lateral do joelho, raramente é lesado.

Ligamentos cruzados. Muito embora a US detecte eventualmente modificações patológicas nos ligamentos cruzados, a RM é o método de escolha na investigação diagnóstica. Lesões agudas do ligamento cruzado anterior, com menos de 2 semanas de evolução, podem ser detectadas pela US por meio do achado indireto de hematoma junto à inserção femoral do ligamento

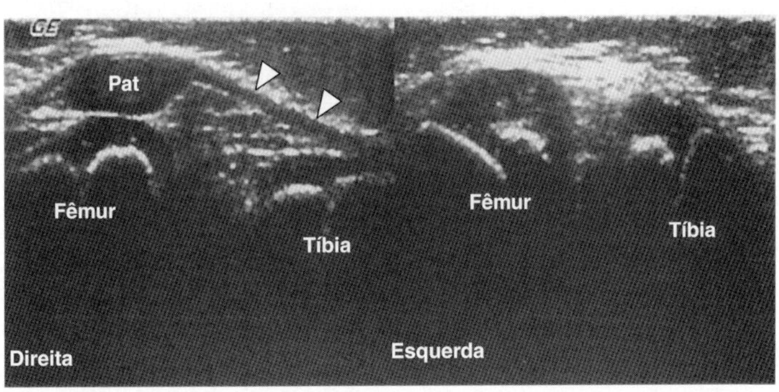

Fig. 39. Luxação patelar. Corte longitudinal do joelho direito (*à esquerda*) demonstra a posição normal da patela, composta quase que exclusivamente por cartilagem no adulto jovem. O tendão patelar é identificado (*pontas de seta*). No joelho esquerdo (*à direita*), a patela não está em sua posição usual. No estudo dinâmico em tempo real, ela foi visualizada em posição heterotópica e o diagnóstico de luxação realizado.

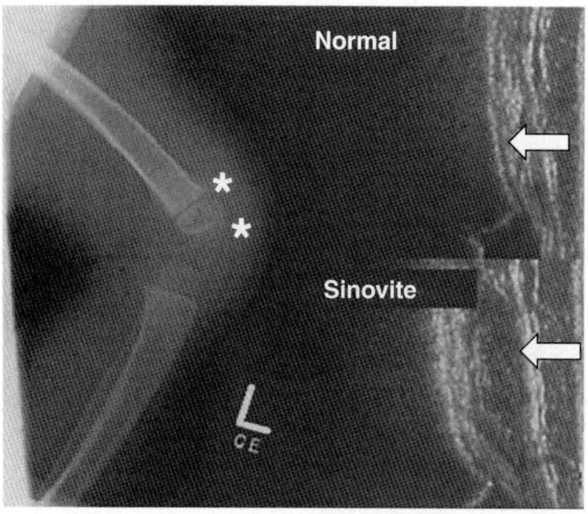

Fig. 40. Sinovite. Vista lateral do joelho (*à esquerda*) demonstra o edema das partes moles da região anterior aos côndilos femorais (*), que clinicamente sugeriam a presença de derrame femorotibial. Na imagem acima à direita é visto um corte longitudinal do joelho assintomático. Na imagem abaixo à direita, tecido hipoecogênico anormal compatível com sinovite é observado distendendo a bursa suprapatelar (*setas*).

(Fig. 32) [52]. Nas lesões do ligamento cruzado posterior, os achados são de espessamento, irregularidade da borda posterior, heterogeneidade e hipoecogenicidade, todos de difícil visualização [53].

Tendão patelar e quadríceps. Tanto a ruptura como a tendinose são passíveis de avaliação. Manobras compressivas durante o exame em tempo real, conjuntamente com flexão e extensão articular, podem ser muito úteis para diferenciar rupturas de espessura parcial e total (Fig. 33). O grau de retração dos cotos deve ser sempre aferido e informado ao médico assistente, pois tem importante papel no planejamento terapêutico (Figs. 34 e 35). Ademais, o método é útil ao avaliar o mecanismo extensor de pacientes submetidos previamente à artroplastia, já que os artefatos de imagem oriundos da prótese são um importante limitador na avaliação deste subgrupo populacional por meio da tomografia computadorizada (TC) ou RM.

As modificações da tendinose são rapidamente identificáveis na US, mesmo em casos agudos, que se apresentam em unidades de emergência. Na doença de Osgood-Schlatter, a US demonstra não apenas a modificação tendínea, mas também irregularidade e fragmentação da tuberosidade da tíbia (Figs. 36 e 37) [54,55]. A tendinose patelar proximal, também reconhecida como joelho do saltador, se traduz como espessamento e hipoecogenicidade, que cronicamente podem evoluir formando focos de calcificação (Fig. 38) [56].

Joelho operado

A informação sobre a técnica cirúrgica empregada é absolutamente imprescindível na investigação de eventuais complicações do procedimento. As indicações mais comuns de US pós-operatória são suspeita clínica de hematoma, infecção, ruptura do mecanismo extensor ou reação ao corpo estranho (prótese).

Joelho pediátrico

A US pode ser utilizada no esqueleto imaturo para diferenciar fraturas Salter Harris tipos I ou II [11]. A US também pode ser útil nesta faixa etária para diagnosticar luxações, como na patela, por exemplo (Fig. 39). Sinovite transitória pode ser identificada, e a diferenciação entre derrame articular e sinovite pode ser realizada com relativa facilidade, mas o examinador deve estar atento para identificar corretamente a cartilagem hipoecóica normal da faixa etária e não confundi-la com sinovite (Fig. 40) [42]. A US também pode ser utilizada para tranqüilizar de forma rápida os portadores de massa palpável na fossa poplítea, ao identificar um cisto poplíteo e excluir outros tumor de partes moles.

Perna

A US é comumente utilizada para realizar o diagnóstico diferencial entre cisto poplíteo roto, trombose venosa e ruptura muscular. A ruptura de espessura parcial do gastrocnêmio, mais comum na transição miotendínea distal, é definida como área irregular de descontinuidade das fibras musculares e septos fibroadiposos, com formação de hematoma, que pode ser hipoecóico ou conter restos celulares (Fig. 41) [36]. Hematomas intermus-

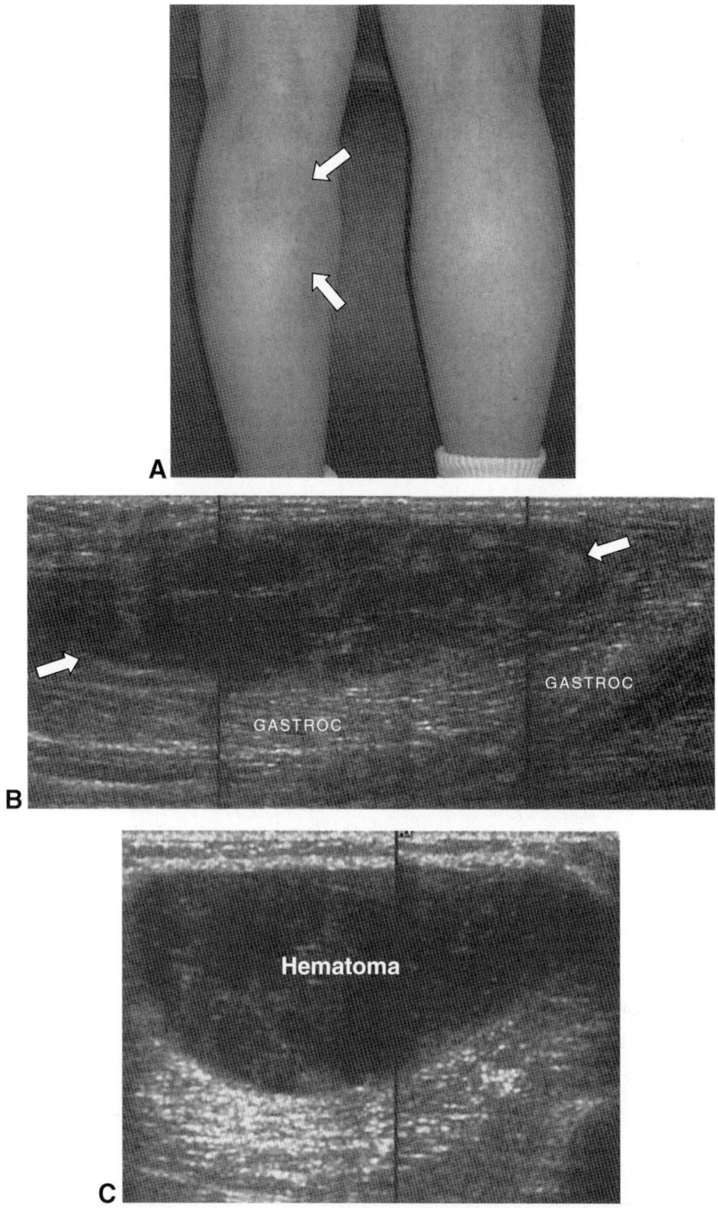

Fig. 41. Ruptura da cabeça medial do gastrocnêmio. (*A*) Apresentação clínica, com modificação na pigmentação epidérmica no local de maior sensibilidade álgica (*setas*). Cortes longitudinal (*B*) e transversal (*C*) da face medial da perna confirmam a presença do hematoma intramuscular (*setas*). (Cortesia de J. Dhanju, CCMSU, Toronto, Canadá.)

culares também podem ser identificados, dissecando-se o plano de clivagem entre o gastrocnêmio e o sóleo (Fig. 42) [5]. Nas rupturas transfixantes, o músculo retraído pode ficar circundado pelo hematoma, no chamado sinal do badalo do sino [36].

Tornozelo e pé

O tornozelo é composto por inúmeras estruturas superficiais, facilmente identificadas na US, como tendões, ligamentos e tumorações palpáveis. Nestas últimas, o papel da US é pri-

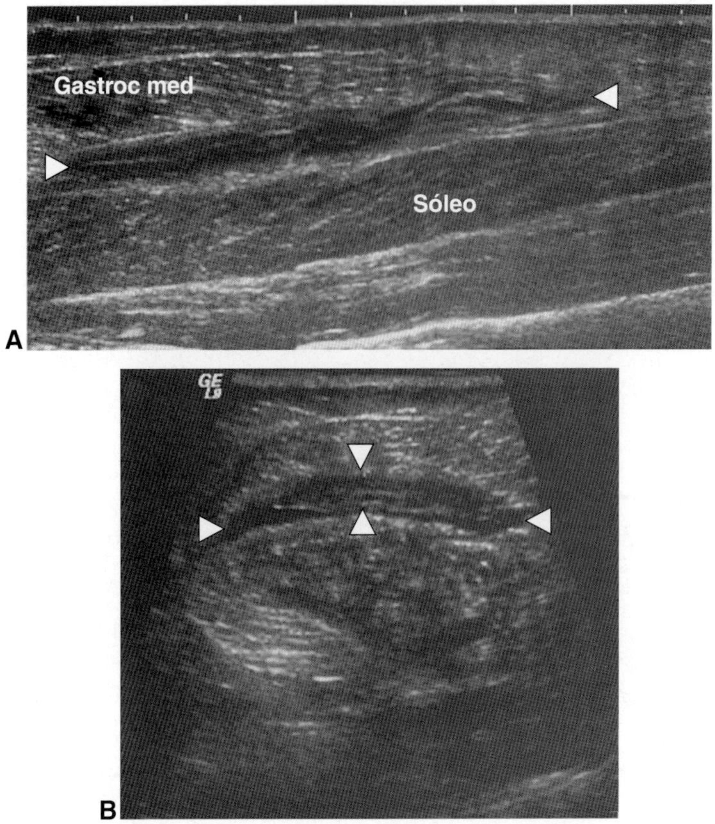

Fig. 42. Hematoma intermuscular. (*A*) Corte longitudinal da perna. (*B*) Corte transversal da perna. Note a coleção líquida complexa (*pontas de seta*) no plano fascial entre o gastrocnêmio e o sóleo.

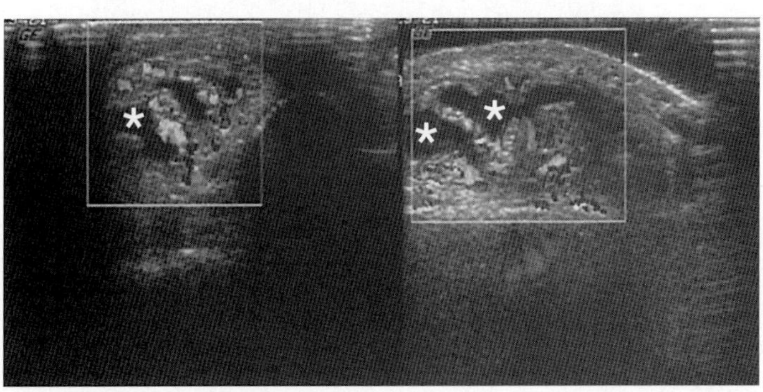

Fig. 43. Sinovite no tornozelo. Cortes longitudinal (*à esquerda*) e transversal (*à direita*) demonstram pequena quantidade de líquido interposta em meio a importante proliferação sinovial (*), que demonstra hiperemia ao estudo pelo Doppler de potência complementar.

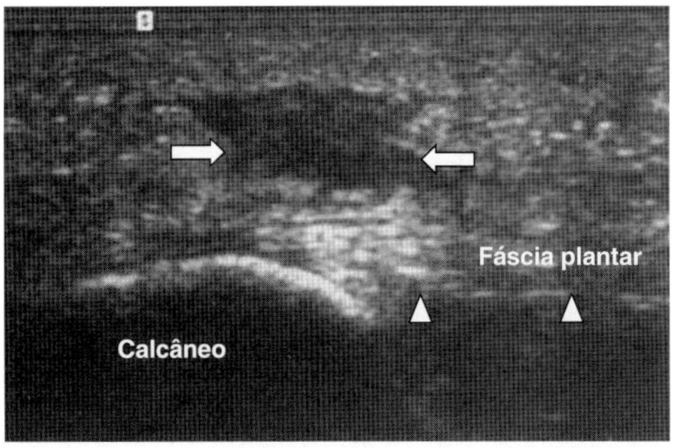

Fig. 44. Bursite calcaneana. Corte longitudinal na superfície plantar do calcâneo demonstra líquido na bursa calcaneana superficial (*setas*), superficialmente à fáscia plantar (*pontas de seta*).

mariamente distinguir entre lesões sólidas e císticas, sem preocupações com o tipo histológico da lesão [57,58].

Derrame articular

A pesquisa de derrame articular deve ser realizada idealmente por meio de cortes longitudinais do recesso tibiotalar anterior, onde a presença de 3 ml de líquido é considerada patológica (Fig. 43) [59]. Se clinicamente indicada, a US pode ainda orientar artrocentese diagnóstica e detectar eventuais defeitos osteocondrais no domo talar.

Bursas

A bursa retrocalcaneana é considerada patológica quando mede 3 mm ou mais de espessura [60]. A etiologia da bursite pode ser pós-traumática ou inflamatória, e o recurso Doppler de potência ajuda a definir o grau de inflamação. Raramente, a bursite retrocalcaneana se apresenta como uma área hipoecóica ovalada, localizada nas adjacências da tuberosidade do osso calcâneo, medialmente à origem da fáscia plantar (Fig. 44) [61]. As queixas álgicas da bursite podem mimetizar clinicamente patologia do tendão calcâneo.

Cistos

Cistos paraarticulares são comumente observados no tornozelo e dorso do pé. Na US, são identificados como estruturas líquidas lobuladas, que podem eventualmente conter ecos internos pela presença de material inflamatório ou hemorrágico (Fig. 45) [57]. Na minoria dos casos, um fino colo de comunicação com a cavidade articular adjacente pode ser identificado [60]. Os cistos podem ser sintomáticos ou assintomáticos, sendo sua relação com as estruturas circunjacentes facilmente avaliada (Fig. 46). Em casos crônicos, pode ser observada erosão óssea na superfície de contato.

Lesões esportivas

Tendões

A US é muito útil em diferenciar tendinose, ruptura parcial e ruptura transfixante do tendão calcâneo (Figs. 47 e 48) [62,63]. Em casos crônicos de tendinose, as calcificações podem ser prontamente demonstráveis (Fig. 49). As

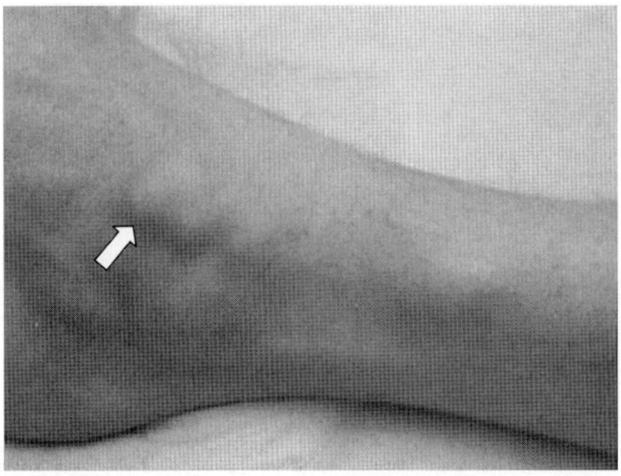

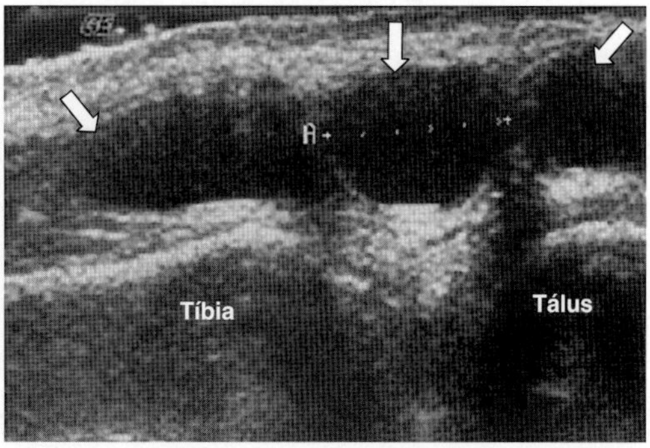

Fig. 45. Cisto. (*A*) Massa palpável clinicamente detectada no compartimento ântero-lateral do tornozelo (*seta*). (*B*) Corte longitudinal demonstra que o achado palpável corresponde a área líquida lobulada, compatível com cisto (*setas*).

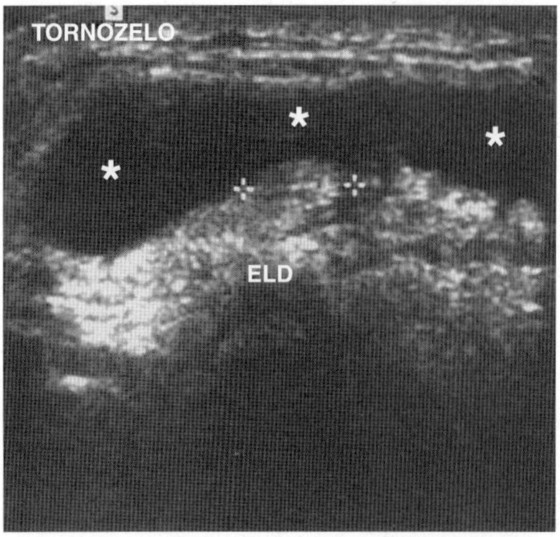

Fig. 46. Cisto dorsal. Corte transversal no dorso do pé, focado à região de interesse clínico, identifica cisto circunjacente ao tendão extensor (*). ELD = extensor longo dos desdos.

rupturas, sejam parciais ou transfixantes, compartilham os mesmos padrões morfológicos de imagem já descritos neste capítulo para outras estruturas tendíneas. Nas rupturas transfixantes, o coxim gorduroso de Kager pode ser identificado herniando no interior do defeito. De forma típica, as rupturas se localizam na zona crítica de relativa hipovascularização, localizada 2-6 cm proximalmente à inserção distal no osso calcâneo (Fig. 50) [64]. Manobras dinâmicas são especialmente úteis no planejamento terapêutico, pois a ausência de aposição das bordas, mesmo durante flexão plantar, fortalece a opção cirúrgica em detrimento da imobilização conservadora [65].

No compartimento medial do tornozelo, o tendão tibial posterior é o mais acometido por processos patológicos de tendinose, tenossinovite e ruptura, estas últimas mais comumente decorrentes de microtraumatismo repetitivo e localizadas logo distalmente ao maléolo medial ou junto à inserção no osso navicular [60,66] (Fig. 51). Rupturas transfixantes comumente são de fácil diferenciação com lesões parciais, sejam elas horizontais ou verticais ao eixo da estrutura (Fig. 52). Esporões ósseos maleolares também podem ser identificados e constituem importante elemento potencial na gênese das lesões [67]. Do ponto de vista clínico, rupturas do tendão tibial posterior são a causa mais comum de deformidade assintomática em pé plano [57].

No compartimento lateral, a patologia mais comum é a subluxação anterior dos tendões fibulares, decorrente de lesão no retináculo fibular superior, por fratura óssea ou outra etiologia [67,68]. Um sulco fibular congenitamente raso ou convexo também pode predispor à subluxação [67]. A US tem importante vantagem sobre a RM nestes pacientes por permitir estudo dinâmico com pouco artefato [60]. A subluxação é definida como o deslocamento de um ou de ambos os tendões fibulares lateralmente ou anteriormente ao maléolo lateral. Rupturas parciais são incomuns e, quan-

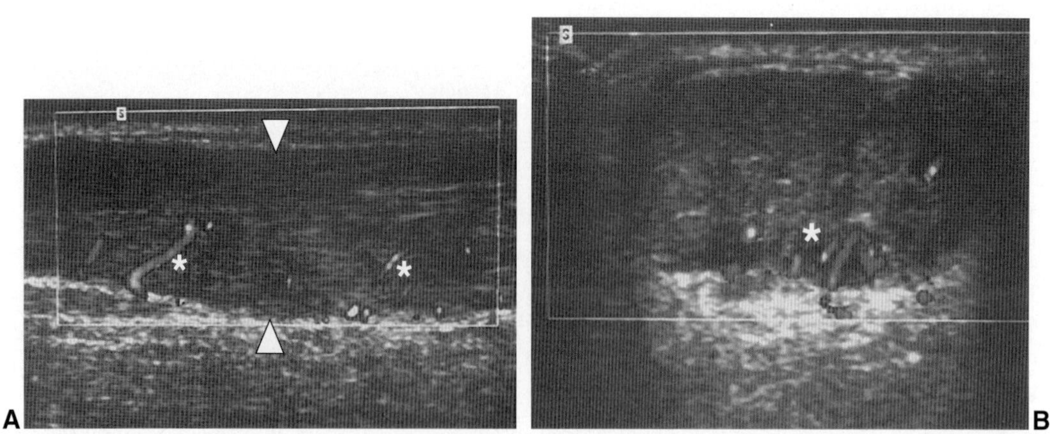

Fig. 47. Tendinopatia calcaneana difusa. Cortes longitudinal (*A*) e transversal (*B*) do tendão calcâneo distal demonstram espessamento difuso (*pontas de seta*) e hiperemia na avaliação pelo Doppler de potência.

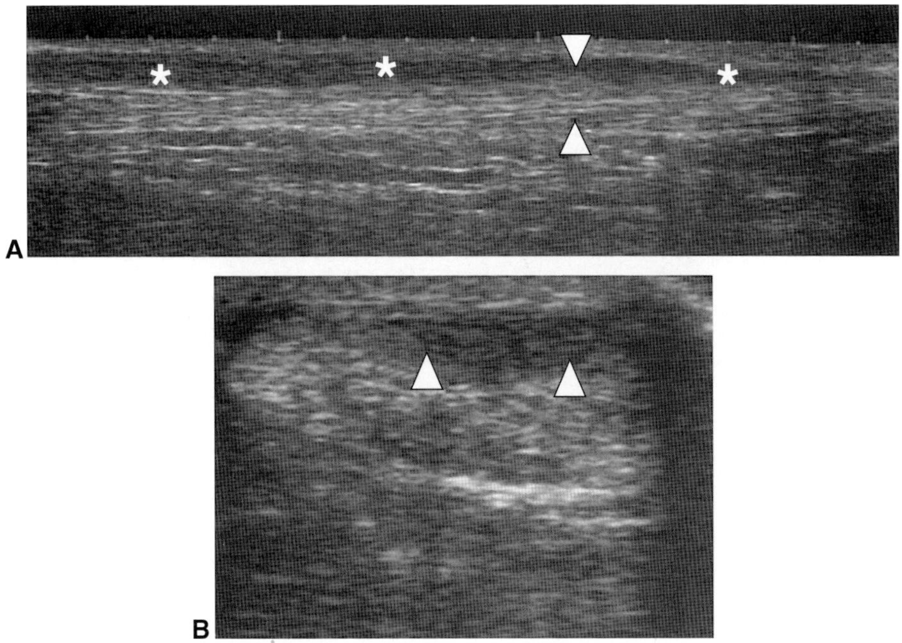

Fig. 48. Tendinopatia calcaneana nodular. Imagem em campo de visão estendido no eixo longitudinal (*A*) e transversal (*B*) demonstra hipoecogenicidade focal da porção mais superficial do tendão, sem evidência de ruptura.

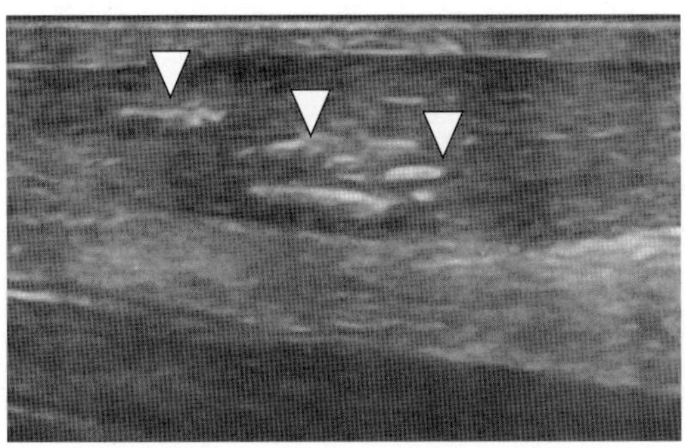

Fig. 49. Tendinose calcificada. Corte longitudinal do tendão calcâneo demonstra focos ecogênicos intra-substanciais compatíveis com áreas de calcificação (*pontas de seta*).

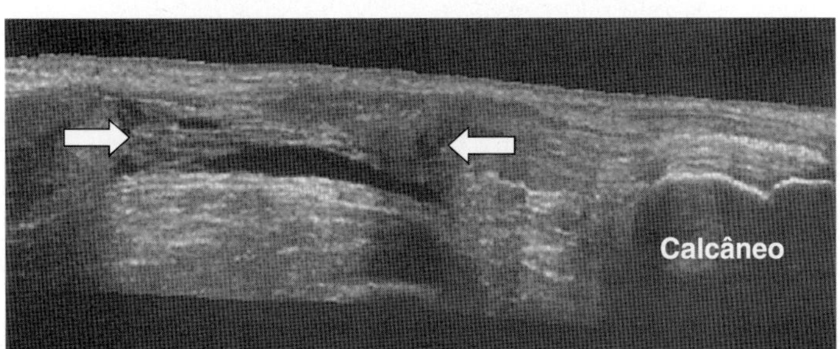

Fig. 50. Ruptura transfixante do tendão calcâneo. Corte longitudinal em campo de visão estendido demonstra a ruptura transfixante, com retração. A distância entre os cotos pode ser facilmente medida (*setas*).

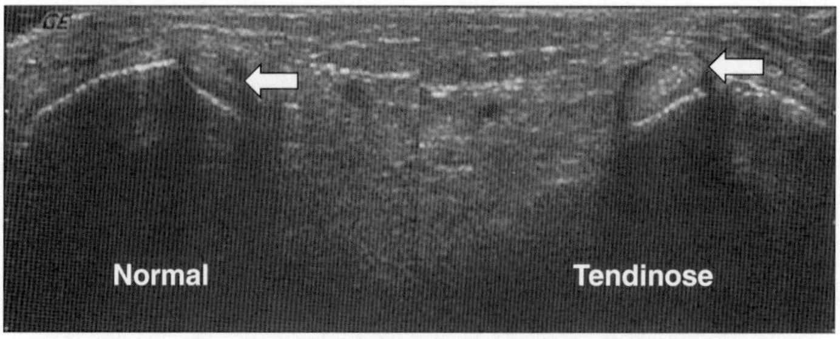

Fig. 51. Tendinose do tibial posterior. Corte transversal do tendão tibial posterior normal (*seta, à esquerda*) demonstra o típico formato ovóide. Na tendinose, há aumento de calibre (*seta, à direita*).

do presentes, acometem preferentemente o eixo longitudinal do tendão (Fig. 53) [69]. Patologias que acometem o compartimento anterior são raras. Nossa experiência revela, entretanto, eventuais casos de ruptura pós-traumática do tendão tibial anterior.

Ligamentos

A lesão ligamentar mais comum do tornozelo envolve o ligamento fibulotalar anterior e, muito embora a lesão apresente padrão de imagem característico na US, a capacidade do

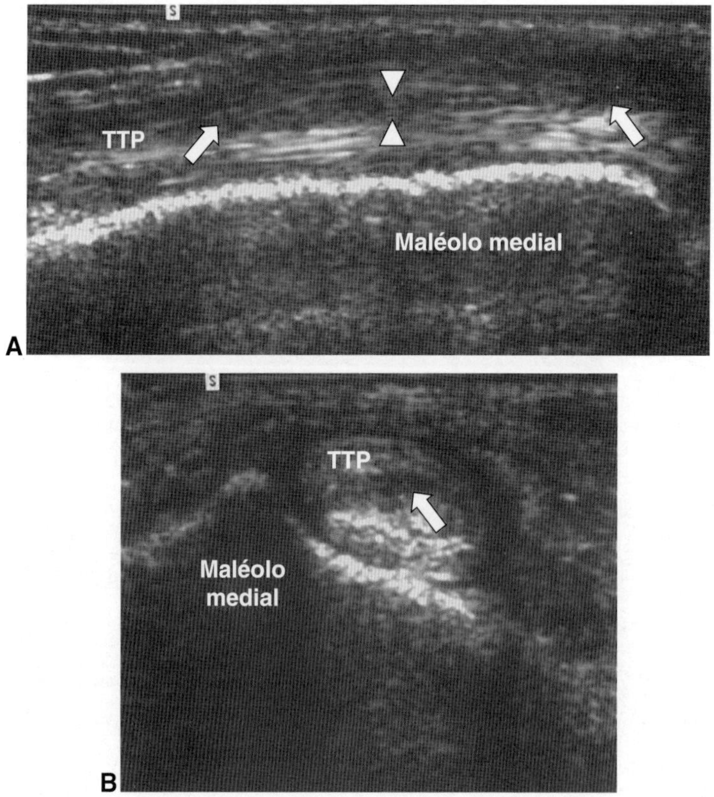

Fig. 52. Ruptura longitudinal do tendão tibial posterior. (*A*) Corte longitudinal do tendão demonstra a ruptura hipoecogênica (*setas*) dentro da substância tendínea (*pontas de seta*). (*B*) Corte transversal demonstra a área hipoecogênica (*seta*).

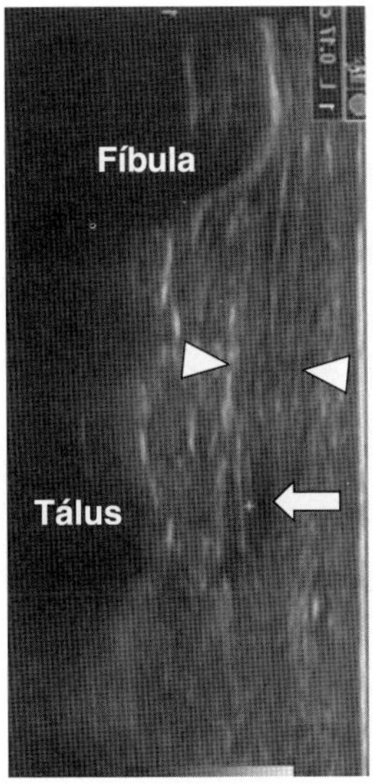

Fig. 53. Pequena ruptura longitudinal do tendão fibular longo. Corte longitudinal do tendão justamaleolar demonstra área hipoecóica intra-substancial (*seta*).

método em modificar o manejo previamente estabelecido pelo exame clínico ainda é objeto de controvérsia na comunidade ortopédica [60]. O ligamento lesado parcialmente é espesso, hipoecóico e, por vezes, circundado por líquido (Fig. 54). A lesão transfixante é identificada como uma falha afibrilar que acomete toda a largura e espessura da estrutura [57,70].

Fáscia plantar

Fasciose plantar é uma causa comum para dor no calcanhar. A US é um método rápido e amplamente disponível para avaliar esta queixa clínica, capaz de identificar a fáscia plantar em segundos junto à sua inserção na tuberosidade do calcâneo, onde apresenta padrão fibrilar compacto e mede menos que 4 mm de espessura. Na fasciose, os achados são de espessamento e hipoecogenicidade (Fig. 55) [71,72]. Esporões (entesófitos) plantares também podem ser documentados (Fig. 56).

Fibromatose plantar

A fibromatose constitui doença benigna, que cursa com espessamento nodulariforme sintomático da fáscia plantar do mediopé [5]. A lesão pode ser palpável na planta do pé, o que facilita o estudo dirigido pela US (Fig. 57).

Neuroma de Morton

A US pode confirmar e localizar neuromas intermetatarsais, também reconhecidos como neuromas de Morton. A lesão é benigna e consiste de fibrose perineural do nervo plantar, comumente identificada em mulheres de meia-idade, no terceiro espaço interdigital ou, menos comumente, no segundo espaço. A patologia é bilateral em 10% dos casos [73-75]. O nervo plantar normal geralmente não é visível, mas os neuromas são prontamente iden-

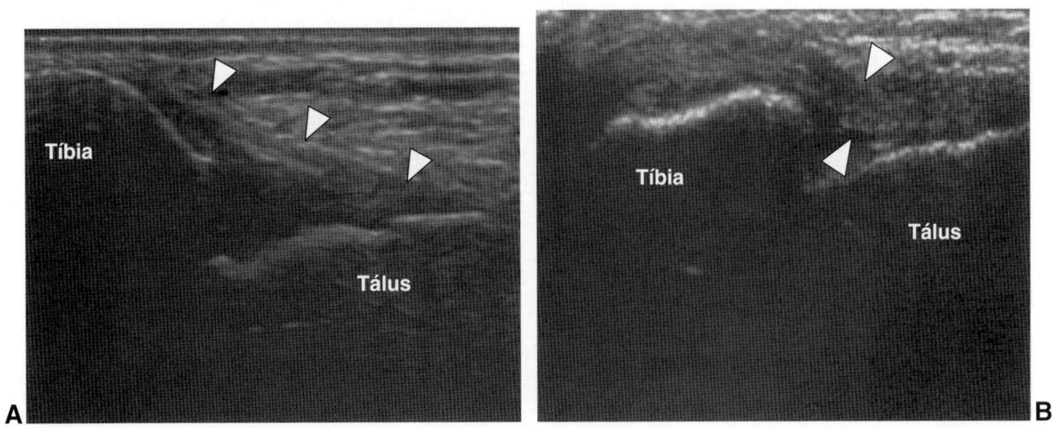

Fig. 54. Ruptura do ligamento fibulotalar anterior. (*A*) Ligamento fibulotalar anterior normal, com sua estrutura fibrilar compacta (*pontas de seta*), entre o maléolo lateral e o tálus. (*B*) Ligamento roto, espesso e hipoecogênico (*pontas de seta*).

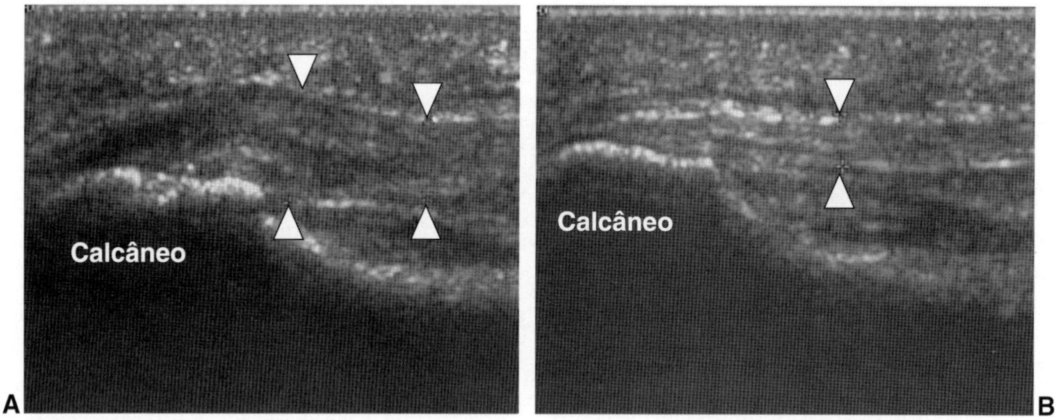

Fig. 55. Fasciose plantar. (*A*) Corte longitudinal demonstra espessamento e hipoecogenicidade da fáscia plantar proximal (*pontas de seta*). (*B*) Fáscia plantar normal (*pontas de seta*). (Cortesia de J. Dhanju, CCMSU, Toronto, Canadá.)

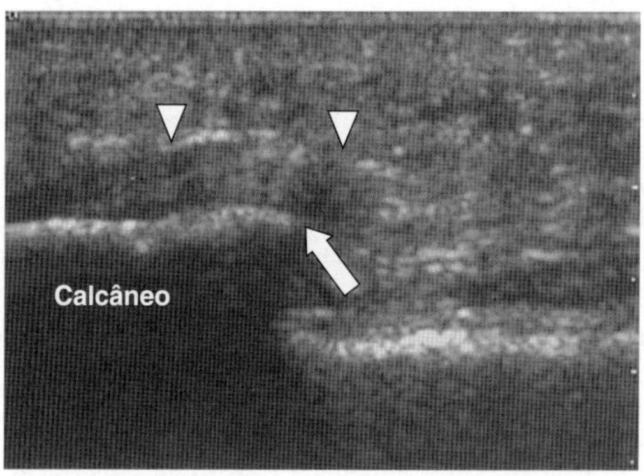

Fig. 56. Esporão (entesófito) plantar. Corte longitudinal da fáscia plantar proximal (*pontas de seta*) demonstra deformidade óssea compatível com entesófito plantar (*seta*). (Cortesia de J. Dhanju, CCMSU, Toronto, Canadá.)

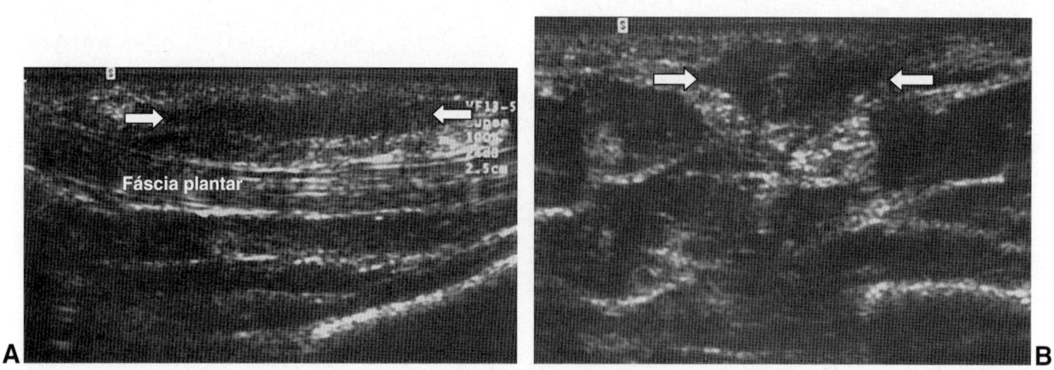

Fig. 57. Fasciose plantar. Cortes longitudinal (*A*) e transversal (*B*) demonstram estrutura nodular fusiforme sobrejacente à fáscia (*setas*), em concordância com a região de maior sensibilidade álgica referida pelo paciente.

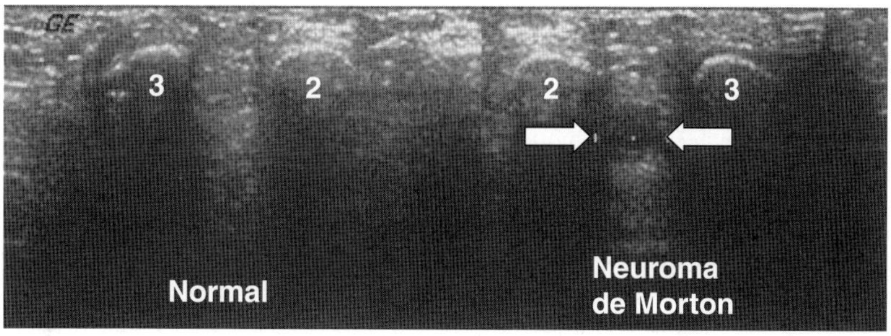

Fig. 58. Neuroma de Morton. O neuroma é identificado como um pequeno nódulo hipoecogênico (*setas*), localizado entre o segundo e o terceiro pododáctilos (*à direita*). Os espaços intermetatarsais normais são oferecidos para comparação (*à esquerda*).

tificados como nódulos hipoecóicos dolorosos, geralmente maiores que 5 mm (Fig. 58) [73,76].

Resumo

A US é uma poderosa ferramenta adjuvante no diagnóstico de uma ampla variedade de patologias ortopédicas do membro inferior. Uma de suas vantagens com relação aos outros métodos é a capacidade de avaliação dinâmica multiplanar em tempo real, durante flexão, extensão ou compressão da área de interesse. Talvez ainda mais importante, a US permite avaliação precisa e direcionada ao ponto gerador da queixa clínica. Essas prerrogativas, aliadas à capacidade de orientar aspirações, infusões e biópsias, vêm contribuindo favoravelmente para a crescente aceitação do método. Dentro de um contexto ideal, formado por examinadores experientes e equipamentos adequados, a US oferece excelente precisão diagnóstica e elevada resolubilidade clínica de várias patologias musculoesqueléticas.

Referências

[1] Weng L, Tirumalai AP, Lowery CM, et al. US extended field-of-view imaging technology. Radiology 1997;203:877-80.

[2] Barberie JE, Wong AD, Cooperberg PL, et al. Extended field-of-view sonography in musculoskeletal disorders. Am J Roentgenol 1998;171:751-7.

[3] Newman JS, Adler RS, Bude RO, et al. Detection of soft-tissue hyperemia: value of power Doppler sonography. Am J Roentgenol 1994;163:385-9.

[4] Fornage BBD. Ultrasonography of muscles and tendons Examination and technique and atlas of normal anatomy of the extremities. New York: Springer-Verlag; 1988.

[5] van Holsbeeck MT, Introcaso JH. Sonography of muscle. In: van Holsbeeck M, Introcaso JH, editors. Musculoskeletal ultrasound. St. Louis: Mosby; 2001. p. 23-75.

[6] Fornage BD, Rifkin MD. Ultrasound examination of tendons. Radiol Clin North Am 1988;26:87-107.

[7] Martinoli C, Derchi LE, Pastorino, et al. Analysis of echotexture of tendons with US. Radiology 1993;186:839-43.

[8] Bouffard JA, Eyler WR, Introcaso JH, et al. Sonography of tendons. Ultrasound Quart 1993;11:259-86.

[9] van Holsbeeck MT, Introcaso JH. Sonography of ligaments. In: van Holsbeeck M, Introcaso JH, editors. Musculoskeletal ultrasound. St. Louis: Mosby; 2001. p. 171-92.

[10] Silvestri E, Martinoli C, Derchi LE, et al. Echotexture of peripheral nerves: correlation between US and histological findings and criteria to differentiate tendons. Radiology 1995;197:291-6.

[11] van Holsbeeck MT, Introcaso JH. Sonography of the dermis, hypodermis, periosteum, and bone. In: van Holsbeeck M, Introcaso JH, editors. Musculoskeletal ultrasound. St. Louis: Mosby; 2001. p. 325-71.

[12] Cho K, Bouffard JA, Chhem RK, et al. Current clinical applications of ultrasound to bone lesions in the extremities. J Korean Soc Med Ultrasound 1997;16:95-104.

[13] Sarazin L, Bonaldi V, Papadatos D, et al. Correlative imaging and pattern approach in ultrasonography of bone lesions: a pictorial essay. Can Assoc Radiol J 1996;47:423-30.

[14] Harcke HT, Grissom LE. Pediatric hip sonography. Diagnosis and differential diagnosis. Radiol Clin North Am 1999;37(4):787-96.

[15] Cho KH, Park BH, Yeon KM. Ultrasound of the adult hip. Semin Ultrasound CT MR 2000;21:214-30.
[16] Chan YL, Cheng JC, Metreweli C. Sonographic evaluation of hip effusion in children. Improved visualization with the hip in extension and abduction. Acta Radiol 1997;38:867-9.
[17] Berman L, Fink AM, Wilson D, et al. Technical note: identifying and aspirating hip effusions. Br J Radiol 1995;68:306-10.
[18] Zeiger MM, Dorr U, Schulz RD. Ultrasonography of hip joint effusions. Skeletal Radiol 1987;16:607-11.
[19] Koski JM, Anttila PJ, Isomaki HA. Ultrasonography of the adult hip joint. Scand J Rheumatol 1989;18:113-7.
[20] Shiv VK, Jain AK, Taneja K, et al. Sonography of hip joint in infective arthritis. Can Assoc Radiol J 1990;41:76-8.
[21] Frankel DA, Bargiela A, Bouffard JA, et al. Synovial joints: evaluation of intraarticular bodies with US. Radiology 1998;206:41-4.
[22] Meaney JF, Cassar-Pullicino VN, Etherington R, et al. Ilio-psoas bursa enlargement. Clin Radiol 1992;45:161-8.
[23] Fessell DP, van Holsbeeck MT. Sonography of the hip. In: van Holsbeeck M, Introcaso JH, editors. Musculoskeletal ultrasound. St. Louis: Mosby; 2001. p. 573-86.
[24] Swartout R, Compere EL. Ischiogluteal bursitis: the pain in the arse. JAMA 1974;227:551-2.
[25] Kalebo P, Sward L, Karlsson J, et al. Ultrasonography in the detection of partial patellar ligament ruptures (jumper's knee). Skeletal Radiol 1991;20:285-9.
[26] Holt PD, Keats TE. Calcific tendonitis: a review of the usual and unusual. Skeletal Radiol 1993;22:1-9.
[27] Sarker JS, Haddad FS, Crean SV, et al. Acute calcific tendonitis of the rectus femoris. J Bone Joint Surg [Br] 1996;78:814-6.
[28] Pelsser V, Cardinal E, Hobden R, et al. Extraarticular snapping hip: sonographic findings. Am J Roentgenol 2001;176:67-73.
[29] Cardinal E, Buckwalter KA, Capello WN, et al. US of the snapping iliopsoas tendon. Radiology 1996;198:521-2.
[30] Janzen DL, Partridge E, Logan PM, et al. The snapping hip: clinical and imaging findings in transient subluxation of the iliopsoas tendon. Can Assoc Radiol J 1996;47:202-8.
[31] Howse AJ. Orthopaedists aid ballet. Clin Orthop 1972;89:52-63.
[32] Gibbon WW, Long G, Barron DA, et al. Complications of orthopedic implants: sonographic evaluation. J Clin Ultrasound 2002;30:288-99.
[33] van Holsbeeck MT, Eyler WR, Sherman LS, et al. Detection of infection in loosened hip prosthesis: efficacy of sonography. Am J Roentgenol 1994;163:381-4.
[34] Adam R, Hendry GM, Moss J, et al. Arthrosonography of the irritable hip in childhood: a review of 1 year's experience. Br J Radiol 1986;59:205-8.
[35] Peck J. Ultrasound of the painful hip in children. Br J Radiol 1986;59:205-8.
[36] Fornage BD, Touche DH, Segal P, et al. Ultrasonography in the evaluation of muscular trauma. J Ultrasound Med 1983;2:549-54.
[37] Temple HT, Kuklo TR, Sweet DE, et al. Rectus femoris muscle tear appearing as a pseudotumor. Am J Sport Med 1998;26:544-8.
[37] Temple HT, Kuklo TR, Sweet DE, et al. Rectus femoris muscle tear appearing as a pseudotumor. Am J Sport Med 1998;26:544-8.
[38] Strome GM, Bouffard JA, van Holsbeeck M. Knee. Clin Diagn Ultrasound 1995;30:201-19.
[39] Bouffard JA, Dhanju J. Ultrasonography of the knee. Semin Musculoskeletal Radiol 1998;2:245-70.
[40] Friedman L, Finlay K, Jurriaans E. Ultrasound of the knee. Skeletal Radiol 2001;30:361-77.
[41] Finlay K, Probyn L. Ultrasonography of lumps and bumps. Can Assoc Radiol J 2002;53:39-49.
[42] van Holsbeeck MT, Introcaso JH. Sonography of large synovial joints. In: van Holsbeeck M, Introcaso JH, editors. Musculoskeletal ultrasound. St. Louis: Mosby; 2001. p. 235-75.
[43] van Holsbeeck M, van Holsbeeck K, Gevers G, et al. Staging and followup of rheumatoid arthritis of the knee. Comparison of sonography, thermography and clinical assessment. J Ultrasound Med 1988;7:561-6.
[44] Wakefield RJ, Gibbon WW, Conaghan PG, et al. The value of sonography in the detection of bone erosions in patients with rheumatoid arthritis: a comparison with conventional radiography. Arthritis Rheum 2000;43:2762-70.
[45] Wang SC, Chhem RK, Cardinal E, et al. Joint sonography. Radiol Clin North Am 1999;37:653-68.
[46] Ward EE, Jacobson JA, Fessell, et al. Sonographic detection of Baker's cysts: comparison with MR imaging. Am J Roentgenol 2001;176:373-80.
[47] Helbich TH, Breitenscher M, Trattnig S, et al. Sonographic variants of popliteal cysts. J Clin Ultrasound 1998;26:171-6.
[48] Chhem RK, van Holsbeeck MT. Sonography of rheumatoid disease. In: van Holsbeeck M, Introcaso JH, editors. Musculoskeletal ultrasound. St. Louis: Mosby; 2001. p. 373-92.
[49] Seymour R, Lloyd DC. Sonographic appearances of meniscal cysts. J Clin Ultrasound 1998;26:15-20.
[50] Bianchi S, Zwass A, Abdelwahab IF, et al. Sonographic evaluation of intramuscular ganglia. Clin Radiol 1995;50:235-6.
[51] Jong IL, Song IS, Jung YB, et al. Medial collateral ligament injuries of the knee: ultrasonographic findings. J Ultrasound Med 1996:15:621-5.

[52] Ptasznik R, Feller J, Bartlett J, et al. Value of songraphy in the diagnosis of traumatic rupture of the anterior cruciate ligament of the knee. Am J Roentgenol 1995;164:1461-3.

[53] Cho KH, Lee DC, Chhem RK, et al. Normal and acutely torn posterior cruciate ligament of the knee at US evaluation: preliminary experience. Radiology 2001;219:375-80.

[54] Blankstein A, Cohan I, Heim M, et al. Ultrasonography as a diagnostic modality in Osgood-Schlatter disease. A clinical study and review of the literature. Arch Orthop Trauma Surg 2001;121:563-9.

[55] Lanning P, Heikkinen E. Ultrasonic features of the Osgood-Schlatter lesion. J Pediatr Orthop 1991;11:538-40.

[56] Kalebo P, Larlsson J, Swaerd L, et al. Ultrasonography of chronic tendon injuries in the groin. Am J Sports Med 1992;20:634-9.

[57] Rawool NM, Nazarian LN. Ultrasound of the ankle and foot. Semin Ultrasound CT MRI 2000;21:275-84.

[58] Fessell DP, Vanderschueren GH, Jacobson J, et al. US of the ankle: technique, anatomy and diagnosis of pathologic conditions. Radiographics 1998;18:325-40.

[59] Nazarian NL, Rawool NM, Martin CE, et al. Synovial fluid in the hindfoot and ankle: detection of amount and distribution with US. Radiology 1995;197:275-8.

[60] Fessell DP, van Holsbeeck M. Sonography of the ankle and foot. In: van Holsbeeck M, Introcaso JH, editors. Musculoskeletal ultrasound. St. Louis: Mosby; 2001. p. 605-24.

[61] Galluzzo E, Lischi DM, Taglione E, et al. Sonographic analysis of the ankle in patients with psoriatic arthritis. Scand J Rheumatol 2000;29:52-5.

[62] Fornage BD. Achilles tendon: ultrasound examination. Radiology 1986;159:769-76.

[63] Hartgerink P, Fessell D, Jacobson J. et al. Full- versus partial-thickness Achilles tendon tears: sonographic accuracy and characterization in 26 cases with surgical correlation. Radiology 2001;220:406-12.

[64] Scheller AD, Kasser JR, Quigley TB. Tendon injuries about the ankle. Orthop Clin North Am 1980;11:801-11.

[65] Thermann H, Hoffman R, Zwipp, et al. The use of ultrasound in the foot and ankle. Foot Ankle Surg 1992;13:386-90.

[66] Johnson K. Tibialis posterior tendon rupture. Clin Orthop 1983;177:140-7.

[67] Cheung Y. Rosenberg ZS, Magee T, et al. Normal anatomy and pathologic conditions of ankle tendons: current imaging techniques. Radiographics 1992;12:429-44.

[68] Church CC. Radiographic diagnosis of acute peroneal tendon dislocation. Am J Roentgenol 1977;129:1065-8.

[69] Sammarco GJ. Peroneal tendon injuries. Orthop Clin North Am 1994;25:135-45.

[70] Milz P, Milz S, Putz R, et al. 13 MHz high-frequency sonography of the lateral ankle joint ligaments and the talofibular syndesmosis in anatomic specimens. J Ultrasound Med 1996;15:277-84.

[71] Cardinal E, Chhem RK, Beauregard CG. Plantar fasciitis: sonographic evaluation. Radiology 1996;201:257-9.

[72] Gibbon W, Long G. Plantar fasciitis: ultrasound evaluation. Radiology 1997;203:290.

[73] Sobiesk GA, Wertheimer SJ, Schulz R, et al. Sonographic evaluation of interdigital neuromas. J Foot Ankle Surg 1997;36:364-6.

[74] Pollack RA, Bellacosa RA, Dornbluth NC, et al. Sonographic evaluation of Morton's neuroma. J Foot Surg 1992;31:534-7.

[75] Redd RA, Peters VJ, Emery SF, et al. Morton's neuroma: sonographic evaluation. Radiology 1998;171:415-7.

[76] Quinn TJ, Jacobson JA, Craig JG, et al. Sonography of Morton's neuromas. Am J Roentgenol 2000;174:1723-8.

2 – Ultra-Sonografia de Ombro e Cotovelo

Ian Beggs, FRCR*

Royal Infirmary, Edinburgh EH16 4SA, United Kingdom

Ultra-sonografia do ombro

A ultra-sonografia (US) do ombro vem ganhando crescente popularidade nos últimos anos, especialmente em decorrência do excelente delineamento anatômico que pode ser obtido em equipamentos de alta-resolução (Figs. 1 e 2). Além disso, é tão acurada quanto a ressonância magnética (RM) na detecção de patologias do manguito rotador, com a vantagem de ser mais confortável para o paciente, mais barata e mais amplamente disponível [1,2].

Outra vantagem sobre a RM é a relativa ausência de contra-indicações, já que a claustrofobia não é problema. Ademais, a US é um exame dinâmico capaz de demonstrar luxações tendíneas em tempo real, identificar pequenos volumes de líquido bursal e confirmar impactação contra o ligamento coracoacromial. Com relação às desvantagens, conta o fato de ser um método operador-dependente, com uma longa curva de aprendizado para a correta interpretação das imagens, que são tão pouco intuitivas como as da artroscopia [3].

Ruptura e tendinose do manguito rotador

O sinal primário e definitivo de ruptura de espessura total do manguito rotador é o defeito tendíneo propriamente dito (Fig. 3). A lesão pode ser preenchida por líquido, sinóvia, restos celulares (que podem ser ecogênicos e mimetizar o tendão normal) ou pelo músculo deltóide (que pode herniar parcial ou completamente no defeito). A distância entre os cotos rotos é um importante fator no planejamento terapêutico e deve ser rotineiramente informada.

Sinais secundários de ruptura apresentam utilidade variável. Por exemplo, Wohlwend *et al.* encontraram ruptura tendínea em 75% dos pacientes que apresentavam hiperostose no tubérculo maior do úmero [4]. Ao contrário, na vigência de superfície óssea lisa, 96% dos tendões estavam intactos. A perda da convexidade superior da gordura peribursal indica igualmente dano tendíneo com boa acurácia, mas é considerada inespecífica e pode ser encontrada em portadores de tendinose, ruptura de espessura parcial ou ruptura de espessura total. Já a presença de líquido em quantidade acima do usual na cavidade articular glenoumeral, na bursa subacromial-subdeltóidea (SAD) ou na bainha bicipital apresentam isoladamente baixa sensibilidade e valor preditivo positivo, porém a conjugação de líquido na cavidade articular e bursa apresenta especificidade de 99% e valor preditivo positivo de 95% para ruptura tendínea [5,6]. A superfície da cartilagem articular pode parecer mais ecogênica profundamente às rupturas em decorrência da reduzida atenuação ao ultra-som ou da alteração no contraste acústico na interface com a cartilagem.

A distinção entre rupturas agudas e crônicas não é confiável, embora a visualização de líquido bursal, líquido articular ou lesão tendínea intra-substancial seja sugestiva de lesão aguda, enquanto ruptura maciça, ausência de líquido bursal, atrofia muscular dos componentes íntegros do manguito ou tendão bicipital hipertrófico sugiram lesão crônica [7,8]. Essa baixa capacidade de discernimento entre lesões agudas e crônicas é de importância práti-

*E-mail: ian.beggs@luht.scot.nhs.uk.

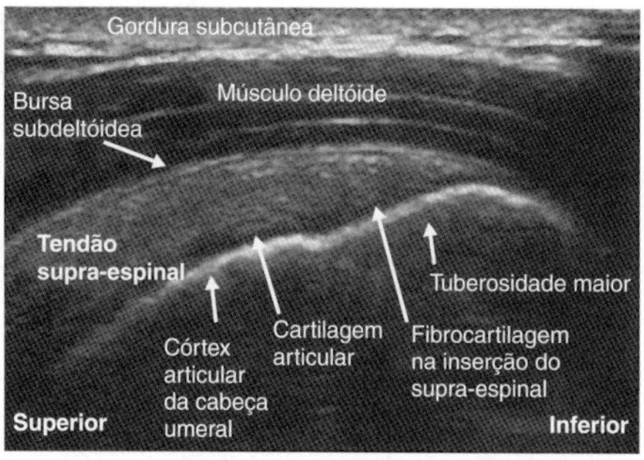

Fig. 1. Corte longitudinal do tendão supra-espinal demonstra sua anatomia ultra-sonográfica.

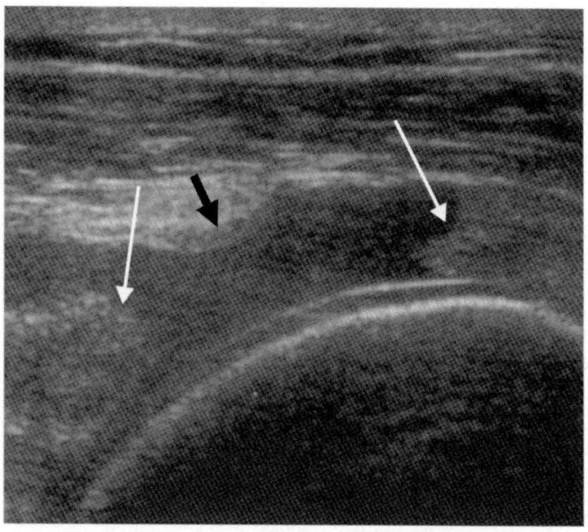

Fig. 3. Corte transversal de ruptura de espessura total do tendão supra-espinal. As margens dos cotos rotos são irregulares, porém bem definidas (*setas brancas*). A lesão está preenchida predominantemente por líquido e há herniação do músculo deltóide para o interior do defeito (*seta preta*). A cartilagem articular parece mais visível que o usual porque o líquido sobrejacente não atenua o ultra-som.

ca. Muitos pacientes idosos em avaliações ultra-sonográficas após episódio traumático recente apresentam rupturas que se assumem agudas, ainda que Schibany tenha sugerido que 6% das pessoas entre 56-83 anos apresentam rupturas assintomáticas do manguito rotador [9] e Worland tenha encontrado uma incidência de rupturas assintomáticas ainda maior, de 40% em pacientes acima dos 50 anos [10].

As rupturas de espessura parcial se caracterizam por foco hipoecogênico, ecogênico ou de ecogenicidade mista, que se estende para a superfície bursal ou articular, algumas vezes causando perda da convexidade superior da gordura peribursal (Fig. 4) [11-13].

Já a tendinose geralmente altera a ecogenicidade e a espessura tendínea de forma mais difusa. Espessamentos na faixa de 1,5-2,5 mm ou um terço da espessura do tendão adjacente ou contralateral normal devem ser valorizados e podem progredir para macrorruptura com áreas de afinamento localizado. Focos de aumento da ecogenicidade em fases precoces de tendinose podem se tornar menos ecogênicos com o passar do tempo [14-16].

Estudos avaliando a acurácia da US na detecção de rupturas do manguito rotador demonstram resultados variáveis, com sensibilidade de 58-100% e especificidade de 73-100% [17]. Em uma série de trabalhos de Teefey *et al.* não foi encontrada diferença estatística entre a US e a RM na detecção e mensuração das ruptu-

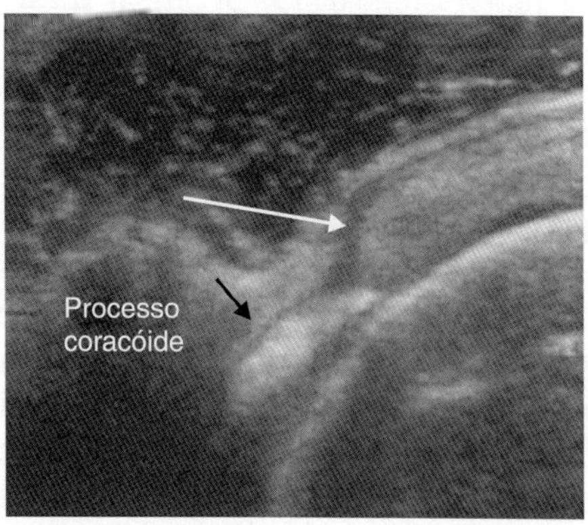

Fig. 2. Corte transversal do ombro esquerdo, em rotação interna, demonstra a relação da cabeça longa do bíceps (*seta preta*) com a margem anterior do supra-espinal (*seta branca*).

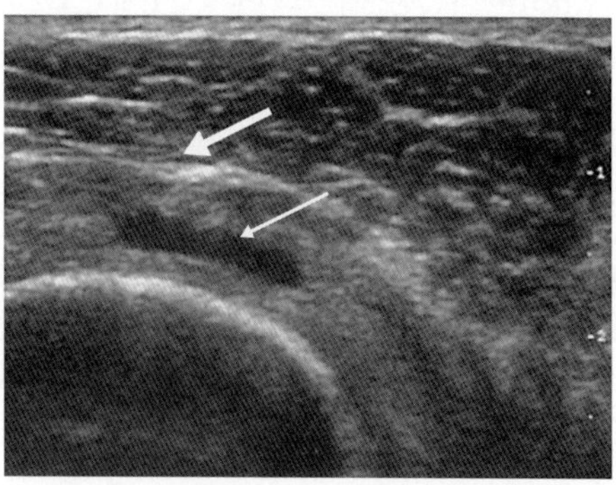

Fig. 4. Ruptura parcial intra-substancial do supra-espinal (*seta fina*). Note a perda da convexidade usual da superfície bursal do tendão (*seta espessa*).

ras, fossem elas de espessura parcial ou total, embora ambos os métodos tenham obtido resultados piores na avaliação das rupturas de espessura parcial [1,13].

As causas de erros são multifatoriais e incluem o examinador (interpretação incorreta do achado ou não-visualização do achado), o paciente (incapacidade de cooperação no correto posicionamento) e problemas intrínsecos do método (dificuldade de diferenciar entre ruptura de espessura total e parcial, ou mesmo entre ruptura parcial e tendinose) [18]. A US prediz corretamente o tamanho da ruptura em 73-87% dos casos (RM em 63- 80% nesse mesmo estudo) e mais freqüentemente superestima do que subestima a medida [1]. Discrepâncias são mais comumente encontradas quando a ruptura é maciça e o tendão proximal retrai sobre o acrômio, embora rupturas delaminativas ou com margens irregulares também sejam potencias fontes de confusão, pela dificuldade em definir precisamente as margens dos cotos [18].

Ainda que alguns estudos reportem sensibilidade de 93-95% e especificidade de 94% em detectar rupturas parciais, a maior parte dos ultra-sonografistas concorda que é mais difícil avaliar rupturas de espessura parcial do que rupturas de espessura total [11,12]. Por exemplo, Paavolainen e Ahovuo foram incapazes de distinguir corretamente rupturas de espessura parcial e total [19], enquanto Read e Perko [20] e Teefey *et al.* [13] encontraram quedas da sensibilidade de 100% para 47% e 67%, respectivamente, ao comparar a capacidade de detectar rupturas de espessura total e parcial.

Treinamento da ultra-sonografia do ombro

Em mãos hábeis, a US apresenta pequena variação interobservador e alto padrão de qualidade pode ser obtido [21,22]. A longa curva de aprendizado é confirmada por diversos estudos e se mostra um fator desestimulante inicialmente [22]. Entretanto, estudos recentes demonstram que cirurgiões especialistas em ombro requerem não mais que algumas horas de treinamento para atingir grau adequado de proficiência no exame. Iannotti *et al.* relataram em seu estudo que a US realizada por médicos assistentes ou enfermeiros clínicos após 6 horas de treinamento apresenta sensibilidade superior a 80% para a detecção de rupturas do manguito [23]. Entretanto, seus resultados devem ser encarados com cautela. Como os próprios autores sugerem, os cirurgiões examinaram clinicamente o paciente e tiveram acesso às radiografias antes de realizar a US, o que pode ter criado um viés. Ultra-sonografistas experientes que não tiveram acesso aos dados clínicos e às radiografias tiveram dificuldade em interpretar as mesmas imagens. Moosmayer e Smith também reportaram em seu estudo uma acurácia de 84% após algumas horas de treinamento, mas o cirurgião ortopédico que realizou a US igualmente teve acesso ao exame clínico do paciente, bem como às radiografias de 2/3 deles e à RM de metade [24]. Ziegler relata que a US apresenta sensibilidade, especificidade, valor preditivo positivo e valor preditivo negativo superiores a 90% para detecção de rupturas do manguito, caso o examinador tenha acesso ao exame clínico e às radiografias do paciente [25]. Em todos esses estudos, o efeito dessas informações adicionais como potencial viés de confusão foi comentado, mas não mensurado.

Alterações musculares

O prognóstico de pacientes portadores de ruptura do manguito rotador depende, pelo menos em parte, do grau de atrofia muscular associada, seja ela observada na US, na tomografia computadorizada (TC) ou na RM [25-29]. Sofka *et al.* encontraram atrofia – definida como aumento da ecogenicidade e redução da massa muscular – em 23% de seus pacientes [30]. Strobel, que utilizou como critérios de atrofia o contorno, a ecogenicidade e a arquitetura interna ao ultra-som, encontrou moderada discrepância interobservador na valorização do achado [31]. Ao utilizar a RM como padrão-ouro, a sensibilidade obtida pela US foi de 58-100%, a especificidade de 73-96% e a acurácia de 72-85%. Houve superestimativa da atrofia em 23-28% dos casos e subestimativa em 10-12%. Mesmo em mãos experientes, a US não atinge o mesmo grau de precisão da TC ou RM em graduar a atrofia muscular, o que é uma desvantagem.

Avaliação pós-operatória

A avaliação por imagem do ombro operado não é tarefa fácil, pela presença de alterações da ecogenicidade e distorções de planos teciduais [32-35]. Ainda assim, é capaz de demonstrar a integridade do manguito, avaliar o tendão bicipital e demonstrar impactação do bíceps contra a prótese, bem como identificar distensões líquidas da cavidade articular e bursal [36,37]. Prickett *et al.* encontraram sensibilidade de 91%, especificidade de 86% e acurácia de 89% ao avaliar ultra-sonograficamente a integridade do manguito rotador em um grupo heterogêneo de pacientes previamente operados [38]. Discordâncias entre a funcionalidade do ombro e os achados de imagem podem ocorrer. Após 12 meses ou mais no seguimento de grandes rupturas previamente operadas, a US demonstrou ruptura recidivante em 95% dos casos, sendo que praticamente nenhum paciente expressava queixa álgica ou funcional, muito embora os resultados clínicos tenham deteriorado no seguimento de mais longo prazo [39].

Síndrome do impacto

O diagnóstico de síndrome do impacto é clínico [40]. Entretanto, a US é freqüentemente empregada para pesquisar evidências indiretas, como tendinose, ruptura, bursite, hipertrofia do ligamento coracoacromial ou hiperostose no tubérculo maior do úmero ou do acrômio. Ainda que raramente, o estudo dinâmico pode demonstrar o ligamento coracoacromial comprimindo a bursa SAD ou o tendão supra-espinal, com bloqueio ou perda do movimento entre o úmero e o acrômio durante manobra abdutora do membro superior [20]. Infiltrações subacromiais são consideradas importantes ferramentas diagnósticas e podem ser realizadas com precisão quando orientadas pela US (Fig. 5).

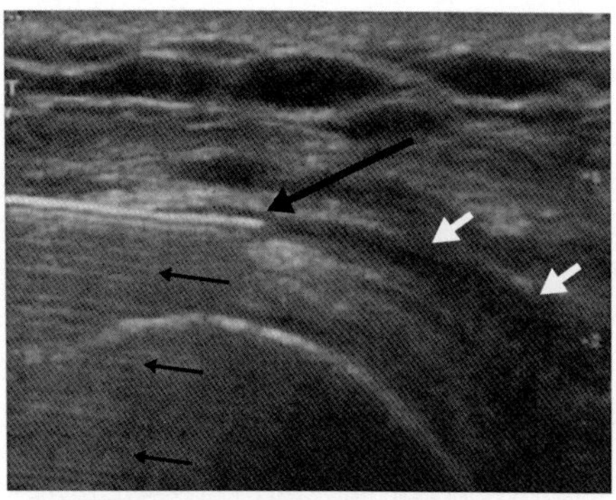

Fig. 5. Injeção de esteróides e anestésicos na bursa subacromial-subdeltóidea, sob orientação ultra-sonográfica. A ponta da agulha (*seta preta*) é observada no interior da bursa (*seta branca*). Artefatos de reverberação oriundos da agulha também são visíveis (*seta preta curta*).

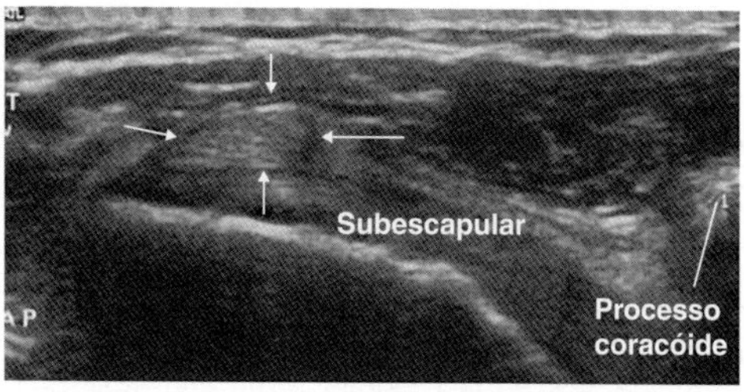

Fig. 6. Corte transversal anterior demonstra luxação superficial da cabeça longa do bíceps (*setas*).

Cabeça longa do bíceps

A cabeça longa do bíceps pode ser minuciosamente demonstrada, exceto por sua porção intra-articular proximal. O plano transversal é o ideal para avaliar tendinose moderada ou grave, identificada como áreas de heterogeneidade e irregularidade no contorno. A tendinose

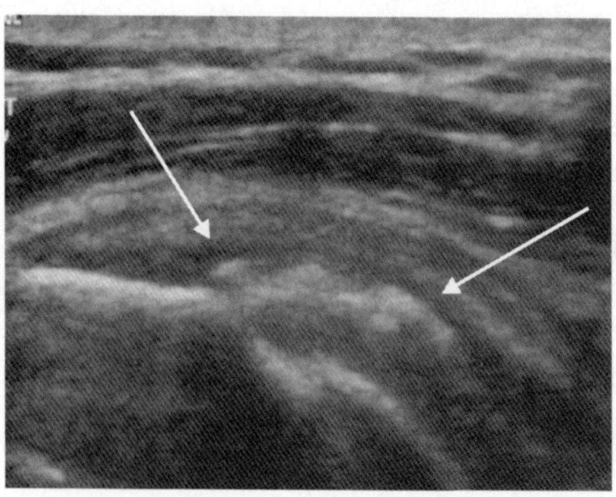

Fig. 7. Foco ecogênico compatível com calcificação no interior do tendão supra-espinal (*setas*).

em grau leve é de difícil identificação [20]. O sulco intertubercular vazio pode ser decorrente de ruptura ou subluxação bicipital. O tendão subluxado geralmente move-se no sentido medial, superficial ou profundamente ao subescapular (Fig. 6). A subluxação pode ser fixa ou intermitente, nesta última forma identificável apenas com manobra de rotação lateral do membro superior.

Ombro congelado

O diagnóstico de ombro congelado pela US é baseado na restrição de movimento do tendão subescapular [41]. Ainda assim, o método não parece apresentar vantagens valorizáveis sobre a avaliação clínica isolada. Um estudo recente [42] sugere como achado ultra-sonográfico patognomônico de capsulite adesiva a identificação de defeitos de enchimento hipoecogênicos no intervalo dos rotadores, pela presença de sinovite, que também pode ser observada pelo Doppler [42].

Calcificação

Calcificações são identificadas como focos ecogênicos puntiformes ou arqueados (Fig. 7). A sombra acústica pode não estar presente, especialmente se o depósito estiver localizado próximo ao osso. Sinais de hiperfluxo tendíneo ao estudo Doppler se correlacionam positivamente com a presença de sintomas e predizem boa resposta à aspiração terapêutica. Várias técnicas de aspiração foram descritas, e adequada anestesia local é um passo fundamental onipresente [43-47]. Uma ou duas agulhas podem ser utilizadas na aspiração, combinadas ou não com lavagem do depósito ou injeção de esteróides de longa ação e anestésicos locais [43,44]. Rotação da agulha ou múltiplos movimentos de punctura podem auxiliar fragmentando o depósito, se o material cálcico não for inicialmente aspirável. A melhora clínica se correlaciona com a aspiração do material cálcico viscoso, e falhas na aspiração não produzem melhora dos sintomas [48].

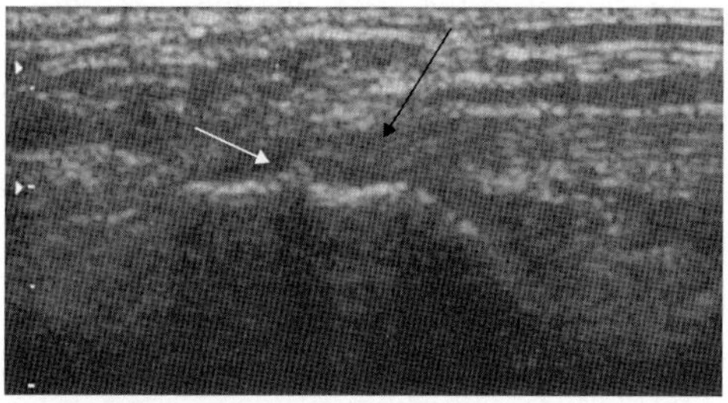

Fig. 8. Corte longitudinal da epicondilite lateral. Note o espessamento e a hipoecogenicidade da origem comum dos supinato-extensores (*seta preta*). Há ainda pequeno entesófito associado (*seta branca*).

Ultra-sonografia do cotovelo

Epicondilite

A epicondilite lateral, também reconhecida como cotovelo do tenista, acomete a origem comum dos supinato-extensores, predominantemente as fibras do extensor radial curto do carpo, que está localizado profundamente ao extensor dos dedos [49]. Os achados mais freqüentes da epicondilite, presentes em cerca de 2/3 dos casos, são áreas focais de hipoecogenicidade pela degeneração do colágeno ou áreas de reduzida ecogenicidade e perda da arquitetura fibrilar usual por tendinose mais difusa (Fig. 8) [49]. Fendas anecóicas por rupturas parciais ou totais estavam presentes em 25% dos pacientes descritos na série de Connell *et al.* [49], ainda que Levin *et al.* [50] considerem esse achado sem valor diagnóstico. Hiperostose, calcificação, edema tendíneo, bursite peritendínea e espessamento ou ruptura do ligamento colateral lateral também podem ser observados (Fig. 8) [49-51]. Connell *et al.* não encontraram anormalidades na análise Doppler colorida ou de potência [49], enquanto Torp-Pederson *et al.* encontraram sinais de neovascularização em 95% dos casos [52]. A US e a RM apresentam especificidade comparável no diagnóstico de epicondilite lateral [53], mas a sensibilidade da US parece inferior [54], o que pode ser explicado em parte pelas consideráveis variações interobservadores [50].

A epicondilite medial, apesar de menos freqüente, apresenta aparência similar à sua congênere lateral [53].

Várias opções terapêuticas podem ser utilizadas no manejo da anconalgia, incluindo técnicas mais invasivas como injeção local de sangue ou esteróides, com ou sem anestésico local concomitante [55]. Todas essas técnicas são comparáveis em eficácia, e a US pode ser utilizada para orientar o correto posicionamento da agulha, o que resulta em maiores chances de melhora clínica [56].

Ligamento colateral

Rupturas do ligamento colateral ulnar produzem defeitos preenchidos por líquido, com aumento do espaço articular medial durante estresse em valgo do cotovelo [58]. Esses achados devem ser interpretados com cautela em arremessadores de beisebol profissionais, que podem apresentar espessamento ligamentar e alargamento do espaço articular medial no braço dominante sem patologia associada [59]. Igualmente, é necessária parcimônia no diagnóstico de ruptura em adolescentes, pois a origem óssea do ligamento pode sofrer fratura avulsiva sem lesão ligamentar concomitante [57].

Nervo ulnar

Em cortes transversais, o nervo ulnar é oval e contém finos ecos puntiformes. Em cortes longitudinais, ele aparece pouco ecogênico, em decorrência de anisotropia. Luxação medial do nervo ulnar durante flexão do cotovelo pode ser identificada em 20% dos pacientes, algumas vezes acompanhada por luxação do tríceps braquial [60,61]. O microtraumatismo repetitivo entre o nervo luxado e o epicôndilo pode resultar em neurite, edema e déficit funcional [61,62]. A compressão do nervo ulnar no túnel cubital por esporão ósseo, cisto, espessamento do retináculo ou músculos anômalos também pode ser demonstrada [63,64].

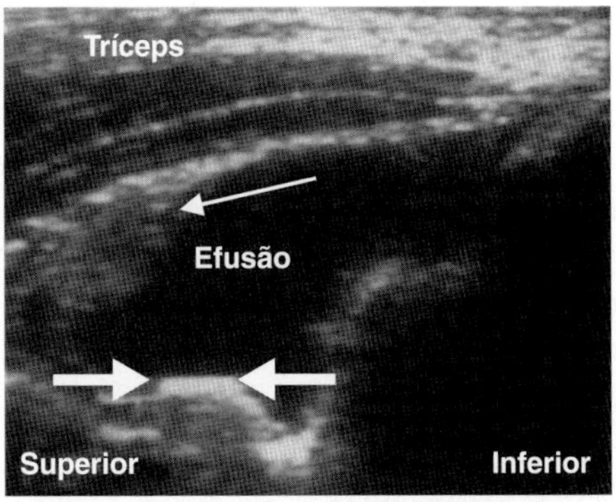

Fig. 10. Corte longitudinal do olécrano após injeção intra-articular de solução salina. Um corpo livre ecogênico pode ser observado profundamente (*setas espessas*), causando sombra acústica posterior. O coxim de gordura da região está deslocado pelo líquido articular (*seta fina*).

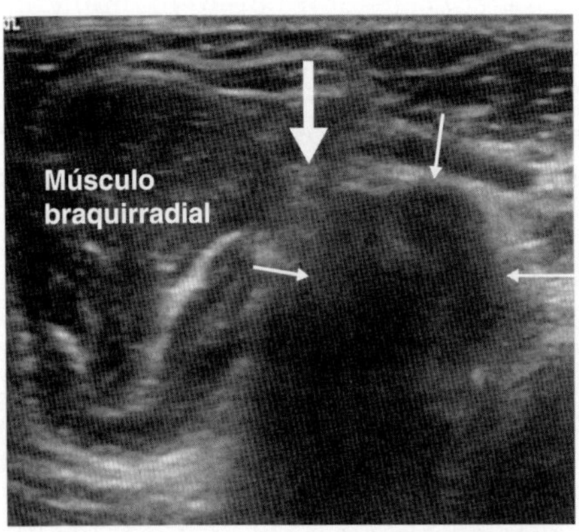

Fig. 9. Corte transversal da fossa cubital demonstra distensão líquida da bursa cubital (*setas finas*), localizada junto ao tendão bicipital distal (*seta espessa*).

Tendão bicipital distal

A porção distal do bíceps braquial é de difícil avaliação porque apresenta trajeto curvo ao se inserir na tuberosidade radial. Sua visualização se dá de forma ideal com o cotovelo estendido e em posição supina, utilizando cortes transversais e oblíquos, freqüentemente pela superfície volar, ainda que uma técnica de acesso dorsal, com o cotovelo fletido e o antebraço pronado, também tenha sido descrita [65-67]. Rupturas de espessura total geralmente resultam em retração proximal e área líquida circundando o coto distal inserido na tuberosidade radial. Ocasionalmente, a aponeurose bicipital, que se estende à fáscia profunda do antebraço, permanece intacta e evita a retração. Nesses casos, a identificação da ruptura é mais difícil, especialmente se hemorragia também estiver presente distorcendo os planos teciduais. Rupturas parciais do bíceps produzem edema e redução da ecogenicidade, eventualmente com afinamento da estrutura, num padrão de imagem indiferençável da tendinose, o que pode tornar necessária avaliação complementar por RM [65-67]. A bursa cubital, que está localizada entre o tendão bicipital e a tuberosidade do rádio, não é visível em condições normais, apenas em condições patológicas (Fig. 9) [67-69]. A distensão dessa bursa pode comprimir o nervo mediano ou interósseo posterior.

Tríceps

Rupturas do tendão do tríceps são similares às rupturas bicipitais. Quando parciais, produzem edema e redução na ecogenicidade [70]. Quando totais, cursam com solução de continuidade preenchida por líquido [71]. Se a inserção óssea sofrer avulsão e o tendão permanecer integro, denso fragmento ecogênico pode ser visível na margem do tendão retraído.

Corpos livres

O cotovelo é um local comum de corpos livres intra-articulares. Se derrame estiver presente, a US demonstra o foco ecogênico circundado por líquido [72,73]. Entretanto, em boa parte dos pacientes não há derrame associado. Nesses casos, a instilação de 10-15 ml de solução salina no espaço articular facilita a identificação dos corpos livres e determina se a opacidade eventualmente visível na radiografia está localizada dentro ou fora da cavidade articular (Fig. 10) [74].

Derrame articular

Ao examinar a fossa olecraniana com o cotovelo fletido, a US é capaz de detectar 1-3 ml de líquido intra-articular. Evidência radiográfica de derrame, com elevação do coxim de gordura no clichê lateral, requer 5-10 ml de líquido [75]. A artrite séptica pode ser descartada ao demonstrar ausência de derrame, ou confirmada ao se proceder à artrocentese sob orientação ultra-sonográfica [76].

Resumo

A US é uma valiosa ferramenta diagnóstica na avaliação por imagem de ombro e cotovelo, mais rápida, mais barata e mais confortável que a RM. Entretanto, é um método operador-dependente, confiável apenas em mãos experientes.

Referências

[1] Teefey SA, Rubin DA, Middleton WD, et al. Detection and quantification of rotator cuff tears: comparison of ultrasonographic, magnetic resonance imaging and arthroscopic findings in seventy-one consecutive cases. J Bone Joint Surg Am 2004;86:708-16.

[2] Middleton WD, Payne WT, Teefey SA, et al. Sonography and MRI of the shoulder: comparison of patient satisfaction. AJR Am J Roentgenol 2004;183:1449-52.

[3] Grant LB Jr. Full-thickness supraspinatus tendon tears with intact superior glenohumeral capsule. Arthroscopy 1993;9:186-9.

[4] Wohlwend JR, van Holsbeeck M, Craig J, et al. The association between irregular greater tuberosities and rotator cuff tears: a sonographic study. AJR Am J Roentegenol 1998;171:229-33.

[5] Hollister MS, Mack LA, Patten RM, et al. Association of sonographically detected subacromial/ subdeltoid bursal effusion and intraarticular fluid with rotator cuff tear. AJR Am J Roentgenol 1995;165:605-8.

[6] Arslan G, Apaydin A, Kabaalioglu A, et al. Sonographically detected subacromial/subdeltoid bursal effusion and biceps tendon sheath fluid: reliable signs of rotator cuff tear? J Clin Ultrasound 1999;27:335-9.

[7] Wallny T, Wagner UA, Prange S, et al. Evaluation of chronic tears of the rotator cuff by ultrasound: a new index. J Bone Joint Surg Br 1999;81:675-8.

[8] Teefey SA, Middleton WD, Bauer GS, et al. Sonographic differences in the appearance of acute and chronic full-thickness rotator cuff tears. J Ultrasound Med 2000;19:377-8.

[9] Schibany N, Zehetgruber H, Kainberger F, et al. Rotator cuff tears in asymptomatic individuals: a clinical and ultrasonographic screening study. Fur J Radiol 2004;51:263-8.

[10] Worland RL, Lee D, Orozco CG, et al. Correlation of age, acromial morphology, and rotator cuff tear pathology diagnosed by ultrasound in asymptomatic patients. J South Orthop Assoc 2003;12:23-6.

[11] van Holsbeeck MT, Kolowich PA, Eyler WR, et al. US depiction of partial-thickness tear of the rotator cuff. Radiology 1995;197:443-6.

[12] Wiener SN, Seitz WH Jr. Sonography of the shoulder in patients with tears of the rotator cuff: accuracy and value for selecting surgical options. AJR Am J Roentgenol 1993;160:103-7.

[13] Teefey SA, Hasan SA, Middleton WD, et al. Ultrasonography of the rotator cuff: a comparison of ultrasonographic and arthroscopic findings in one hundred

consecutive cases. J Bone Joint Surg Am 2000;82:498-504.

[14] Crass JR, Craig EV, Feinberg SB. Clinical signifycance of sonographic findings in the abnormal but intact rotator cuff: a preliminary report. J Clin Ultrasound 1988;16:625-34.

[15] Dondelinger RF, Marcelis S, Daenen B, et al. Shoulder. In: Peripheral musculoskeletal ultrasound atlas. Stuttgart: Thieme; 1996. p. 69-70.

[16] Ptasznik R. Sonography of the shoulder. In: van Holsbeeck MT, Introcaso JH, editors. Musculoskeletal ultrasound. 2nd edition. St Louis: Mosby; 2001. p. 476-7.

[17] Beggs I. Alternative imaging techniques. Magn Reson Imaging Clin N Am 2004;12:75-96.

[18] Teefey SA, Middleton WD, Payne WT, et al. Detection and measurement of rotator cuff tears with sonography: analysis of diagnostic errors. AJR Am J Roentgenol 2005;184:1768-73.

[19] Paavolainen P, Ahovuo J. Ultrasonography and arthrography in the diagnosis of tears of the rotator cuff. J Bone Joint Surg Am 1994;76:335-40.

[20] Read JW, Perko M. Shoulder ultrasound: diagnostic accuracy for impingement syndrome, rotator cuff tear and biceps tendon pathology. J Shoulder Elbow Surg 1998;7:264-71.

[21] Middleton WD, Teefey SA, Yamaguchi K. Sonography of the rotator cuff: analysis of interobserver variability. AJR Am J Roentgenol 2004;183:1465-8.

[22] O'Connor PJ, Rankine J, Gibbon WW, et al. Interobserver variation in sonography of the painful shoulder. J Clin Ultrasound 2005;33:53-6.

[23] Iannotti JP, Ciccone J, Buss DD, et al. Accuracy of office-based ultrasonography of the shoulder for the diagnosis of rotator cuff tears. J Bone Joint Surg Am 2005;87:1305-11.

[24] Moosmayer S, Smith HJ. Diagnostic ultrasound of the shoulder – a method for experts only? Results from an orthopaedic surgeon with relative inexperience compared to operative findings. Acta Orthop 2005;76:503-8.

[25] Ziegler DW. The use of in-office, orthopaedist performed ultrasound of the shoulder to evaluate and manage rotator cuff disorders. J Shoulder Elbow Surg 2004;13:291-7.

[26] Goutallier D, Postel JM, Lavau L, et al. Impact of fatty degeneration of the supraspinatus and infraspinatus muscles on the prognosis of surgical repair of the rotator cuff. Rev Chir Orthop Reparatrice Appar Mot 1999;85:668-76.

[27] Goutallier D, Postel JM, Gleyze P, et al. Influence of cuff muscle fatty degeneration on anatomic and functional outcomes after simple suture of full-thickness tears. J Shoulder Elbow Surg 2003;12:550-4.

[28] Zanetti M, Gerber C, Hodler J. Quantitative assessment of the muscles of the rotator cuff with magnetic resonance imaging. Invest Radiol 1998;33:163-70.

[29] Fuchs B, Weishaupt D, Zanetti M, et al. Fatty degeneration of the muscles of the rotator cuff: assessment by computed tomography versus magnetic resonance imaging. J Shoulder Elbow Surg 1999;8:599-605.

[30] Sofka CM, Haddad ZK, Adler RS. Detection of muscle atrophy on routine sonography of the shoulder. J Ultrasound Med 2004;23:1031-4.

[31] Strobel K, Hodler J, Meyer DC, et al. Fatty atrophy of supraspinatus and infraspinatus muscles: accuracy of US. Radiology 2005;237:584-9.

[32] Longobardi RS, Rafii M, MinkoffJ. MR imaging of the postoperative shoulder. Magn Reson Imaging Clin N Am 1997;5:841-59.

[33] Crass J R, Craig EV, Feinberg SB. Sonography of the postoperative rotator cuff. AJR Am J Roentgenol 1986;146:561-4.

[34] Mack LA, Nyberg DA, Matsen FR III, et al. Sonography of the postoperative shoulder. AIR Am J Roentgenol 1988;150:1089-93.

[35] Furtschegger A, Resch H. Value of ultrasonography in preoperative diagnosis of rotator cuff tears and postoperative follow-up. Fur J Radiol 1988;8:69-75.

[36] Westhoff B, Wild A, Werner A, et al. The value of ultrasound after shoulder arthroplasty. Skeletal Radiol 2002;31:695-701.

[37] Sofka CM, Adler RS. Sonographic evaluation of shoulder arthroplasty. AIR Am J Roentegenol 2003;180:1117-20.

[38] Prickett WD, Teefey SA, Galatz LM, et al. Accuracy of ultrasound imaging of the rotator cuff in shoulders that are painful postoperatively. J Bone Joint Surg Am 2003;85:1084-9.

[39] Galatz LM, Ball CM, Teefey SA, et al. The outcome and repair integrity of completely arthroscopically repaired large and massive rotator cuff tears. J Bone Joint Surg Am 2004;86:219-24.

[40] Park HB, Yokota A, Gill HS, et al. Diagnostic accuracy of clinical tests for the different degrees of subacromial impingement. J Bone Joint Surg Am 2005;87:1446-55.

[41] Ryu KN, Lee SW, Rhee YG, et al. Adhesive capsulitis of the shoulder joint: usefulness of dynamic sonography. J Ultrasound Med 1993;12:445-9.

[42] Lee JC, Sykes C, Saifuddin A, et al. Adhesive capsulitis: sonographic changes in the rotator cuff interval with arthroscopic correlation. Skeletal Radiol 2005;34:522-7.

[43] Bradley M, Bhamra MS, Robson MJ. Ultrasound guided aspiration of symptomatic supraspinatus calficic deposits. Br J Radiol 1995;68:716-9.

[44] Farin PU, Jaroma H, Soimakallio S. Rotator cuff calcifications: treatment with US-guided technique. Radiology 1995;195:841-3.

[45] Farin PU, Räsänen H, Jaroma H, et al. Rotator cuff calcifications: treatment with ultrasound-guided percutaneous needle aspiration and lavage. Skeletal Radiol 1996;25:551-4.

[46] Chiou HJ, Chou YH, Wu JJ, et al. The role of high-resolution ultrasonography in management of calcific tendonitis of the rotator cuff. Ultrasound Med Biol 2001;27:735-43.

[47] Chiou HJ, Chou YH, Wu JJ, et al. Evaluation of calcific tendonitis of the rotator cuff: role of color Doppler ultrasonography. J Ultrasound Med 2002;21:289-95.

[48] Aina R, Cardinal E, Bureau NJ, et al. Calcific shoulder tendinitis: treatment with modified US-guided fine-needle technique. Radiology 2001;221:455-61.

[49] Connell D, Burke F, Coombes P, et al. Sonographic examination of lateral epicondylitis. AJR Am J Roentgenol 2001;176:777-82.

[50] Levin D, Nazarian LN, Miller TT, et al. Lateral epicondylitis of the elbow: US findings. Radiology 2005;237:230-4.

[51] Maffulli N, Regine R, Carrillo F, et al. Tennis elbow: an ultrasonographic study in tennis players. Br J Sports Med 1990;24:151-5.

[52] Torp-Pedersen T, Torp-Pedersen S, Bliddal H. Diagnostic value of ultrasonography in epicondylitis. Ann Intern Med 2002;136:781-2.

[53] Ferrara MA, Marcelis S. Ultrasound of the elbow. J Belge Radiol 1997;80:122-3.

[54] Miller TT, Shapiro MA, Schultz E, et al. Comparison of sonography and MRI for diagnosing epicondylitis. J Clin Ultrasound 2002;30:193-202.

[55] Edwards SG, Calandruccio JH. Autologous blood injections for refractory lateral epicondylitis. J Hand Surg Am 2003;28:272-8.

[56] Hong QN, Durand MJ, Loisel P. Treatment of lateral epicondylitis: where is the evidence? Joint Bone Spine 2004;71:369-73.

[57] Miller TT, Adler RS, Friedman L. Sonography of injury of the ulnar collateral ligament of the elbow- initial experience. Skeletal Radiol 2004;33:386-91.

[58] De Smet AA, Winter TC, Best TM, et al. Dynamic sonography with valgus stress to assess elbow ulnar collateral ligament injury in baseball pitchers. Skeletal Radiol 2002;3L671-6.

[59] Nazarian LN, McShane JM, Ciccotti MG, et al. Dynamic US of the anterior band of the ulnar collateral ligament of the elbow in asymptomatic major league baseball pitchers. Radiology 2003;227:149-54.

[60] Okamoto M, Abe M, Shirai H, et al. Morphology and dynamics of the ulnar nerve in the cubital tunnel: observation by ultrasonography. J Hand Surg Br 2000;25:85-9.

[61] Jacobson JA, Jebson PJL, Jeffers AW, et al. Ulnar nerve dislocation and snapping triceps syndrome: diagnosis with dynamic sonography – report of three cases. Radiology 2001;220:601-5.

[62] Chiou HJ, Chou YH, Cheng SP, et al. Cubital tunnel syndrome: diagnosis by high-resolution ultrasonography. J Ultrasound Med 1998;17:643-8.

[63] Okamoto M, Abe M, Shirai H, et al. Diagnostic ultrasonography of the ulnar nerve in cubital tunnel syndrome. J Hand Surg Br 2000;25:499-502.

[64] Martinoli C, Bianchi S, Gandolfo N, et al. US of nerve entrapments in osteofibrous tunnels of the upper and lower limbs. Radiographics 2000;20: S199-217.

[65] Miller TT, Adler RS. Sonography of tears of the distal biceps tendon. AJR Am J Roentgenol 2000;175:1081-6.

[66] Bianchi S, Martinoli C, Abdelwahab IF. Ultrasound of tendon tears: Part 1. general considerations and upper extremity. Skeletal Radiol 2005;34:500-12.

[67] Chew ML, Giuffrè BM. Disorders of the distal biceps brachii tendon. Radiographics 2005;25:1227-37.

[68] Belli P, Costantini M, Mirk P, et al. Sonographic diagnosis of distal biceps tendon rupture: a prospective study of 25 cases. J Ultrasound Med 2001;20:587-95.

[69] Martinoli C, Bianchi S, Giovagnorio F, et al. Ultrasound of the elbow. Skeletal Radiol 2001;30:605-14.

[70] Lin J, Jacobson JA, Fessell DP, et al. An illustrated tutorial of musculoskeletal sonography: Part 2. upper extremity. AIR Am J Roentgenol 2000;175:1071-9.

[71] Kaempffe FA, Lerner RM. Ultrasound diagnosis of triceps tendon rupture: a report of 2 cases. Clin Orthop 1996;332:138-42.

[72] Frankel DA, Bargiela A, Bouffard JA, et al. Synovial joints: evaluation of intraarticular bodies with US. Radiology 1998;206:41-4.

[73] Bianchi S, Martinoli C. Detection of loose bodies in joints. Radiol Clin North Am 1999;37:679-90.

[74] Miller JH, Beggs I. Detection of intraarticular bodies of the elbow with saline arthrosonography. Clin Radiol 2001;56:231-4.

[75] De Maesseneer M, Jacobson JA, Jaovisidha S, et al. Elbow effusions: distribution of joint fluid with flexion and extension and imaging implications. Invest Radiol 1998;33:117-25.

[76] Jacobson JA, van Holsbeeck MT. Musculoskeletal ultrasonography. Orthop Clin North Am 1998;29:135-67.

3 – Avanços na Radiologia Musculoesquelética: Tomografia Computadorizada *Multislice*

Herwig Imhof, MD*, Thomas Mang, MD

Department of Radiology, Medical University of Vienna, AKH-Vienna, Waehringer Guertel 18-20, AKH-Vienna, Austria

A avaliação do sistema musculoesquelético, na maior parte dos centros de imagem, é rotineiramente realizada por meio de radiografia (RX), ultra-sonografia (US) e ressonância magnética (RM). A tomografia computadorizada (TC), inicialmente relegada ao segundo plano, vem recentemente ganhando crescente aceitação, especialmente após o advento da técnica helicoidal *multislice*. De fato, essa nova tecnologia tornou a TC o exame de escolha para avaliação detalhada do trauma esquelético, especialmente na suspeita de fratura óssea complexa ou envolvimento articular, dada sua excelente capacidade de reformatação multiplanar e tridimensional, superior aos demais métodos de imagem disponíveis. Além disso, a TC também pode ser utilizada para pesquisar tumores ósseos, infecções, complicações no processo de consolidação da fratura ou mesmo orientar procedimentos intervencionistas. Outras indicações de uso incluem a quantificação de deformidades de rotação antes e após cirurgia, bem como a avaliação de malformações congênitas. Muito embora a RM seja o método de escolha na avaliação do disco intervertebral e de suas relações com a medula espinal, a TC também é freqüentemente utilizada na avaliação da dor lombar, dada sua pronta disponibilidade e excelente capacidade no delineamento das estruturas ósseas.

*E-mail: osteo-mr@meduniwien.ac.at (H. Imhof).

Técnicas

A introdução da TC helicoidal, em 1988, iniciou uma nova era. Os equipamentos de tomografia seqüencial então utilizados foram praticamente aposentados, já que a nova tecnologia permitia obtenção contínua de imagens, reduzia os artefatos de movimento, diminuía o intervalo entre os cortes e minimizava os efeitos de volume parcial (Fig. 1) [1-5]. Ademais, a elevada velocidade de rotação (mínimo de três rotações por segundo) e novas tecnologias na confecção dos tubos (que passaram a suportar mais calor) permitiram que exames completos de coluna ou extremidades fossem realizados sem interrupções.

As poucas desvantagens incluíam a imensa quantidade de dados a serem analisados e o ruído presente na imagem em exames de elevada resolução espacial. Além disso, por se tratar de um método que emprega radiação, sua excessiva utilização passou a ser encarada como um problema de saúde pública, especialmente em crianças, de forma que há consenso atual quanto ao princípio de utilizar sempre a menor dose de radiação possível para obter a imagem necessária para responder à questão clínica, que não necessariamente corresponde à melhor imagem que o método pode oferecer.

Alguns anos mais tarde, no meio da década de 1990, a TC helicoidal deu um novo salto de qualidade, quando passou a utilizar vários detectores, no que atualmente é denominado

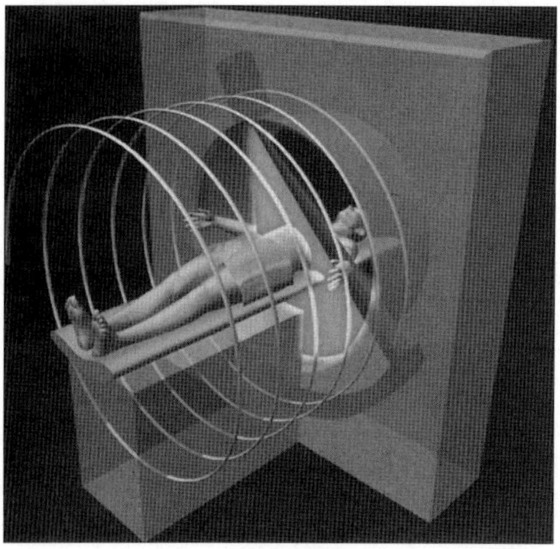

Fig. 1. Equipamento de tomografia computadorizada *multislice* demonstra a rotação espiral do tubo em virtude do movimento da mesa de exame.

exame *multislice* (TCM). Tecnologicamente, várias metodologias de aquisição e processamento da imagem estão sendo desenvolvidas, de forma que é difícil prever o que será considerado padrão nos próximos anos. Do ponto de vista experimental, aparelhos com 256 fileiras de detectores e tubo duplo já estão disponíveis. Do ponto de vista clínico, um equipamento de bom padrão no ano de 2006 trabalhava com 64 fileiras de detectores, manchas focais variáveis e um ou dois tubos.

Outro grande avanço tecnológico ocorreu com o aumento no número de fileiras de detectores, que tornou necessário migrar os sistemas que utilizavam feixes em forma de leque para feixes em formas de cone, com seus novos algoritmos de cálculo e reconstrução, mais rápidos e de melhor resolução (Fig. 2).

O fato de o método empregar radiação é sempre alvo de comentários e merece aqui algumas considerações especiais. A TC é responsável por 13-15% dos exames radiológicos, mas contribui com 70% da dose de radiação [6]. O desenvolvimento de novas tecnologias de detecção mais eficientes e, principalmente, *softwares* otimizados para manipulação dos dados fez com que as doses necessárias para a formação da imagem fossem reduzidas em 20-30% (Fig. 3). Aquisições com baixa dosagem, uso de filtros adaptativos, limitação do campo de radiação de acordo com a região de interesse, filtros de ruído e modulação da corrente do tubo para o tamanho e espessura do paciente são considerados pré-requisitos imprescindíveis para minimizar os riscos nos modernos aparelhos. Com essas práticas, as imagens são obtidas com baixa exposição, da ordem de 11 mGy/100 mA para exames do crânio e 5,6 mGy/100 mA para exames do corpo. É interessante notar que, em decorrência da penumbra e da radiação não-diagnóstica presentes no início e no final de cada ciclo, a dose de radiação a que o paciente é submetido parece comparativamente maior em exames focados em pequenas regiões. Adicionalmente, nos equipamentos com quatro fileiras de detectores, a razão entre a penumbra e a radiação diagnóstica é alta, comparativamente com equi-

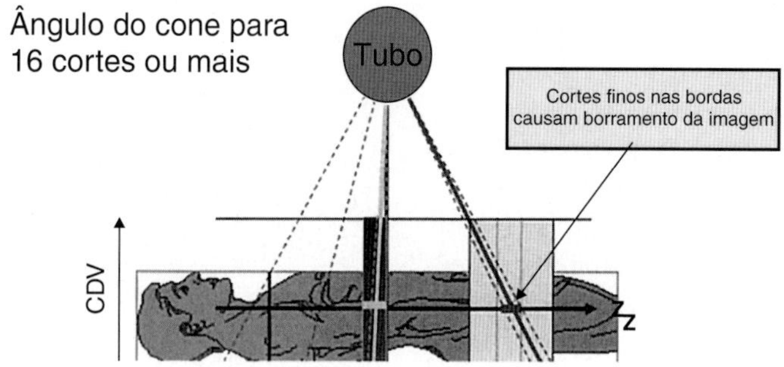

Fig. 2. Equipamento de TCM com sistema de feixes cônicos, que permite exata reconstrução das bordas da imagem e evita o borramento.

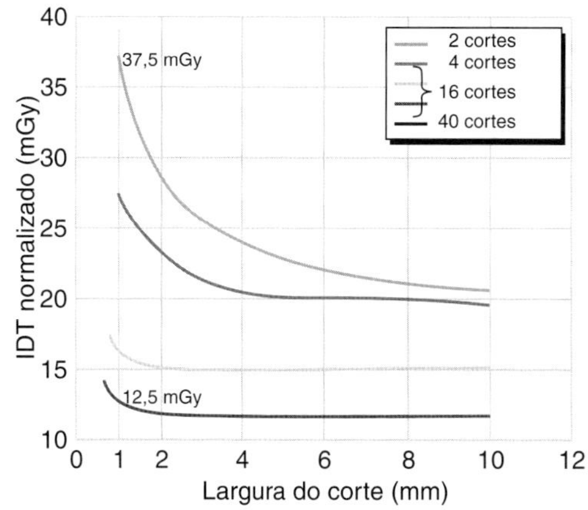

Fig. 3. Redução no valor normalizado do índice de dose em tomografia com o aumento no número de cortes em equipamento de TCM.

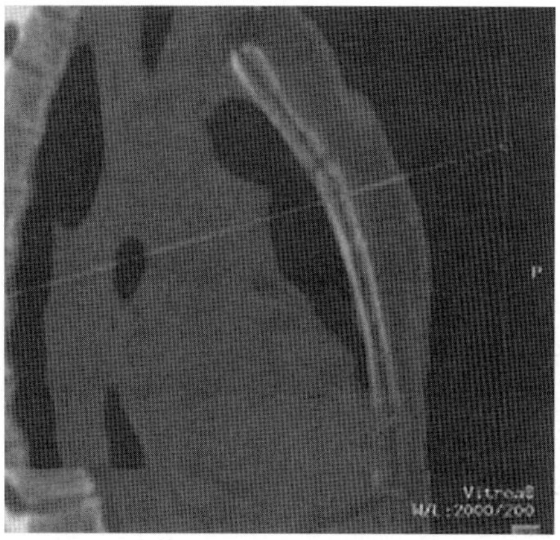

Fig. 4. Planejamento de reconstrução curva do esterno.

pamentos que possuem 64 fileiras. De fato, radiologistas e não-radiologistas devem ser capazes de interpretar imagens que *não necessariamente* traduzem toda a capacidade do método, mas sim respondem às *dúvidas* clínicas que se impõem, com baixa exposição.

Em resumo, quando a TC é utilizada de forma correta, os avanços são notáveis. É possível realizar um exame de corpo inteiro, com excelente qualidade, em curtíssimo intervalo de tempo. As aquisições são (praticamente) isotrópicas em todos os planos, o que permite modificar os algoritmos de reconstrução e gerar reformatações com excelente resolução (Fig. 4). Estações de trabalho modernas permitem reconstruções bidimensionais multiplanares e tridimensionais quase que instantaneamente, em qualquer plano [7].

Clínicos podem passear virtualmente pelo canal espinal, pelas articulações (removendo ou não a cartilagem), ou, ainda, modelar próteses de acordo com a configuração óssea específica do paciente. Em um futuro próximo, será possível calcular a dureza e a durabilidade da matriz óssea em cada voxel. Dispositivos automáticos ou semi-automáticos de pré-interpretação das imagens pelo computador poderão ajudar o radiologista a pré-selecionar imagens suspeitas de patologia, o que diminuirá o tempo necessário para redigir os relatórios de interpretação. A capacidade de processamento das estações de trabalho também deve evoluir muito nos próximos anos, assim como os *softwares* de manipulação da imagem disponíveis. A produção, a integração e o transporte da enorme quantidade de dados gerados pelos modernos equipamentos de TCM são um desafio constante para os sistemas de comunicação de dados.

Protocolos

O *pitch* combina diferentes velocidades de movimentação da mesa com diferentes tempos de rotação do tubo e espessura de corte. No caso de equipamento helicoidal com uma fileira de detectores, se a mesa movimenta horizontalmente uma espessura de colimação em uma rotação completa do tubo, o *pitch* é 1:1. Se o movimento da mesa é 1,5× a espessura da colimação para cada rotação do tubo, o *pitch* é 1,5:1. Assim, o *pitch* em equipamentos helicoidais com uma fileira de detectores é definido como:

Pitch = movimento da mesa a cada rotação do tubo (em mm)/colimação ou espessura do corte (em mm)

Um *pitch* maior significa menor tempo necessário para realizar o exame e menor dose de radiação, à custa de menor resolução es-

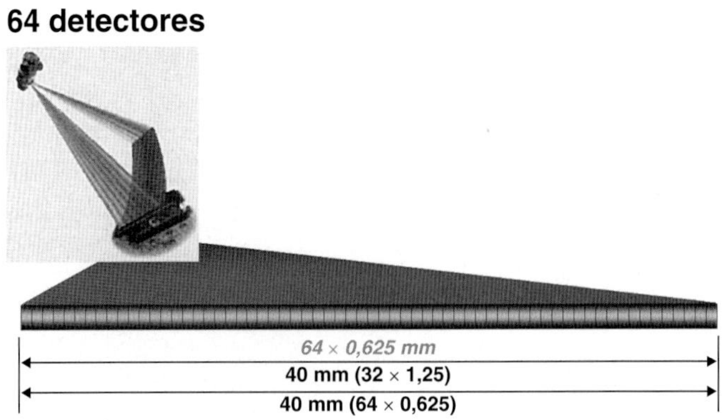

Fig. 5. Ilustração gráfica de 64 detectores em uma espessura de corte de 40 mm (no eixo-z).

pacial. A perda de resolução é modesta e, freqüentemente, aceitável para uma redução de 33% no tempo de exame, ao mover o *pitch* de 1 para 1,5.

Segundo a Comissão Internacional Eletrotécnica, a definição de *pitch* deve ser modificada em equipamentos helicoidais com mais de uma fileira de detectores, para permitir comparação mais justa entre diferentes equipamentos helicoidais com uma ou mais fileiras de detectores. Assim, nesses equipamentos, o *pitch* é definido como (Fig. 6):

Pitch = movimento da mesa a cada rotação do tubo (em mm)/colimação total (feixe e detector) (em mm)

O protocolo padrão para exames do sistema musculoesquelético utiliza colimação de 16 × 0,75 mm (16 × 1,5 mm em pacientes obesos) ou 64 × 0,625 mm (Fig. 5), espessura de corte entre 0,5-3,0 mm (dependendo do interesse clínico), 30-280 mAs e 120-140 kv. O tempo de aquisição total é de 4-12 segundos, o *pitch* oscila entre 0,7-1,2 e o tamanho da matriz de reconstrução fica entre 256-1.024. Reformatações multiplanares e sobreposição de imagens com a RM e tomografia por emissão de pósitrons também podem ser utilizadas de rotina [8].

No sistema musculoesquelético, o uso de contraste é indicado em pacientes com suspeita de inflamação ou blastoma. A via de administração é intravenosa, em bolo, de forma que esteja presente na região de interesse quando a aquisição de imagens for iniciada. Lesões calcificadas, císticas ou fibróticas apresentam impregnação mínima ou ausente, enquanto lesões agressivas tendem a concentrar significativa-

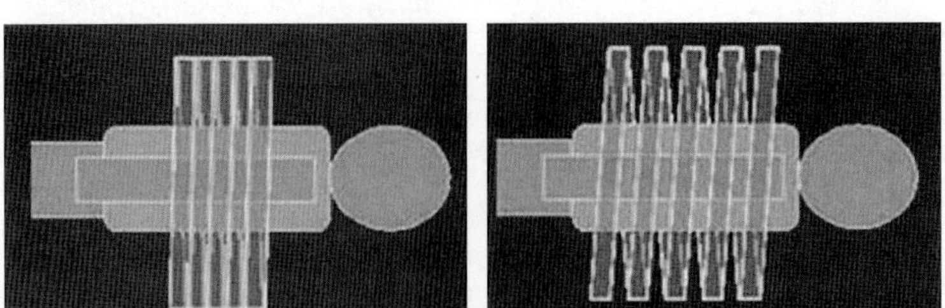

Fig. 6. *Pitch* = movimento da mesa a cada rotação do tubo/colimação total (feixe e detector). Movimento = 10 mm/verde; feixe = 10 mm; *pitch* = 1 (*painel da esquerda*). Movimento = 20 mm; feixe = 10 mm, *pitch* = 2 (*painel da direita*).

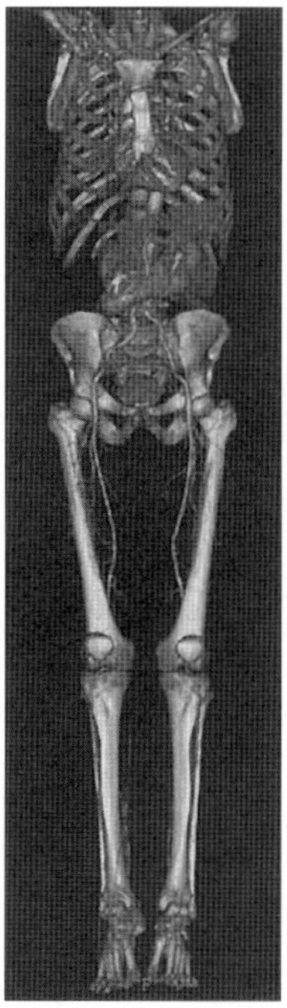

Fig. 7. Reconstrução tridimensional do esqueleto com sombreamento de superfície. A aplicação de contraste permite o exato delineamento do coração e dos grandes vasos (tempo de exame = 11 segundos; tempo de reconstrução = 30 segundos).

mente a substância de contraste. Injetores não-sincronizados, que promovam impregnação antes ou após a aquisição, podem levar a grosseiros erros de interpretação. Como o tempo de injeção é curto, soluções com maior concentração de iodo geralmente são necessárias (380-400 mg/ml).

Indicações especiais

Trauma

Nos Estados Unidos e na Europa, as principais causas de traumatismo fechado são acidentes automobilísticos (80% dos casos) e quedas. As fraturas mais comuns são de extremidades, pelve, crânio, tórax, abdome e coluna vertebral.

Para avaliação precisa da gravidade e do prognóstico do paciente, vários escores clínicos podem ser utilizados. Em etapas precoces do manejo, na chamada "hora de ouro", quatro diferentes fases são reconhecidas: alfa, bravo, delta e charlie. Na primeira e segunda fase (alfa, 0-1 minuto; bravo, 1-6 minutos), preconiza-se avaliação por RX do tórax e US de abdome, coração e grandes vasos. É também desejável realizar TCM nestas fases precoces, para avaliar crânio, coluna, tórax, abdome e pelve (Fig. 7). Comparativamente com a radiografia, a TCM fornece informação diagnóstica mais precisa (p. ex., cerca de 27-50% das fraturas cervicais não são identificadas em radiografias). A utilização de macas especiais de contenção compatíveis com o equipamento de TCM é recomendada, por permitir que o paciente permaneça imóvel durante todo o exame. Uma vez adquiridas as imagens, reconstruções de alta resolução ficam disponíveis em segundos nos modernos equipamentos [9,10]. A TCM já é considerada a modalidade de imagem mais importante tanto na terceira fase (delta: 7-30 minutos) como na quarta (charlie:

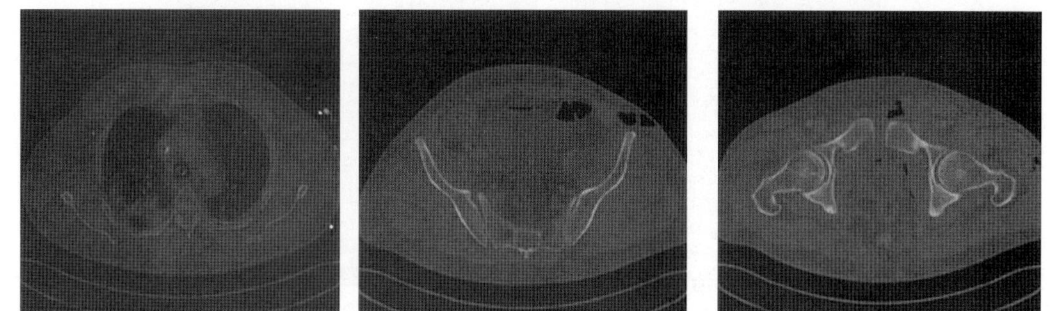

Fig. 8. Paciente de 55 anos vítima de trauma. (*A*) Contusão pulmonar. (*B*) Luxação da articulação sacroilíaca. (*C*) Luxação da sínfise púbica.

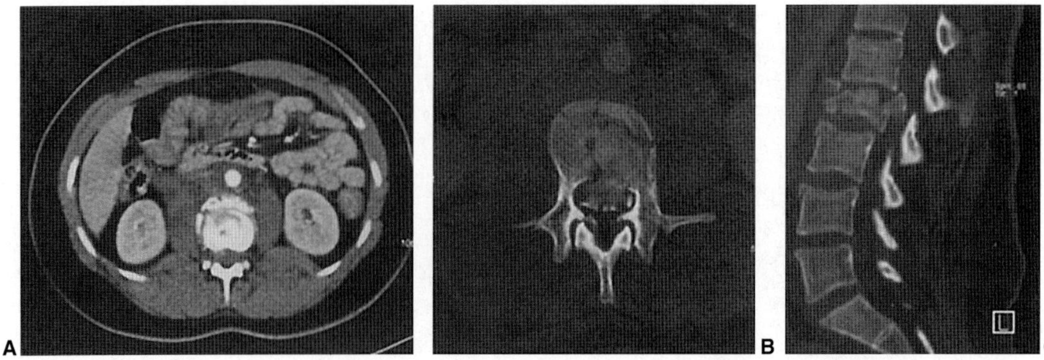

Fig. 9. Paciente de 43 anos atendido após tentativa de suicídio. (*A*) Hematoma paravertebral. (*B*) Fratura compressiva instável de L2, com ingurgitamento superior a 50%. Note também a mínima luxação das articulações zigoapofisárias. (*C*) Reformatação sagital demonstra o deslocamento ventral e dorsal dos fragmentos ósseos de L2. Pequenas fraturas de L1, L3 e L4 também são visíveis.

31-60 minutos). Nessas etapas, uma precisa avaliação órgão-específica geralmente é necessária, eventualmente com o uso de contraste. Lesões são visualizadas com incrível precisão e nenhum órgão ou região anatômica são problemáticos (Figs. 8 e 9).

Reconstruções tridimensionais podem ser utilizadas e, em decorrência da elevada resolução das imagens, minúsculos fragmentos ósseos podem ser facilmente localizados, antecipando os achados do eventual ato operatório, o que torna o procedimento ortopédico mais seguro, fácil e eficaz (Fig. 10). A TCM é também extremamente valiosa na classificação das fraturas da coluna e no julgamento de sua estabilidade. De fato, como já mencionado, fraturas em qualquer osso do corpo humano são facilmente reconhecidas e classificadas, de forma minuciosa, independentemente da localização ou complexidade (Figs. 11 e 12) [11-16]. Alguns pesquisa-

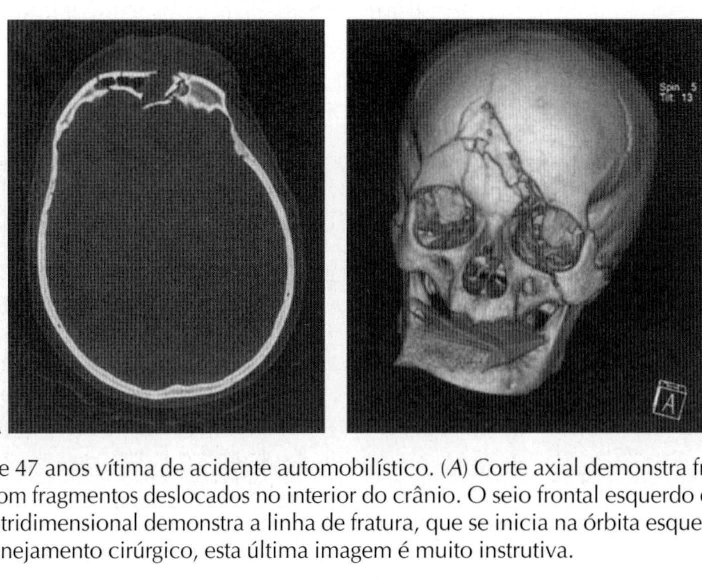

Fig. 10. Mulher de 47 anos vítima de acidente automobilístico. (*A*) Corte axial demonstra fratura cominutiva do osso frontal, com fragmentos deslocados no interior do crânio. O seio frontal esquerdo está aberto. (*B*) Reconstrução tridimensional demonstra a linha de fratura, que se inicia na órbita esquerda e cruza a linha média. Para o planejamento cirúrgico, esta última imagem é muito instrutiva.

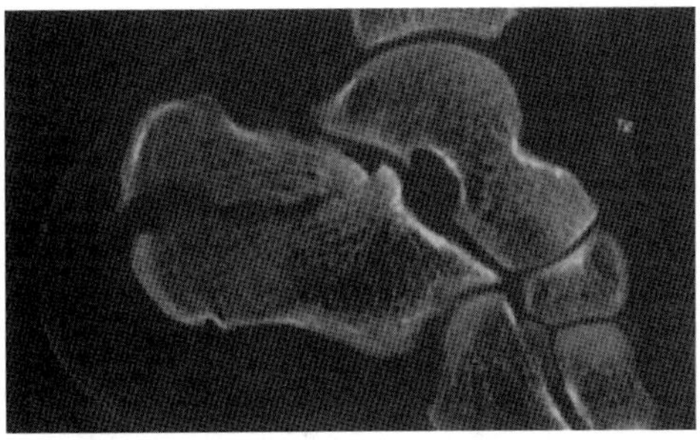

Fig. 11. Reconstrução sagital de fratura calcaneana, com deslocamento.

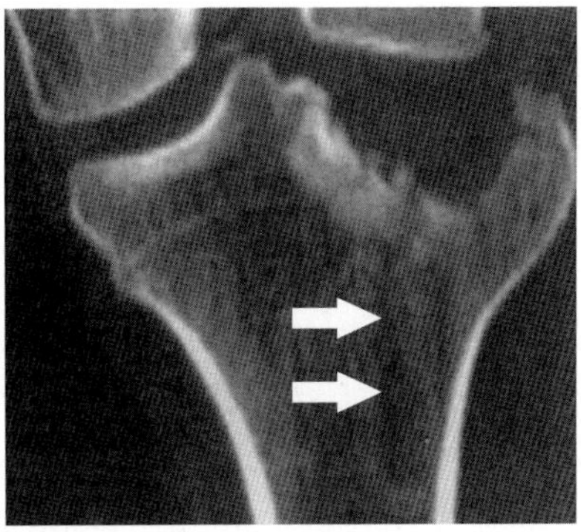

Fig. 12. Reconstrução coronal de lesão impactada do platô tibial, com fina linha de fratura longitudinal na tíbia (*setas*).

dores inclusive acreditam que a TCM é capaz de diminuir o tempo de avaliação dos pacientes, com conseqüente redução na morbidade e na mortalidade no departamento de emergência.

Deformidades congênitas

A TCM e sua capacidade de reformatação tridimensional são importantes ferramentas adjuvantes no planejamento pré e pós-operatório de pacientes com deformidades complexas. Quanto mais grave a deformidade, mais importante se torna a reformatação e reconstrução tridimensional (Figs. 13 e 14) [16,17]. A TCM também é capaz de demonstrar eventuais malformações associadas nos tecidos moles, que são importantes modificadores de conduta.

Processos inflamatórios e infecciosos

O RX e a RM (ou cintilografia) são os exames de imagem rotineiramente utilizados na suspeita de inflamação ou infecção. A TCM é considerada um método adjuvante, reservado para casos atípicos ou para orientar intervenções. Uma indicação absoluta para o uso da TCM é a pesquisa de seqüestração óssea em portadores de osteomielite, quando são demonstradas as densas e características calcificações centrais dentro da área de destruição inflamatória (Figs. 15 e 16) [18].

Tumores ósseos

Os tumores ósseos são avaliados primariamente pelas características do paciente e pelo aspecto da lesão no RX. Entretanto, a TCM também pode ser utilizada no fluxograma de investigação diagnóstica, bem como na orientação de procedimentos percutâneos de ablação por radiofreqüência ou bloqueio para

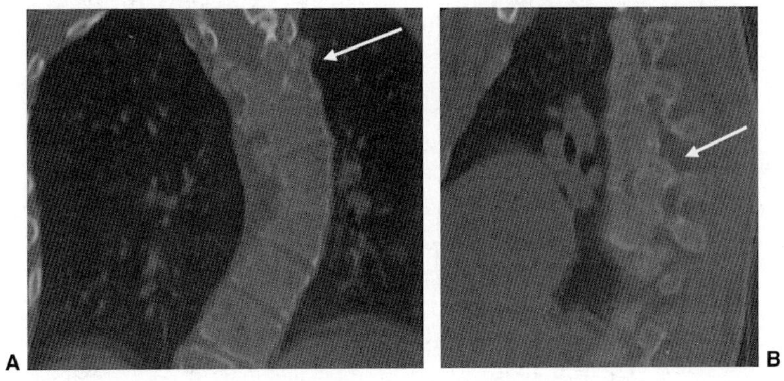

Fig. 13. Reconstrução sagital e coronal de escoliose congênita, com hemivértebra (*setas*) e fusão de corpos vertebrais.

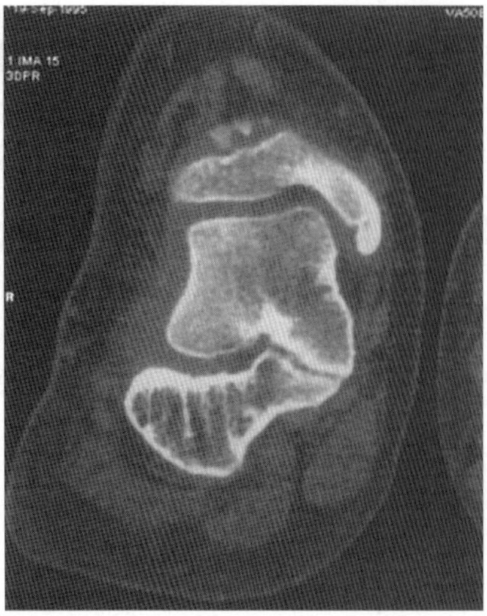

Fig. 14. Corte axial de coalizão talonavicular, com fina ponte óssea.

vertebroplastia (Fig. 17) [19]. A calcificação da matriz óssea é mais bem avaliada pela TCM do que pelo RX e pode ser útil na diferenciação entre tumores condrogênicos ou osteogênicos. Ademais, a fina parede de um cisto ósseo aneurismático pode ser claramente delineada pela TCM, o que ajuda no estabelecimento diagnóstico. Também os hemangiomas no corpo vertebral demonstram padrão típico, com multinodularidade puntiforme grosseira em cortes axiais. Fraturas por insuficiência com redução na amplitude do canal espinal são igualmente de fácil identificação (Fig. 18).

Avaliação de próteses

A TCM permite avaliar de forma precisa parafusos, hastes, próteses e outros dispositivos ortopédicos, desde que seja utilizada técnica específica para redução dos artefatos, que inclui aquisição de cortes finos, *pitch* menor que 1, kilovoltagem alta (cerca de 140 kvp) e miliamperagem elevada. Em equipamentos modernos, *softwares* específicos de manipulação da imagem podem ajudar a reduzir ainda mais os artefatos. O material de confecção da prótese também é um importante determinante da intensidade da deterioração na qualidade da imagem. Por exemplo, implantes de titânio são os mais inertes para artefatos, enquanto os compostos de ouro impõem rígidas

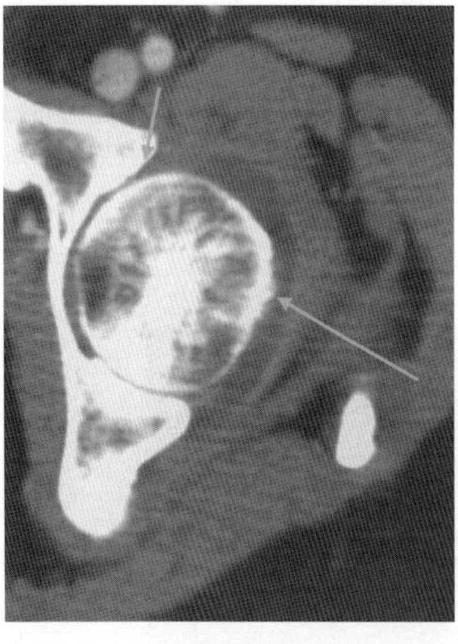

Fig. 15. Corte axial da cabeça do fêmur esquerdo demonstra hipodensidade circunferencial que sofre impregnação periférica pelo meio de contraste. Esta lesão foi puncionada e representava um abscesso (*seta*).

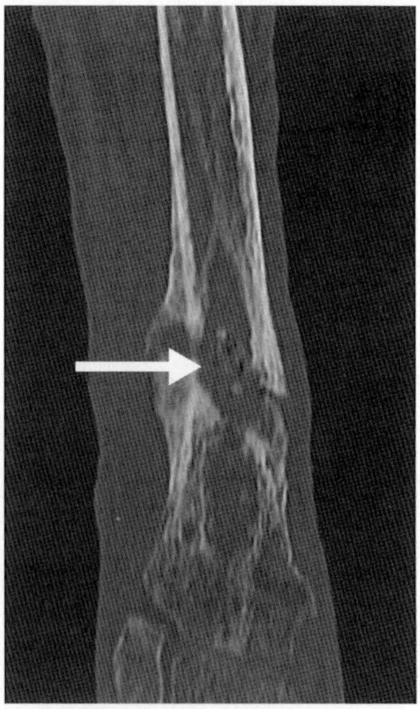

Fig. 16. Reconstrução coronal de osteomielite crônica do úmero, com deformidade osteoesclerótica e osteolítica. Não há espessamento das partes moles adjacentes. A densa calcificação central representa seqüestração, com formação de fístula (*seta*).

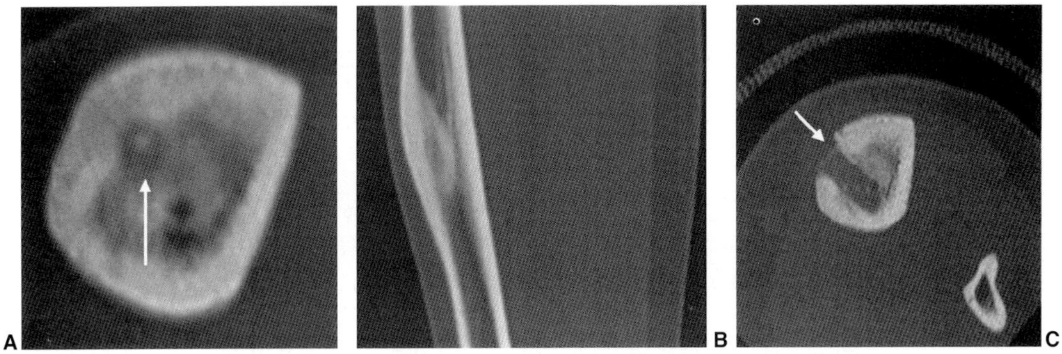

Fig. 17. Osteoma osteóide na diáfise do fêmur direito. (*A*) Corte axial da lucência excêntrica (*seta*), com calcificação central e osteoesclerose reacional. (*B*) Reconstrução sagital demonstra espessamento cortical e deformidade da diáfise. Na cavidade medular, nota-se uma calcificação de base ampla, com lucência central. (*C*) Corte axial pós-biópsia. O nicho foi completamente removido e o canal da biópsia pode ser facilmente reconhecido (*seta*).

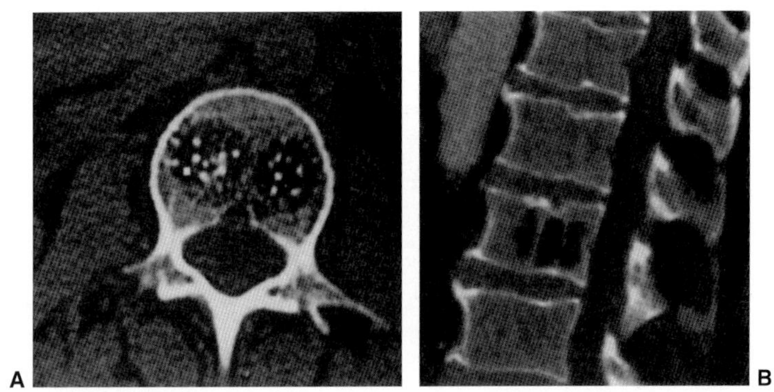

Fig. 18. Hemangioma vertebral típico. (*A*) Corte axial demonstra o aspecto pontilhado típico dos hemangiomas. (*B*) Reconstrução sagital demonstra as lucências centrais e o padrão trabecular grosseiro do corpo vertebral. Note a diminuta fratura compressiva associada da face intervertebral superior do corpo vertebral.

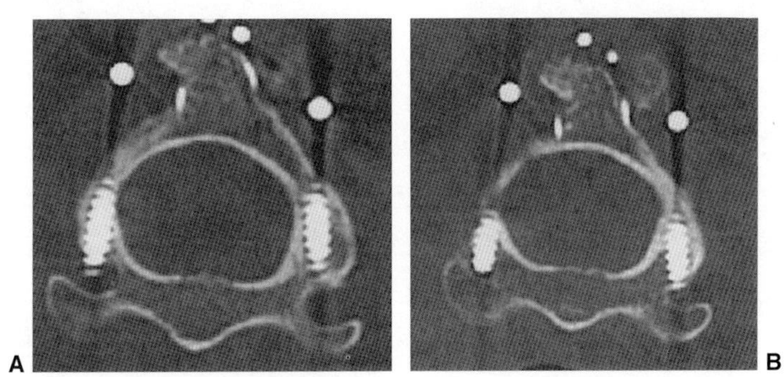

Fig. 19. Parafusos de titânio nos pedículos vertebrais de C4. Na imagem à esquerda, o parafuso mal posicionado atinge o forame. Note os mínimos artefatos metálicos.

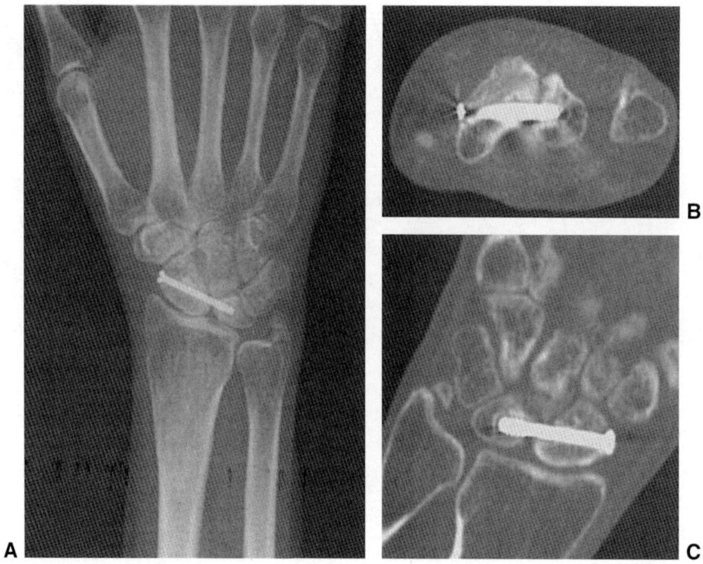

Fig. 20. Artrodese escafóide-semilunar. (*A*) Radiografia. (*B*) Corte axial. (*C*) Reconstrução coronal demonstra o posicionamento adequado do parafuso, com pequena orla lucente na extremidade posicionada no semilunar.

restrições à interpretação das imagens, ficando o aço em um nível intermediário.

Em muitos centros ortopédicos, a avaliação pré e pós-operatória da artroplastia é feita de rotina com TCM (Figs. 19 a 23). Sofisticados programas de computador podem simular virtualmente a implantação da prótese, facilitando o planejamento cirúrgico, o que é ainda mais precioso nos casos de reimplante. Em um futuro próximo, medidas da densidade óssea vão fornecer informações adicionais sobre a potencial estabilidade da prótese planejada antes mesmo do ato cirúrgico (Fig. 24). Após a cirurgia, afrouxamento, infecção, mau posicio-

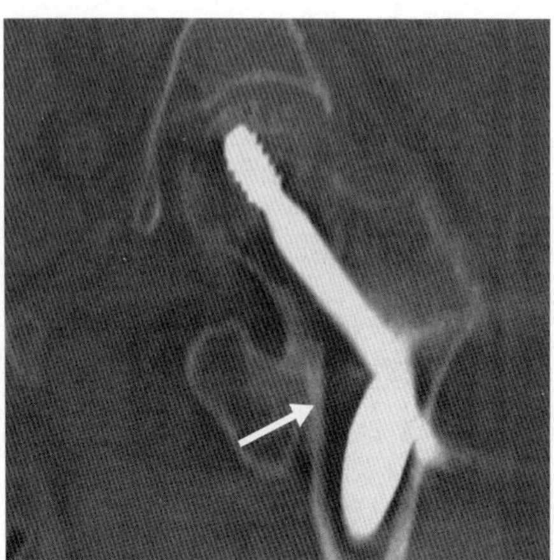

Fig. 21. Reconstrução coronal demonstra lucência ao redor de parafuso localizado no fêmur proximal, por infecção (*seta*).

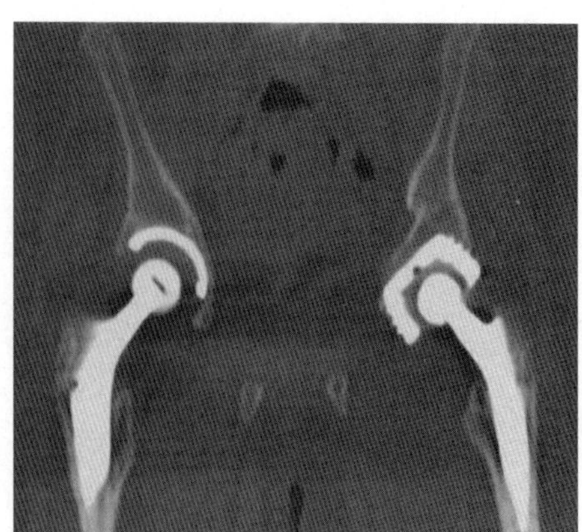

Fig. 22. Prótese total do quadril. Note a ausência de artefatos na reconstrução coronal.

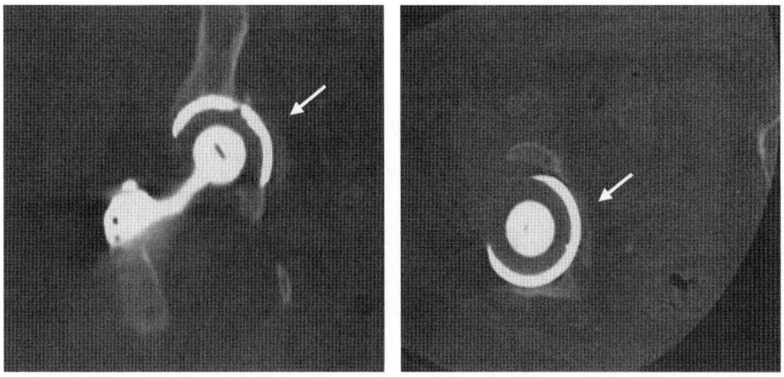

Fig. 23. Protrusão acetabular após prótese total de quadril. (*A*) Reconstrução coronal. (*B*) Corte axial.

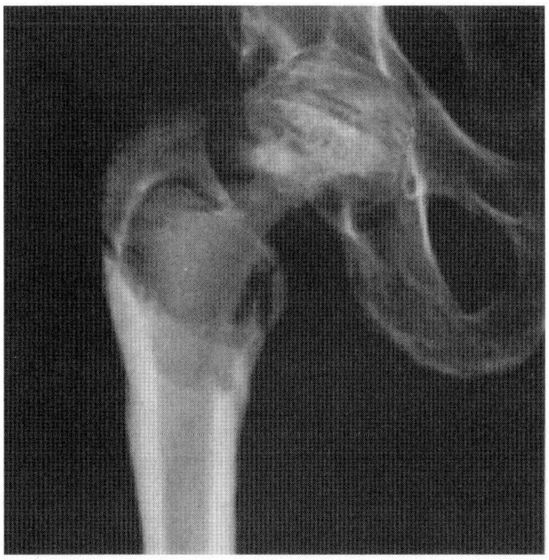

Fig. 24. Simulação virtual de artroplastia do quadril. A configuração e o tamanho da prótese podem ser precisamente avaliados.

namento, fusões incompletas ou quebra da prótese podem ser detectadas com relativa facilidade. Em pacientes com afrouxamento ou infecção, a utilização de contraste é recomendada.

Sob a ótica preventiva, a TCM também é capaz de identificar inúmeras causas de osteartrose precoce, permitindo tratamento em fases iniciais da doença e, em última análise, reduzindo a necessidade de artroplastia. No outro extremo do espectro, a TCM pode orientar procedimentos invasivos em doenças avançadas de forma rápida e precisa [19,20]. Um requisito importante nesses casos é a imobilização do paciente, que pode ser checada por meio de dispositivos controladores, como câmeras infravermelhas.

Artrotomografia

A artrotomografia apresenta algumas vantagens em relação à RM e à artrorressonância, sendo uma delas a resolução de imagem muito superior. Outra é a ausência de contra-indicação em portadores de implantes metálicos. Ainda, a RM e a artrorressonância geram inúmeros resultados falso-positivos de ruptura no menisco operado, em decorrência da impregnação pós-operatória pelo gadolínio. Em vários centros ortopédicos, pacientes submetidos à cirurgia de menisco ou *labrum* são seguidos com artrotomografia, e não artrorressonância (Fig. 25).

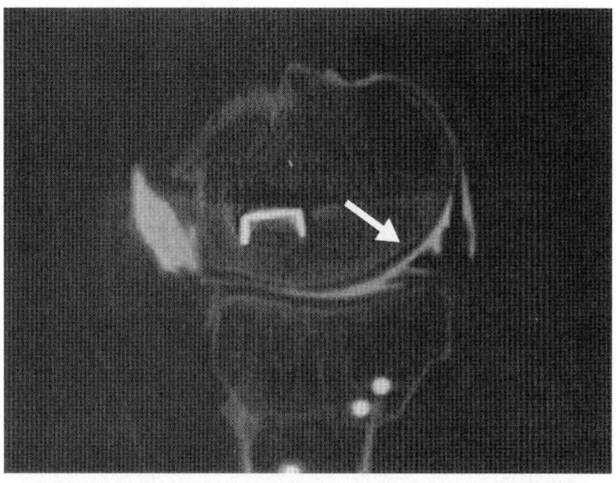

Fig. 25. Artrotomografia do joelho em paciente submetido a reparo do ligamento cruzado (*vista lateral*). A RM é contra-indicada em decorrência dos elementos de fixação metálicos utilizados na cirurgia. A artrotomografia demonstra a ruptura do corno posterior do menisco, que atinge a superfície meniscal (*seta*).

Referências

[1] Kalender WA. Computed tomography. Erlangen: Publicis Corporate Publishing; 2005.

[2] Bredella MA, Stoller DW. MR imaging of femoro-acetabular impingement. Magn Reson Imaging Clin N Am 2005;13:633-64.

[1] Kalender WA. Computed tomography. Erlangen: Publicis Corporate Publishing; 2005.

[2] Bredella MA, Stoller DW. MR imaging of femoro-acetabular impingement. Magn Reson Imaging Clin N Am 2005;13:633-64.

[3] Prokop M, Galanski M. Computed tomography of the body. New York: G Thieme; 2003.

[4] Silverman PM. Multislice computed tomography. Philadelphia: Lippincott Williams & Wilkins; 2002. p. 283-300.

[5] Fishman EK, Jeffrey RB. Multidetector CT: principles, techniques, and clinical applications. Philadelphia: Lippincott Williams & Wilkins; 2004.

[6] Frush DP, Donelly LF. CT radiation safety in children: "the responsibility is ours." RSNA News 2002;12:2-5.

[7] Pretorius ES, Fishman EK. Volume-rendered three-dimensional spiral CT: musculoskeletal applications. Radiographics 1999;19:1143-60.

[8] Dawson P. Protocols for multislice helical computed tomography: the fundamentals. Dunitz Martin Ltd; 2006.

[9] Blum A, Bonomo L, Valette PJ. Multidetector-row computed tomography: present applications and future challenges. Eur J Radiol 2003;45:1-94.

[10] Metz V, Lomoschitz FM, Mann FA. Emergency radiology with particular emphasis on radiology trauma. Eur J Radiol 2003;48:1-9.

[111 Pretorius ES, Fishman EK. Spiral CT and three-dimensional CT of musculoskeletal pathology – emergency room applications. Radiol Clin North Am 1999;37:953-74.

[12] Goldfarb CA, Yin Y, Gilula LA, et al. Wrist fractures: what the clinician wants to know. Radiology 2001;219:11-28.

[13] Scott WW Jr, Fishman EK, Magid D. Acetabular fractures: optimal imaging. Radiology 1987;165: 537-9.

[14] Daffner R. Cervical radiography for trauma patients: a time effective technique? AJR Am J RoentGenoa 2000;175:1309-11.

[15] Nunez DB, Quencer RM. The role of helical CT in the assessment of cervical spine injuries. AJR Am J Roentgenol 1998;171:951-7.

[16] Donnelly LE Use of three-dimensional reconstructed helical CT images in recognition and communication of chest wall anomalies in children. AJR Am J Roentgenol 2001;177:441-5.

[17] Newman JS, Newberg AH. Congenital tarsal coalition: multimodality evaluation with emphasis on CT and MR imaging. Radiographics 2000;20:321-32.

[18] Bohndorf K, Imhof H, Fischer W. Radiologische Diagnostik der Knochen und Gelenke. Stuttgart: G Thieme; 2006.

[19] El-Khoury GE. Essentials of musculoskeletal imaging. Philadelphia: Elsevier; 2003.

[20] Link TM, Berning W, Scherf S, et al. CT of metal implants reduction of artefacts using an extended CT scale technique. J Comput Assist Tomogr 2000;24:165-72.

4 – Artrorressonância Magnética

Todd Osinski, MD[a], David Malfair, MD[a], Lynne Steinbach, MD[a,b,*]

[a]Department of Radiology, University of California San Francisco, 505 Parnassus, Suite M392, San Francisco, CA 94143-0628, USA
[b]Department of Orthopaedic Surgery, University of California San Francisco, San Francisco, CA 94143-0628, USA

Durante décadas, a artrografia orientada por fluoroscopia foi o único método de imagem contrastado disponível para a avaliação de espaço articular. Posteriormente, a artrotomografia tornou-se também disponível e, mais recentemente, o advento da ressonância magnética (RM) levou ao desenvolvimento da artrorressonância direta (ARD). Esta última vem sendo utilizada desde 1987 e ultrapassou a artrotomografia em popularidade nos Estados Unidos.

Visão geral sobre a artrorressonância direta

A ARD compreende a administração de gadolínio diluído no espaço articular previamente ao estudo por RM convencional, o que aumenta a capacidade diagnóstica do método, pois a distensão da cavidade articular permite melhor delineamento das complexas estruturas ali localizadas e possibilita obter informação sobre comunicações não-usuais entre os diferentes compartimentos articulares.

Mesmo que ofereça inúmeras vantagens, a ARD também apresenta algumas pequenas limitações. Quando o material de contraste é injetado no espaço articular, o procedimento não-invasivo se converte em procedimento invasivo, com seus inerentes riscos. Além disso, a administração do contraste intra-articular freqüentemente requer a orientação fluoroscópica, o que expõe o paciente à radiação ionizante. Outra questão a ser considerada é a logística, já que a disponibilidade da sala de fluoroscopia para administração de contraste e o agendamento para aquisição das imagens por RM devem ser coordenados. A relação sinal-ruído (RSR) diminui com o passar do tempo e, de forma ideal, a RM deve ser realizada em até 30 minutos após a administração do contraste, para minimizar sua absorção e maximizar a distensão da cápsula articular [1]. A absorção do gadolínio também pode ser retardada artificialmente com a administração conjunta de adrenalina com a substância de contraste.

O gadolínio é identificado como uma imagem brilhante nas imagens ponderadas em T1. Com a aplicação de técnicas de saturação de gordura nessas seqüências, o sinal da gordura se torna nulo e a precisa distribuição do gadolínio pode ser avaliada. Imagens ponderadas em T1 permitem também uma melhor RSR, comparativamente com as ponderadas em T2.

Ombro

Visão geral

A ARD apresenta incontáveis vantagens sobre outros métodos de imagem não-contrastados. A principal delas é que o contraste intra-articular distende a cápsula e permite melhor delineamento do complexo labral. Além disso, as lesões tendíneas e ligamentares são identificadas mais facilmente, pela extensão

*E-mail: lynne.steinbach@radiology.ucsf.edu (L. Steinbach).

da substância de contraste para o interior de rupturas.

Técnica

Inúmeras técnicas de ARD têm sido descritas. Na prática, a mais utilizada é a abordagem anterior, que utiliza a fluoroscopia para orientar a agulha em direção à porção ínfero-medial da cabeça do úmero. Técnicas alternativas, que visam reduzir o pequeno risco de lesão labral, incluem o acesso anterior por meio do intervalo dos rotadores ou o acesso posterior com o paciente em decúbito ventral [2-4]. Orientações por ultra-sonografia também são descritas [5]. Técnicas de administração de contraste às cegas, sem orientação por imagem, freqüentemente resultam em injeção extra-articular [6].

O procedimento é realizado em ambiente estéril, com agulha espinal 22G. A posição intra-articular da agulha é ratificada administrando-se pequena quantidade de contraste para confirmação. Na presença de derrame, procede-se previamente à artrocentese. Uma diluição de 10 ml de gadolínio em solução salina (1:200) é então injetada, juntamente com 0,15 ml de adrenalina 1:1.000. Nosso protocolo para ARD inclui imagens axiais ponderadas em T1 com supressão de gordura (650,13), axiais em T2 com supressão de gordura (3.800,40), coronais em T1 (650,24), coronais em T1 com supressão de gordura (616,20), coronais em T2 com supressão de gordura (3.200,61) e sagitais em T2 (3.950,44). Caso o paciente tolere, imagens adicionais em T1 com supressão de gordura são obtidas com o braço abduzido e rotado externamente (posição ABER).

Manguito rotador

Lesões do manguito rotador são mais comuns em pacientes idosos e freqüentemente decorrentes da degeneração por fatores mecânicos de atrito crônico ao nível do arco coracoacromial. O dano tecidual tende a ocorrer de maneira previsível, acometendo primeiramente a margem anterior do tendão, para após progredir posteriormente.Quando a lesão é uma ruptura de espessura total com retração, o diagnóstico pode ser feito com boa acurácia pela RM convencional [7]. A RM convencional também avalia de forma muito detalhada a morfologia acromial, a hipertrofia muscular e outras etiologias que podem reduzir o arco coracoacromial. Entretanto, mesmo nesses pacientes, a ARD pode ir além e fornecer informações adicionais, já que visualiza melhor a magnitude do defeito, o grau de retração e a qualidade dos fragmentos rotos.

A RM demonstra apenas moderada sensibilidade na detecção de rupturas de espessura parcial do manguito rotador, que são identificadas como áreas brilhantes nas imagens ponderadas em T2 [7,8]. A ARD é capaz de aumentar a sensibilidade na detecção das rupturas parciais da superfície articular do manguito rotador de 40-60% para 85% em comparação com a RM, mantendo a acurácia ao redor de 90% (Fig. 1) [9]. A sensibilidade pode ser ainda maior, se forem obtidas imagens com o braço abduzido e rotado externamente (posição ABER), o que permite avaliação do tendão infra-espinal em seu eixo longitudinal e melhora o delineamento de pequenas rupturas [10]. A ARD tem a mesma sensibilidade que a RM na detecção de rupturas parciais da superfície bursal [9,11]. Muitos autores preconizam a ARD como exame inicial na avaliação de pacientes jovens, tanto pela elevada incidência de rupturas parciais em localizações atípicas nes-

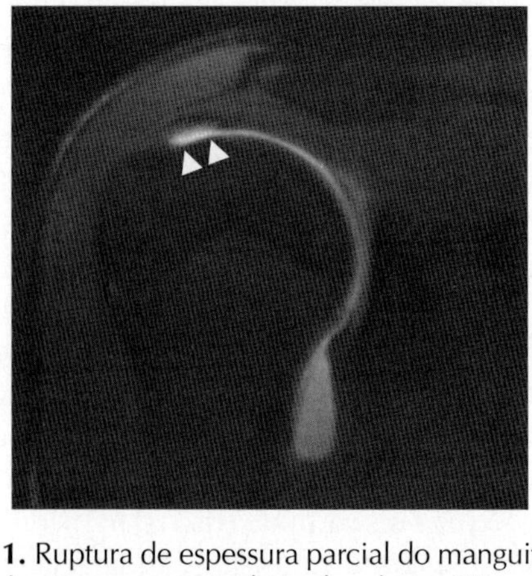

Fig. 1. Ruptura de espessura parcial do manguito rotador. Imagem coronal ponderada em T1 com saturação de gordura demonstra o gadolínio intra-articular se estendendo para o interior de ruptura na superfície articular do supra-espinal (*pontas de seta*).

sa faixa etária, como pela freqüência de patologia labral.

A acurácia da ARD na detecção de rupturas de espessura total é de quase 100% [12]. Rupturas de espessura total com pouca retração podem ser um desafio para a RM convencional, já que o sinal brilhante intratendíneo pode ser também decorrente de tendinose ou mesmo extensa ruptura de espessura parcial. Na ARD isso não é problema, já que o diagnóstico é confirmado quando o material de contraste se estende da cavidade glenoumeral para o espaço subacromial-subdeltóideo [11]. As imagens com supressão de gordura melhoram a visualização de pequenas quantidades de gadolínio, já que tanto o contraste como a gordura apresentam sinal brilhante nas seqüências ponderadas em T1 (Fig. 2). Esse achado, entretanto, não é patognomônico, visto que a extensão do contraste para o espaço subacromial-subdeltóideo também pode ocorrer em pacientes com patologia no intervalo dos rotadores.

As rupturas parciais delaminativas ou da superfície bursal não preenchem por material de contraste intra-articular, mas podem ser demonstradas como sinal brilhante em seqüências sensíveis a líquido, como densidade de prótons, T2 e STIR. Igualmente, a bursite subacromial-subdeltóidea e outras patologias que causam sinal brilhante em seqüências sensíveis a líquido podem não ser visíveis nas seqüências ponderadas em T1 comumente utilizadas para avaliar o contraste, o que enfatiza a necessidade de observar seqüências contrastadas e não-contrastadas nos protocolos de investigação de ruptura do manguito rotador por meio da ARD.

Patologia labral

O lábio é uma estrutura fibrocartilaginosa que circunda a fossa glenóide e funciona como inserção para os ligamentos glenoumerais, ajudando na estabilização da articulação glenoumeral.

A RM demonstra acurácia variável na detecção de lesões labrais, que podem ser mimetizadas por escavação da cartilagem, extensão normal da sinóvia sob o lábio ou mesmo modificações estruturais em estruturas justapostas, como os ligamentos glenoumerais e a cápsula [13-15]. A administração de gadolínio intra-articular melhora a acurácia da RM em diagnosticar patologia labral, já que a substância de contraste penetra nas eventuais

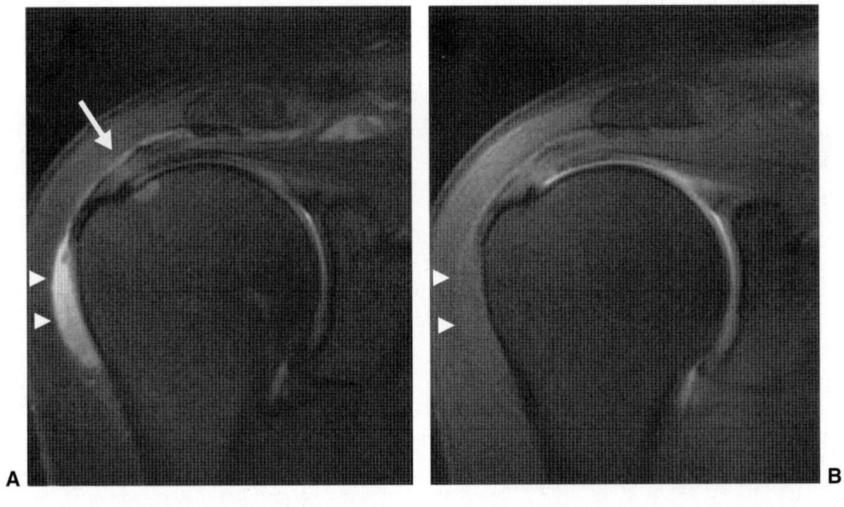

Fig. 2. (*A*) Imagem coronal ponderada em T2 com saturação de gordura demonstra sinal brilhante difuso dentro do tendão supra-espinal (*seta*) e líquido na bursa subacromial-subdeltóidea (*pontas de seta*), achados estes considerados suspeitos para a presença de pequena ruptura de espessura total do manguito rotador. (*B*) Na imagem ponderada em T1, note que o gadolínio intra-articular não se estende para o interior do tendão ou da bursa (*pontas de seta*). Não há, portanto, ruptura tendínea. Os sinais brilhantes são decorrentes de tendinose e bursite concomitantes.

rupturas e melhora a visualização do achado (Fig. 3) [14-16]. A ARD também melhora a distinção entre o lábio e suas estruturas contíguas, como a cartilagem, a cápsula articular e os ligamentos glenoumerais. Na ARD, cartilagem escavada pode ser facilmente identificada pelo seu baixo sinal em comparação com o líquido articular e por seu trajeto paralelo à glenóide óssea.

Inúmeras variantes de lesões labrais vêm sendo descritas. A lesão de Bankart clássica consiste na completa desinserção do lábio anterior da superfície óssea da glenóide, com ruptura do periósteo escapular. A desinserção que não rompe, mas apenas descola o periósteo, é reconhecida como lesão de Perthes (Fig. 4). A avulsão anterior, similarmente à lesão de Perthes, também demonstra o periósteo íntegro, mas cursa com deslocamento medial e inferior do lábio. A ruptura articular glenolabral anterior é caracterizada por ruptura do lábio ântero-inferior, com defeito condral associado (Fig. 5). A ARD demonstra acurácia de 84% na diferenciação dessas entidades, cuja correta caracterização é importante para orientar o tratamento adequado [17].

A ARD também melhora a visualização do lábio posterior, comumente lesado em portadores de instabilidade ou luxação posterior. A lesão de Bankart invertida é a completa desinserção do lábio póstero-inferior da glenóide, com ruptura do periósteo. A avulsão do lábio posterior é a desinserção do lábio com descolamento do periósteo escapular íntegro [18]. Adicionalmente, podem ser identificadas avulsões parciais do lábio posterior, reconhecidas como lesão de Kim (Fig. 6) [19]. As rupturas do lábio anterior e/ou posterior podem formar cistos paralabrais, demonstrados como estruturas líquidas justapostas à estrutura rota. O gadolínio intra-articular por vezes se estende para o interior desses cistos através da ruptura.

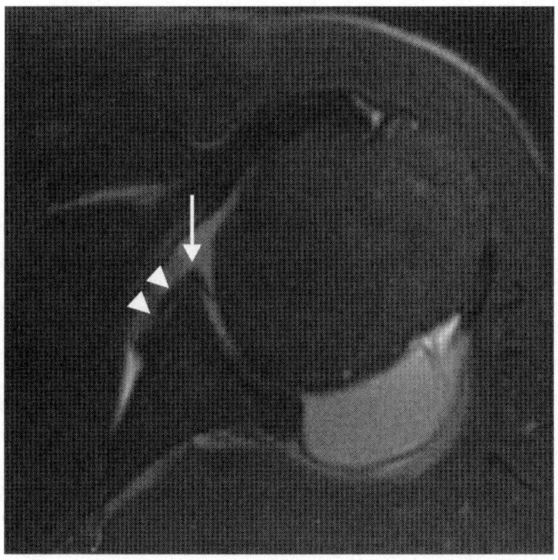

Fig. 4. Lesão de Perthes. Imagem axial ponderada em T1 com saturação de gordura demonstra que o lábio anterior (*seta*) e o periósteo da glenóide (*pontas de seta*) estão destacados, porém intactos.

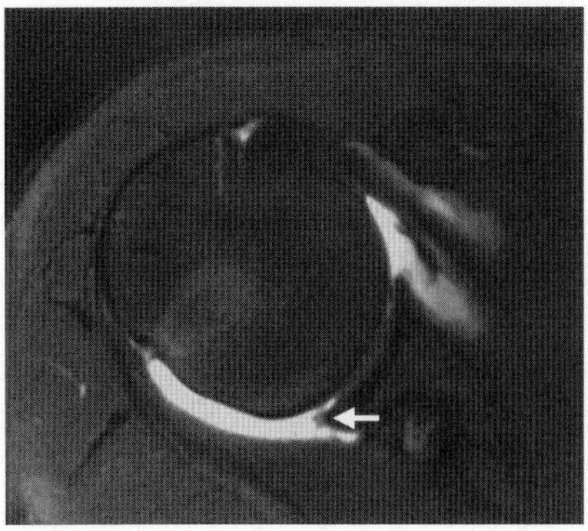

Fig. 3. Ruptura do lábio posterior. Imagem axial ponderada em T1 com saturação de gordura demonstra embebição do lábio posterior pelo gadolínio intra-articular, compatível com ruptura parcial (*seta*). Esta lesão foi debridada artroscopicamente.

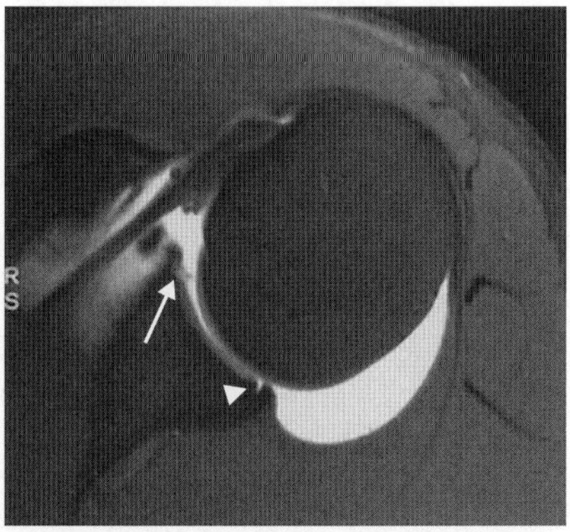

Fig. 5. Imagem axial ponderada em T1, que demonstra o gadolínio intra-articular se estendendo no defeito cartilaginoso (*seta*) adjacente ao lábio anterior, que se apresenta com contornos indefinidos e embebido pela substância de contraste, por ruptura parcial. Essa constelação de achados é compatível com ruptura do lábio articular da glenóide. Note também a lesão no lábio posterior (*ponta de seta*).

Dentre os ligamentos que se inserem no lábio, o glenoumeral inferior é o mais importante, especialmente sua banda anterior, que é um potente estabilizador do ombro durante o movimento de abdução e rotação externa [20]. Suas rupturas são potencial causa de omalgia, reversível por cirurgia. A avulsão umeral dessa estrutura se manifesta como uma conversão do aspecto usual em forma de U do recesso axilar para uma morfologia em forma de J em imagens coronais, com extravasamento do contraste ao longo da face anterior do úmero, junto à face inferior da cápsula articular (Fig. 6). De fato, a manobra de abdução e rotação externa do membro superior (posição ABER) aumenta a tensão na banda anterior do ligamento glenoumeral inferior, o que se traduz como um aumento na sensibilidade do método em detectar lesões labrais ântero-inferiores sutis (Fig. 7) [21]. Os ligamentos glenoumerais médio e superior também são mais bem visualizados na ARD e podem sofrer lesão concomitante às rupturas labrais ou rupturas no intervalo dos rotadores. [22].

Corpos livres e patologias da cartilagem

A ARD demonstra maior sensibilidade em detectar corpos livres que a RM convencional, já que a distensão líquida da cavidade articular circunda essas estruturas e facilita sua identificação (Fig. 8). Os corpos livres apresentam intensidade de sinal variável e são vistos com freqüência em posições gravidade-dependentes da cavidade articular, como os recessos subescapular ou axilar. O contraste intra-articular também melhora a identificação de eventuais defeitos cartilaginosos associados, delineando pequenas fissuras, lesões delaminativas, rupturas parciais e rupturas de espessura total (Fig. 5).

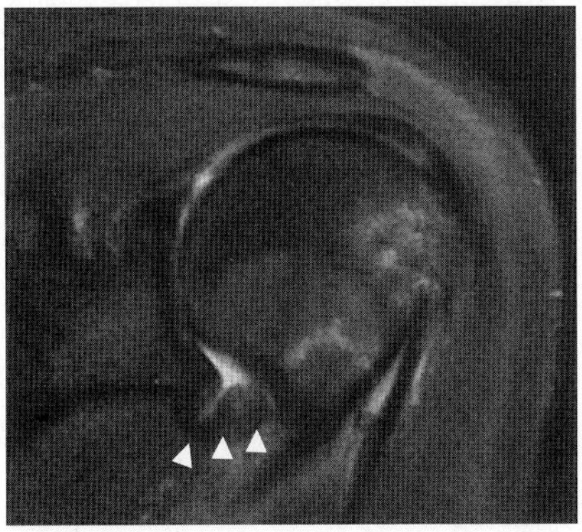

Fig. 6. Avulsão da banda anterior do ligamento glenoumeral inferior. Imagem coronal do ombro anterior, ponderada em T1 com saturação de gordura, demonstra o formato em "J" da banda anterior do ligamento glenoumeral inferior (*pontas de seta*). O contraste intra-articular se estende além da inserção umeral da estrutura.

Cápsula articular

A cápsula articular é pobremente avaliada pela RM convencional. Entretanto, na ARD, a capsulite adesiva pode ser diagnosticada já durante a parte fluoroscópica do exame. A dificuldade de injetar a substância de contraste associada a uma redução de volume do recesso axilar são características desta entidade nosológica. Espessura da cápsula acima de 3 mm, obtida na face umeral do recesso axilar em imagens coronais ponderadas em T2, também sugere o diagnóstico [23]. Além da potencial utilidade diagnóstica, a ARD pode ter função terapêutica, pois a distensão da cápsula e a lise de adesões sob orientação fluoroscópica podem aliviar os sintomas.

A ARD permite ainda avaliar patologias do intervalo dos rotadores, cada vez mais reconhecidas como causa importante de instabilidade passiva do ombro. O intervalo dos rotadores é composto pelos ligamentos coracoumeral e glenoumeral superior, visualizados como finas estruturas de bordas lisas que não permitem o extravasamento da substância de contraste [24]. Ruptura e flacidez dessas estruturas são identificadas como irregularidades intrínsecas ou extravasamento do contraste [25]. Pequenas luxações da cabeça longa do bíceps também podem ser identificadas em decorrência de lesão desses ligamentos [26].

Ombro operado

Após cirurgia de reconstrução do manguito rotador ou lábio, o ombro é mais bem avaliado

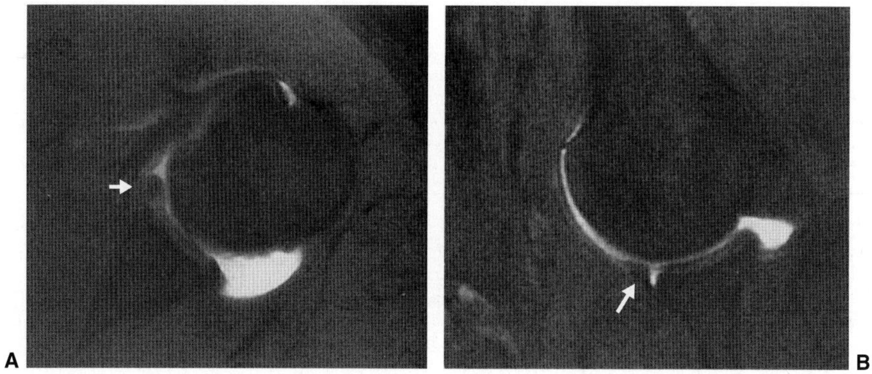

Fig. 7. (*A*) Imagem axial ponderada em T1 com saturação de gordura demonstra embebição do lábio anterior pelo contraste intra-articular (*seta*), porém sem sinal de desinserção. (*B*) Imagem ponderada em T1, com o membro superior em abdução e rotação externa. Esta posição aumenta a tensão no lábio anterior e permite demonstrar uma pequena lesão de Perthes (*seta*).

por ARD. Contudo, a análise das imagens apresenta inúmeras nuances, e o conhecimento da técnica cirúrgica empregada é fundamental para uma correta interpretação dos achados. A identificação de irregularidades no intervalo dos rotadores e/ou líquido na bursa subacromial-subdeltóidea são usuais em pacientes com boa resposta clínica. Alterações de sinal nos tendões são comuns, e rupturas, sejam de espessura parcial ou total, são freqüentemente assintomáticas [27]. O aumento da retração dos cotos previamente rotos se correlaciona positivamente com a presença de sintomas [28], e o gadolínio intra-articular ajuda no seu delineamento. A RM convencional apresenta dificuldades na distinção entre tecido de granulação pós-cirúrgico e ruptura, o que não ocorre na ARD, que permite adequada diferenciação entre ambos [29].

A ARD também melhora a visualização de rupturas no lábio operado [30]. Artefatos de susceptibilidade magnética na região do lábio ântero-inferior são comuns a partir de âncoras de sutura ou parafusos. O espessamento da cápsula é igualmente corriqueiro em pacientes assintomáticos. Entretanto, edema e atrofia no ventre do deltóide e redondo menor sugerem lesão do nervo axilar, uma potencial complicação da cirurgia para correção da instabilidade glenoumeral [31].

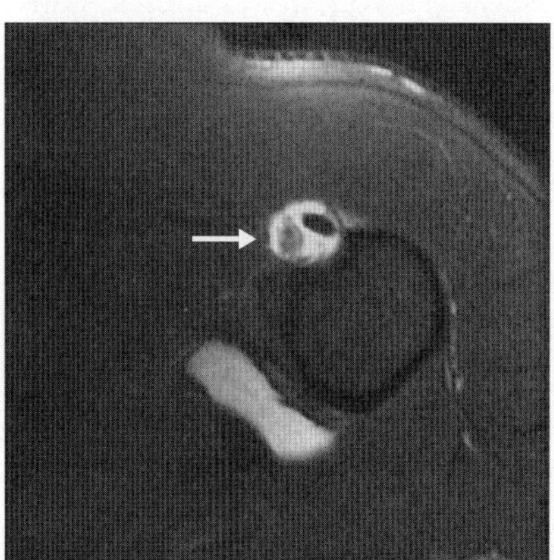

Fig. 8. Imagem axial ponderada em T1 demonstra um corpo cartilaginoso (*seta*) no interior da bainha da cabeça longa do bíceps.

Armadilhas

Alguns achados na ARD podem simular doença quando, de fato, não traduzem patologia propriamente dita. A injeção inadvertida de ar na cavidade articular pode, por exemplo, simular corpo livre na imagem. Para reduzir as chances de confusão, cabe observar que o gás geralmente se distribui de forma não gravidade-dependente, em direção ao intervalo dos rotadores e à bainha bicipital, ao contrário dos corpos livres, que tendem a ocupar posições gravidade-dependentes. Dificuldades diagnósticas também podem ser decorrentes de injeção extra-articular do meio de contraste, o que pode ser evitado se for realizada pequena infusão para demonstrar a localização intra-articular da agulha no início do procedimento. No outro extremo, a hiperdistensão da cápsula também deve ser evitada, pois pode ser confundida com ruptura ou administração extra-articular. Adicionalmente, é importante reconhecer variantes da normalidade no lábio superior que podem mimetizar doença. O forame sublabral, o lábio congenitamente ausente e o sulco sublabral são alguns desses exemplos, que devem ser reconhecidos [32].

Cotovelo

Visão geral

A ARD permite o melhor delineamento dos ligamentos e da cápsula articular, aumentando a taxa de detecção de corpos livres e lesões osteocondrais.

Técnica

A injeção do contraste geralmente é realizada sob orientação fluoroscópica. A abordagem lateral é utilizada freqüentemente e a agulha posicionada junto à cabeça radial enquanto o cotovelo repousa flexionado. A abordagem póstero-lateral, realizada entre o rádio, a ulna e o olécrano, possui a vantagem de evitar a administração inadvertida de contraste no interior do complexo ligamentar lateral. O correto posicionamento da agulha é confirmado pela injeção de pequena quantidade de contraste. Após, são injetados 10 ml de gadolínio diluídos em solução salina (1:200). O protocolo da ARD na instituição dos autores inclui imagens coronais ponderadas em T1 com supressão de gordura (550,14), coronais em T2 com supressão de gordura (3.300,44), axiais em T1 (700,13), axiais em T1 com supressão de gordura (500,13), axiais em T2 com supressão de gordura (4.300,42) e sagitais em T2 com supressão de gordura (3.500,45).

Ligamentos

A ARD melhora a visualização dos complexos ligamentares lateral e medial do cotovelo. O complexo ligamentar medial, denominado *ligamento colateral ulnar* (LCU), é formado pela banda anterior, pela banda posterior e pelo ligamento transverso. A ARD é muito útil na detecção de lesões da banda anterior, que se manifestam por meio da extensão do líquido intra-articular para dentro da inserção ligamentar no tubérculo ósseo, formando uma imagem reconhecida como "sinal do T" (Fig. 9). Essas rupturas permanecem ocultas ao cirurgião durante a artroscopia. Lesões agudas do LCU geralmente ocorrem na inserção distal ou no interior da substância ligamentar, e o extravasamento de contraste daí decorrente pode ser visto com facilidade na ARD, que demonstra excelente sensibilidade para a detecção de rupturas de espessura total (95%) ou parcial (85%) da estrutura [33].

O complexo ligamentar lateral é composto pelos ligamentos colateral radial, colateral ulnar lateral e anular. A extensão do contraste para o interior de rupturas parciais ou totais do ligamento colateral radial é mais bem visualizada em imagens coronais (Fig. 10). Rupturas do ligamento colateral ulnar lateral geralmente ocorrem na inserção umeral e são mais bem identificadas em imagens coronais oblíquas. Essas lesões podem produzir instabilidade rotacional póstero-lateral [34], que leva ao agravamento de dano ligamentar, à ruptura capsular e, finalmente, à luxação articular. A ARD demonstra excelente sensibilidade em detectar esses achados, seja em estudos clínicos ou em cadáveres [35,36].

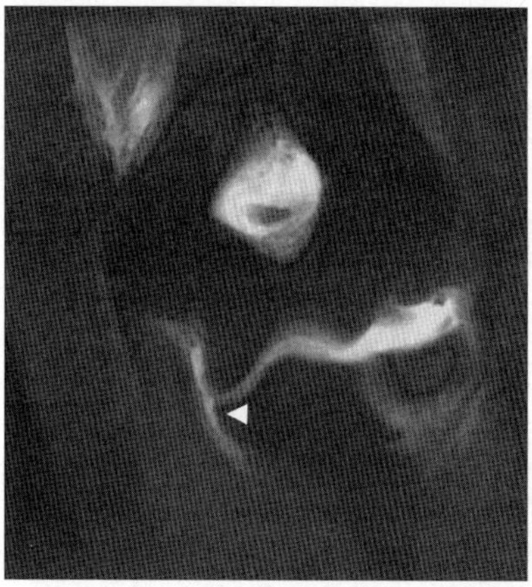

Fig. 9. O sinal do T. Artrorressonância ponderada em T1 com supressão de gordura demonstra ruptura parcial do ligamento colateral ulnar, que produz o sinal do T (*ponta de seta*).

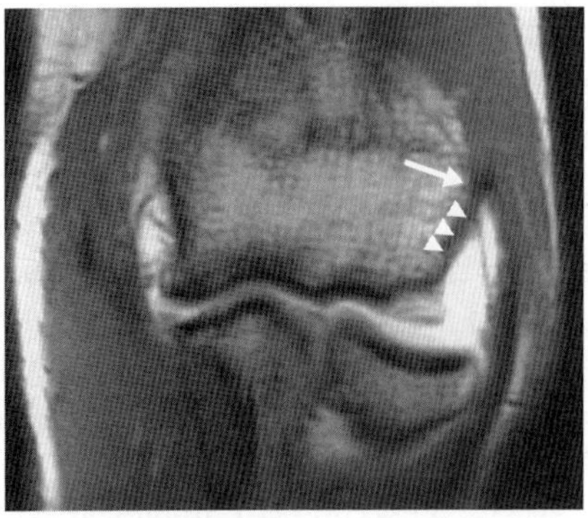

Fig. 10. Imagem coronal ponderada em T1 demonstra ruptura de espessura total do ligamento colateral radial. A substância de contraste intra-articular se estende aos tecidos adjacentes e recobre a posição de inserção usual do ligamento no epicôndilo lateral (*seta e pontas de seta*).

Lesões osteocondrais e corpos intra-articulares

Lesões osteocondrais no capítulo do úmero são causas comuns de anconalgia em adolescentes. Lesões estáveis são manejadas conservadoramente, enquanto as instáveis freqüentemente requerem cirurgia. A RM convencional pode ter dificuldades em distinguir lesões estáveis de instáveis, se o fragmento não estiver deslocado, já que a presença de sinal brilhante circunjacente ao fragmento nas imagens ponderadas em T2 pode ser decorrente de tecido de granulação englobando o fragmento estável ou líquido envolvendo uma lesão instável. A distensão da cavidade articular pela ARD torna o corpo livre mais conspícuo e facilita a caracterização de sua mobilidade, ao tornar as lesões instáveis circundadas por substância de contraste.

Punho

Visão geral

As principais indicações para a ARD do punho são investigações da fibrocartilagem triangular (FT) ou dos ligamentos intercarpais [37-39].

Técnica

Muitas técnicas já foram descritas para a artrografia do punho, incluindo a injeção em um, dois ou três compartimentos, com ou sem orientação pela imagem. A técnica do triplo compartimento é a mais sensível para detectar lesões da FT em artrografias de rotina [40]. Entretanto, a técnica requer três punções articulares, separadas por considerável intervalo de tempo. Por questões logísticas, nossa instituição realiza a técnica de injeção em um compartimento, sob orientação fluoroscópica. Uma agulha 25G é inserida na articulação radiocarpal e eventual líquido aspirado para evitar a diluição do contraste. Após, 3-4 ml de gadolínio diluído em solução salina e diatrizoato (Hypaque-60) (1:200) são injetados no espaço articular. O punho é então exercitado e a movimentação gravada sob artroscopia. A MR deve ser realizada em até 30 minutos, para minimizar a absorção do contraste, que pode ser reduzida com a administração conjunta de adrenalina (1:1.000) na substância de contraste. Entre 34-70% dos pacientes podem apresentar comunicação usual entre a articulação radiocarpal e a piramidal-pisiforme [41]. Seqüências volumétricas em gradientes-eco adquiridas no plano coronal, com 1 mm de espessura ou menos, são excelentes para avaliar a integridade dos ligamentos, da FC e da cartilagem hialina. Imagens coronais e axiais ponderadas em T1 com supressão de gordura permitem ótima visualização do material de contraste. Imagens axiais ou coronais ponderadas em T2 com supressão de gordura aumentam a sensibilidade em detectar patologias na medula óssea ou nos tecidos moles periarticulares, incluindo tendões e nervos.

Fibrocartilagem triangular

A FT é uma estrutura triangular localizada logo distalmente à ulna, que se encontra fixada no rádio, na ulna e fossa do semilunar. Os segmentos dorsal e volar da FT, também referidos como ligamentos radiulnar distal dorsal e volar, são firmemente fixados no osso adjacente. O segmento central é uma fina membrana que se fixa à cartilagem hialina do rádio e ulna. Como resultado dessa fixação mais friável, o segmento central é mais passível de perfurações, que aumentam de incidência com a idade, podem ser degenerativas e são comumente assintomáticas. Lesões traumáticas tendem a acometer a face radial dos ligamentos radiulnar distal dorsal e volar [1].

A FT apresenta baixo sinal em todas as seqüências, eventualmente com pequenas áreas de sinal intermediário intra-substancial. Na RM convencional, o diagnóstico de ruptura da FT se baseia na visualização de descontinuidade, avulsão ou sinal com intensidade de líquido cruzando a superfície articular. A ARD permite um diagnóstico mais acurado, ao demonstrar o trajeto não-usual da substância de contraste. A embebição da FT pelo gadolínio é sugestiva de ruptura parcial da estrutura [1].

Além disso, a ARD é extremamente útil na detecção de lesões periféricas na face ulnar da FT, em que a RM convencional apresenta fraco rendimento (sensibilidade entre 17-50%, especificidade de 79% e acurácia de 64%), já que há quantidade considerável de tecido conjuntivo frouxo obscurecendo a região de fixação (Fig. 11) [42,43].

Mesmo com todas essas vantagens potenciais, uma metanálise recente demonstrou que o embasamento científico ainda é fraco e o número de casos publicados muito pequeno para se afirmar de forma definitiva que a ARD apresenta acurácia superior a da RM convencional na avaliação de rupturas da FT [44].

Ligamentos intrínsecos

De forma semelhante à FT, os ligamentos escafóide-semilunar e semilunar-pisiforme apresentam vários segmentos, que exibem baixo sinal em todas as seqüências de pulso, com eventuais áreas de sinal intermediário intra-substancial em até 25% dos casos [45-47]. Os segmentos dorsal e volar apresentam firme fixação nos ossos carpais. Os segmentos centrais são mais friáveis, se inserem na cartilagem hialina e estão mais sujeitos à perfuração. Na RM convencional, a ruptura se manifesta por irregularidade nos contornos, fragmentação, afinamento, avulsão, descontinuidade ou sinal com intensidade de líquido cruzando a superfície articular [1]. Na ARD, a extensão do material de contraste da articulação radiocarpal para a intercarpal confirma a ruptura total (Fig. 12), sendo a embebição ligamentar pelo gadolínio sugestiva de ruptura parcial.

Ligamentos extrínsecos

Os ligamentos extrínsecos volares e dorsais são formados por áreas de espessamento focal da cápsula fibrosa. Os componentes volares são mais resistentes que os dorsais, mas ambos participam de forma complexa na estabilização das articulações carpais. A RM convencional pode detectar raramente rupturas dos ligamentos extrínsecos, ao demonstrar irregularidade, fragmentação e sinal brilhante nas seqüências ponderadas em T2. O papel da ARD na avaliação dessas minúsculas estruturas ainda é objeto de estudo [37,41,48,49].

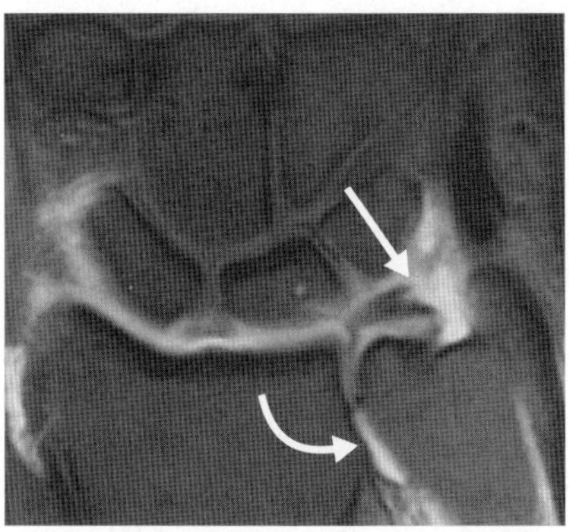

Fig. 11. Ruptura da fibrocartilagem triangular. Imagem coronal ponderada em T1 com supressão de gordura demonstra a ruptura na face ulnar (*seta reta*) e o gadolínio se estendendo na articulação radiulnar (*seta curva*).

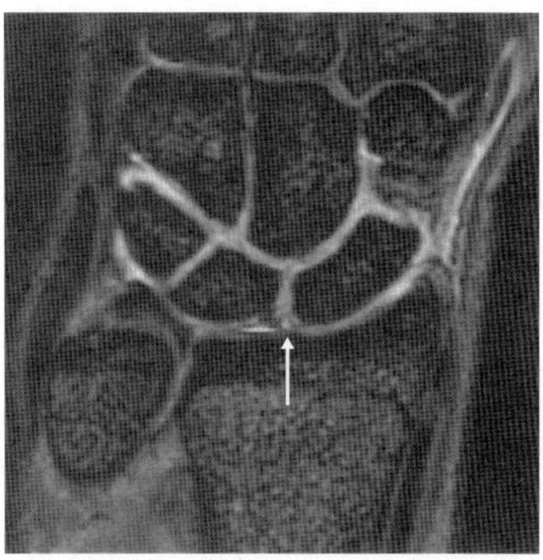

Fig. 12. Ruptura do ligamento escafóide-semilunar. Imagem coronal gradientes-eco revela o defeito na inserção ligamentar no escafóide (*seta*).

Quadril

Visão geral

As principais indicações para a realização de ARD no quadril são a pesquisa de patologias labrais, defeitos cartilaginosos, corpos livres e lesões do ligamento redondo [1,50-56].

Técnica

Múltiplas técnicas para realização da ARD são descritas na literatura. A mais usual consiste na inserção de agulha 20-22G em direção à face lateral do quadrante súpero-lateral da cabeça do fêmur, com o cuidado de palpar e evitar a artéria femoral no trajeto. A agulha também pode ser direcionada ao colo do fêmur, meio caminho entre a base da cabeça femoral e a linha intertrocantérica. Esta última variante parece causar menos desconforto ao paciente, mas apresenta maior risco de extravasamento do contraste [67].

Uma vez confirmada a posição intra-articular da agulha, a cavidade é aspirada para evitar diluição. Após, sob controle fluoroscópico, são injetados 8-10 ml de gadolínio diluídos em solução salina (1:200). A injeção concomitante de 5 ml de lidocaína a 1% ajuda a determinar se a fonte de dor é no quadril. A RM deve ser realizada em até 30 minutos, para minimizar a absorção.

Cada articulação coxofemoral é escaneada individualmente, utilizando bobina de superfície, para otimizar a RSR. Imagens coronais ponderadas em T1, axiais oblíquas e sagitais oblíquas demonstram melhor o lábio, enquanto imagens axiais oblíquas ponderadas em T2 são ideais para demonstrar corpos livres intra-articulares [1]. Seqüências ponderadas em T2 também demonstram com precisão cistos paralabrais. A supressão de gordura nas imagens ponderadas em T1 e T2 facilita a visualização do contraste. Os autores freqüentemente incluem uma seqüência coronal ponderada em T1 sem saturação de gordura para avaliar a medula óssea, a gordura e os planos anatômicos.

Lábio

O lábio é uma estrutura fibrocartilaginosa que serve como importante elemento estabilizador da articulação coxofemoral.

As patologias labrais tendem a ocorrer em atletas e indivíduos portadores de displasia do quadril [59]. A maioria das lesões labrais em atletas ocorre ao longo de sua margem anterior ou ântero-superior, enquanto as lesões nos portadores de displasia tendem a acometer a margem superior [59,68].

Czerny *et al.* encontraram uma sensibilidade de 90% e uma especificidade de 91% da ARD em detectar lesões labrais, em comparação com 30% e 36%, respectivamente, na RM convencional [51]. As limitações da RM convencional são fundamentalmente decorrentes da variabilidade normal no tamanho, na forma e morfologia do lábio. Dentre as displasias, as síndromes do impacto femoroacetabular tipo *came* e pinçamento tendem a lesar o lábio ântero-superior, ou mesmo o póstero-superior, por mecanismo de contragolpe. As rupturas geralmente se iniciam na transição entre o lábio e a cartilagem hialina, avançando posteriormente para a substância labral ou óssea. Uma das principais complicações da ruptura labral não-tratada é a progressão para defeitos condrais e conseqüente osteoartrose secundária.

O lábio é identificado como uma estrutura triangular, de contornos lisos, que exibe baixo sinal em todas as seqüências de pulso. A margem livre pode ser levemente irregular em situações normais. O recesso sublabral é uma variante da normalidade que ocorre póstero-inferiormente e pode mimetizar ruptura na RM convencional (Fig. 13) [69]. Entretanto, a ruptura verdadeira pode ser corretamente identificada na ARD, ao se observar o extravasamento do contraste para a substância labral (Fig. 14). Critérios adicionais para o diagnóstico de lesão labral incluem o deslocamento da estrutura, morfologia não-usual e cistos paralabrais.

Cartilagem articular

Lesões da cartilagem hialina presente na cabeça femoral e no acetábulo são comumente observadas na RM. Imagens de ARD ponderadas em densidade de prótons ou magnetização transversa residual incoerente do gradientes-eco freqüentemente delineiam as patologias cartilaginosas, com exceção de pequenas anor-

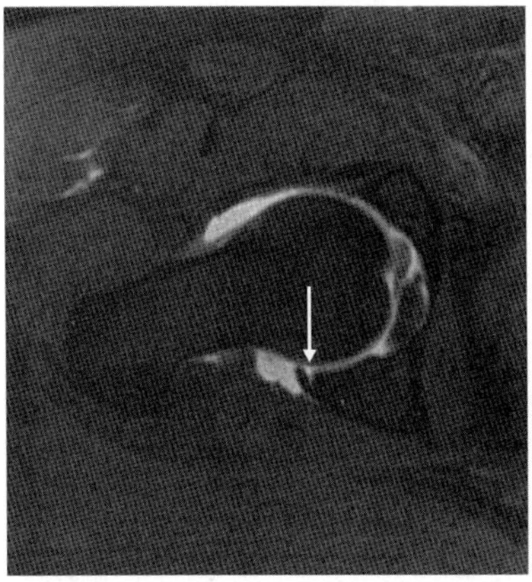

Fig. 13. Recesso sublabral. Imagem axial oblíqua ponderada em T1 com supressão de gordura demonstra o sulco sublabral póstero-inferior (*seta*) que mimetiza uma ruptura.

malidades delaminativas, que tendem a ocorrer próximo às lesões labrais. Possíveis explicações para a falha do método em detectar essas modificações delaminativas incluem a reduzida espessura da cartilagem normal do quadril (< 3 mm) e seu formato esférico, o que acaba acarretando artefatos de volume parcial entre a cartilagem e a substância de contraste [66].

Corpos osteocondrais

A ARD é muito útil em detectar corpos osteocondrais, já que a distensão da cavidade articular reduz o artefato de volume parcial da cápsula com eventuais estruturas intra-articulares (Fig. 15).

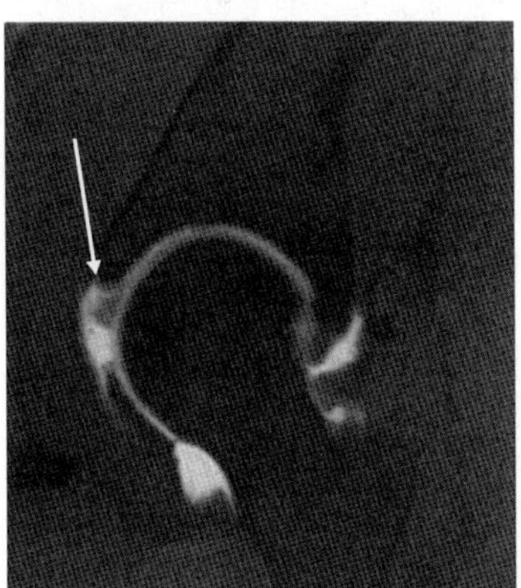

Fig. 14. Ruptura labral ântero-superior. Imagem sagital do quadril ponderada em T1 com supressão de gordura demonstra a ruptura no lábio anterior. Há sinal brilhante do contraste na base do lábio (*seta*) e dentro dele.

Ligamento redondo

O diagnóstico de degeneração e ruptura do ligamento redondo é uma nova e desafiante aplicação da ARD do quadril, que necessita ainda de melhor validação científica [50]. O ligamento normal é identificado como estrutura de baixo sinal em todas as seqüências, que cursa entre a fóvea da cabeça femoral e o acetábulo [70]. O trajeto, a espessura e a integridade do ligamento são mais bem avaliados após a administração de gadolínio, pois a distensão da cápsula delineia a estrutura (Fig. 16). As rupturas são mais facilmente identificadas quando há avulsão associada da superfície óssea de inserção [50].

Joelho

Visão geral

O principal papel da ARD no joelho é detectar lesão meniscal recidivante após meniscectomia parcial. Outras indicações incluem detecção e avaliação da estabilidade de lesões osteocondrais.

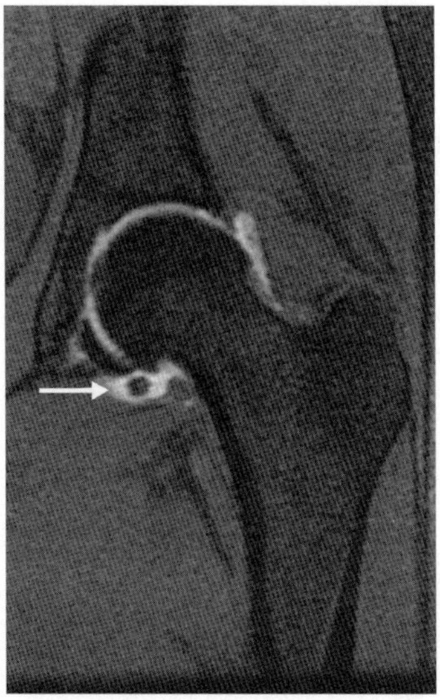

Fig. 15. Corpo intra-articular. Imagem coronal ponderada em T1 com supressão de gordura demonstra o corpo intra-articular no quadril (*seta*).

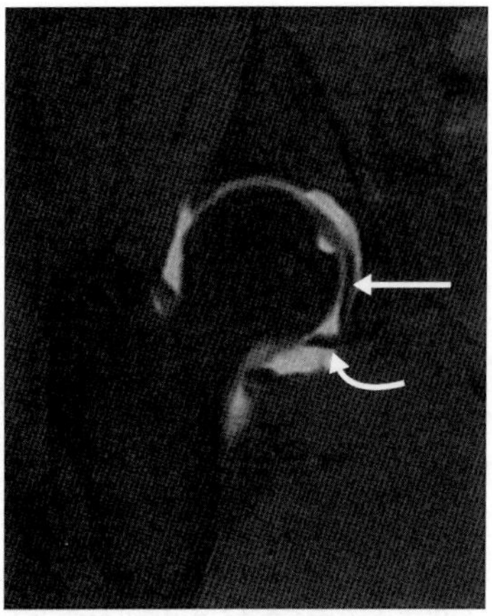

Fig. 16. Ligamento redondo normal. Imagem coronal ponderada em T1 com supressão de gordura demonstra o ligamento redondo normal (*seta reta*) e o ligamento acetabular transverso (*seta curva*).

Técnica

O paciente geralmente é posicionado em decúbito, com um travesseiro sob o joelho para relaxar o mecanismo extensor. Uma agulha 21G então é inserida na articulação femoropatelar por acessos medial, lateral ou infrapatelar e eventual líquido aspirado para evitar a diluição do contraste. A patela é comprimida manualmente em direção contralateral para facilitar a inserção da agulha. A seguir, pequena quantidade de contraste é injetada para confirmar sua posição intra-articular. Após, injeta-se 20-40 ml de gadolínio diluídos em solução salina (1:200) na cavidade articular e aplica-se um torniquete para minimizar a presença de líquido no recesso suprapatelar, maximizando o contato entre o contraste e os meniscos. A RM deve ser realizada em até 30 minutos para minimizar a absorção do gadolínio, que pode ser lentificada pela administração concomitante de 0,3 ml de adrenalina 1:1.000.

Rupturas meniscais

Vários estudos demonstram uma maior acurácia da ARD (85-92%) em comparação com a RM (66-80%) convencional na detecção de lesão meniscal recidivante em pacientes previamente submetidos a meniscectomia parcial [71-73]. O ganho diagnóstico, da ordem de 10-20%, é observado apenas em pacientes que ressecaram mais de 25% do menisco. Para o acompanhamento de cirurgias que ressecaram menos de 25% do menisco, não há diferença entre a RM convencional e a ARD [72-75].

A RM convencional é um método limitado na avaliação do menisco operado por várias razões. Após meniscectomia parcial, o menisco remanescente pode demonstrar variação na intensidade de sinal, irregularidade nos contornos, morfologia atípica e tamanho reduzido, mesmo na ausência de lesão recidivante. Mesmo um dos melhores critérios para o diagnóstico de lesão meniscal em pacientes não-operados, que é a identificação de uma linha de sinal brilhante se estendendo para uma das superfícies articulares da estrutura, em pelo menos dois cortes, pode ser encontrado em meniscos operados normais, estáveis, em fase de cicatrização, bem como em meniscos com degeneração intra-substancial submetidos à meniscectomia parcial [76,77]. Assim, o diagnóstico nesses casos se baseia primariamente na visualização de um fragmento meniscal deslocado ou de líquido articular dissecando o eventual defeito meniscal recidivante nas seqüências ponderadas em T2 (Fig. 17). A ARD, ao aumentar o volume de líquido e a pressão intra-articular, facilita a identificação desses achados. Outra vantagem insofismável da ARD

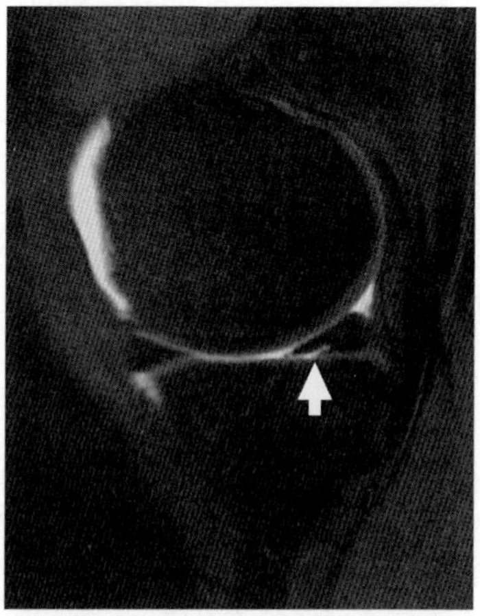

Fig. 17. Ruptura meniscal. Imagem sagital ponderada em T1 com supressão de gordura demonstra a extensão oblíqua do sinal brilhante do gadolínio para a superfície inferior do corno posterior do menisco medial, compatível com ruptura (*seta*).

sobre a RM convencional é o fato de o gadolínio permitir o uso de seqüências ponderadas em T1 com supressão de gordura, que apresentam um perfil de sinal-ruído mais favorável. A presença de fragmento meniscal deslocado pode ser decorrente de ruptura residual ou recidivante, e a comparação com exames pré-operatórios pode ser útil nesse contexto.

Lesões osteocondrais

Outra indicação para investigação por ARD é a avaliação de lesões osteocondrais. No estudo de Kramer [78], a detecção e categorização dessas lesões subiu de 39-93% em imagens *spin*-eco ponderadas em T1 para 57-100% em imagens gradientes-eco. Os dois principais critérios para o diagnóstico de lesões osteocondrais instáveis são a visualização do defeito osteocondral e o líquido interposto na sua interface com o osso nativo. Na RM convencional, o tecido de granulação presente nas lesões osteocondrais estáveis pode mimetizar o sinal do líquido em imagens *spin*-eco ponderadas em T2, gerando diagnósticos falso-positivos de instabilidade. Além disso, o líquido que circunda o fragmento instável pode ser confundido com o edema reacional em imagens ponderadas em T2, o que dificulta ainda mais a diferenciação. A ARD não apresenta essas armadilhas, visto que permite trabalhar com seqüências ponderadas em T1, onde o edema e o tecido de granulação apresentam baixo sinal, enquanto a substância de contraste apresenta sinal brilhante [79]. Além disso, ao aumentar a pressão intra-articular, o líquido tende a penetrar com mais intensidade no defeito cartilaginoso e circundar os fragmentos instáveis.

Tornozelo

Visão geral

As principais indicações de ARD no tornozelo são a pesquisa de pinçamentos e corpos osteocondrais, bem como a avaliação de casos selecionados de lesões do complexo ligamentar lateral.

Técnica

Uma agulha 23G é inserida sob orientação fluoroscópica medialmente ao tendão extensor longo do hálux, com orientação levemente cranial, em direção à articulação tibiotalar [1,80]. A artéria pediosa deve ser palpada e evitada durante o procedimento. Uma alternativa é inserir a agulha logo medialmente ao tendão tibial anterior. A cavidade articular deve ser aspirada antes da administração do gadolínio para evitar diluição. Após, pequena quantidade de contraste é injetada para confirmar a posição intra-articular da agulha. A seguir, injeta-se 5-7 ml de uma mistura que contém 0,1 ml de gadolínio, 20 ml de solução salina e 0,3 ml de adrenalina (1:1.000) [1]. Em 25% dos pacientes a substância de contraste pode se estender à articulação subtalar, ou mesmo às bainhas do flexor longo do hálux ou flexor longo dos dedos [81].

Complexo ligamentar lateral

Cerca de 85% das torções do tornozelo se dão por mecanismo de inversão do pé e envolvem o complexo ligamentar lateral, sendo o ligamento fibulotalar anterior (LFTA) o mais freqüentemente lesado [82-84]. Cerca de 20% das rupturas do LFTA apresentam lesão concomitante no ligamento fibulocalcâneo (LFC), sobretudo em inversões mais graves [81]. Mais raramente, ocorre ruptura do ligamento fibulotalar posterior (LFTP), quase sempre acompanhada por lesões do LFTA ou LFC. A sensibilidade da ARD na detecção de lesão do LFTA e LFC é de 100% e 90%, respectivamente, em comparação com 50% da RM convencional [85].

Os ligamentos são identificadas na RM como bandas de baixo sinal. Vários ligamentos apresentam gordura interposta entre os fascículos fibrilares, o que produz um padrão de imagem estriado típico [82,86-91]. Lesões ligamentares são visualizadas pela RM convencional como áreas de descontinuidade, afinamento, espessamento, irregularidade ou alteração de sinal. Dependendo da temporalidade da lesão, podem ser identificadas modificações associadas nas estruturas ósseas e tecidos moles circunjacentes.

Lesões grau I são identificadas como áreas justaligamentares focais de sinal brilhante nas seqüências ponderadas em T2 [1]. A principal vantagem da ARD sobre a RM convencional ocorre, entretanto, na detecção das lesões grau II, quando há embebição do ligamento patológico pela substância de contraste, ou grau III, quando o gadolínio é identificado se estendendo para localizações extra-articulares (Fig. 18). Deve-se ter cuidado, pois eventualmente um recesso articular anterior bulboso pode se estender anteriormente ao ligamento, mimetizando ruptura. O extravasamento do contraste lateralmente ao LFC ou na bainha dos fibulares indica lesão grau III do LFC, enquanto extensão posteriormente ao LFTP indica lesão do LFTP [1,57,85,92-94]. A ARD também é capaz de identificar lesões dos ligamentos tibiofibular e intermaleolar [91].

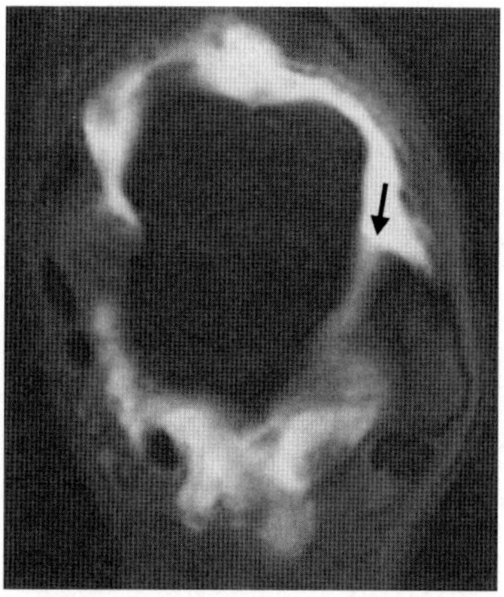

Fig. 18. Ruptura do ligamento fibulotalar anterior. Imagem axial ponderada em T1 com supressão de gordura demonstra o ligamento roto (*seta*).

Pinçamentos

O pinçamento é um diagnóstico clínico de dor crônica e limitação funcional, freqüentemente caracterizado como anterior, ântero-medial, ântero-lateral, póstero-medial ou posterior [94-97]. Os pinçamentos são comumente decorrentes de microtraumatismo repetitivo ou trauma agudo, sendo a torção do tornozelo sua causa mais comum [94-100].

O pinçamento anterior geralmente é decorrente da compressão das partes moles localizadas entre a tíbia e o tálus [94-96]. Inflamação, fibrose, sinovite ou mesmo osteófitos podem causar espessamento da cápsula ou obliteração do recesso articular na ARD [95].

O pinçamento ântero-lateral se dá, geralmente, por mecanismo de flexão plantar forçada e inversão do tornozelo [1]. Em um estudo retrospectivo que utilizou a artroscopia como padrão-ouro, a ARD apresentou sensibilidade, especificidade, acurácia, valor preditivo positivo e valor preditivo negativo entre 90-100% na avaliação dos tecidos moles ântero-laterais [98]. A ARD pode detectar espessamento nodular da cápsula ou uma área de baixo sinal dentro do túnel ântero-lateral, esta última descrita por Wolin como lesão *meniscóide*, dada sua semelhança com o aspecto meniscal [94-98,101-105]. As rupturas do LFTA também estão implicadas na gênese da patologia, pois podem desencadear flacidez articular e fricção anormal entre o tálus e o fascículo distal do ligamento tibiofibular ântero-inferior durante dorsiflexão do pé, o que causa espessamento do fascículo e conseqüente pinçamento [105,106]. Esporões ósseos também podem contribuir para o pinçamento [106-109]. A ausência de líquido entre os tecidos moles ântero-laterais e a superfície anterior da tíbia invariavelmente é decorrente de fibrose e sinovite [1,98]. Entretanto, pacientes assintomáticos podem apresentar padrão de imagem semelhante, o que enfatiza a importância da correlação clínica [98].

O pinçamento ântero-medial comumente é secundário à fibrose cicatricial da porção profunda do ligamento deltóide, identificada como uma lesão meniscóide de baixo sinal. Causas adicionais incluem espessamento do ligamento tibiotalar, cicatrização sinovial hipertrófica e osteófitos [94-97,99,105].

O pinçamento póstero-medial é descrito após dano ao ligamento deltóide e conseqüente desenvolvimento de tecido fibrótico cicatricial entre a margem posterior do maléolo e a face medial do tálus [94,110]. A ARD pode detectar essa tumefação dos tecidos moles nas adjacências do recesso articular, bem como qualquer contusão óssea associada [94].

O pinçamento posterior pode ser decorrente de flexão plantar forçada, que resulta na compressão do tálus e tecidos adjacentes entre a tíbia e o calcâneo. O local mais comum de compressão talar é o *os trigonum*, onde o edema medular pode sugerir o diagnóstico (Fig. 19). Sinovite na bainha do tendão flexor longo do hálux ou no recesso posterior das articulações subtalar ou tibiotalar também são causas identificáveis pela ARD que podem levar ao pinçamento [94]. O ligamento intermaleolar é outra causa de pinçamento posterior, especialmente em bailarinas, passível de avaliação pela ARD [1,94,111,112].

Cartilagem

A ARD é melhor que a RM na avaliação da cartilagem articular e pode detectar lesões cartilaginosas com tamanho a partir de 2 mm [113]. A substância de contraste permite excelente delineamento da superfície condral e boa visualização de lesões de alto grau [105].

Lesões osteocondrais

A ARD é um excelente método para identificação e avaliação da estabilidade de lesões osteocondrais pré-operatórias e pós-operatórias, já que a distensão da cavidade articular torna os corpos osteocondrais mais visíveis e os sinais de instabilidade mais conspícuos [1,78, 114]. Uma lesão instável é diagnosticada quando o gadolínio se estende na interface entre o osso normal e a lesão osteocondral. Na ARD, o tecido de granulação presente nas lesões osteocondrais estáveis não constitui armadilha diagnóstica, pois podem ser utilizadas imagens ponderadas em T1, onde o edema e o tecido de granulação apresentam baixo sinal, enquanto a substância de contraste apresenta sinal brilhante (Fig. 20*A* e *B*) [79].

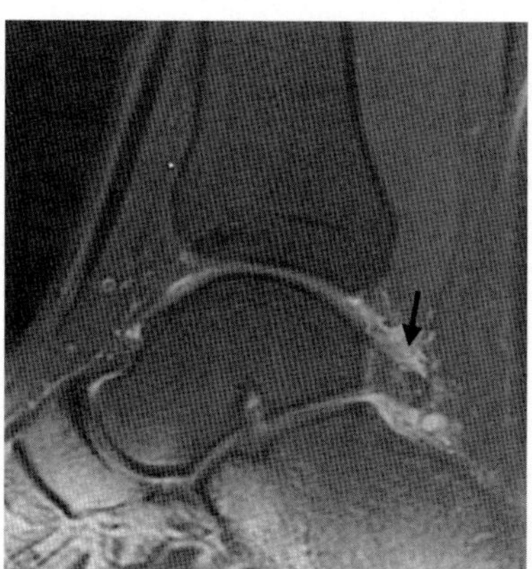

Fig. 19. Pinçamento posterior. Imagem sagital ponderada em T1 com supressão de gordura incompleta demonstra o *os trigonum* (*seta*) circundado pelo baixo sinal da sinovite. Estes achados são compatíveis com pinçamento posterior.

Artrorressonância indireta

Na artrorressonância indireta (ARI), o gadolínio é injetado de forma intravenosa, e não

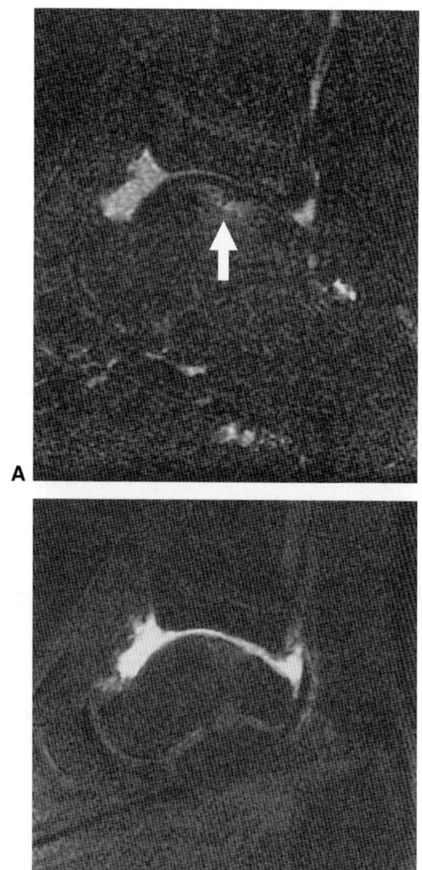

Fig. 20. Lesão osteocondral estável no domo talar. (*A*) Imagem sagital ponderada em T2 com supressão de gordura demonstra a lesão osteocondral circundada por sinal brilhante (*seta*). Esta apresentação não permite determinar a instabilidade do achado. (*B*) Imagem sagital ponderada em T1 com supressão de gordura demonstra a estabilidade da lesão, que não está envolta pela substância de contraste.

diretamente no espaço articular. O contraste intravenoso penetra então na cavidade articular principalmente de duas formas: difusão e fluxo [115]. Fatores que modificam a taxa de absorção articular do gadolínio em circulação incluem o volume da área sinovial, a vascularização local, a permeabilidade dos tecidos e a presença de eventual derrame preexistente [1,115-117].

A ARI é utilizada principalmente na avaliação de pequenas articulações, onde a maior parte do líquido articular está próximo à membrana sinovial, ou mesmo no ombro, onde podem estar presentes múltiplas invaginações sinoviais [118-125]. Uma das vantagens da ARI reside em sua capacidade de fornecer informação sobre eventuais patologias intra e extra-articulares, sem a necessidade de submeter o paciente à radiação ionizante da fluoroscopia (Fig. 21). A logística também é bem mais simples que a da ARD, visto que a injeção do contraste pode se dar na própria sala de exame. A ARI também pode ser realizada com o intuito de resgatar os pacientes submetidos à ARD em que houve demora excessiva entre a injeção e a aquisição de imagens, sem perder o agendamento do equipamento de RM. Entretanto, existem desvantagens na técnica. Dependendo da vascularização, o tecido sinovial normal pode se impregnar e mimetizar patologia. Exemplos incluem a periferia do menisco e a fibrocartilagem triangular do carpo [43]. Adicionalmente, a ARI não distende a cavidade articular e, como todos os compartimentos articulares são impregnados, não há informação sobre eventual comunicação anormal entre eles [115]. O protocolo consiste basicamente de imagens multiplanares ponderadas em T1 com saturação de gordura. Imagens ponderadas em T2 em pelo menos um plano também são úteis, por permitir avaliação dos tecidos extra-articulares.

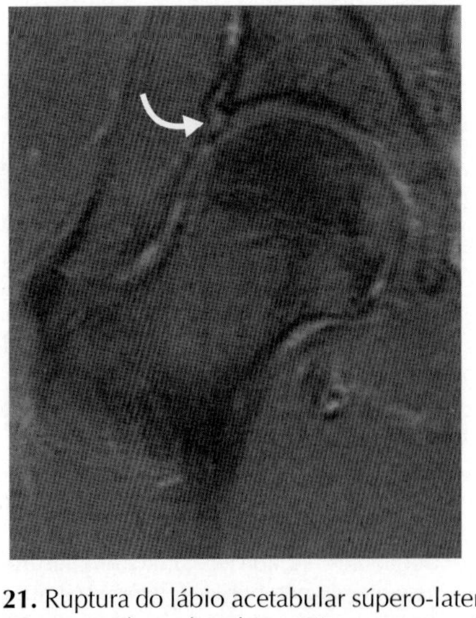

Fig. 21. Ruptura do lábio acetabular súpero-lateral. Imagem coronal ponderada em T1 com supressão de gordura, após a injeção intravenosa de gadolínio, demonstra o sinal brilhante da substância de contraste delineando a ruptura (*seta*).

A ARI pode ser realizada de forma tradicional ou bifásica. Na técnica tradicional, imagens são obtidas após um intervalo de tempo necessário para que o contraste endovenoso se difunda na articulação em estudo [115, 126]. Existem recomendações gerais sobre o intervalo entre a injeção e a aquisição das imagens: de 5 a 10 minutos para o punho, cotovelo e tornozelo, 15 minutos para o ombro e quadril, e pelo menos 30 minutos para o joelho. Se houver suspeita de sinovite, os tempos podem ser reduzidos pela metade [1]. A aplicação local de calor ou ultra-som, bem como manobras passivas e ativas podem ajudar a melhorar a impregnação articular [115,126-129]. Na técnica bifásica, imagens ponderadas em T1 são obtidas imediatamente após a injeção de contraste para permitir a impregnação vascular de eventuais processos patológicos. Após, são obtidas imagens tardias.

Até a presente data, poucos estudos compararam os resultados de RM convencional, ARD e ARI. Utilizando a artroscopia como padrão-ouro, White *et al.* [130] não encontraram diferenças valorizáveis entre os métodos na detecção de rupturas recidivantes em paciente submetidos à meniscectomia parcial, mas os resultados desse trabalho são constantes alvos de debate.

Na comparação entre ARI e RM convencional, a primeira parece superior na avaliação de rupturas do manguito rotador [122, 127] e de lesões do ligamento escafóide-semilunar [131]. Entretanto, não há ganho na capacidade diagnóstica de lesões da fibrocartilagem triangular e do ligamento semilunar-piramidal. Com o desenvolvimento constante desta subespecialidade, novos estudos são esperados nos próximos anos para introduzir novas aplicações da ARI na avaliação do paciente portador de patologia musculoesquelética.

Referências

[1] Steinbach LS, Palmer WE, Schweitzer ME. Special focus session: MR arthrography. Radiographics 2002;22:1223-46.

[2] Depelteau H, Bureau NJ, Cardinal E, et al. Arthrography of the shoulder: a simple fluoroscopically guided approach for targeting the rotator cuff interval. AJR Am J Roentgenol 2004;183:1172-3.

[3] Farmer KD, Hughes PM. MR arthrography of the shoulder: fluoroscopically guided technique using a posterior approach. AJR Am J Roentgenol 2002;178:433-4.

[4] Chung CB, Dwek JR, Feng S, et al. MR arthrography of the glenohumeral joint: a tailored approach. AJR Am J Roentgenol 2001;177:217-9.

[5] Zwar RB, Read JW, Nakes JB. Sonographically guided glenohumeral joint injection. AJR Am J Roentgenol 2004;183:48-50.

[6] Sethi PM, Kingston S, Ellatrache N. Accuracy of anterior intra-articular injection of the glenohumeral joint. Arthroscopy 2005;21:77-80.

[7] Balich SM, Sheley RC, Brown TR, et al. MR imaging of the rotator cuff tendon: interobserver agreement and analysis of interpretative errors. Radiology 1997;204:191-4.

[8] Robertson PL, Schweitzer ME, Mitchell DG, et al. Rotator cuff disorders: interobserver and intraobserver variation in diagnosis with MR imaging. Radiology 1995;194:831-5.

[9] Meister K, Thesing J, Montgomery WJ, et al. MR arthrography of partial thickness tears of the undersurface of the rotator cuff: an arthroscopic correlation. Skeletal Radiol 2004;33:136-41.

[10] Tirmann PF, Bost FW, Steinbach LS, et al. MR arthrographic depiction of tears of the rotator cuff: benefit of abduction and external rotation of the arm. Radiology 1994;192:851-6.

[11] Flannigan B, Kursunoglu-Brahme S, Synder S, et al. MR arthrography of the shoulder: comparison with conventional MR imaging. AJR Am J Roentgenol 1990;155:829-32.

[12] Palmer WE, Brown JH, Rosenthal DJ. Fat-suppressed MR arthrography of the shoulder: evaluation of the rotator cuff. Radiology 1993;188:683-7.

[13] Garneau RA, Renfrew DL, Moore TE, et al. Glenoid labrum: evaluation with MR imaging. Radiology 1991;179:519-22.

[14] Chandnani VP, Yeager TD, DeBerardino T, et al. Glenoid labral tears: prospective evaluation with MR imaging, MR arthrography and CT arthrography. AJR Am J Roentgenol 1993;161:1229-35.

[15] Connell DA, Potter HG, Wickiewicz TL, et al. Noncontrast magnetic resonance imaging of superior labral lesions: 102 cases confirmed at arthroscopic surgery. Am J Sports Med 1999;27:208-13.

[16] Palmer WE, Brown JH, Rosenthal DJ. Labral-ligamentous complex of the shoulder: evaluation with MR arthrography. Radiology 1994;190:645-51.

[17] Waldt S, Burkart A, Imhoff AB, et al. Anterior shoulder instability: accuracy of MR arthrography in the classification of anteroinferior labroligamentous injuries. Radiology 2005;237:578-83.

[18] Yu JS, Ashman CJ, Jones G. The POLPSA lesion: MR imaging findings with arthroscopic correlation in patients with posterior instability. Skeletal Radiol 2002;31:396-9.

[19] Kim SH, Ha KI, Yoo JC, et al. Kim's lesion, an incomplete and concealed avulsion of the posteroinferior labrum in posterior or multidirectional instability of the shoulder. Arthroscopy 2004;20:712-20.

[20] O'Connell PW, Nuber GW, Mileski RA, et al. The contribution of the glenohumeral ligaments to anterior stability of the shoulder joint. Am J Sports Med 1990;18:579-84.

[21] Cvitanic O, Tirman PF, Feller JF, et al. Using abduction and external rotation of the shoulder to increase the sensitivity of MR arthrography in revealing tears of the anterior glenoid labrum. AJR Am J Roentgenol 1997;169:837-44.

[22] Betran J, Bencardino J, Padron M, et al. The middle glenohumeral ligament: normal anatomy, variants and pathology. Skeletal Radiol 2002;31:253-62.

[23] Jung JY, Jee WH, Chun HJ, et al. Adhesive capsulitis of the shoulder: evaluation with MR arthrography. Eur Radiol 2005;14:1-6.

[24] Chung CB, Dwek JR, Cho GJ, et al. Rotator cuff interval: evaluation with MR imaging and MR arthrography of the shoulder in 32 cadavers. J Comput Assist Tomogr 2000;24:738-43.

[25] Morag Y. Jacobson JA, Shields G, et al. MR arthrography of the rotator interval, long head of the biceps and biceps pulley of the shoulder. Radiology 2005;235:21-30.

[26] Bennett WF. Subscapularis, medial and lateral head coracohumeral ligament insertion anatomy: arthroscopic appearance and incidence of "hidden" rotator interval lesions. Arthroscopy 2001;17:173-80.

[27] Speilmann AL, Forster BB, Kokan P, et al. Shoulder after rotator cuff repair: MR imaging findings in asymptomatic individuals – initial experience. Radiology 1999;213:705-8.

[28] Jost B, Pfirrman CW, Gerber C, Switzerland Z. Clinical outcome after structural failure of

rotator cuff repairs. J Bone Joint Surg Am 2000;82:304-14.
[29] Rand T, Freilinger W, Breitenseher M, et al. Magnetic resonance arthrography (MRA) in the postoperative shoulder. Magn Reson Imaging 1999;17:843-50.
[30] Sugimoto H, Suzuki K, Mihara K, et al. MR arthrography of shoulders after suture-anchor Bankart repair. Radiology 2002;224:105-11.
[31] Mohana-Borges AV, Chung CB, Resnick DMR. Imaging and MR arthrography of the postoperative shoulder: a spectrum of normal and abnormal findings. Radiographics 2004;24:69-85.
[32] Tuite MJ, Rutkowski A, Enright T, et al. Width of high signal and extension posterior to biceps tendon as signs of superior labrum anterior to posterior tears on MR or MR arthrography. AJR Am J Roentgenol 2005;185:1422-8.
[33] Schwartz ML, al-Zahrani S. Morwessel RM, et al. Ulnar collateral ligament injury in the throwing athlete: evaluation with saline-enhanced MR arthrography. Radiology 1995;197:297-9.
[34] O'Driscoll SW, Bell DF, Morrey BF. Posterolateral rotary instability of the elbow. J Bone Joint Surg Am 1991;73:440-6.
[35] Potter H, Weiland AJ, Schatz J, et al. Posterolateral instability of the elbow: usefulness of MR in the diagnosis. Radiology 1997;2004:185-9.
[36] Carrino J, Morrison W, Zou K, et al. Lateral ulnar collateral ligament of the elbow: optimization of evaluation with two-dimensional MR imaging. Radiology 2001;218:118-25.
[37] Brown RR, Fliszar E, Cotten A, et al. Extrinsic and intrinsic ligaments of the wrist: normal and pathologic anatomy at MR arthrography with three-compartment enhancement. Radiographics 1998;18:667-74.
[38] Zanetti M, Bram J, Hodler J. Triangular fibrocartilage and intercarpal ligaments of the wrist: does MR arthrography improve standard MRI'? J Magn Reson Imaging 1997;7:590-4.
[39] Scheck RJ, Kubitzek C, Hierner R, et al. The scapholunate interosseous ligament in MR arthrography of the wrist: correlation with non-enhanced MRI and wrist arthroscopy. Skeletal Radiol 1997;26:263-71.
[40] Levinsohn EM, Rosen ID, Palmer AK. Wrist arthrography: value of the three-compartment injection method. Radiology 1991;179:231-9.
[41] Cerezal L, Abascal F, Garcia-Valtuille R, et al. Wrist MR arthrography: how, why, when. Radiol Clin North Am 2005;43:709-31.
[42] Oneson SR, Timins ME, Scales LM, et al. MR imaging diagnosis of triangular fibrocartilage pathology with arthroscopic correlation. AJR Am J Roentgenol 1997;168:1513-8.
[43] Haims AH, Schweitzer ME, Morrison WB, et al. Limitations of MR imaging in the diagnosis of peripheral tears of the triangular fibrocartilage of the wrist. AJR Am J Roentgenol 2002;178:419-22.
[44] Schulte-Altedorneburg G, Gebhard M, Wohlgemuth W, et al. MR arthrography: pharmacology, efficacy and safety in clinical trials. Skeletal Radiol 2003;32:1-12.
[45] Smith DK. Scapholunate interosseous ligament of the wrist: MR appearances in asymptomatic volunteers and arthrographically normal wrists. Radiology 1994;192:217-21.
[46] Smith DK, Snearly WN. Lunotriquetral interosseous ligament of the wrist: MR appearances in asymptomatic volunteers and arthrographically normal wrists. Radiology 1994;191:199-202.
[47] Smith DK. MR imaging of normal and injured wrist ligaments. Magn Reson Imaging Clin N Am 1995;3:229-48.
[48] Theumann NH, Pfirrmann CW, Antonio GE. Extrinsic carpal ligaments: normal MR arthrographic appearance in cadavers. Radiology 2003;226:171-9.
[49] Zlatkin MB, Rosner J. MR imaging of ligaments and triangular fibrocartilage complex of the wrist. Magn Reson Imaging Clin N Am 2004;12:301-31.
[50] Byrd JW, Jones KS. Traumatic rupture of the ligamentum teres as a source of hip pain. Arthroscopy 2004;20:385-91.
[51] Czerny C, Hofmann S, Neuhold A, et al. Lesions of the acetabular labrum: accuracy of MR imaging and MR arthrography in detection and staging. Radiology 1996;200:225-30.
[52] Czerny C, Hofmann S, Urban M, et al. MR arthrography of the adult acetabular capsular-labral complex: correlation with surgery and anatomy. AJR Am J Roentgenol 1999;173;349.
[53] Erb R. Current concepts in imaging the adult hip. Clin Sports Med 2001;20:661-96.
[54] Grainger AJ, Elliott JM. Campbell RS, et al. Direct MR arthrography: a review of current use.
Clin Radiol 2000;55:163-76.
[55] Haims A, Katz LD, Busconi B. MR arthrography of the hip. Radiol Clin North Am 1998;36:691-702.
[56] Hodler J, Yu JS, Goodwin D, et al. MR arthrography of the hip: improved imaging of the acetabular labrum with histologic correlation in cadavers. AJR Am J Roentgenol 1995;165:887-91.
[57] Kramer J, Recht MP. MR arthrography of the lower extremity. Radiol Clin North Am 2002;40:1121-32.
[58] Leunig M, Werlen S, Ungersbrock A. Evaluation of the acetabular labrum by MR arthrography. J Bone Joint Surg Br 1997;79:230-4.
[59] Palmer WE. MR arthrography of the hip. Semin Musculoskelet Radiol 1998;2:349-61.

[60] Palmer WE. MR arthrography: is it worthwhile? Top Magn Reson Imaging 1996;8:243.

[61] Petersilge CA. Current concepts of MR arthrography of the hip. Semin Ultrasound CT MR 1997;18:291-301.

[62] Petersilge CA. Haque MA, Petersilge WJ, et al. Acetabular labral tears: evaluation with MR arthrography. Radiology 1996;200:231-5.

[63] Plotz GM, Brossmann J, Schunke M, et al. Magnetic resonance arthrography of the acetabular labrum. J Bone Joint Surg Br 2000;82:426-32.

[64] Sadro C. Current concepts in magnetic resonance imaging of the adult hip and pelvis. Semin Roentgenol 2000;35:231-48.

[65] Shea KP, Kalamchi A, Thompson GH. Acetabular epiphysis-labrum entrapment following traumatic dislocation of the hip in children.
J Pediatr Orthop 1986;6:215-9.

[66] Schmid MR, Notzli HP, Zanetti M, et al. Cartilage lesions in the hip: diagnostic effectiveness of MR arthrography. Radiology 2003;226382-6.

[67] Duc SR, Hodler J, Schmid MR, et al. Prospective evaluation of two different injection techniques for MR arthrography of the hip. Eur Radiol 2006;16:473-8.

[68] McCarthy JC, Mason JB, Wardell SR. Hip arthroscopy for acetabular dysplasia: a pipe dream? Orthopedics 1998;21:977-9.

[69] Dinauer PA, Murphy KP, Carroll JF. Sublabral sulcus at the posteroinferior acetabulum: a potential pitfall in MR arthrography diagnosis of acetabular labral tears. AJR Am J Roentgenol 2004;183:1745-53.

[70] Keene GS, Villar RN. Arthroscopic anatomy of the hip: an in vivo study. Arthroscopy 1994;10:392-9.

[71] Sciulli RL, Boutin RD, Brown RR, et al. Evaluation of the postoperative meniscus of the knee: a study comparing conventional arthrography, conventional MR imaging, MR arthrography with iodinated contrast material, and MR arthrography with gadolinium-based contrast material. Skeletal Radiol 1999;28:508-14.

[72] Applegate GR, Flannigan BD, Tolin BS, et al. MR diagnosis of recurrent tears in the knee: value of intraarticular contrast material. AJR Am J Roentgenol 1993;161:821-5.

[73] White LM, Schweitzer ME, Weishaupt D, et al. Diagnosis of recurrent meniscal tears: prospective evaluation of conventional MR imaging, indirect MR arthrography, and direct MR arthrography. Radiology 2002;222:421-9.

[74] Magee T, Shapiro M, Rodriguez J, et al. MR arthrography of postoperative knee: for which patients is it useful? Radiology 2003;229:159-63.

[75] Haims AH, Katz LAD, Ruwe PA. MR arthrography of the knee. Semin Musculoskelet Radiol 19982:385-96.

[76] Crues JV III, Mink J, Levy TL, et al. Meniscal tears of the knee: accuracy of MR imaging. Radiology 1987;164:4458.

[77] De Smet AA, Norris MA, Yandow DR, et al. MR diagnosis of meniscal tears of the knee: importance of high signal in the meniscus that extends to the surface. AJR Am J Roentgenol 1993;161:101-7.

[78] Kramer J, Stiglbauer R, Engel A, et al. MR contrast arthrography (MRA) in osteochondrosis dissecans. J Comput Assist Tomogr 1992;16:254-60.

[79] Chung CB, Isaza IL, Angulo M, et al. MR arthrography of the knee: how, why, when. Radiol Clin North Am 2005;43:733-46.

[80] Wilson DJ. Joint aspiration. In: Interventional radiology of the musculoskeletal system. London: Edward Arnold; 1995. p. 3-11.

[81] Boruta PM, Bishop JO, Braly WG, et al. Acute lateral ankle ligament injuries: a literature review. Foot Ankle Int 1990;11:107-13.

[82] Bencardino JT, Rosenberg ZS. Normal variants and pitfalls in MR imaging of the ankle and foot. Magn Reson Imaging Clin N Am 2001;9:447-63.

[83] Cheung Y, Rosenberg ZS. MR imaging of ligamentous abnormalities of the ankle and foot. Magn Reson Imaging Clin N Am 2001;9:507-31.

[84] Gerber JP, Williams GN, Scoville CR, et al. Persistent disability associated with ankle sprains: a prospective examination of an athletic population. Foot Ankle Int 1998;19:653-60.

[85] Chandnani VP. Harper MT. Ficke JR, et al. Chronic ankle instability: evaluation with MR arthrography, MR imaging, and stress radiography. Radiology 1994;192:189-94.

[86] Erickson SJ, Smith JW. Ruiz ME. MR imaging of the lateral collateral ligament of the ankle. AJR Am J Roentgenol 1991;156:131-6.

[87] Narvaez JA, Cerezal L, Narvaez J. MRI of sportsrelated injuries of the foot and ankle: part 1. Curr Probl Diagn Radiol 2003;32:139-55.

[88] Muhle C, Frank LR, Rand T. Collateral ligaments of theankle: high-resolution MR imaging with a local gradient coil and anatomic correlation in cadavers. Radiographics 1999;19:673-83.

[89] Schneck CD, Mesgarzadeh M, Bonakdarpour A. MR imaging of the most commonly injured ankle ligaments: Part IL ligament injuries. Radiology 1992;184:507-12.

[90] Rosenberg ZS, Beltran J, Bencardino JT. From the RSNA refresher courses, Radiological Society of North America: MR imaging of the ankle and foot. Radiographics 2000;20:5153-79.

[91] Rosenberg ZS, Cheung YY, Beltran J, et al. Posterior intermalleolar ligament of the ankle:

normal anatomy and MR imaging features. AJR Am J Roentgenol 1995;165:387-90.
[92] Helgason JW, Chandnani VP. MR arthrography of the ankle. Radiol Clin North Am 1998;36:729-38.
[93] Lee SH, Jacobson J, Trudell D, et al. Ligaments of the ankle: normal anatomy with MR arthrography. J Comput Assist Tomogr 1998;22:807-13.
[94] Cerezal L, Abascal F, Canga A. MR imaging of ankle impingement syndromes. AJR Am J Roentgenol 2003;181:551-9.
[95] Robinson P, White LM. Soft-tissue and osseous impingement syndromes of the ankle: role of imaging in diagnosis and management. Radiographics 2002;22:1457-71.
[96] Narvaez JA, Cerezal L, Narvaez J. MRI of sports-related injuries of the foot and ankle: part 2. Curr Probl Diagn Radiol 2003;32:177-93.
[97] Umans H. Ankle impingement syndromes. Semin Musculoskelet Radiol 2002;6:133-9.
[98] Robinson P, White LM, Salonen DC, et al. Anterolateral ankle impingement: MR arthrographic assessment of the anterolateral recess. Radiology 2001;221:186-90.
[99] Robinson P. White LM, Salonen D, et al. Anteromedial impingement of the ankle: using MR arthrography to assess the anteromedial recess. AJR Am J Roentgenol 2002;178:601.
[100] Elentuck D, Palmer WE. Direct magnetic resonance arthrography. Ear Radiol 2004;14:1956-67.
[101] Farooki S. Yao L. Seeger LL. Anterolateral impingement of the ankle: effectiveness of MR imaging. Radiology 1998;207:357-60.
[102] Jordan LK III, Helms CA, Cooperman AE, et al. Magnetic resonance imaging findings in anterolateral impingement of the ankle. Skeletal Radiol 2000;29:34-9.
[103] Rubin DA, Tishkoff NW, Britton CA, et al. Anterolateral soft-tissue impingement in the ankle: diagnosis using MR imaging. AJR Am J Roentgenol 1997;169:829-35.
[104] Wolin 1, Glassman F, Sideman S, et al. Internal derangement of the talofibular component of the ankle. Surg Gynecol Obstet 1950;91:193-200.
[105] Cerezal L, Abascal F, Garcia-Valtuille R, et al. Ankle MR arthrography: how, why, when. Radiol Clin North Am 2005;43:693-707.
[106] Bassett FH III, Gates HS III, Billys JB, et al. Talar impingement by the anteroinferior tibiofibular ligament: a cause of chronic pain in the ankle after inversion sprain. J Bone Joint Surg Am 1990;72:55-9.
[107] Ferkel RD, Karzel RP, Del Pizzo W, et al. Arthroscopic treatment of anterolateral impingement of the ankle. Am J Sports Med 1991;19:440-6.
[108] Liu SH, Raskin A, Osti L, et al. Arthroscopic treatment of anterolateral ankle impingement. Arthroscopy 1994;10:215-8.
[109] Lui HL. Nuccion SL, Finerman G. Diagnosis of anterolateral ankle impingement: comparison between MRI and clinical examination. Am J Sports Med 1997;25:389-93.
[110] Paterson RS, Brown JN. The posteromedial impingement lesion of the ankle: a series of six cases. Am J Sports Med 2001;29:550-7.
[111] Rosenberg ZS, Cheung YY, Beltran J, et al. Posterior intermalleolar ligament of the ankle: normal anatomy and MR imaging features. AJR Am J Roentgenol 1995;165:387-90.
[112] Fiorella D, Helms CA, Nunley JA. The MR imaging features of the posterior intermalleolar ligament in patients with posterior impingement syndrome of the ankle. Skeletal Radiol 1999;28:573-6.
[113] Imhof H, Nobauer-Huhmann IM, Krestan C, et al. MRI of the cartilage. Eur Radiol 2002;12:2781-93.
[114] Brossmann J, Preidler KW, Daenen B, et al. Imaging of osseous and cartilaginous intraarticular bodies in the knee: comparison of MR imaging and MR arthrography with CT and CT arthrography in cadavers. Radiology 1996;200:509-17.
[115] Schweitzer ME, Natale P, Winalski CS, et al. Indirect wrist MR arthrography: the effects of passive motion versus active exercise. Skeletal Radiol 2000;29:10-4.
[116] Zoga AC, Schweitzer ME. Indirect magnetic resonance arthrography: applications in sports imaging. Top Magn Reson Imaging 2003;14:25-33.
[117] Morrison WB. Indirect MR arthrography: concepts and controversies. Semin Musculoskelet Radiol 2005;9:125-34.
[118] Peh WC, Cassar-Pullicino VN. Magnetic resonance arthrography: current status. Clin Radiol 1999;54:575-87.
[119] Yanagawa A, Takano K, Nishioka K, et al. Clinical staging and gadolinium-DTPA enhanced imaging of the wrist in rheumatoid arthritis. J Rheumatol 1993;20:781-4.
[120] Wallny T, Sommer T, Steuer K, et al Klinische und kernspintomographische diagnostik von labrum-glenoidale-verletzungen. Unfallchirurg 1998;101:613-8.
[121] Wintzell G, Larsson H, Larsson S. Indirect MR arthrography of anterior shoulder instability in the ABER and the apprehension test positions: a prospective comparative study of two different shoulder positions during MRI using intravenous gadodiamide contrast for enhancement of the joint fluid. Skeletal Radiol 1998;27:488-94.
[122] Yagci B, Manisals M, Yilmaz E, et al. Indirect MR arthrography of the shoulder in detection of rotator cuff ruptures. Eur Radiol 2001;11:258-62.
[123] Herold T, Lenhart M, Held P, et al. Indirekte MR-arthrographie des handgelenks bei

TFCC-lasionen. Rofo Fortschr Geb Rontgenstr Neuen Bildgeb Verfahr 2001;173:1006-11.
[124] Wagner SC, Schweitzer ME, Morrison WB, et al. Shoulder instability: accuracy of MR imaging performed after surgery in depicting recurrent injury – initial findings. Radiology 2002;222:196-203.
[125] Nishii T, Nakanishi K, Sugano N, et al. Acetabular labral tears: contrast-enhanced MR imaging under continuous leg traction. Skeletal Radiol 1996;25:349-56.
[126] Winalski CS, Aliabadi P, Wright RJ, et al. Enhancement of joint fluid with intravenously administered gadopentetate dimeglumine: technique, rationale, and implications. Radiology 1993;187:179-85.
[127] Allmann KH, Schafer O, Hauer M, et al. Indirect MR arthrography of the unexercised glenohumeral joint in patients with rotator cuff tears. Invest Radiol 1999;34:435-40.
[128] Kaura DR, Schweitzer ME, Weishaupt D, et al. Optimization of indirect arthrography of the knee by application of external heat: initial experience. J Magn Reson Imaging 2005;22:810-2.
[129] Weishaupt D, Schweitzer ME, Rawool NM, et al. Indirect MR arthrography of the knee: effects of low-intensity ultrasound on the diffusion rate of intravenously administered Gd-DTPA in healthy volunteers. Invest Radiol 2001;36:493-9.
[130] White LM, Schweitzer ME, Weishaupt D, et al. Diagnosis of recurrent meniscal tears: prospective evaluation of conventional MR imaging, indirect MR arthrography, and direct MR arthrography. Radiology 2002;222:421-9.
[131] Haims AH, Schweitzer ME, Morrison WB. Internal derangement of the wrist: indirect MR arthrography versus unenhanced MR imaging. Radiology 2003;227:701-7.
[132] Hantes ME, Zachos VC, Zibis AH, et al. Evaluation of meniscal repair with serial magnetic resonance imaging: a comparative study between conventional MRI and indirect MR arthrography [erratum in Eur J Radiol 2005;53(2):321]. Eur J Radiol 2004;50:231-7.

5 – Ressonância Magnética de Alto Campo

Patricia M. Cunningham, MD, FFR, RCSI, MMedSci, MSc[a,*], Meng Law, MD[b], Mark E. Schweitzer, MD[a,b]

[a]*Department of Radiology, New York University Hospital for Joint Diseases, 301 East 17th Street, New York, NY 10003, USA*
[b]*Department of Radiology and Neurosurgery, New York University, 530 First Avenue, New York, NY 10016, USA*

Nas últimas décadas, uma das grandes ênfases da pesquisa na área da imagem foi o desenvolvimento de equipamentos de ressonância magnética (RM) de baixo campo e magneto aberto. Entretanto, nos últimos cinco anos, quando o foco da RM se tornou menos anatômico e mais funcional, ocorreu uma migração para o desenvolvimento de equipamentos de alto campo. Assim, equipamentos de 3 T estão se tornando cada vez mais comuns nos centros diagnósticos, e mesmo aparelhos de 7 T já estão disponíveis em centros de pesquisa. O alto campo apresenta inúmeras vantagens em potencial com relação ao baixo campo, dentre elas a redução da relação sinal-ruído (RSR), a maior resolução espacial e o menor tempo necessário para realização do exame. As desvantagens incluem limitações técnicas nas seqüências a serem realizadas, maior intensidade de artefatos e elevada taxa de absorção específica (TAE), esta última com seus potenciais danos teciduais.

Taxa de absorção específica

A TAE mede a energia absorvida no tecido por unidade de massa e indica seu potencial de aquecimento, decorrente da aplicação da energia necessária para produzir o sinal da RM. A quantidade de energia absorvida é proporcional ao quadrado da intensidade do campo magnético, o que é uma preocupação em equipamentos de 3 T ou superiores. Alguns tecidos apresentam maior sensibilidade ao aquecimento, como olhos, cérebro e testículos. A gordura e o músculo estão em um nível de sensibilidade intermediária, enquanto o osso e o sangue circulante são pouco sensíveis. Em teoria, os tecidos que apresentam pobre vascularização são menos suscetíveis.

A TAE é uma função complexa de inúmeras variáveis e aumenta juntamente com a duração do pulso e do ciclo de trabalho, bem como com a utilização de pulsos de 180° e seqüências T1 rho ou FSE. Por outro lado, a TAE pode ser reduzida diminuindo o tempo de repetição (TR) e utilizando pulsos abaixo de 180°.

Relação sinal-ruído

A RSR é uma função da intensidade do campo magnético, do volume de tecido escaneado, da espessura do corte, do tempo de eco e da largura da banda. Tecnicamente, a intensidade do sinal é proporcional ao quadrado do campo magnético estático, enquanto o ruído aumenta linearmente com a intensidade do campo. Portanto, equipamentos de 3 T apresentam RSR duas vezes maior que equipamentos de 1,5 T (Fig. 1). Diferenças no tempo de relaxamento tecidual, na sensibilidade à susceptibilidade magnética e no desvio químico entre a água e a gordura resultam em um aumento de 80% na RSR em equipamentos de 3 T, em comparação com 1,5 T. Esse au-

*E-mail: cunnip01@med.nyu.edu (P. M. Cunningham).

mento na RSR pode ser utilizado para melhorar a resolução, realizar mais seqüências, diminuir o tempo de realização do exame ou realizar imagens funcionais.

Resolução temporal

O desenvolvimento de bobinas de varredura de fase permitiu a aquisição de imagens paralelas, que são utilizadas para melhorar a resolução temporal, aumentando a velocidade de aquisição e reduzindo o tempo do exame, este último ainda gerando o benefício adicional de limitar os artefatos de movimento.

Largura da banda

A largura da banda (LB) é a amplitude de freqüência aceita pelo receptor para gerar sinal. A RSR é inversamente proporcional à raiz quadrada da LB. Aumentar a LB ajuda a reduzir vários artefatos como os de susceptibilidade magnética e de desvio químico, que são problemáticos em equipamentos de alto campo. A deterioração da RSR pelo aumento da largura da banda em 3 T é tolerável, já que há concomitante redução no borramento da imagem e na formação de artefatos. O principal limitador ao aumento da LB é o conseqüente aumento da TAE.

Protocolos

Vários ajustes nos protocolos devem ser realizados para maximizar os benefícios do exame de alto campo. Por exemplo, o tempo de relaxamento nas seqüências ponderadas em T1 aumenta em mais de 40%, o que produz um TR mais longo e uma elevação na TAE.

Na avaliação da coluna, o reduzido tamanho das estruturas avaliadas e a proximidade entre elas tornam necessário otimizar os padrões de contraste tecidual. O aumento no tempo de relaxamento de T1 torna necessário aumentar o TR para manter o contraste, à custa de aumento no tempo de realização do exame e seus conseqüentes artefatos de movimento. Alguns centros realizam seqüência inversão-recuperação ponderada em T1 para avaliação da coluna em 3 T, o que aumenta o contraste entre o líquido cerebrospinal (LCS) e o espaço discal (Fig. 2), mesmo que existam relatos sobre a incapacidade de diferenciar entre o LCS e a medula espinal com esta técnica, pois para rechaçar essa limitação basta utilizar imagens paralelas e calcular o tempo ideal de inversão-recuperação (Fig. 3).

Modificações de menor magnitude também são observadas nas seqüências ponderadas em T2, cujo tempo de relaxamento também aumenta com o aumento da intensidade do campo magnético. As diferenças são mais

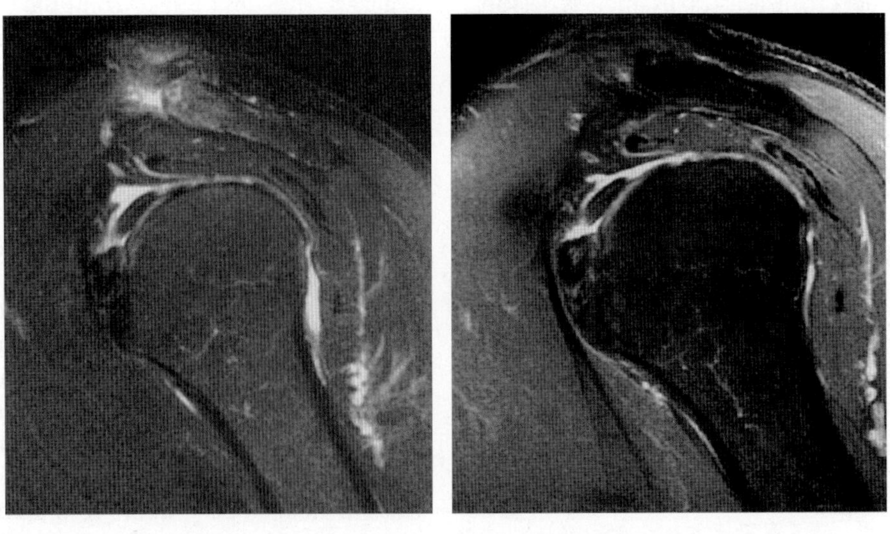

A B

Fig. 1. Imagens do mesmo ombro, utilizando o mesmo CdV, a mesma matriz e o mesmo TR/TE. (*A*) Equipamento 1,5 T Siemens Sonata. (*B*) Equipamento 3,0 T Siemens Trio.

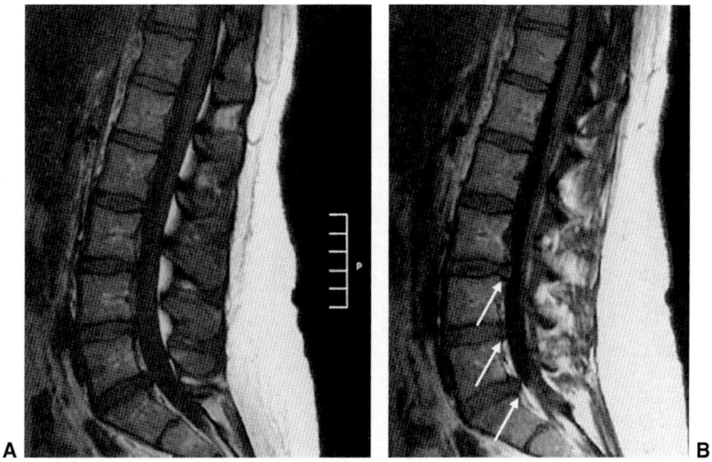

Fig. 2. Imagens da coluna lombar ponderadas em T1, obtidas em equipamento de 3T, para comparação. (*A*) Seqüência FSE demonstra o pouco contraste entre o líquido cerebrospinal (LCS) e os discos intervertebrais em decorrência do aumento do tempo de relaxamento de T1. (*B*) Utilizando a seqüência inversão-recuperação, há significativo ganho no contraste e melhor diferenciação entre os discos *(setas)* e o LCR, que se encontra atenuado, permitindo detecção mais intuitiva de herniações discais. Note que as raízes nervosas estão mais conspícuas.

importantes em tecidos como cartilagem, músculo e tendão. Para contrabalançar essa peculiaridade técnica, geralmente reduzimos o TE em 10-15% (Fig. 4).

A ponderação em densidade de prótons é especialmente problemática em equipamentos de 3 T ou superiores. Seqüências com parâmetros de densidade de prótons em 1,5 T são basicamente imagens T1 em 3 T. Em nossa opinião, as dificuldades serão ainda mais importantes com o crescente aumento na intensidade do campo magnético.

Vários conceitos podem ser aplicados no alto campo em relação ao contraste da imagem, como a redução do tamanho do pixel. Como o tamanho do pixel é igual ao campo de visão (CdV) dividido pela matriz multiplicada pela espessura do corte, CdVs menores, matrizes maiores e cortes mais finos podem ser empregados (Fig. 3). Uma diminuição no tamanho do voxel também pode ser obtida em decorrência da elevada RSR, o que apresenta o benefício secundário de minimizar os artefatos de susceptibilidade, um dos problemas da RM de alto campo.

O aumento da largura da banda do receptor é outro ajuste que deve ser feito no alto campo, com o intuito de aumentar a quantidade de cortes, encurtar o TE e reduzir o artefato de desvio químico, mesmo que isso determine uma queda da RSR.

Outra particularidade dos aparelhos de alto campo é a menor necessidade do uso de gadolínio, pois há maior resolução e os contrastes positivos são menos visíveis, especialmente acima de 3 T. Parte dessa perda de visualização da substância de contraste pode ser temporal, já que o exame é realizado de forma mais rápida, potencialmente não demonstrando a impregnação que ocorreria normalmente em exames em que é necessário maior tempo de aquisição. Por esse motivo, realizamos de rotina em nossos locais de trabalho 3-4 avaliações pós-contraste, para comparar a impregnação precoce e tardia.

Por último, a utilização de protocolos de aquisição paralela reduz significativamente o tempo de exame em 3 T, desde que bobinas em arranjo de fase ideais sejam utilizadas. Por exemplo, um iPAT fator 2 permite reduzir o tempo de exame em 50% com apenas 20% de perda do sinal. O número de canais, não o número de elementos na bobina, é importante para a imagem paralela. Protocolos de aquisição paralela e

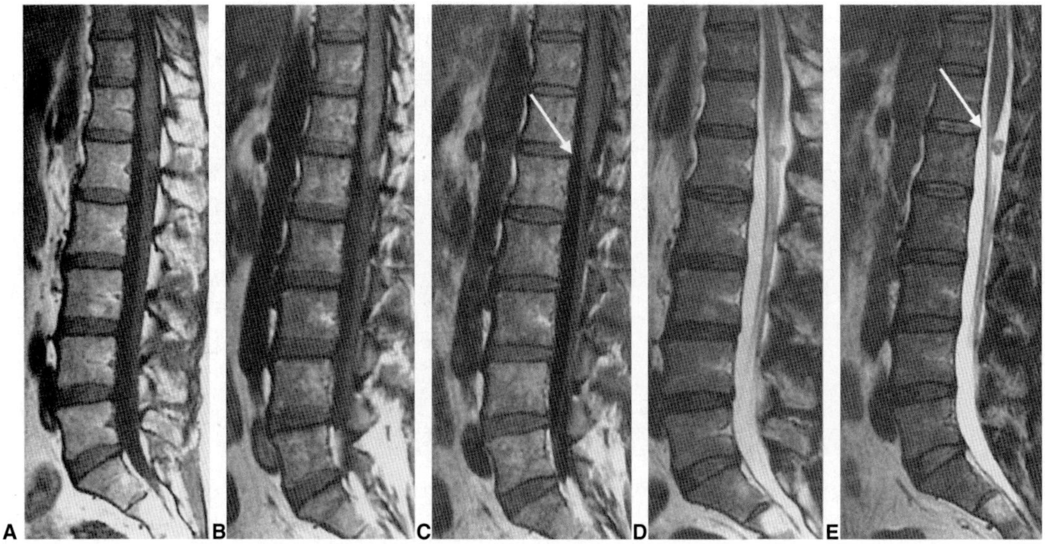

Fig. 3. Imagens da coluna lombar ponderadas em T1, obtidas em equipamentos de 1,5 T e 3,0 T, para comparação. (*A*) Imagem 1,5 T FSE sagital ponderada em T1 demonstra lesão em L1. (*B*) Imagem 3,0 T FSE ponderada em T1, que não demonstra aumento na conspicuidade da lesão comparativamente com 1,5 T. (*C*) Imagem 3,0 T inversão-recuperação ponderada em T1 demonstra boa supressão do LCR, o que melhora o delineamento da lesão, da medula espinal e das raízes nervosas adjacentes. (*D*) Imagem 1,5 T FSE ponderada em T2 demonstra a lesão em L1. (*E*) Imagem 3,0 T FSE ponderada em T2 utilizando espessura de corte mais fina (3 mm), o que permite visualizar de forma mais nítida os contornos da lesão, pelo aumento da resolução espacial.

TE reduzido são as formas mais eficientes de obter sinal, enquanto que o aumento no número de excitações é o menos eficiente.

Gradientes

Os gradientes são medidos pela amplitude máxima e pelo tempo de ascensão. Um terceiro parâmetro, o índice de virada, é uma derivação que combina os dois parâmetros já citados, sendo definido como a amplitude máxima do gradiente dividida pelo seu tempo de ascensão. Os gradientes não se correlacionam diretamente com a intensidade do campo magnético, mas em geral os fabricantes das unidades

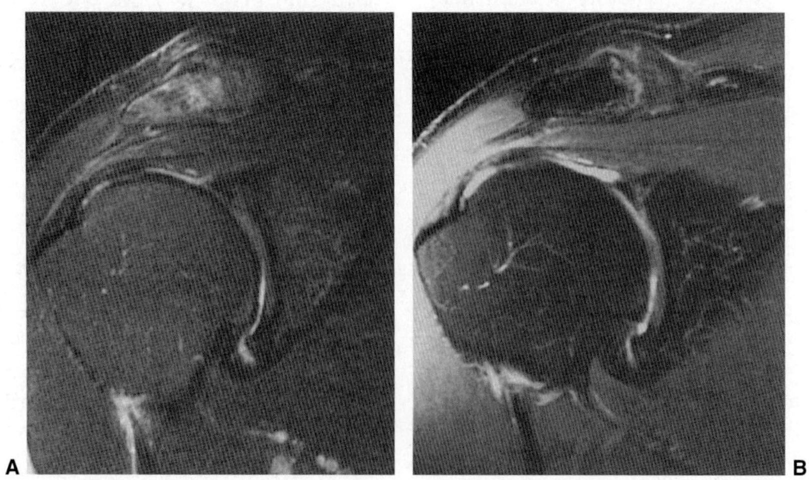

Fig. 4. Modificações em imagens ponderadas em T2, de acordo com a intensidade do campo magnético. (*A*) 1,5 T, TE 48 ms. (*B*) 3 T, TE 42 ms.

de RM oferecem gradientes mais potentes em equipamentos com maior intensidade de campo (Tabela 1).

Historicamente, o gradiente vem sendo considerado um parâmetro secundário para a obtenção de imagens do sistema musculoesquelético, mesmo que seja útil de várias formas. Por exemplo, ele permite mais cortes por TR, o que reduz o tempo de exame. Contudo, como imagens ponderadas em T1 e densidade de prótons requerem um aumento no TR para manutenção do contraste, esta maior agilidade em 3 T é apenas relevante em imagens ponderadas em T2 ou seqüências gradientes-eco (GRE) (Fig. 5). Um gradiente mais potente também reduz o TE mínimo, o que aumenta a RSR para T1 e densidade protônica, mas ambas são pouco utilizadas em 3 T.

Os maiores benefícios do gradiente mais potente no contexto aqui pretendido são a rápida execução de seqüências GRE e a disponibilização de estudos funcionais. Ademais, gradientes mais rápidos permitem ampliar a largura da banda, o que minimiza os artefatos e reduz a RSR. Outras vantagens do gradiente em alto campo são a possibilidade de aquisição de cortes mais finos e de diminuição do CdV (Fig. 6).

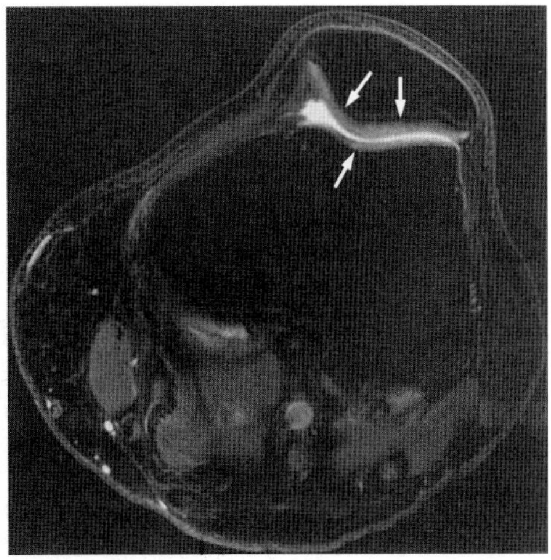

Fig. 5. Equipamento Siemens Trio demonstra a cartilagem femoropatelar em alta definição (*setas*). (Siemen Medical Solutions USA, Inc., Erlangen, Germany.).

Artefatos

Os principais artefatos na RM do sistema musculoesquelético são os de borramento, ângulo mágico, transferência de magnetização, susceptibilidade magnética e desvio químico.

O borramento não se relaciona diretamente com a intensidade do campo magnético e pode ser reduzido pelo aumento do gradiente nos equipamentos de alto campo. Adicionalmente, utilizamos trem de ecos mais curtos em 3 T para reduzir a TAE, o que também reduz o borramento.

O desvio químico é formado pela mudança na intensidade do sinal entre duas estruturas contíguas. O artefato é linearmente proporcional à intensidade do campo e, portanto, duas vezes maior em equipamentos de 3 T, comparativamente com 1,5 T. Esses artefatos podem ser minimizados aumentando-se a largura da banda e empregando-se seqüências específicas com supressão de gordura.

O artefato de susceptibilidade magnética é observado em locais onde há perda de sinal e distorção do campo magnético pela presença de estruturas com baixa quantidade de prótons, como metal e ar. Esse efeito cresce exponencialmente com o aumento do campo e é um grande problema para avaliar próteses, implantes, parafusos, hastes ou outros dispositivos ortopédicos. Algumas modificações na técnica, como reduzir o TE, diminuir o voxel e aumentar a largura da banda, podem até melhorar um pouco a imagem, mas ela sempre será de pior qualidade em um equipamento de alto campo, comparativamente com aparelhos de baixo campo. Assim, para avaliação pós-operatória de alguns pacientes pode ser preferível utilizar campo de menor intensidade, especialmente em regiões como o punho, rico em osso cortical, o que acentua ainda mais o artefato.

Técnicas de transferência de magnetização utilizam um pulso de radiofreqüência externo para saturar macromoléculas (prótons li-

Tabela 1
Gradientes por intensidade do campo magnético (miliTesla/m)

	0,2 T	0,35 T	0,7 T	1,5 T	3 T	7 T
Amplitude	10-15	15-21	25	33	45	45
Índice de virada	17-25	30-55	69	120	200	200

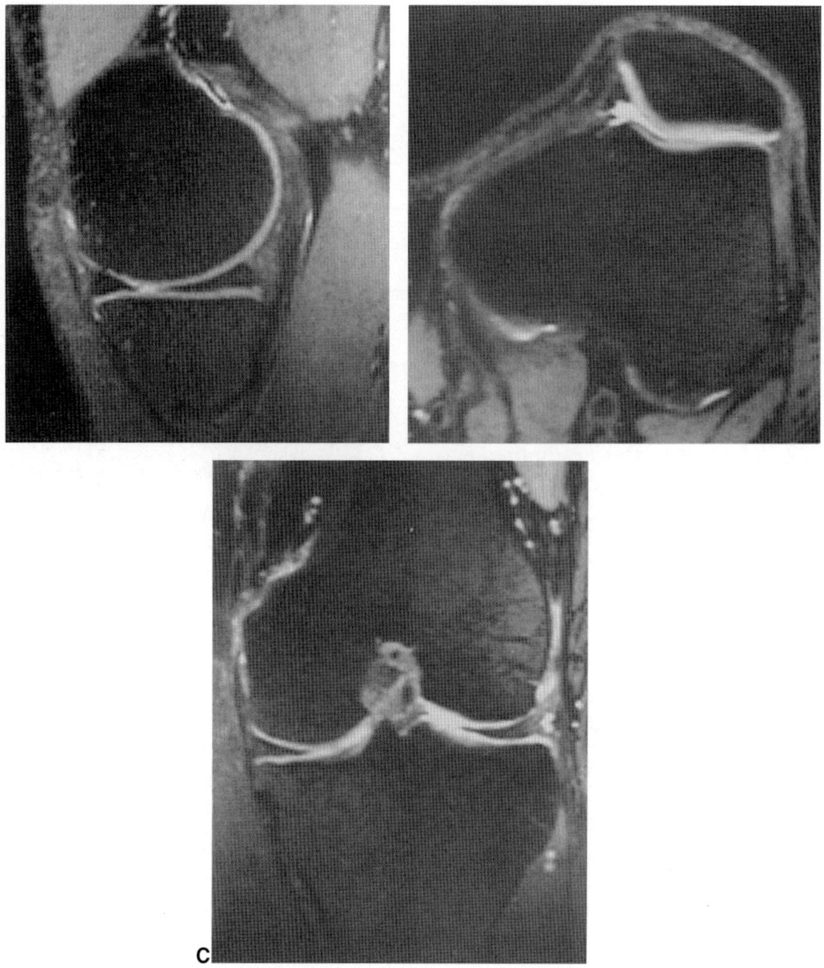

A B C

Fig. 6. A utilização de voxels isotrópicos permite reformatação multiplanar a partir dos dados primários. (*A*) Imagem sagital inicial. (*B*) Reformatação axial. (*C*) Reformatação coronal.

gados) que não são normalmente visíveis pelo reduzido tempo de relaxamento em T2. Essas macromoléculas saturadas podem então se tornar visíveis ao se juntar aos demais prótons livres ou transferir sua magnetização para eles, o que altera a magnitude do sinal detectado. O efeito é a perda de sinal nas regiões onde ocorre a transferência de magnetização, o que pode melhorar o contraste de forma artefatual. Este artefato é especialmente proeminente em seqüências *spin*-eco rápidas (FSE) e em equipamentos de alto campo.

Bobinas

Equipamentos de alto campo freqüentemente utilizam bobinas em arranjo de fase que permitem imagens paralelas, o que reduz drasticamente o tempo de duração do exame, com mínima redução na RSR. Além disso, com o avanço da tecnologia, alguns novos equipamentos já utilizam um sistema de bobinas integradas, combinadas a um grande número de canais de radiofreqüência, no que se convencionou chamar de matriz de imagem total (TIM). Esta nova tecnologia elimina a necessidade de reposicionamento do paciente e de troca manual da bobina em exames de corpo inteiro. Além disso, proporciona um aumento de sinal da ordem de 100% e permite aquisições em tempos muito menores, o que abre inúmeros novos campos de utilização clínica para o método [3]. De fato, a RM de corpo inteiro já era uma realidade antes mesmo da TIM, que se tornou disponível inicialmente pelo desenvolvimento de seqüências e gradientes que permitem rápida aquisição de imagem. A seqüência ideal para exames de corpo inteiro deve ser capaz de gerar rapidamente imagens com elevado contraste e resolução, em amplo CdV, sem comprometer a intensidade do sinal, o que é mais facilmente obtido em equipamentos de alto campo [3,4]. No sistema musculoesquelético, essa sistemática pode ser útil na pesquisa de metástases, linfomas e mielomas múltiplos [4,5]. Também pode ser utilizada para avaliar portadores de polimiosite e dermatomiosite, fornecendo informações completas sobre o padrão e a distribuição da doença.

As bobinas em arranjo de fase também permitem obter imagens acuradas do trajeto de nervos específicos, pois apresentam desenho flexível e são adaptáveis ao contorno corporal. Neurografia por RM é o termo utilizado para descrever esses protocolos que permitem minuciosa avaliação anatômica do nervo, potencialmente gerando imagens tecido-específicas análogas às angiografias. A neurografia ponderada em difusão e a neurografia ponderada em T2 são as mais descritas, ainda que a complexidade técnica da difusão limite sua aplicabilidade prática. A neurografia ponderada em T2 trabalha com supressão de gordura e supressão do fluxo sanguíneo, de forma que o líquido endoneural se torna mais proeminente. Indicações atuais para a neurografia incluem a avaliação de raízes espinais distais, nervos espinais, plexos nervosos e nervos periféricos, em busca de degeneração, compressão, tumor ou seqüela de trauma [6,7].

Supressão de gordura

Com o aumento na intensidade do campo magnético há maior separação dos picos de água e gordura, o que leva à melhor supressão da gordura. Secundariamente, a imagem resultante apresenta menos tons de cinza e, portanto, mais contraste. Com isso, não há tanta necessidade de utilizar seqüências inversão-recuperação com T1 curto (STIR), a não ser que o paciente esteja fazendo avaliação pós-artroplastia ou que a gordura na região de interesse apresente composição variável de ácidos graxos e triglicerídeos, como na coxa e na parede torácica. O contraponto das técnicas freqüência-seletivas de supressão de gordura é o aumento da TAE, pela aplicação de um pulso de pré-saturação antes da seleção de cada corte, o que pode ser contornado utilizando-se técnicas de excitação da água como alternativa [8].

Imagem funcional

Tradicionalmente, a avaliação funcional vem sendo desenvolvida e aplicada apenas pela neurorradiologia. Entretanto, seu papel na avaliação de patologias do sistema musculoesquelético é crescente. Por exemplo, seqüências em-fase e fora-de-fase podem ser utilizadas com grande sucesso na RM de alto campo, onde os picos de água e gordura são mais distantes, permitindo identificar com mais precisão o conteúdo das lesões e ajudando no estreitamento do diagnóstico diferencial [9]. A ponderação em difusão, já utilizada para distinguir uma série de patologias neurológicas, com base nas diferenças dos coeficientes de difusão aparentes (CDA), também pode ser utilizada para diferenciar tumores ósseos benignos e malignos. Estudos demonstram que o principal contribuinte do CDA são os prótons extracelulares, o que ajuda na diferenciação entre fraturas compressivas benignas e malignas, pois no primeiro caso a mobilidade da água na vértebra está aumentada e o CDA é alto, enquanto no segundo o tecido tumoral extracelular está comprimido e o CDA é baixo [1,10]. A espectroscopia de prótons por RM igualmente pode se tornar uma importante ferramenta para avaliar a gordura presente na medula óssea, de forma isolada ou em associação com a densitometria óssea tradicional na pesquisa de osteoporose e avaliação do risco de fratura.

A RM de alto campo também facilita o estudo cinemático, especialmente com a utilização de acessórios como sensores e dispositivos de posicionamento, que produzem movimentos controlados e reprodutíveis [14]. A RM cinemática é mais amplamente difundida na avaliação biomecânica das articulações temporomandibular e femoropatelar, muito embora várias outras frentes de pesquisa para o método estejam sendo testadas atualmente [15].

A RM de alto campo ainda traz benefícios à angiorressonância, pelo aumento da RSR e melhora do contraste vascular, permitindo identificar de forma mais precisa patologias como doença aterosclerótica e ulceração da placa nos pequenos vasos [16-18]. Esses benefícios são especialmente importantes na avaliação de pacientes diabéticos, que apresentam típica microangiopatia periférica.

Referências

[1] Melham ER, Israel DR, Eustace S, et al. MR of the spine with a fast T 1-weighted fluid-attenuated inversion recovery sequence. Neuroradiol 1997;18:447-51.

[2] Uematsu H, Dougherty L, Takahashi M, et al. Pulmonary MR angiography with contrast agent at 4 Tesla: a preliminary result. Magn Reson Med 2001;46(5):1028-30.

[3] Versweyveld, L. Siemens to dramatically improve magnetic resonance imaging using total imaging matrix technology. Virtual Medical Worlds. (Available at: http://www.hoise.com/vmw/03/articles/vmw/LV-vm-12-03-20.htm. Accessed February 6, 2006.

[4] Eustace S, Tello R, DeCarvalho V, et al. A comparison of whole-body turboSTIR MR imaging and planar ^{99m}Tc-methylene diphosphonate scintigraphy in the examination of patients with suspected skeletal metastases. AJR Am J Roentgenol 1997;169:1655-61.

[5] Walker R, Eustace S. Whole-body magnetic resonance imaging: techniques, clinical indications, and future applications. Semin Musculoskelet Radiol 2001;5(1):5-20.

[6] Maravilla K, Bowen B. Imaging of the peripheral nervous system: evaluation of peripheral neuropathy and plexopathy. AJNR Am J Neuroradiol 1998;19(6):1011-23.

[7] Filler A, Maravilla K, Tsuruda J. MR neurography and muscle MR imaging for image diagnosis of disorders affecting the peripheral nerves and musculature. Neurol Clin 2004;22(3):643-82.

[8] Hauger O, Dumont E, Chateil JF, et al. Water excitation as an alternative to fat saturation in M R imaging: preliminary results in musculoskeletal imaging. Radiology 2002;224:657-63.

[9] Disler D, McCauley T, Ratner L, et al. In-phase and out-of-phase MR imaging of bone marrow: prediction of neoplasia based on the detection of coexistent fat and water. AJR Am J Roentgenol 1997;169:1439-47.

[10] Szafer A, Zhong J, Gore JC. Theoretical model for water diffusion in tissues. Magn Reson Med 1995;33:697-712.

[11] Baur A, Stabler A, Bruning R, et al. Diffusion-weighted MR imaging of bone marrow: differentiation of benign versus pathologic compression fractures. Radiology 1998;207:349-56.

[12] Schellinger D, Lin C, Lim J, et al. Bone marrow fat and bone mineral density on proton MR spectroscopy and dual-energy x-ray absorptiometry: their ratio as a new indicator of bone weakening. AJR Am J Roentgenol 2004;183:1761-5.

[13] Lang P, Steiger P, Faulkner K, et al. Osteoporosis: current techniques and recent developments in quantitative bone densitometry. Radiol Clin North Am 1991;29:49-76.

[14] Mosher T. Imaging in diagnosis of musculoskeletal diseases. Curr Opin Orthop 2003;14:334-40.

[15] Shellock F. Functional assessment of the joints using kinematic magnetic resonance imaging. Semin Musculoskelet Radiol 2003;7(4):249-76.

[16] Hu X, Norris D. Advances in high-field magnetic resonance imaging. Annu Rev Biomed Eng 2004;6:157-84.

[17] Al-Kwifi O, Emery D, Wilman A. Vessel contrast at three Tesla in time-of-flight magnetic resonance angiography of the intracranial and carotid arteries. Magn Reson Imaging 2002;20:181-7.

[18] Bernstein M, Hutson J III, Lin C, et al. High-resolution intracranial and cervical MRA at 3.0 T: technical considerations and initial experience. Magn Reson Med 2001;46:955-62.

6 – Avaliação Avançada da Cartilagem Articular por Ressonância Magnética

Garry E. Gold, MD*, Brian A. Hargreaves, PhD, Kathryn J. Stevens, MD, Christopher F. Beaulieu, MD, PhD

Department of Radiology, Stanford University, 300 Pasteur Drive S0-56, Stanford, CA 94305-9510, USA

As patologias da cartilagem articular podem ser decorrentes de múltiplas etiologias, muito embora sejam mais comumente degenerativas ou pós-traumáticas. A osteartrose, por exemplo, é uma forma clássica de doença degenerativa da cartilagem, que dá significativa perda de qualidade de vida em nossa sociedade [1-9].

Do ponto de vista da imagem, independentemente da etiopatogenia, a RM é capaz de avaliar de forma não-invasiva o grau de dano à cartilagem e ao osso subcondral. Outros métodos também estão disponíveis, como a radiografia, que pode inferir a presença de lesão quando há redução do espaço articular [10]. Entretanto, essa avaliação é indireta e de baixa sensibilidade. A artrografia, utilizada de forma isolada ou em conjunção com a tomografia computadorizada, além de minimamente invasiva, fornece informações apenas a respeito do contorno superficial da estrutura [11]. Assim, a RM é, atualmente, o melhor método disponível, especialmente porque pode fornecer informações morfológicas e funcionais [12-16]. Entretanto, a avaliação convencional por RM em uso clínico atual não é ainda um exame ideal, seja pela resolução espacial por vezes insuficiente [17] ou pela necessidade de exames muito demorados para obtenção de dados funcionais.

*E-mail: gold@stanford.edu (G. E. Gold).

Métodos de RM convencional

A RM é considerada a principal modalidade de imagem na avaliação dos tecidos moles periarticulares [18]. Mesmo que o tempo de relaxamento tecidual seja um dos principais determinantes para a existência de contraste entre a cartilagem e o líquido, técnicas de supressão de gordura também são utilizadas, pois melhoram de forma geral o contraste entre as estruturas que contêm e que não contêm gordura, além de modificar a maneira como o equipamento ajusta a faixa dinâmica. A forma mais comum de supressão é a saturação de gordura, na qual os spins da gordura são excitados. Outra forma de supressão é a excitação espacial-espectral, na qual apenas os spins da água são excitados [19]. Finalmente, em áreas em que não há homogeneidade do campo magnético, seqüências de pulso com inversão-recuperação (IR) podem ser utilizadas como forma de supressão, à custa das relações sinal-ruído e contraste-ruído.

A técnica padrão para avaliação morfológica da cartilagem é a magnetização transversa residual incoerente do gradientes-eco gravado em 3D (SPGR) com supressão de gordura, que produz sinal baixo no líquido sinovial e brilhante na cartilagem adjacente [20,22]. Assim, é muito útil na avaliação da espessura e volume da estrutura, mas não permite visualizar com segurança defeitos superficiais. Ao contrário, nas seqüências ponderadas em T2, o sinal brilhante do líquido permite delinear ape-

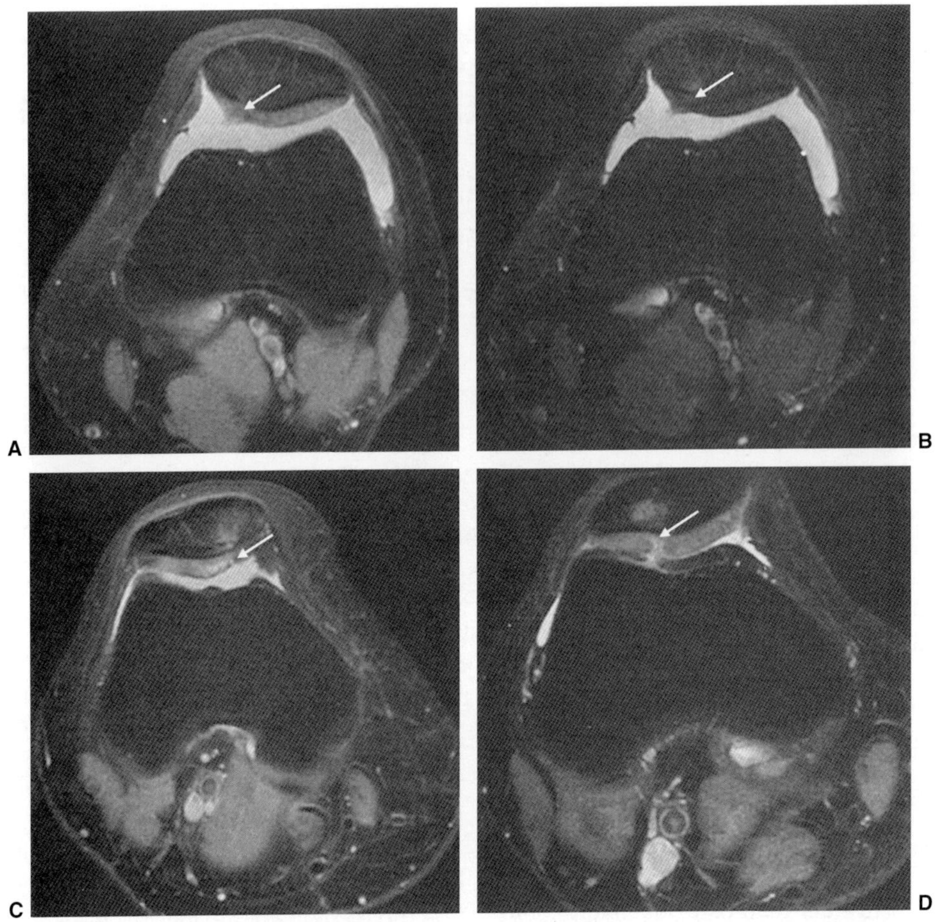

Fig. 1. Imagens axiais ilustrando os diferentes graus de dano à cartilagem da patela. (*A*) Corte axial FSE demonstra fibrilação superficial e mudança no sinal da cartilagem patelar (*seta*). (*B*) Corte axial FSE ponderado em T2 demonstra edema medular na mesma localização (*seta*). (*C*) Corte axial FSE demonstra fissura que acomete cerca de 50% da espessura da cartilagem (*seta*). (*D*) Corte axial FSE ponderado em T2 demonstra fissura que acomete toda a espessura da cartilagem (seta).

nas defeitos superficiais na cartilagem, como fibrilação ou fissura, mas não é capaz de identificar variações de sinal intra-substanciais. Seja qual for a técnica utilizada, é importante manter atenção especial na resolução espacial, visto que o diagnóstico de degeneração exige detalhamento da ordem de 0,2-0,4 mm [17].

Seqüências *spin*-eco rápidas bidimensionais

Atualmente, a avaliação por RM do sistema musculoesquelético freqüentemente é limitada à aquisição bidimensional, comumente em seqüências *spin*-eco rápidas (FSE). Esta técnica apresenta excelente relação sinal-ruído (RSR) e contraste das estruturas de interesse, mas trabalha com voxels anisotrópicos, que necessitam de múltiplas aquisições em diferentes planos para minimizar os efeitos de volume parcial (Figs. 1 e 2) [23]. Uma típica imagem sagital apresenta resolução plana da ordem de 0,3-0,6 mm e espessura do corte de 3-5 mm.

Seqüências gradientes-eco 3D

As técnicas de aquisição de imagens tridimensionais em gradientes-eco (GRE) permitem trabalhar com voxels mais isotrópicos, mas apresentam menos contraste em comparação

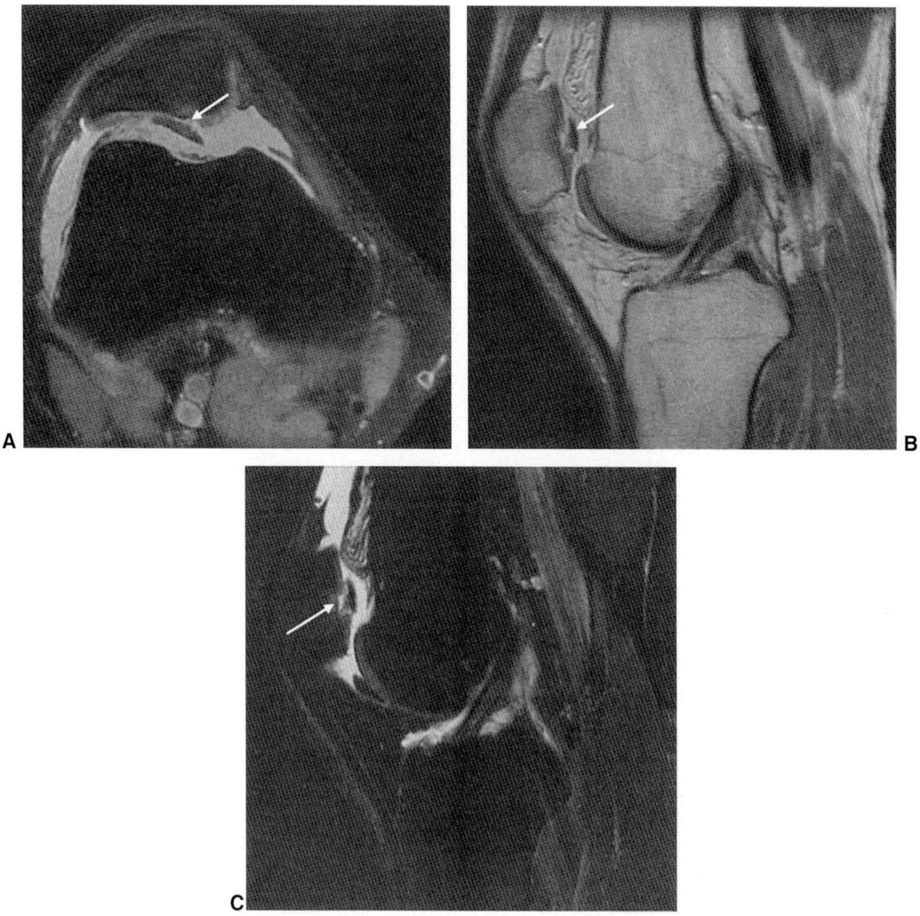

Fig. 2. (*A*) Seqüências FSE de corpo osteocondral originado da cartilagem da patela (*seta*). Corte FSE demonstra o fragmento. (*B*) Corte sagital sem supressão de gordura. (*C*) Corte sagital ponderado em T2 com supressão de gordura demonstra o edema da patela e o fragmento (*seta*).

com as seqüências *spin*-eco já mencionadas. A SPGR 3D é uma técnica GRE que apresenta excelente acurácia na detecção de lesão condral e, por isso, é considerada a técnica padrão para avaliação morfológica da cartilagem, mesmo que o tempo necessário para aquisição das imagens seja atualmente de cerca de 8 minutos [20,24-27].

Tanto a SPGR como o GRE geram imagens de excelente resolução, da ordem de 0,3 × 0,6 × 1,5 mm [28]. A SPGR suprime o sinal do líquido articular, enquanto o GRE acentua. Comparativamente com seqüências em precessão livre em estado de equilíbrio estável, que serão descritas adiante neste capítulo, esses métodos são menos eficientes na RSR e menos sensíveis à heterogeneidade do campo magnético. Uma seqüência ideal de imagens tridimensionais que combine excelente resolução, elevada RSR e poucos artefatos ainda precisa ser pesquisada e desenvolvida.

Novos métodos de RM

Duplo eco em estado de equilíbrio

A obtenção de imagens duplo eco em estado de equilíbrio (DESS) é comprovadamente eficaz na avaliação morfológica da cartilagem articular e consiste basicamente da formação de uma imagem que engloba a aquisição de dois gradientes-eco, separados por um pulso de refocalização [29-32]. A imagem resultante consiste em um T2 elevado, que exibe sinal brilhante na cartilagem e no líquido sinovial.

Seqüência transformada de Fourier de equilíbrio dirigido

A seqüência transformada de Fourier de equilíbrio dirigido (DEFT) já foi utilizada no passado como um método para aumentar o sinal na espectroscopia [33]. A seqüência utiliza um pulso de 90° para retornar a magnetização ao eixo-z, aumentando o sinal de tecidos com tempo de relaxamento longo em T1, como o líquido sinovial.

O contraste nas seqüências DEFT para avaliação do sistema musculoesquelético é decorrente do aumento do sinal do líquido sinovial, e não da atenuação do sinal da cartilagem, como nas imagens ponderadas em T2. Esse aumento de sinal do líquido sinovial resulta em TR mais curto, o que gera um contraste entre o líquido sinovial e a cartilagem articular superior ao obtido nas seqüências SPGR, FSE ponderada em densidade de prótons e T2 [34].

A DEFT vem sendo combinada com imagens eco-planares para se tornar uma metodologia mais eficiente de avaliação tridimensional. Na DEFT o sinal da cartilagem é preservado pelo TE curto e não há borramento das freqüências espaciais elevadas, como nas seqüências FSE ponderadas em densidade de prótons [35]. A avaliação tridimensional em alta resolução de todo o joelho, utilizando matriz de 512 × 192, CdV de 14 cm e cortes de 3 mm, pode ser realizada em cerca de 6 minutos. Mesmo que alguns estudos iniciais tenham demonstrado potencial capacidade da DEFT na avaliação da cartilagem articular [36,37], ainda não há consenso científico sobre sua superioridade com relação às demais modalidades bidimensionais. Uma seqüência similar à DEFT que vem sendo utilizada no sistema musculoesquelético é a FSE com forças de equilíbrio dirigido, referida como DRIVE [38].

Precessão livre em estado de equilíbrio estável

A precessão livre em estado de equilíbrio estável (bSSFP) é um método eficiente de adquirir imagens tridimensionais [39]. Dependendo do fabricante do equipamento, o método pode ser denominado bSSFP-verdadeiro (Siemens), FIESTA (GE) ou FFE balanceado (Phillips) [40]. O TR freqüentemente é mantido abaixo de 10 ms nesta técnica, o que limita a resolução espacial. Múltiplas aquisições bSSFPs podem ser realizadas para melhorar a resolução, à custa do aumento no tempo de realização do exame [41,42].

Supressão de gordura na bSSFP

Vários métodos foram sugeridos para realizar a supressão de gordura nas imagens bSSFP. Se o TR é suficientemente curto e o campo magnético homogêneo, utiliza-se a supressão de gordura convencional ou pulsos de excitação da água [43]. Outras técnicas como equilíbrio flutuante (FEMR) e combinações lineares de bSSFP utilizam a diferença na freqüência e múltiplas aquisições para separar a água da gordura [44,45]. A supressão de gordura intermitente realiza pulsos fugazes de saturação para suprimir o sinal da gordura [46]. O método por decomposição iterativa da água e da gordura com assimetria de eco e estimativa por menos quadrados (IDEAL) utiliza múltiplas aquisições para separar a gordura da água, mas não depende das diferenças da freqüência entre água e gordura para limitar o TR [47].

Imageamento por equilíbrio flutuante

O imageamento por equilíbrio flutuante (FEMR) é uma variante da bSSFP que pode ser útil na avaliação da cartilagem [45]. De forma similar à DEFT, FEMR e outras seqüências baseadas na bSSFP, o contraste é produzido pela relação entre os tempos de relaxamento em T1 e T2 nas diferentes estruturas. Com a escolha adequada do ângulo de inclinação, há preservação do sinal da cartilagem e sinal brilhante no líquido. Empregando a técnica FEMR, uma avaliação tridimensional de todo o joelho, utilizando uma matriz 512 × 256, CdV de 16 cm e cortes de 2 mm, pode ser realizada em cerca de 2 minutos e meio [52]. Nos exames realizados com 1,5 T, o TR é ajustado em 6,6 ms, o que pode ser utilizado para separar a água da gordura e minimizar os artefatos. A Figura 3 é um exemplo de imagem que utiliza seqüência FEMR, com-

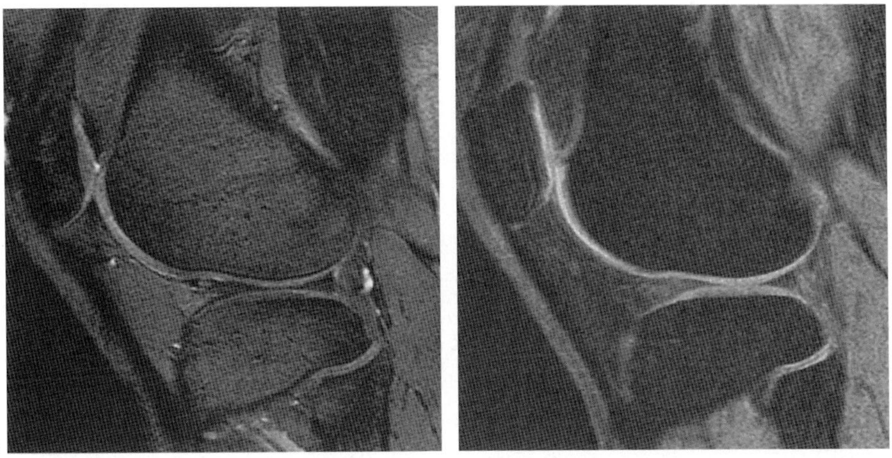

A B

Fig. 3. Corte sagital do joelho de voluntário assintomático. (*A*) Seqüência FEMR, duração do exame de 2:43 minutos. (*B*) Seqüência SPGR, duração do exame de 8:56 minutos. Ambos foram realizados com a mesma resolução espacial (matriz 512 × 256, espessura do corte de 2 mm) e apresentam RSR similar. (De Gold GE, Hargreaves BA, vasanawala SS, et al. Articular cartilage of the knee: evaluation with fluctuating equilibrium MR imaging—initial experience in healthy volunteers. Radiology 2006;238:712–8; com permissão.)

parada com uma SPGR 3D que levou quase 9 minutos para ser adquirida.

Combinações lineares de bSSFP e precessão livre em estado de equilíbrio com supressão de gordura

Outras técnicas de bSSFP podem obter melhor supressão de gordura em alta resolução que a FEMR, incluindo combinações lineares de bSSFP [44], que utilizam múltiplas aquisições para imagens de água e gordura, bem como bSSFP com supressão de gordura, que utiliza pulsos intermitentes de saturação [53].

Precessão livre em estado de equilíbrio IDEAL

Uma metodologia relativamente insensível às variações no campo magnético que pode ser utilizada com excelentes resultados para separar a água da gordura combina IDEAL com bSSFP [54,55]. Exemplos de imagens obtidas por esta técnica são demonstrados na Figura 4.

bSSFP fase-sensível

A bSSFP fase-sensível emprega uma seqüência bSSFP com TE restrito à metade do TR, o

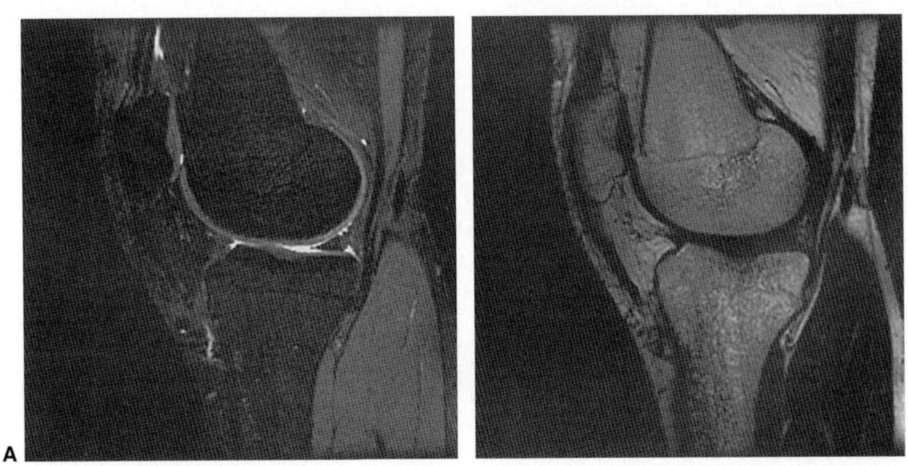

A B

Fig. 4. Seqüência IDEAL bSSFP do joelho de voluntário assintomático. (*A*) Imagem da água. (*B*) Imagem da gordura. (De Gold GE, Reeder SB, Yu H, et al. Rpid 3D cartilage MR imaging at 3.0 T with IDEAL-SSFP: initial experience. Rdiology 2006;240: in press. DOI:10.1148/radiol.2402050288; com permissão.)

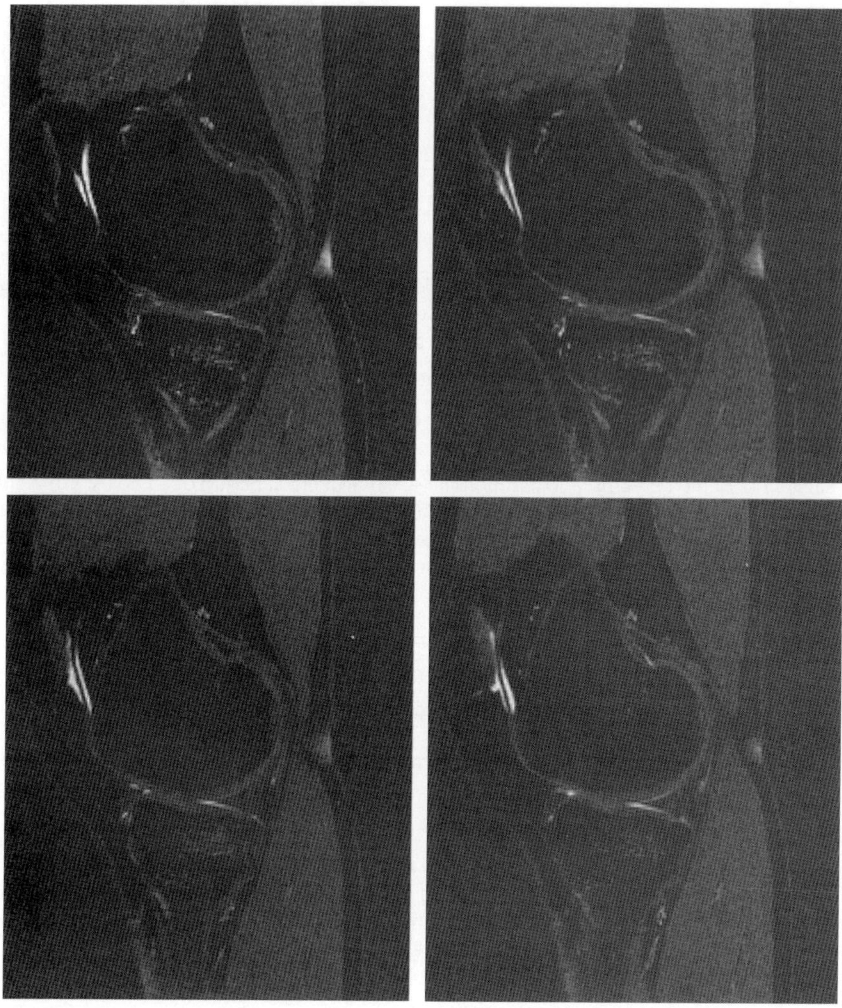

Fig. 5. Seqüências bSSFP fase-sensíveis do joelho de voluntário assintomático. Estas imagens foram adquiridas em 90 segundos e fazem parte de aquisições 3D com separação de água e gordura, utilizando 0,625 × 0,625 × 2 mm de resolução.

que resulta em menor sensibilidade à heterogeneidade do campo [48]. Este método é uma forma rápida de separação entre água e gordura por bSSFP, que não requer aquisições adicionais ou pulsos de saturação [49]. Uma desvantagem é o efeito de volume parcial, já que os pixels são categorizados como água ou gordura, o que requer cortes de alta resolução (Fig. 5). Um exame tridimensional completo do joelho, com resolução de 0,625 × 0,625 × 2 mm, pode ser realizado em 90 segundos. Em um estudo, a bSSFP fase-sensível apresentou sensibilidade similar às seqüências FSE na detecção de edema medular e rupturas meniscais [49].

Reconstrução de imagem latente vastamente interpolada

Inicialmente projetada para a angiorressonância, a reconstrução de imagem latente vastamente interpolada (VIP) foi posteriormente incorporada na avaliação do sistema musculoesquelético pela bSSFP. Existem potencias vantagens na avaliação do joelho utilizando uma combinação de aquisições radiais tridimensionais e bSSFP. Aquisições isotrópicas tridimensionais são possíveis com resolução de 0,5-0,7 mm. Como o método se baseia na bSSFP, o líquido sinovial é brilhante e oferece excelente contraste para o diagnóstico de rupturas

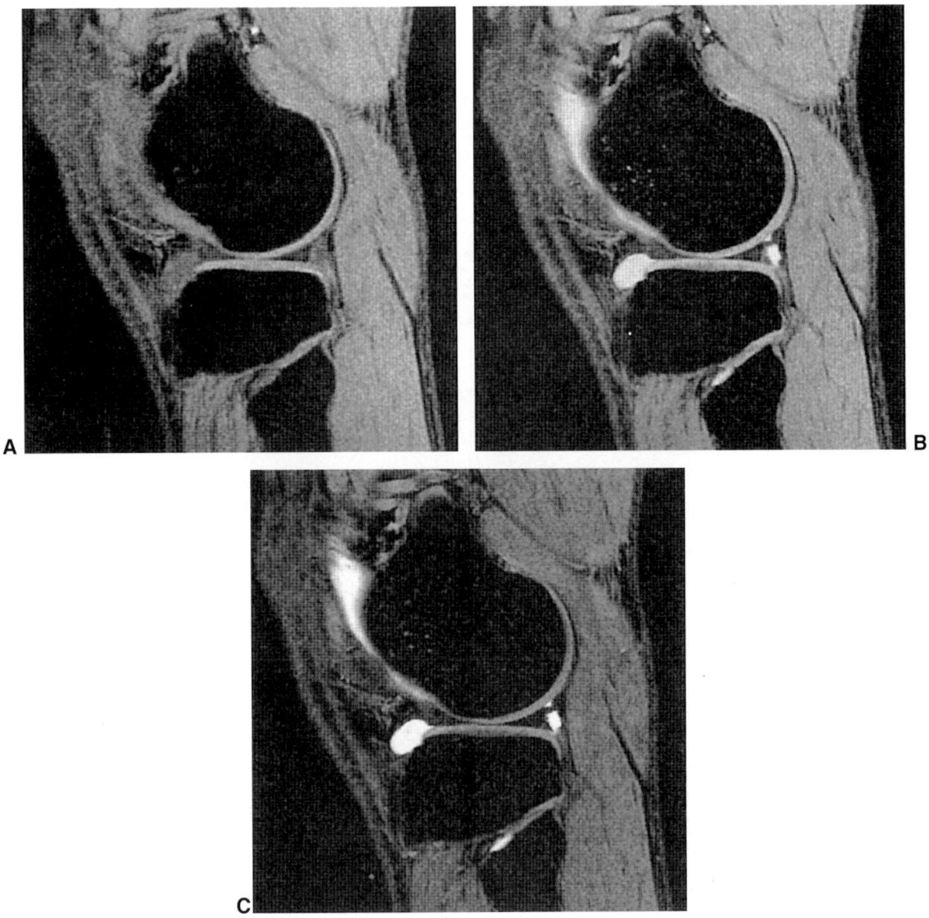

Fig. 6. Seqüências IDEAL SPGR e GRE em 3T. (*A*) IDEAL SPGR. (*B*) IDEAL GRE, ângulo de inclinação de 14°. (*C*) IDEAL GRE, ângulo de inclinação de 25°. Aumentando-se o ângulo de inclinação, aumenta também o contraste entre o líquido sinovial e a cartilagem articular.

meniscais, lesões ligamentares e patologias da cartilagem articular [56]. Contraste adequado entre a cartilagem e o osso pode ser gerado por meio de combinações lineares de bSSFP (Fig. 6).

Ressonância magnética de alto campo

A RM de alto campo permite rápida aquisição de imagens, com resolução espacial superior às obtidas em aparelhos de 1,5 T. Além disso, outras vantagens podem ser elencadas. Por exemplo, a RSR em 3 T é duas vezes maior do que em 1,5 T. Também o aumento do desvio químico permite pulsos de saturação de gordura e excitação de água mais curtos, o que aumenta a velocidade de seqüências tridimensionais em SPGR e GRE, nas quais pode ser empregada a técnica IDEAL para a separação entre água e gordura [58,59] (Fig. 7).

Avaliação fisiológica da cartilagem articular

Composição da cartilagem articular

A água compõe cerca de 70% da cartilagem articular. O restante (30%) é formado predominantemente por colágeno tipo II e proteoglicanos. As fibras de colágeno são organizadas de forma que a água adjacente exiba transferência de magnetização e efeito do ângulo-mágico. Íons móveis como sódio (NA^+) e agentes de contraste como gadolínio carregado eletricamente se distribuem na cartila-

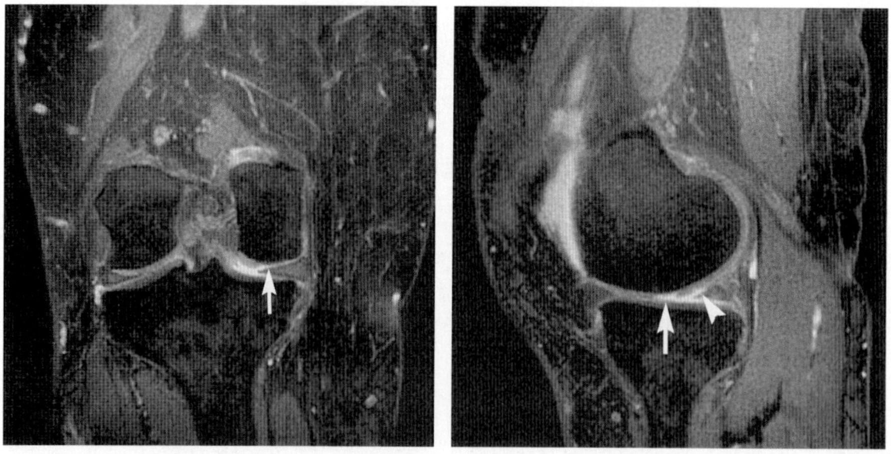

Fig. 7. Seqüência VIPR bSSFP do joelho em 1,5 T. Esta técnica produz resolução isotrópica de 0,7 mm, permitindo reformatação em qualquer plano. O tempo de exame foi de apenas 5 minutos. (*A*) Corte coronal demonstra o defeito cartilaginoso (*seta*). (*B*) Reformatação sagital demonstra o defeito (*seta*) e o menisco (*ponta de seta*). (Cortesia de R. Kijowski and Block, University of Wisconsin, Madison.)

gem obedecendo à concentração de proteoglicanos, que possuem carga negativa. A RM fisiológica tira proveito desses conceitos para avaliar o colágeno e os proteoglicanos em busca de patologia. Embora os métodos que serão aqui descritos possam ser realizados em equipamentos de 1,5 T, há benefício adicional nos equipamentos de 3 T pelo melhor perfil da RSR.

Mapeamento do tempo de relaxamento em T2

O tempo de relaxamento em T2 da cartilagem articular é uma função de seu conteúdo de água e colágeno. Medidas do tempo de relaxamento em vários pontos da cartilagem podem revelar áreas de diminuição do conteúdo de colágeno, o que se correlaciona com dano tecidual. As medidas obtidas são consideradas anisotrópicas com relação à orientação do campo magnético [66,68]. As imagens dos tempos de relaxamento obtidos podem ser relacionadas em um mapa colorido ou em escala de cinza, como demonstrado na Figura 8.

Vários pesquisadores investigaram a distribuição espacial das patologias da cartilagem articular, e o envelhecimento parece associado ao aumento nos tempos de relaxamento na zona de transição [63-65]. Estudos documentando os efeitos da idade [69], sexo [70] e atividade física [71] também foram publicados.

Avaliação contrastada

Os proteoglicanos presentes na cartilagem são, de fato, cadeias de glicosaminoglicanos (GSG) que apresentam grupos sulfato e carboxila carregados negativamente. O Gd-DP^{2-} (Magnevist), uma substância de contraste carregada negativamente de uso comum, pode ser injetada por via intravenosa, para depois penetrar na cartilagem e se distribuir em maior concentração nas regiões onde o conteúdo de GSG é baixo. Esta técnica é conhecida como RM contrastada tardia da cartilagem (RMCTC), o termo tardia utilizado em referência ao intervalo de tempo necessário para permitir que o Gd-DPA^{2-} penetre na cartilagem e se distribua [72,73]. Um mapeamento em T1 pela RMCTC permite identificar regiões com depleção de GAG como áreas de baixo sinal.

Em termos científicos, vários trabalhos já foram publicados com resultados interessantes. Por exemplo, indivíduos que praticam atividades físicas apresentam índices de concentração de GSG maiores na RMCTC, em comparação com pessoas sedentárias [74]. Em outro estudo, realizado em pacientes portadores de displasia do quadril, a gravidade da displasia e a intensidade da dor se correlacionaram

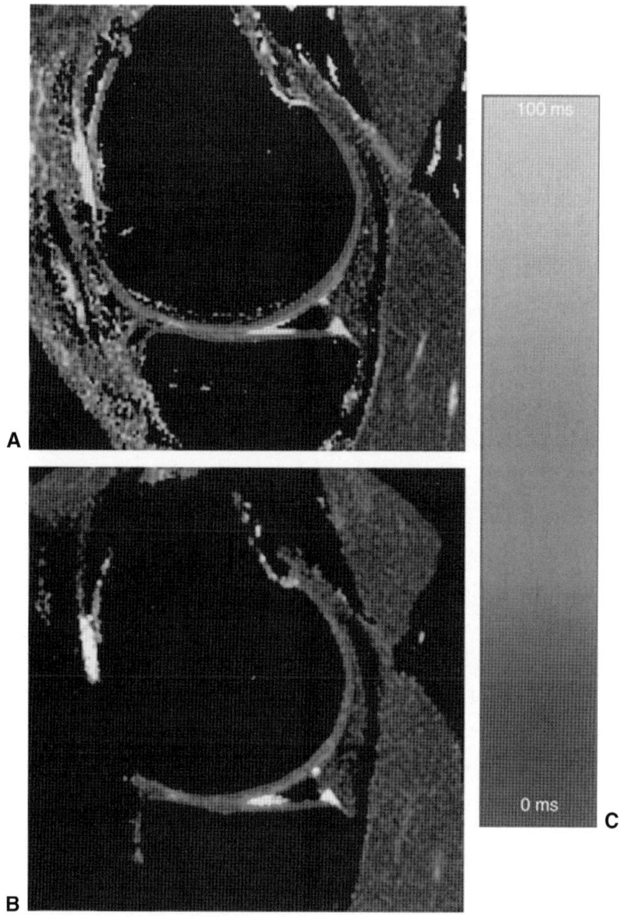

Fig. 8. Mapas T2 da cartilagem do compartimento medial do joelho em voluntário assintomático. (*A*) Mapa *spin*-eco adquirido em 11:30 minutos, com quatro ecos. (*B*) Mapa espiral T2 adquirido em 7 minutos. O tempo de relaxamento em T2 da cartilagem se correlaciona com dano na matriz de colágeno. (*Ver Prancha em Cores.*)

com o índice de GSG na RMCTC, mas não com o parâmetro radiológico clássico de redução do espaço articular [75]. Mesmo lesões mais comuns, como as decorrentes de osteartrose, parecem ser mais aparentes em avaliações por RMCTC do que por RM convencional [76]. A RMCTC também já foi correlacionada com a graduação radiográfica da osteartrose de Kellgren/Lawrence, com bons resultados [79].

Avaliações fisiológicas como a RMCTC e o mapeamento dos tempos de relaxamento em T2 consomem tempo e não são práticas para serem realizadas na rotina diária. Entretanto, os métodos bSSFP parecem promissores não apenas em resolver este problema da lentidão, como também em melhorar a RSR [80,81]. Newbould *et al.* desenvolveram uma seqüência de inversão-recuperação para adquirir imagens ponderadas em T1, T2 e densidade de prótons utilizando bSSFP, exemplificada na Figura 9 [82].

$T_{1\rho}$

Uma técnica promissora na avaliação da depleção precoce dos proteoglicanos é a $T_{1\rho}$, ou relaxamento dos spins sob influência do campo de radiofreqüência [83-87]. Um mapeamento $T_{1\rho}$ da patela de um voluntário assintomático é mostrado na Figura 10.

RM por íons de sódio

O ^{23}Na é um elemento que, além do ^{1}H, pode ser útil na avaliação por imagem da cartilagem.

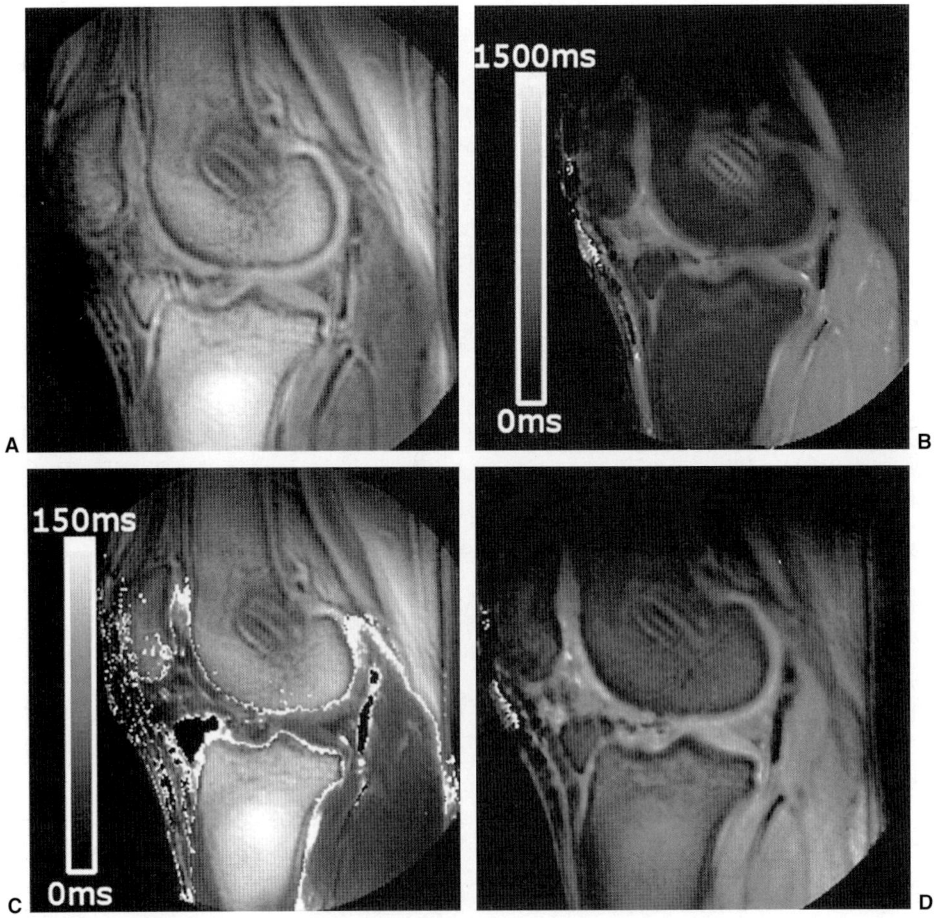

Fig. 9. Seqüência inversão-recuperação bSSFP para determinar os tempos de relaxamento em T1 e T2 da cartilagem do joelho, após cirurgia artroscópica. Este método pode ser utilizado para monitorar a fisiologia da estrutura. (*A*) bSSFP (ponderado em T2/T1). (*B*) T1. (*C*) T2. (*D*) Mapas ponderados em densidade de prótons podem ser obtidos nos mesmos 7 minutos de aquisição. (*Ver Prancha em Cores.*)

A freqüência de Larmor do ^{23}Na é 11,262 MHz/T, comparado com 42,575 MHz/T do ^{1}H. Em 1,5 T, a freqüência de ressonância é de 16,9 MHz para o ^{23}Na e de 63 MHz para o ^{1}H. A concentração de ^{23}Na na cartilagem humana normal é de 320 μM, com tempos de relaxamento em T2 entre 2-10 ms [88]. A combinação de menor freqüência de ressonância, menor concentração na cartilagem e mais baixo tempo de relaxamento que o ^{1}H faz da avaliação do ^{23}Na um desafio, já que necessita de bobinas especiais e tempos de exame relativamente longos para obter uma RSR adequada.

Mesmo com essas limitações, a RM por íons de sódio demonstrou ser útil na avaliação funcional da cartilagem, já que sua carga positiva é atraída pela carga negativa dos proteoglicanos [88,89]. A Figura 11 mostra um exemplo de RM por íons de sódio em 3 T [90]. A técnica é promissora, pois permite demonstrar modificações precoces na concentração de proteoglicanos em portadores de osteartrose [91-93].

Imagem ponderada em difusão

Na cartilagem normal, a matriz de colágeno e proteoglicanos lentifica a difusão da água, o que pode ser utilizado como marcador de higidez da estrutura [94-96]. De fato, a imagem ponderada em difusão (IPD) já demonstrou ser sensível à degradação da cartilagem *in vitro*,

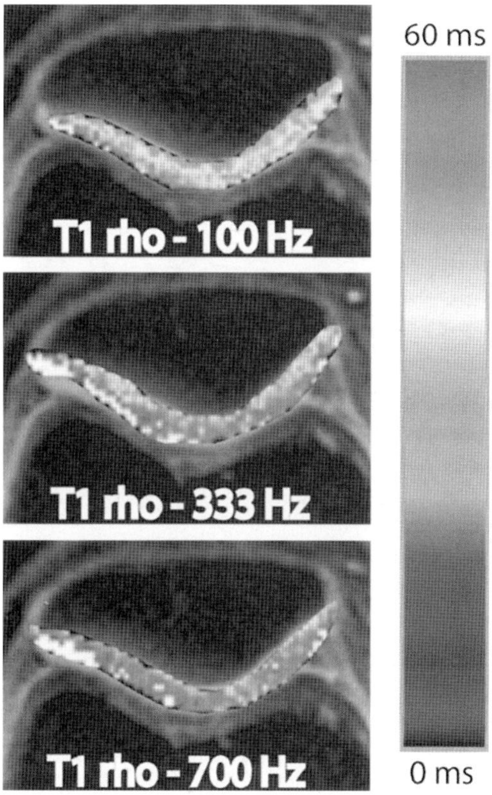

Fig. 10. Mapeamento colorido das medidas de T_{1p} pela técnica espiral, uma modalidade que pode ser sensível à depleção dos proteoglicanos da cartilagem articular. (*Ver Prancha em Cores.*)

mas existem importantes limitações para a aplicação *in vivo* desta tecnologia, em particular o grau de imobilização necessário. Técnicas que permitem adquirir toda a imagem em um só pulso de estímulo vêm sendo utilizadas, mas apresentam pobre resolução e baixa RSR. Múltiplas aquisições melhoram a RSR e a resolução, mas a correção dos artefatos de movimento é necessária para uma reconstrução acurada [97].

Os coeficientes da cartilagem articular obtidos de voluntários assintomáticos variam entre 1,5-2,0 × 10^{-3} mm^2/s. A Figura 12 demonstra uma IPD realizada em voluntário assintomático, utilizando técnica de navegação baseada na precessão livre em estado de equilíbrio [98]. Esta técnica produz imagens ponderadas em difusão com resolução de 0,5 × 0,7 × 3 mm e leva aproximadamente 4:40 minutos para cada valor-b.

Discussão

A RM é uma ferramenta poderosa na avaliação morfológica e funcional da cartilagem, que apresenta importantes melhorias recentes em termos de contraste, resolução e tempo de aquisição. A escolha de um protocolo

A 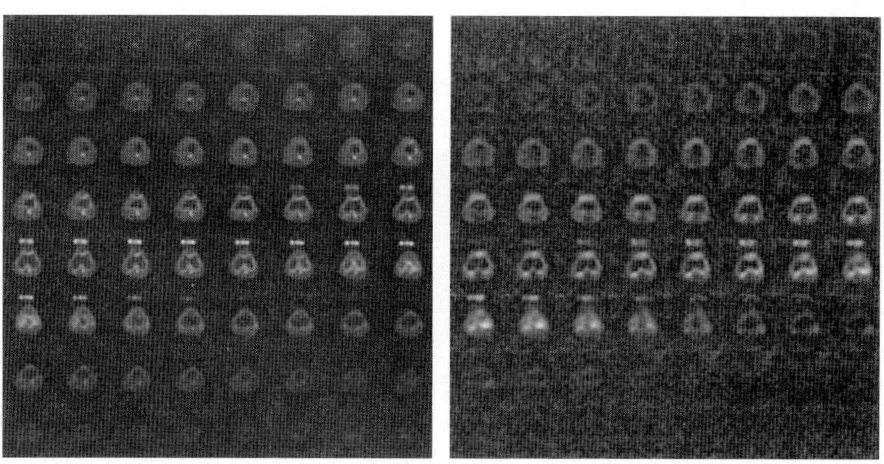 B

Fig. 11. Imagens por íons de sódio do joelho de um voluntário assintomático, obtidas em 3 T. (*A*) Imagem quântica-única. (*B*) Imagem quântica-tripla. O conteúdo de sódio na cartilagem femoropatelar pode ser observado em ambos os casos. (Cortesia de F. Boada, Universidade de Pittsburgh.)

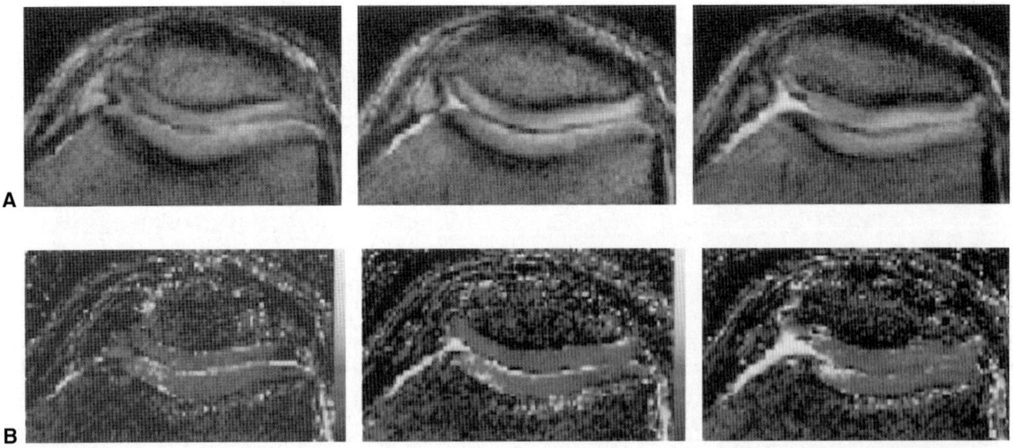

Fig. 12. (*A*) Cortes ponderados em densidade de prótons. (*B*) Mapas em escala térmica dos coeficientes de difusão. O valor-b corresponde ao grau de ponderação em difusão. A IPD fornece uma estimativa da mobilidade translacional da água no interior da cartilagem. (De Miller KL, Hargreaves BA, Gold GE, et al. Steady-state diffusion-weighted imaging of in vivo knee cartilage. Magn Reson Med 2004;51:394–8; com permissão.) (*Ver Prancha em Cores.*)

específico depende em boa parte do paciente. Para muitos portadores de doença intra-articular, as seqüências FSE e SPGR 3D são suficientes. Nos pacientes que estão sendo avaliados para eventual tratamento farmacológico ou cirúrgico, pode ser necessária uma avaliação mais detalhada.

O inevitável balanceamento entre a resolução da imagem e a RSR ainda limita a aquisição eficiente de imagens em alta resolução da cartilagem *in vivo*. Em última instância, a movimentação do paciente pode limitar a resolução em 1,5T, tornando necessários equipamentos de alto campo para avaliação. Novas técnicas, baseadas na bSSFP, podem levar a uma redução efetiva na duração do exame e permitir a utilização de outras seqüências para avaliação morfológica e funcional da cartilagem, com potencial de modificar o manejo do paciente.

Resumo

A RM é um dos mais acurados métodos não-invasivos de diagnóstico por imagem para avaliação da cartilagem articular. Atualmente, a avaliação de estrutura geralmente é realizada por meio de seqüências FSE bidimensionais. A avaliação pelo SPGR 3D também é útil na avaliação da cartilagem, muito embora seu tempo de aquisição seja considerado longo. Nesse contexto, novas técnicas recém-desenvolvidas são bastante promissoras em permitir rápida aquisição de dados isotrópicos para avaliação tridimensional, sendo a sensibilidade ao líquido e a supressão de gordura importantes pontos críticos a serem observados. Para a avaliação funcional, mecanismos de contraste únicos da RM já permitem atualmente uma plena investigação das modificações bioquímicas precoces da patologia da cartilagem.

Referências

[1] Felson DT. Clinical practice: osteoarthritis of the knee. N Engl J Med 2006;354:841-8.

[2] Felson DT, Nevitt MC. Epidemiologic studies for osteoarthritis: new versus conventional study design approaches. Rheum Dis Clin North Am 2004;30:783-97.

[3] Peyron JG. Epidemiological aspects of osteoarthritis. Scand J Rheumatol Suppl 1988;77:29-33.

[4] Swedberg JA, Steinbauer JR. Osteoarthritis. Am Farn Physician 1992;45:557-68.

[5] Brandt KD. Osteoarthritis. Clin Geriatr Med 1988;4:279-93.

[6] Poole AR. An introduction to the pathophysiology of osteoarthritis. Front Biosci 1999;4:D662-70.

[7] Roos H, Adalberth T, Dahlberg L, et al. Osteoarthritis of the knee after injury to the anterior cruciate ligament or meniscus: the influence of time and age. Osteoarthritis Cartilage 1995;3:261-7.

[8] van den Berg WB. Pathophysiology of osteoarthritis. Joint Bone Spine 2000;67:555-6.

[9] Gold GE, Thedens DR, Pauly JM, et al. MR imaging of articular cartilage of the knee: new methods using ultrashort TEs. AIR Am J Roentgenol 1998;170:1223-6.

[10] Boegard T, Rudling O, Peterson IF, et al. Correlation between radiographically diagnosed osteophytes and magnetic resonance detected cartilage defects in the tibiofemoral joint. Ann Rheum Dis 1998;57:401-7.

[11] Coumas JM, Palmer WE. Knee arthrography: evolution and current status. Radiol Clin North Am 1998;36:703-28.

[12] Disler DG, McCauley TR. Clinical magnetic resonance imaging of articular cartilage. Top Magn Reson Imaging 1998;9:360-76.

[13] Gold GE, McCauley TR, Gray ML, et al. What's new in cartilage? Radiographics 2003;23:1227-42.

[14] Hodler J, Resnick D. Current status of imaging of articular cartilage. Skeletal Radiol 1996;25: 703-9.

[15] McCauley TR, Disler DG. Magnetic resonance imaging of articular cartilage of the knee. J Am Acad Orthop Surg 2001;9:2-8.

[16] Recht MP, Resnick D. Magnetic resonance imaging of articular cartilage: an overview. Top Magn Reson Imaging 1998;9:328-36.

[17] Rubenstein JD, Li JG, Majumdar S, et al. Image resolution and signal-to-noise ratio requirements for MR imaging of degenerative cartilage. AJR Am J Roentgenol 1997;169:1089-96.

[18] Resnick D, Kang H. Internal derangements of joints. Philadelphia: Saunders; 1997.

[19] Meyer CH, Pauly JM, Macovski A, et al. Simultaneous spatial and spectral selective excitation. Magn Reson Med 1990;15:287-304.

[20] Cicuttini F, Forbes A, Asbeutah A, et al. Comparison and reproducibility of fast and conventional spoiled gradient-echo magnetic resonance sequences in the determination of knee cartilage volume. J Orthop Res 2000;18:580-4.

[21] Eckstein F, Schnier M, Haubner M, et al. Accuracy of cartilage volume and thickness measurements with magnetic resonance imaging. Clin Orthop 1998;352:137-48.

[22] Eckstein F, Winzheimer M, Westhoff J, et al. Quantitative relationships of normal cartilage volumes of the human knee joint-assessment by magnetic resonance imaging. Anat Embryol (Berl) 1998;197:383-90.

[23] Bredella MA, Tirman PF, Peterfy CG, et al. Accuracy of T2-weighted fast spin-echo MR imaging with fat saturation in detecting cartilage defects in the knee: comparison with arthroscopy in 130 patients. AIR Am J Roentgenol 1999;172:1073-80.

[24] Disler DG. Fat-suppressed three-dimensional spoiled gradient-recalled MR imaging: assessment of articular and physeal hyaline cartilage.
AIR Am J Roentgenol 1997;169:1117-23.

[25] Recht MP, Piraino DW, Paletta GA, et al. Accuracy of fat-suppressed three-dimensional spoiled gradient-echo FLASH MR imaging in the detection of patellofemoral articular cartilage abnormalities. Radiology 1996;198:209-12.

[26] Wang SF, Cheng HC, Chang CY. Fat-suppressed three-dimensional fast spoiled gradient-recalled echo imaging: a modified FS 3D SPGR technique for assessment of patellofemoral joint chondromalacia. Clin Imaging 1999;23:177-80.

[27] Eckstein F, Westhoff J, Sittek H, et al. In vivo reproducibility of three-dimensional cartilage volume and thickness measurements with MR imaging. AJR Am J Roentgenol 1998;170:593-7.

[28] Reeder SB, Hargreaves BA, Yu H, et al. Homodyne reconstruction and IDEAL water-fat decomposition. Magn Reson Med 2005;54:586-93.

[29] Eckstein F, Hudelmaier M, Wirth W, et al. Double echo steady state (DESS) magnetic resonance imaging of knee articular cartilage at 3 Tesla – a pilot study for the Osteoarthritis Initiative. Ann Rheum Dis 2006;65(4):433-41.

[30] Hardy PA, Recht MP, Piraino D, et al. Optimization of a dual echo in the steady state (DESS) free-precession sequence for imaging cartilage. J Magn Reson Imaging 1996;6:329-35.

[31] Ruehm S, Zanetti M, Romero J, et al. MRI of patellar articular cartilage: evaluation of an optimized gradient echo sequence (3D-DESS). J Magn Reson Imaging 1998;8:1246-51.

[32] Woertler K, Strothmann M, Tombach B, et al. Detection of articular cartilage lesions: experimental evaluation of low- and high-field-strength MR imaging at 0.18 and 1.0 T. J Magn Reson Imaging 2000;11:678-85.

[33] Becker ED, Farrar TC. Driven equilibrium Fourier transform spectroscopy: a new method for nuclear magnetic resonance signal enhancement. J Am Chem Soc 1969;91:7784-5.

[34] Hargreaves BA, Gold GE, Lang PK, et al. MR imaging of articular cartilage using driven equilibrium. Magn Reson Med 1999;42:695-703.

[35] Escobedo EM, Hunter JC, Zink-Brody GC, et al. Usefulness of turbo spin-echo MR imaging in the evaluation of meniscal tears: comparison with a conventional spin-echo sequence. AJR Am J Roentgenol 1996;167:1223-7.

[36] Gold GE, Fuller SE, Hargreaves BA, et al. Driven equilibrium magnetic resonance imaging of articular cartilage: initial clinical experience.
J Magn Reson Imaging 2005;21:476-81.

[37] Yoshioka H, Stevens K, Hargreaves BA, et al. Magnetic resonance imaging of articular cartilage of the knee: comparison between fat-suppressed three-dimensional SPGR imaging, fat-suppressed FSE imaging, and fat-suppressed three-dimensional DEFT

imaging, and correlation with arthroscopy. J Magn Reson Imaging 2004;20:857-64.

[38] Woertler K, Rummeny EJ, Settles M. A fast high-resolution multislice TI-weighted turbo spin-echo (TSE) sequence with a DRIVen equilibrium (DRIVE) pulse for native arthrographic contrast. AJR Am J Roentgenol 2005;185:1468-70.

[39] Menick BJ, Bobman SA, Listerud J, et al. Thin-section, three-dimensional Fourier transform, steady-state free precession MR imaging of the brain. Radiology 1992;183:369-77.

[40] Duerk JL, Lewin JS, Wendt M, et al. Remember true FISP? A high SNR, near 1-second imaging method for T2- like contrast in interventional MRI at 2 T.
J Magn Reson Imaging 1998;8:203-8.

[41] Bangerter NK, Hargreaves BA, Vasanawala SS, et al. Analysis of multiple-acquisition SSFP. Magn Reson Med 2004;51:1038-47.

[42] Zur Y. Wood ML, Neuringer LJ. Motion-insensitive, steady-state free precession imaging. Magn Reson Med 1990;16:444-59.

[43] Kornaat PR, Doornbos J, van der Molen AJ, et al. Magnetic resonance imaging of knee cartilage using a water selective balanced steady-state free precession sequence. J Magn Reson Imaging 2004;20:850-6.

[44] Vasanawala SS, Pauly JM, Nishimura DG. Linear combination steady-state free precession MRI. Magn Reson Med 2000;43:82-90.

[45] Vasanawala SS, Pauly JM, Nishimura DG. Fluctuating equilibrium MRI. Magn Reson Med 1999;42:876-83.

[46] Scheffler K, Heid O, Hennig J. Magnetization preparation during the steady state: fat-saturated 3D TrueFISP. Magn Reson Med 2001;45:1075-80.

[47] Reeder SB, Pineda AR, Wen Z, et al. Iterative decomposition of water and fat with echo asymmetry and least-squares estimation (IDEAL): application with fast spin-echo imaging. Magn Reson Med 2005;54:636-44.

[48] Hargreaves BA, Vasanawala SS, Nayak KS, et al. Fat-suppressed steady-state free precession imaging using phase detection. Magn Reson Med 2003;50:210-3.

[49] Vasanawala SS, Hargreaves BA, Pauly JM, et al. Rapid musculoskeletal MRI with phase-sensitive steady-state free precession: comparison with routine knee MRI. AJR Am J Roentgenol 2005;184:1450-5.

[50] Du J, Carroll TJ, Brodsky E, et al. Contrast-enhanced peripheral magnetic resonance angiography using time-resolved vastly undersampled isotropic projection reconstruction. J Magn Reson Imaging 2004;20:894-900.

[51] Lu A, Grist TM, Block WF. Fat/water separation in single excitation steady-state free precession using multiple radial trajectories. Magn Reson Med 2005;54:1051-7.

[52] Gold GE, Hargreaves B, Vasanawala SS, et al. MR imaging of articular cartilage of the knee using fluctuating equilibrium MR (FEMR) – initial experience in healthy volunteers. Radiology 2006;238:719-24.

[53] Hargreaves BA, Vasanawala SS, Pauly JM, et al. Characterization and reduction of the transient response in steady-state MR imaging. Magn Reson Med 2001;46:149-58.

[54] Reeder SB, Pelc NJ, Alley MT, et al. Rapid MR imaging of articular cartilage with steady-state free precession and multipoint fat-water separation. AJR Am J Roentgenol 2003;180:357-62.

[55] Kornaat PR, Reeder SB, Koo S, et al. MR imaging of articular cartilage at 1.5T and 3.0T: comparison of SPGR and SSFP sequences. Osteoarthritis Cartilage 2005;13:338-44.

[56] Kijowski R, Lu A, Block WF, et al. Evaluation of articular cartilage in the knee joint with vastly under-sampled isotropic projection reconstruction steady-state free precession (VIPR-SSFP). J Magn Reson Imaging 2006; in press.

[57] Jashnani Y, Lu A, Jung Y, et al. Linear combination SSFP at 3T: improved spectral response using multiple echoes. Paper presented at ISMRM Fourteenth Annual Meeting. Seattle (W(A), 2006.

[58] Reeder SB, Pineda AR, Yu H, et al. Water-fat separation with IDEAL-SPGR. Paper presented at Thirteenth Annual ISMRM. Miami, 2005.

[59] Reeder SB, Wen Z, Yu H, et al. Multicoil Dixon chemical species separation with an iterative least-squares estimation method. Magn Reson Med 2004;51:35-45.

[60] Yu H, Reeder SB, Shimakawa A, et al. implementation and noise analysis of chemical shift correction for fast spin-echo "Dixon" imaging. Paper presented a: Twelfth Annual ISMRM. Kyoto, 2004.

[61] Poon CS, Henkelman RM. Practical T2 quantitation for clinical applications. J Magn Reson Imaging 1992;2:541-53.

[62] Smith HE, Mosher TJ, Dardzinski BJ, et al. Spatial variation in cartilage T2 of the knee. J Magn Reson Imaging 2001;14:50-5.

[63] Dardzinski BJ, Mosher TJ, Li S, et al. Spatial variation of T2 in human articular cartilage. Radiology 1997;205:546-50.

[64] Goodwin DW, Wadghiri YZ, Dunn JF. Micro-imaging of articular cartilage: T2, proton density, and the magic angle effect. Acad Radiol 1998;5:790-8.

[65] Mosher TJ, Dardzinski BJ, Smith MB. Human articular cartilage: influence of aging and early symptomatic degeneration on the spatial variation of T2-preliminary findings at 3 T. Radiology 2000;214:259-66.

[66] Grunder W, Wagner M, Werner A. MR-microscopic visualization of anisotropic

internal cartilage structures using the magic angle technique. Magn Reson Med 1998;39:376-82.

[67] Henkelman RM, Stanisz GJ, Kim JK, et al. Anisotropy of NMR properties of tissues. Magn Reson Med 1994;32:592-601.

[68] Xia Y. Magic-angle effect in magnetic resonance imaging of articular cartilage: a review. Invest Radiol 2000;35:602-21.

[69] Mosher TJ, Liu Y, Yang QX, et al. Age dependency of cartilage magnetic resonance imaging T2 relaxation times in asymptomatic women. Arthritis Rheum 2004;50:2820-8.

[70] Mosher TJ, Collins CM, Smith HE, et al. Effect of gender on in vivo cartilage magnetic resonance imaging T2 mapping. J Magn Reson Imaging 2004;19:323-8.

[7l] Mosher TJ, Smith HE, Collins C, et al. Change in knee cartilage T2 at MR imaging after running: a feasibility study. Radiology 2005;234:245-9.

[72] Burstein D, Bashir A, Gray ML. MRI techniques in early stages of cartilage disease. Invest Radiol 2000;35:622-38.

[73] Gray ML, Eckstein F, Peterfy C, et al. Toward imaging biomarkers for osteoarthritis. Clin Orthop 2004;427(Suppl):S175-81.

[74] Tiderius CJ, Svensson J, Leander P, et al. dGEMRIC (delayed gadolinium-enhanced MRI of cartilage) indicates adaptive capacity of human knee cartilage. Magn Reson Med 2004;51:286-90.

[75] Kim YJ, Jaramillo D, Millis MB, et al. Assessment of early osteoarthritis in hip dysplasia with delayed gadolinium-enhanced magnetic resonance imaging of cartilage. J Bone Joint Surg Am 2003;85:1987-92.

[76] Stevens K, Hishioka H, Steines D, et al. Contrast enhanced MRI measurement of GAG concentrations in articular cartilage of knees with early osteoarthritis. Proceedings of Radiological Society of North America. Chicago. 2001.

[77] Burstein D, Williams A. McKenzie C, et al. Potential for misinterpretation of combined Tl- and T2-weighted contrast-enhanced MR imaging of cartilage. Radiology 2004;233:619-20 author reply 621-2.

[78] Nieminen MT, Menezes NM, Williams A, et al. T2 of articular cartilage in the presence of Gd-DTPA2. Magn Reson Med 2004;51:1147-52.

[79] Williams A, Sharma L, McKenzie CA, et al. Delayed gadolinium-enhanced magnetic resonance imaging of cartilage in knee osteoarthritis: findings at different radiographic stages of disease and relationship to malalignment. Arthritis Rheum 2005;52:3528-35.

[80] Deoni SC, Ward HA, Peters TM, et al. Rapid T2 estimation with phase-cycled variable mutation steady-state free precession. Magn Reson Med 2004;52:435-9.

[81] Venancio T, Engelsberg M, Azeredo RB, et al. Fast and simultaneous measurement of longitudinal and transverse NMR relaxation times in a single continuous wave free precession experiment. J Magn Reson 2005;173:34-9.

[82] Newbould R, Gold GE, Alley M, et al. Quantified TI, T2, and PD mapping in cartilage with 3D IR-TrueFisp. Paper presented at Thirteenth Annual ISMRM Scientific Meeting. Miami, 2005.

[83] Duvvuri U, Charagundla SR, Kudchodkar SB, et al. Human knee: in vivo TI (rho)-weighted MR imaging at 1.5 T-preliminary experience. Radiology 2001;220:822-6.

[84] Li X, Han ET, Ma CB, et al. In vivo 3T spiral imaging based multi-slice T(1 rho) mapping of knee cartilage in osteoarthritis. Magn Reson Med 2005;54:929-36.

[85] Regatte RR, Akella SV, Borthakur A, et al. In vivo proton MR three-dimensional T1 rho mapping of human articular cartilage: initial experience. Radiology 2003;229:269-74.

[86] Wheaton AJ, Borthakur A, Kneeland JB, et al. In vivo quantification of T1 rho using a multislice spinlock pulse sequence. Magn Reson Med 2004;52:1453-8.

[87] Wheaton AJ, Casey FL, Gougoutas AJ, et al. Correlation of T lrho with fixed charge density in cartilage. J Magn Reson Imaging 2004;20:519-25.

[88] Shapiro EM, Borthakur A, Gougoutas A, et al. 23Na MRI accurately measures fixed charge density in articular cartilage. Magn Reson Med 2002;47:284-91.

[89] Reddy R. Insko EK, Noyszewski EA, et al. Sodium MRI of human articular cartilage in vivo. Magn Reson Med 1998;39:697-701.

[90] Boada FE, Shen GX, Chang SY, et al. Spectrally weighted twisted projection imaging: reducing T2 signal attenuation effects in fast three-dimensional sodium imaging. Magn Reson Med 1997;38:1022-8.

[91] Borthakur A, Hancu I, Boada FE, et al. In vivo triple quantum filtered twisted projection sodium MRI of human articular cartilage. J Magn Reson 1999;141:286-90.

[92] Borthakur A, Shapiro EM, Beers J, et al. Sensitivity of MRI to proteoglycan depletion in cartilage: comparison of sodium and proton MRI. Osteoarthritis Cartilage 2000;8:288-93.

[93] Hancu I, Boada FE, Shen GX. Three-dimensional triple-quantum-filtered

(23)Na imaging of in vivo human brain. Magn Reson Med 1999;42:1146-54.

[94] Kneeland JB. MRI probes biophysical structure of cartilage. Diagn Imaging (San Franc) 1996;18:36-40.

[95] Xia Y, Farquhar T, Burton-Wurster N, et al. Self-diffusion monitors degraded cartilage. Arch Biochem Biophys 1995;323:323-8.

[96] Burstein D, Gray ML, Hartman AL, et al. Diffusion of small solutes in cartilage as measured by nuclear magnetic resonance (NMR) spectroscopy and imaging. J Orthop Res 1993;11:465-78.

[97] Butts K, Pauly J, de Crespigny A, et al. Isotropic diffusion-weighted and spiral-navigated interleaved EP1 for routine imaging of acute stroke. Magn Reson Med 1997;38:741-9.

[98] Miller KL, Hargreaves BA, Gold GE, et al. Steady-state diffusion-weighted imaging of in vivo knee cartilage. Magn Reson Med 2004;51:394-8.

7 – Redução do Artefato Metálico na RM Musculoesquelética

Craig A. Harris, MBBS*, Lawrence M. White, MD

Division of Musculoskeletal Imaging, University of Toronto, Mount Sinai Hospital and the University Health Network, 600 University Avenue, Toronto, Ontario M5G 1X5, Canada

A avaliação pós-operatória de pacientes submetidos a procedimentos ortopédicos freqüentemente requer análise de cortes axiais de alta resolução, realizados por meio de tomografia computadorizada (TC) ou ressonância magnética (RM). Entretanto, em ambos os métodos, os artefatos gerados pela presença de próteses metálicas causam significativa deterioração na imagem. Várias estratégias podem ser empregadas para reduzir o tamanho e a escala desses artefatos, como a seleção do material da prótese, o ajuste no posicionamento do paciente e a utilização de seqüências menos sensíveis à susceptibilidade metálica. Como a RM é considerada um método seguro para a avaliação de implantes e próteses, mesmo no pós-operatório imediato, algumas dessas estratégias serão descritas a seguir [2,3].

Material da prótese

O metal e as ligas metálicas estão entre os materiais mais comumente utilizados na cirurgia ortopédica e são também os mais suscetíveis à formação de artefatos. Os artefatos presentes na avaliação destes pacientes podem ser originados da própria prótese ou de diminutos fragmentos metálicos da instrumentalização operatória (Fig. 1) [1]. Próteses de titânio, um metal de transição, apresentam melhor biocompatibilidade e menor deterioração da imagem em relação às feitas de aço inoxidável (Fig. 2) [4-9]. Materiais como o zircônio recoberto por cerâmica produzem ainda menos artefatos e parecem oferecer vantagens clínicas adicionais em longo prazo [10-12]. Já cemento e enxerto ósseo não causam distorsão de imagem valorizável [11].

Como regra geral, os artefatos metálicos se tornam progressivamente mais proeminentes à medida que se aumenta a potência do campo magnético [13], exceto para o zircônio recoberto por cerâmica que, como já mencionado, produz poucos artefatos [14]. Assim, a avaliação pós-operatória geralmente é uma batalha de fino ajuste da potência de campo, que pelo lado positivo produz melhor contraste, maior resolução e menor tempo de aquisição, mas pelo lado negativo degrada a imagem pela formação de artefatos.

Posicionamento do paciente

A orientação da prótese dentro do equipamento de RM afeta a magnitude e a forma dos artefatos por ela gerados. Quando a direção do campo magnético principal (eixo-z) está alinhada em paralelo com o eixo longitudinal da prótese, há significativa redução dos artefatos (Fig. 2) [4,5, 15-19]. Em um estudo, por exemplo, a área total dos artefatos aumentou de 120 mm^2 para 200 mm^2 com a ortogonalização da prótese em relação ao eixo-z [4]. O conhecimento do tipo e da geometria da prótese é decisivo na escolha dos parâmetros de imagem e no posi-

*E-mail: craig.harris@uhn.on.ca (C. A. Harris).

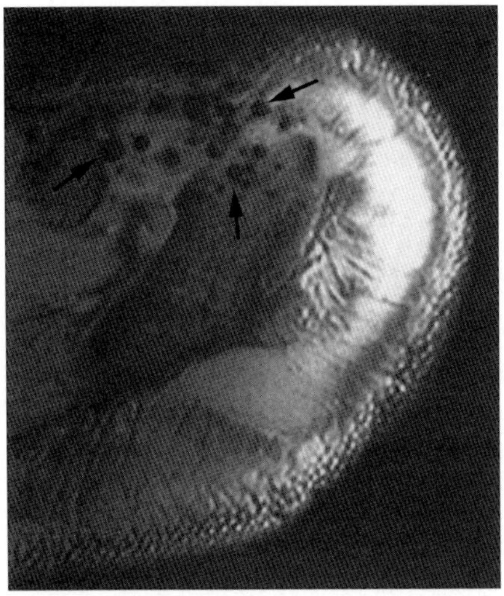

Fig. 1. GRE axial obtido bem caudalmente à superfície inferior do acrômio em paciente submetido a acromioplastia há 9 meses. Note os diminutos fragmentos metálicos, oriundos da broca e formão utilizados no ato operatório (*setas*).

cionamento ideal do paciente [4,5,15]. Neste último quesito, equipamentos de campo aberto permitem melhor flexibilidade, o que é uma vantagem competitiva com relação aos equipamentos de campo fechado.

Parâmetros de imagem e seqüências de pulso

A compreensão dos mecanismos físicos básicos que geram a degradação da imagem por objetos metálicos pode permitir ao radiologista formular estratégias específicas para minimizá-los (Fig. 3) [20]. O campo magnético do equipamento de RM é homogêneo e o processo de aquisição de imagem assume que a área escaneada é afetada de forma uniforme pela potência de campo magnético preestabelecida. Implantes metálicos afetam essa homogeneidade e tornam o campo magnético das regiões a eles circunjacentes imprevisível, formando o que se convencionou denominar de artefato de susceptibilidade metálica. Algumas seqüências são mais suscetíveis a esse tipo de artefato que outras. Imagens em gradientes-eco (GRE), por exemplo, são extremamente sensíveis em virtude da dispersão de fase intravoxel (Fig. 2*A* e *D*) [21]. Medidas como a redução do TE e a diminuição do voxel podem ser tentadas, mas apresentam pouca utilidade na presença de grandes distorções de campo [22]. Pelo menos em teoria, esta sensibilidade exacerbada das seqüências GRE ao metal pode ser utilizada para pesquisar restos metálicos

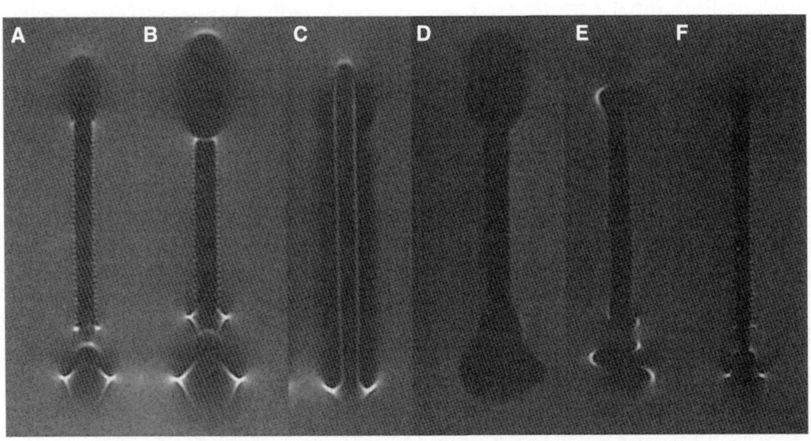

Fig. 2. Imagens FSE de parafusos ortopédicos de fixação, com ponderação intermediária em densidade de prótons. (*A*) Parafuso de titânio orientado paralelamente ao campo magnético principal, com largura da banda de 16 kHz e gradiente de codificação de freqüência longitudinal. (*B*) Parafuso de aço inoxidável, com os mesmos parâmetros de A. (*C*) Mesmos parâmetros de A, exceto pelo fato de que o campo magnético principal agora está orientado perpendicularmente ao parafuso. (*D*) Imagem GRE de parafuso de titânio. (*E*) Mesmos parâmetros de A, exceto pelo fato de que o gradiente de codificação de freqüência está orientado agora perpendicularmente ao parafuso. (*F*) Mesmos parâmetros de A, exceto pelo fato de que a largura da banda está ajustada agora em 64 KHz.

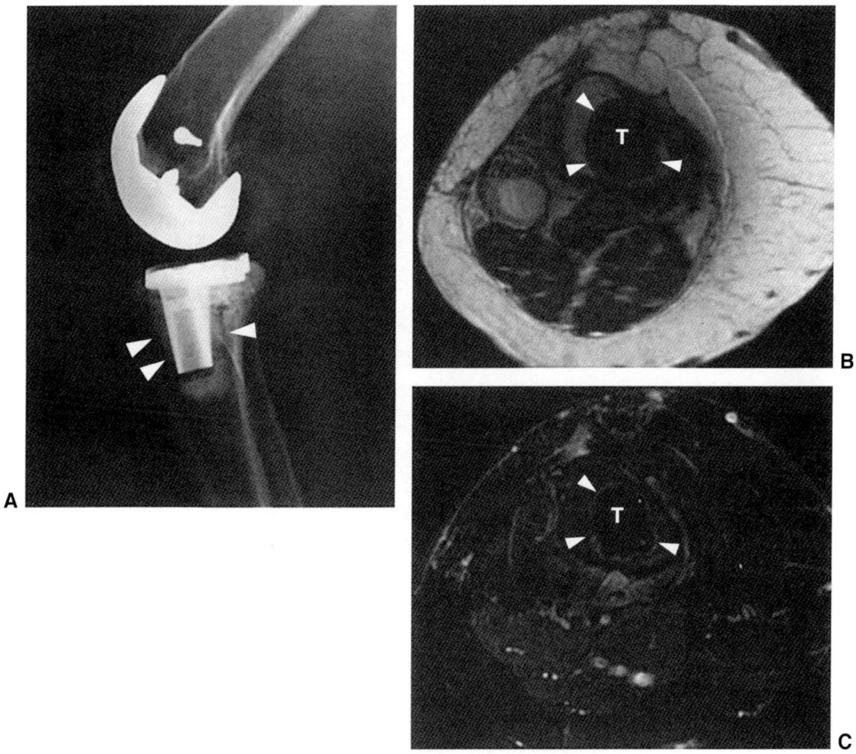

Fig. 3. (*A*) Clichê radiográfico lateral de uma artroplastia total do joelho demonstra uma lucência com 2-3 mm de espessura que circunda o cemento distal (*pontas de seta*). (*B*) Imagem axial ponderada em T1. (*C*) Imagem STIR axial ponderada em T2. Note o baixo sinal circunferencial em T1 e o sinal brilhante na seqüência STIR do cemento tibial (T), compatíveis com afrouxamento.

microscópicos pós-cirúrgicos, procurar corpos estranhos metálicos retidos ou avaliar depósitos de ferritina ou hemossiderina, como os presentes na sinovite pigmentar vilonodular (Fig. 4). Outras seqüências são menos sensíveis à dispersão de fase intravoxel, como a *spin*-eco (SE) e *spin*-eco rápidas (FSE), em virtude de seus pulsos de 180° para refocalização.

O artefato de falha no registro nas proximidades do implante metálico é observado principalmente em seqüências SE e FSE, muito embora também esteja presente nas imagens em GRE, onde comumente fica obscurecido pela perda de sinal decorrente da dispersão de fase intravoxel já descrita. O aspecto da deformação da imagem nesse tipo de artefato em geral é misto, com áreas de perda e/ou exacerbação do sinal, de magnitude dependente da forma da estrutura metálica, de sua orientação e de suas propriedades ferromagnéticas, podendo ser minimizado pelo aumento no gradiente de codificação de freqüência [18]. O artefato de falha no registro ocorre apenas na direção do gradiente de codificação de freqüência e não é observado nas codificações de fase utilizadas em seqüências clínicas (codificação de amplitude variável) [23-25]. Assim, é possível orientar o gradiente para que os artefatos sejam direcionados para fora da região de interesse. Frazzini utilizou esse princípio e demonstrou que o gradiente de freqüência orientado em paralelo com parafusos de titânio melhora a visualização da medula óssea adjacente [26]. O estudo demonstrou ainda que a orientação do mesmo gradiente em ângulo ortogonal ao parafuso aumenta o artefato de fa-

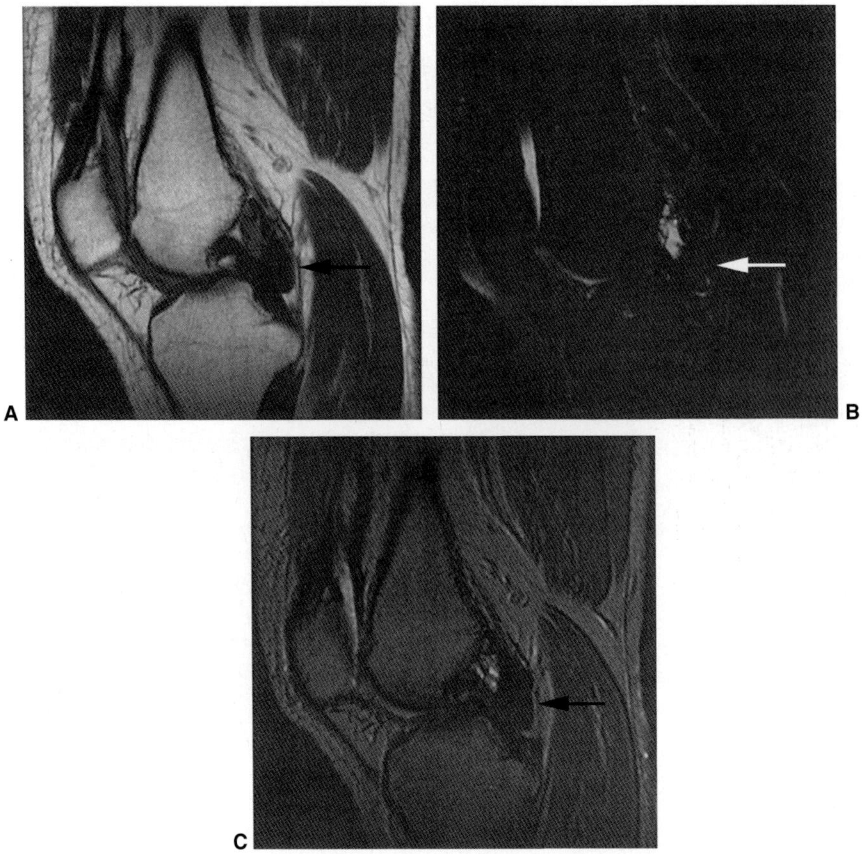

Fig. 4. Paciente em avaliação por imagem de lobulação palpável na região posterior do joelho. (*A*) Corte sagital ponderado em T1. (*B*) Corte sagital ponderado em T2 com saturação de gordura. (*C*) GRE sagital. O achado apresenta sinal intermediário em T1 e T2 com saturação de gordura. Na seqüência GRE, apresenta sinal baixo, o que sugere sinovite pigmentar vilonodular.

lha no registro ao redor do implante, mas melhora a qualidade de imagem junto ao topo da estrutura (Fig. 2*A* e *E*) [26]. Portanto, duas aquisições de imagem podem ser necessárias, se a avaliação circunferencial do implante é desejável, com diferentes orientações do gradiente. A largura da banda do receptor também pode ser ampliada, para aumentar o gradiente (Fig. 2*A* e *F*), à custa de uma redução da relação sinal-ruído (RSR). Áreas maiores de heterogeneidade do campo magnético adjacentes a materiais ferromagnéticos também geram perda artefatual de sinal relacionada à difusão, que é mais pronunciada em imagens com TE longo, afetando seqüências GRE, SE ou FSE [21,22]. Entretanto, como as seqüências FSE utilizam múltiplos pulsos seqüenciais de 180° para refocalização ao adquirir múltiplas linhas de informação dentro de um único tempo de repetição (TR), há pequena redução na perda de sinal relacionada à difusão. Esse efeito pode ser magnificado, reduzindo ainda mais o artefato, ao utilizar um menor espaçamento entre os ecos [27-29]. A heterogeneidade do campo magnético também resulta em distorção das linhas isomagnéticas nos perfis de gradiente da seleção do corte em avaliações volumétricas tridimensionais, com assimetria e variação nos perfis de espessura [23,24]. Essas variações artefatuais podem determinar importante deterioração na qualidade da imagem, sobretudo nas adjacências de implantes com geometria tridimensional complexa [23], o que pode ser minimizado com a redução na espessura do corte, já que voxels menores aumentam a resolução espacial [5,18,22]. Na prática clínica, a redução na espessura do corte é utilizada em conjunção com a diminuição do CdV, que é mantido no menor tamanho possível para o objetivo do exame, visando não aumentar em demasia o tempo necessário para a aquisição das imagens. Adicionalmente, as distorções do campo magnético produzidas pela presença de implantes metálicos provocam heterogeneidade na saturação do sinal utilizada em algumas técnicas de supressão de gordura (Fig. 5). Assim, nesse contexto são preferíveis técnicas como a inversão-recuperação com T1 curto (STIR), que é menos sensível à heterogeneidade do campo magnético que a saturação seletiva da gordura ou a excitação seletiva da água [21,30,31].

Mais recentemente, vem sendo utilizada uma técnica com ângulo de visão variável, que aplica um gradiente compensador durante a aquisição das imagens para corrigir as distorções do campo magnético provocadas pela prótese metálica [32-35]. Em um estudo, houve significativa redução nos artefatos brilhantes e de baixo sinal provocados por próteses femorais de titânio e aço inoxidável utilizando-se essa seqüência [34]. Duas pequenas desvantagens são o borramento difuso da imagem, que pode ser parcialmente corrigido por um aumento nos gradientes de codificação de freqüência e de fase, e a redução da RSR, mas esta última não parece comprometer de forma definitiva a interpretação dos achados [32-34].

Outra tecnologia emergente é a metodologia de imageamento por ponto único (SPI), descrita por Ramos-Cabrer em 2004 e imune aos artefatos de susceptibilidade presentes na RM convencional, mesmo na presença de grandes bolsões de ar e implantes metálicos [36]. Os tempos de codificação ultracurtos utilizados nessa técnica podem ser capazes, inclusive, de possibilitar a visualização dos polímeros das próteses ortopédicas. As limitações atuais dessa metodologia são as grandes amplitudes de gradiente necessárias e o elevado tempo de aquisição, que estão sendo aprimorados [36].

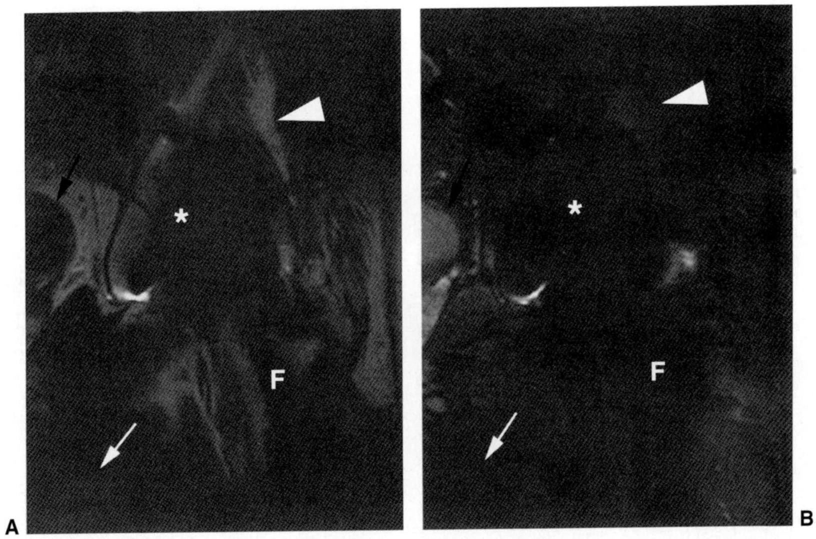

Fig. 5. Artroplastia total do quadril. (*A*) Corte coronal ponderado em T2 com saturação de gordura. (*B*) STIR coronal. A prótese (* representa o componente acetabular; F representa a haste femoral) determina heterogeneidade da supressão de gordura na seqüência de saturação em comparação com a seqüência STIR. Algumas áreas de gordura não estão suprimidas enquanto outras áreas com sinal líquido estão paradoxalmente com sinal nulo (a *seta escura* aponta para a bexiga). Quando aumenta a distância da prótese, a supressão fica excelente (*seta branca*).

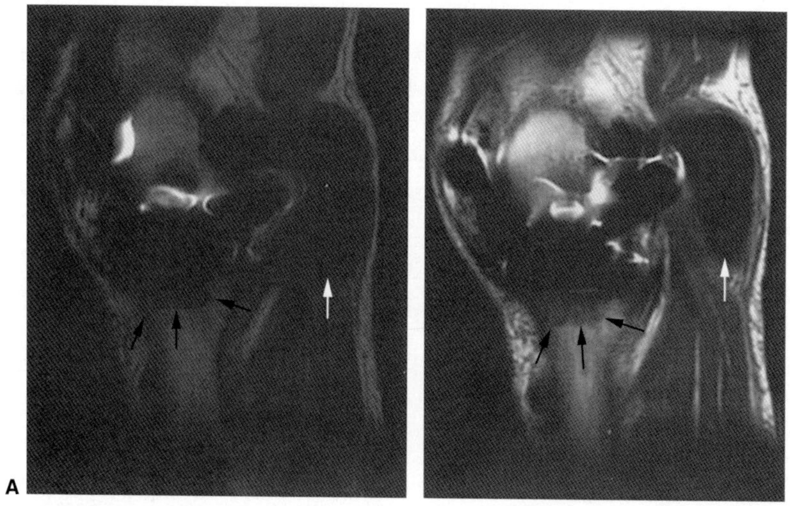

Fig. 6. (*A*) Corte sagital ponderado em T1 pré-contraste. (*B*) Corte sagital ponderado em T1 pós-contraste. Note o foco de impregnação lobulada com sinal intermediário (*seta escura*) causado pela osteólise e o grande cisto poplíteo (*seta branca*).

Aplicações clínicas

Em anos recentes, a RM vem sendo cada vez mais utilizada na avaliação pós-operatória de procedimentos ortopédicos, especialmente para pesquisa de complicações como afrouxamento de prótese, fratura, infecção ou ossificação heterotópica. Os tecidos circunjacentes também podem ser avaliados à procura de necrose avascular, recorrência tumoral ou instabilidade articular. Em um estudo que avaliou a utilização da RM na revisão pós-operatória da artroplastia do joelho, os achados da RM influenciaram no manejo de todos os pacientes e levaram à reintervenção em cerca de 50% dos casos [37].

Dentre as indicações de RM mais comuns no pós-operatório está a pesquisa de afrouxamento da prótese, que pode ser decorrente de infecção, fatores mecânicos ou osteólise, dentre outras causas menos comuns. A típica radiolucência periprótese dessa condição eventualmente identificada no estudo radiográfico

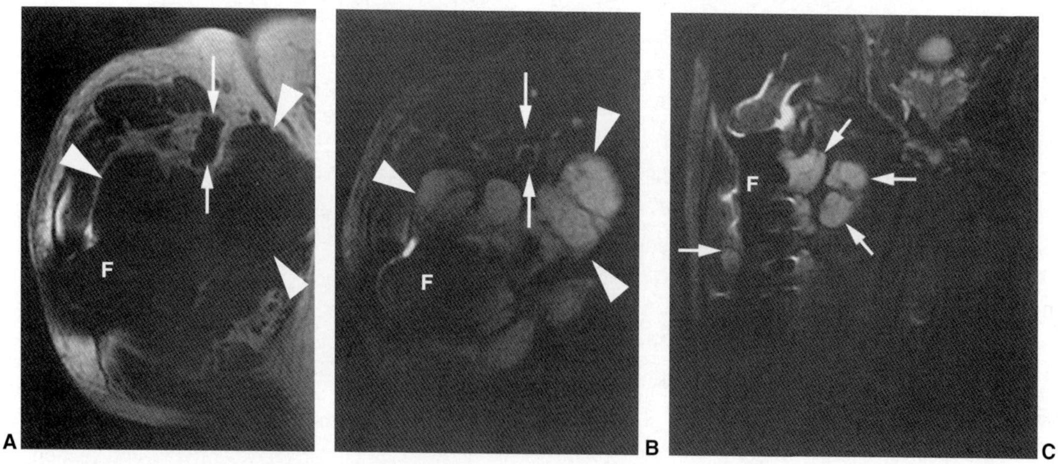

Fig. 7. Exame de reavaliação de um paciente que ressecou um condrossarcoma no fêmur proximal há 3 anos. (*A*) Corte axial ponderado em T1. (*B*) STIR axial. (*C*) STIR coronal. A recorrência é evidente (*pontas de seta*) e identificada como uma massa lobulada de sinal intermediário em T1 e sinal brilhante em STIR. O feixe vasculonervoso femoral pode ser observado e apresenta plano de clivagem com o sarcoma (*setas*).

simples também é visível na RM [38]. A combinação dos achados na radiografia com as características da imagem na RM pode, inclusive, sugerir a causa do afrouxamento. As coleções líquidas periprótese presentes no afrouxamento por questões mecânicas apresentam sinal baixo nas seqüências ponderadas em T1, sinal brilhante nas seqüências em T2 e não sofrem impregnação pela substância de contraste (Fig. 3) [21]. A osteólise cursa freqüentemente com massas intra-ósseas focais periprótese, apresentam sinal intermediário nas seqüências ponderadas em densidade de prótons [39], sinal baixo em T1, sinal intermediário ou baixo em T2 e impregnação tipicamente periférica pela substância de contraste, embora áreas centrais de impregnação também possam ser observadas (Fig. 6) [21]. Infecções piogênicas apresentam sinal de líquido nas seqüências ponderadas em T1 e T2, bem como impregnação periférica pelo contraste e sinal brilhante nos tecidos moles adjacentes, por edema. Coleções líquidas periarticulares não são específicas para infecção, ainda que a presença de líquido justaósseo seja reconhecida como um importante sinal de osteomielite [40-42].

Em geral, fraturas como causa de afrouxamento são facilmente reconhecidas em radiografias simples, muito embora também possam ser observadas na RM, especialmente se forem empregadas técnicas para redução dos artefatos metálicos [21,43-45].

Outra potencial complicação no pós-operatório é a formação de ossificações heterotópicas, observadas como áreas circunscritas de baixo sinal cortical e preenchidas por material com sinal de gordura. Os tecidos circunjacentes também podem ser avaliados à procura de necrose avascular ou recorrência tumoral (Fig. 7). Em um estudo que avaliou pacientes submetidos à artroplastia no quadril, a RM demonstrou que a dor, inicialmente atribuída pela clínica ao afrouxamento da prótese ou à infecção, era decorrente de avulsões da musculatura glútea [46]. Os tecidos moles do ombro igualmente podem ser avaliados após artroplastia para acessar a integridade do manguito rotador e da cartilagem articular remanescente [47].

Resumo

As distorções de imagem presentes na avaliação de artroplastias podem ser reduzidas de várias formas. O tamanho e a gravidade dos artefatos são influenciados pelo material das próteses ortopédicas, pela potência do campo magnético e pela orientação da prótese dentro do equipamento de RM. A revisão das radiografias e o conhecimento da composição da prótese facilitam o planejamento da melhor estratégia para minimização dos artefatos. Em geral, aquisições GRE devem ser evitadas em artroplastias que implantaram próteses maiores, mas podem ser utilizadas com finalidade diagnóstica na documentação de doenças que cursem com depósitos de ferritina ou hemossiderina em partes moles. Para reduzir os artefatos metálicos geralmente são utilizadas seqüências FSE de alta resolução, com redução no espaçamento entre os ecos, ampliação na largura da banda e orientação do gradiente para direcionar os artefatos de falha no registro para regiões sem interesse diagnóstico. Muitos desses ajustes, necessários para minimizar os artefatos, também acarretam redução da qualidade geral da imagem, pela redução da RSR. Ainda assim, a utilização desses protocolos permite investigar e diagnosticar a maioria das complicações mais relevantes da cirurgia ortopédica, auxiliando de forma gratificante no manejo de pacientes com dor articular pós-artroplastia.

Referências

[1] Heindel W, Friedmann G, Bunke J, et al. Artifacts in MR imaging after surgical intervention. J Comput Assist Tomogr 1986;10:596-9.

[2] Shellock FG, Morisoli S, Kanal E. MR procedures and biomedical implants, materials, and devices: 1993 update. Radiology 1993;189:587-9.

[3] Shellock FG, Crues JV. MR procedures: biologic effects, safety, and patient care. Radiology 2004;232:635-52.

[4] Ganapathi M. Joseph J, Savage R, et al. MRI susceptibility artefacts related to scaphoid screws: effect of screw type, screw orientation and imaging parameters. J Hand Surg Br 2002;27:165-70.

[5] Suh JS, Jeong EK, Shin KH, et al. Minimizing artifacts caused by metallic implants at MR

imaging: experimental and clinical studies. AJR Am J Roentgenol 1998;171:1207-13.
[6] Burtscher IM, Owman T, Romner B, et al. Aneurysm clip MR artifacts: titanium versus stainless steel and influence of imaging parameters. Acta Radiol 1998;39:70-6.
[7] Shellock FG, Kanal E. Aneurysm clips: evaluation of MR imaging artifacts at 1.5 T. Radiology 1998;209:563-6.
[8] Wichmann W, Von Ammon K, Fink U, et al. Aneurysm clips made of titanium: magnetic characteristics and artifacts in MR. AJNR Am J Neuroradiol 1997;18:939-44.
[9] Kato Y, Sano H, Katada K, et al. Effects of new titanium cerebral aneurysm clips on MRI and CT images. Minim Invasive Neurosurg 1996;39:82-5.
[10] Laskin RS. An oxidized Zr ceramic surfaced femoral component for total knee arthroplasty. Clin Orthop 2003;416:191-6.
[11] Raphael B, Haims A, Wu JS, et al. MRI comparison of periprosthetic structures around zirconium knee prostheses and cobalt chrome prostheses. AJR Am J Roentgenol 2006;186:1771-7.
[12] Ries MD, Salehi A, Widding K, et al. Polyethylene wear performance of oxidized zirconium and cobalt-chromium knee components under abrasive conditions. J Bone Joint Surg Am 2002;84:129-35.
[13] Olsrud J, Latt J, Brockstedt S, et al. Magnetic resonance imaging artifacts caused by aneurysm clips and shunt valves: dependence on field strength (1.5 and 3 T) and imaging parameters. J Magn Reson Imaging 2005;22:433-7.
[14] Matsuura H, Inoue T, Ogasawara K, et al. Quantitative analysis of magnetic resonance imaging susceptibility artifacts caused by neurosurgical biomaterials: comparison of 0.5, 1.5, and 3.0 Tesla magnetic fields. Neurol Med Chir (Tokyo) 2005;45:395-9.
[15] Guermazi A, Miaux Y, Zaim S, et al. Metallic artefacts in MR imaging: effects of main field orientation and strength. Clin Radiol 2003;58:322-8.
[16] Eustace S. Jara H, Goldberg R, et al. A comparison of conventional spin-echo and turbo spin-echo imaging of soft tissue adjacent to orthopedic hardware. AJR Am J Roentgenol 1998;170:455-8.
[17] Tormanen J, Tervonen O, Koivula A, et al. Image technique optimization in MR imaging of a titanium alloy joint prosthesis. J Magn Reson Imaging 1996;6:805-11.
[18] Peterslige CA, Lewin JS, Duerk JL, et al. Optimizing imaging parameters for MR evaluation of the spine with titanium pedicle screws. AJR Am J Roentgenol 1996;166:1213-8.
[19] Mueller PR, Stark DD, Simeone JF, et al. MR-guided aspiration biopsy: needle design and clinical trials. Radiology 1986;161:605-9.
[20] Wendt RE, Wicott MR, Nitz W, et al. MR imaging of susceptibility-induced magnetic field inhomogeneities. Radiology 1988;168:837-41.
[21] White LM, Kim JK, Mehta M, et al. Complication of total hip arthroplasty: MR imaging – initial experience. Radiology 2000;215:254-62.
[22] Port JD, Pomper MG. Quantification and minimization of magnetic susceptibility artifacts on GRE images. J Comput Assist Tomogr 2000;23:95"4.
[23] Bakker CJG, Bhagwandien R, Moerland MA, et al. Susceptibility artifacts in 2DFT spin-echo imaging: the cylinder model revisted. Magn Reson Imaging 1993;11:539-48.
[24] Bakker CJG, Bhagwandien R, Moerland MA, et al. Simulation of susceptibility artifacts in 2D and 3D Fourier transform spin-echo and gradient-echo magnetic resonant imaging. Magn Reson Imaging 1994;12:767-74.
[25] Schenck JF. The role of magnetic susceptibility in magnetic resonance imaging: MRI magnetic compatibility of the first and second kinds. Med Phys 1996;23:815-50.
[26] Frazzini VI, Kagetsu NJ, Johnson CE, et al. Internally stabilized spine: optimal choice of frequency-encoding gradient direction during MR imaging minimizes susceptibility artifact from titanium vertebral body screws. Radiology 1997;204:268-72.
[27] Vinitski S, Mitchell DG, Einstein SG, et al. Conventional and fast spin-echo MR imaging: minimizing echo time. J Magn Reson Imaging 1993;3:501-7.
[28] Hennig J. Clinical applications and methodological developments of the RARE technique. Magn Reson Imaging 1988;4:391-5.[29] Tartaglino LM, Flanders AE, Vitinski S, et al. Metallic artifacts on MR images of the postoperative spine: reduction with fast spin-echo techniques. Radiology 1994;190:565-9.
[30] Czerny C, Krestan C, Imhof H, et al. Magnetic resonance imaging of the postoperative hip. Top Magn Reson Imag 1999;10:214-20.
[31] Hilfiker P, Zanetti M, Debatin JF, et al. Fast spin-echo inversion-recovery imaging versus fast spine-cho imaging in bone marrow abnormalities. Invest Radiol 1995;30:110-4.
[32] Olsen RV, Munk PL, Lee MJ, et al. Metal artifact reduction sequence: early clinical applications. Radiographics 2000;20:699-712.
[33] Chang SD, Lee MJ, Munk PL, et al. MRI of spinal hardware: comparison of conventional T1-weighted sequence with a new metal artifact reduction sequence. Skeletal Radiol 2001;20:213-8.
[34] Lee MJ, Janzen DL, Munk PL, et al. Quantitative assessment of an MR technique for reducing metal artifact: application to spin-echo imaging in a phantom. Skeletal Radiol 2001;30:398-401.

[35] Cho ZH, Kim DJ, Kim YK. Total inhomogeneity correction including chemical shifts and susceptibility by view angle tilting. Med Phys 1988;15:7-11.

[36] Ramos-Cabrer P, van Duynhoven J, Van der Toorn A, et al. MRI of hip prostheses using single-point methods: in vitro studies towards the artifact-free imaging of individuals with metal implants. Magn Reson Imaging 2004;22:1097-103.

[37] Sofka CM, Potter HG, Figgie M, et al. Magnetic resonance imaging of total knee arthroplasty. Clin Orthop 2003;406:129-35.

[38] Sugimoto H, Hirose I, Miyaoka E, et al. Low-field-strength MR imaging of failed hip arthroplasty: association of femoral periprosthetic signal intensity with radiographic, surgical, and pathologic findings. Radiology 2003;229:718-23.

[39] Potter HG, Nestor BJ, Bryan J, et al. Magnetic resonance imaging after total hip arthroplasty: evaluation of periprosthetic soft tissue. J Bone Joint Surg Am 2004;86:1947-54.

[40] Morrison WB, Schweitzer ME, Batte WG, et al. Osteomyelitis of the foot: relative importance of primary and secondary MR imaging signs. Radiology 1998;207:625-32.

[41] Schweitzer ME, Deely DM, Senyk R, et al. Not a black hole: MR imaging of the infected total knee arthroplasty. Radiology 1996;201:170.

[42] Mason MD, Zlatkin MB, Esterhai JL, et al. Chronic complicated osteomyelitis of the lower extremity: evaluation with MR imaging. Radiology 1989;173:355-9.

[43] Bogost GA, Lizerbram EK, Crues JV. MR imaging in evaluation of suspected hip fracture: frequency of unsuspected bone and soft-tissue injury. Radiology 1995;197:263-7.

[44] Deutsch AL, Mink JH, Wacman AD. Occult fractures of the proximal femur: MR imaging. Radiology 1989;170:113-6.

[45] Feldman F, Staron RB, Zwass A, et al. MR imaging: its role in detecting occult fractures. Skeletal Radiol 1994;23:439-44.

[46] Twair A, Ryan M, O'Connell M, et al. MRI of failed total hip replacement caused by abductor muscle avulsion. AJR Am J Roentgenol 2003;181:1547-50.

[47] Sperling JW, Potter HG, Craig EV, et al. Magnetic resonance imaging of painful shoulder arthroplasty. J Shoulder Elbow Surg 2002;11:315-21.

8 – Avaliação da Artroplastia por Ressonância Magnética

Hollis G. Potter, MD[a,b,*], Li Foong Foo, MBBCh, FRCR[a]

[a]*Division of Magnetic Resonance Imaging, Department of Radiology and Imaging, Hospital for Special Surgery, 535 East 70th Street New York, NY 10021, USA*
[b]*Department of Radiology, Weill Medical College of Cornell University, New York, NY 10021, USA*

A RM é comprovadamente um exame de imagem eficaz na avaliação de articulações nativas, dada sua capacidade multiplanar e excelente resolução espacial. A avaliação de artroplastias, entretanto, é tradicionalmente limitada pelos artefatos de imagem gerados pelo componente metálico da prótese, mais facilmente magnetizável em comparação com os tecidos moles adjacentes (Fig. 1) [1]. Uma longa discussão sobre os mecanismos de geração dos artefatos metálicos foi realizada no capítulo precedente, inclusive com sugestões gerais de técnicas para minimizá-los. Nas Tabelas 1 e 2 encontram-se os protocolos específicos utilizados para avaliação da artroplastia de joelho e quadril em nossos centros.

Avaliação das partes moles

A degeneração e a avulsão das inserções tendíneas podem acarretar fraqueza, modificação da marcha e alteração na propriocepção do membro inferior após artroplastia do quadril ou do joelho. No contexto da artroplastia do joelho, a RM pode avaliar de forma consistente e segura os tendões quadríceps e patelar, bem como os ligamentos colaterais, as estruturas da loja póstero-lateral e até mesmo a cinética das articulações femoropatelar e femorotibial (Fig. 2) [4,8]. Já na artroplastia do quadril, a inserção dos abdutores e rotadores externos também pode ser avaliada (Fig. 3) [9,10]. Um estudo investigando dor peritrocantérica e fraqueza abdutora após artroplastia do quadril revelou lesão do glúteo mínimo em 22 dos 39 pacientes sintomáticos e em apenas 2 de 25 assintomáticos [11]. A atrofia da margem anterior do glúteo mínimo foi observada em freqüência semelhante nos dois grupos, o que sugere pouca correlação com a queixa clínica [11]. Bursites também foram mais comuns no grupo sintomático, muitas delas manejadas com aspiração sob orientação ultra-sonográfica (Fig. 4) [11]. Além das inserções tendíneas, a pseudocápsula também deve ser avaliada, pois a perda do envelope tecidual pode provocar instabilidade articular, mesmo que a radio-

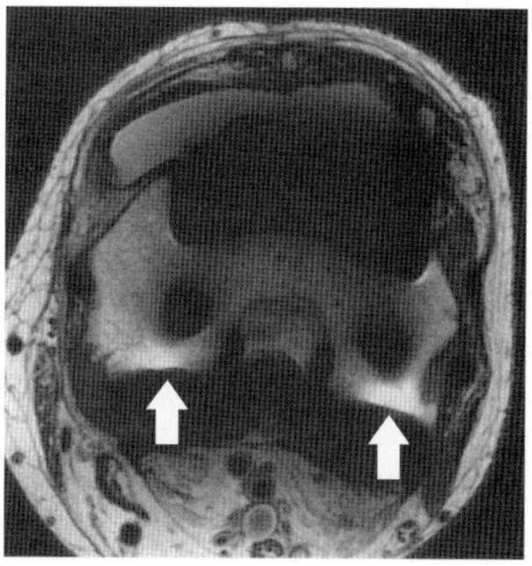

Fig. 1. Corte axial de joelho de um paciente com 62 anos submetido a artroplastia total demonstra baixo sinal nos componentes femorais da prótese, com sinal brilhante artefatual em sua face posterior (*setas*). Mesmo com o artefato, a região de interesse pode ser avaliada com precisão.

*E-mail: potterh@hss.edu (H. G. Potter).

Tabela 1
Protocolo de RM recomendado para avaliação de artroplastia total do quadril

Bobina	Inicialmente bobina corporal, seguida por bobina de superfície para ombro
Posição	Supina, cabeça primeiro
Série I	FSE axial, bobina corporal
	TR 4500-5500/TE 21,4-32 (efetivo); CTE 20; CDV 32-36 cm; espessura de corte de 5 mm sem intervalo; matriz 512 × 256; NEX 4; LBR 62-83 kHz; LBV; NP; TRF; SPF
Série II	Inversão-recuperação rápida coronal, bobina corporal
	TR 4500/TE 18/TI 150; CTE 9; CDV 34-36 cm; espessura de corte de 5 mm sem intervalo; matriz 256 × 192; NEX 2; LBR 62-83 kHz; NPW; VB; TRF; SPF
Série III	FSE coronal, bobina de superfície
	TR 4500-5800/TE 24-30 (efetivo); CTE 18; CDV 18 cm; espessura de corte de 4 mm sem intervalo; matriz 512 × 352; NEX 4-5; RBW 62-100 kHz; LBV; TRF; SPF
Série IV	FSE axial, bobina de superfície
	TR 4500-5500/TE 24-30; CTE 20; CDV 17-19 cm; espessura de corte de 4 mm sem intervalo; matriz 512 × 256-288; NEX 4-5; RBW 62-100 kHz; LBV; NPW; TRF; SPF
Série V	FSE sagital, bobina de superfície
	TR 5500-6500/TE 23-30 (efetivo); CTE 20; CDV 18-20 cm; espessura de corte de 2,5-3,0 mm sem intervalo; matriz 512 × 352; NEX 4-5; RBW 62-100 kHz; LBV; NPW; TRF; SPF

Tabela 2
Protocolo de RM recomendado para avaliação de artroplastia total do joelho

Bobina	De extremidade em arranjo de fase
Posição	Supina, pés primeiro
Série I	Inversão-recuperação rápida sagital
	TR 6000/TE 17/TI 150; CDV 18 cm; LBR 62,5 kHz; espessura de corte de 4 mm sem intervalo; TRF; matriz 256 × 192; NEX 2
Série II	FSE sagital-XL
	TR 5000/TE 30; CDV 20 cm; CTE 15-22; LBR 83,3 kHz; espessura de corte de 3,5 mm sem intervalo; TRF; matriz 512 × 320-352; NEX 4-5
Série III	FSE coronal-XL
	TR 5000-6000/TE 20; CDV 15 cm; CTE 20; LBR 62,5-100 kHz; espessura de corte de 3,5 mm sem intervalo; TRF; matriz 512 × 256-288; NEX 4
Série IV	FSE axial-XL
	TR 6000-7500/TE 30; CDV 16 cm; LBR 62,5-100 kHz; espessura de corte de 3 mm sem intervalo; TRF; matriz 512 × 256; NEX 4

CTE, comprimento do trem de ecos; CDV, campo de visão; FSE, *spin*-eco rápida; NEX, número de excitações; NPW, *no phase wrap*; LBR, largura da banda do receptor; SPF, *swap phase and freqüency*; TE, tempo de eco; TI, tempo de inversão; TR, tempo de repetição; TRF, *tailored radiofrequency*; LBV, largura da banda variável.

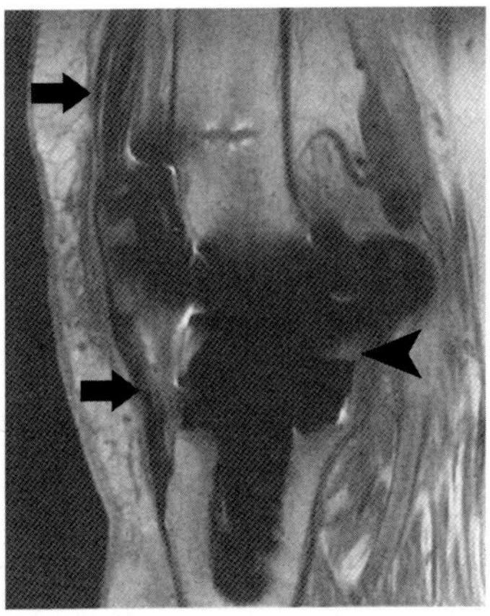

Fig. 2. Corte sagital demonstra o mecanismo extensor normal (*setas*) neste paciente de 81 anos. Note o posicionamento normal da prótese de polietileno na tíbia (*ponta de seta*).

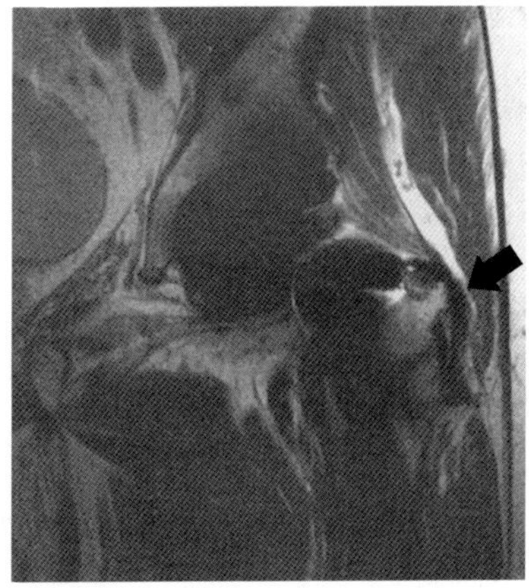

Fig. 3. Corte coronal do quadril esquerdo, 10 anos após artroplastia, demonstra tendinose do glúteo mínimo (*seta*).

grafia seja normal (Fig. 5) [12]. A avaliação das inserções tendíneas talvez seja ainda mais importante na artroplastia do ombro, quando a avaliação clínica da integridade do manguito rotador é pouco confiável em decorrência da dor e rigidez (Figs. 6 e 7) [13]. A avaliação por RM desses pacientes é um desafio, já que (1) o ombro fica em posição excêntrica em relação ao campo magnético central durante a realização do exame, e (2) a prótese em geral é grande, circular e não composta por titânio. Em conjunto, essas variáveis geram mais artefatos que a avaliação da artroplastia do quadril e impedem a avaliação segura da origem da cabeça longa do bíceps [5]. De qualquer forma, a tendinose do manguito rotador e de outras regiões do corpo se manifesta como sinal brilhante, por vezes associado a rupturas de espessura parcial ou total.

Osteólise

Vários pesquisadores concordam que o fator primário que limita a longevidade da artroplastia do quadril é a osteólise periacetabular, que determina afrouxamento da prótese [14]. O diagnóstico é freqüentemente tardio, visto que muitos pacientes permanecem assintomáticos a despeito de relevante perda óssea [15]. Tradicionalmente, a radiografia vem sendo utilizada para rastreamento da patologia, mas há consenso de que ela subestima a perda de ma-

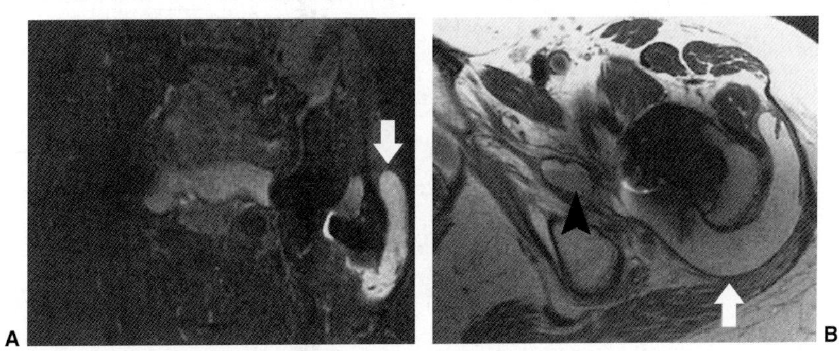

Fig. 4. Seqüência com supressão de gordura coronal (*A*) e axial (*B*), 5 meses após artroplastia total do quadril, demonstra bursite peritrocantérica superficial com debris (*setas*). Note também a protrusão focal da pseudocápsula inferior, que se estende ântero-medialmente e contém nível líquido-debris (*ponta de seta*).

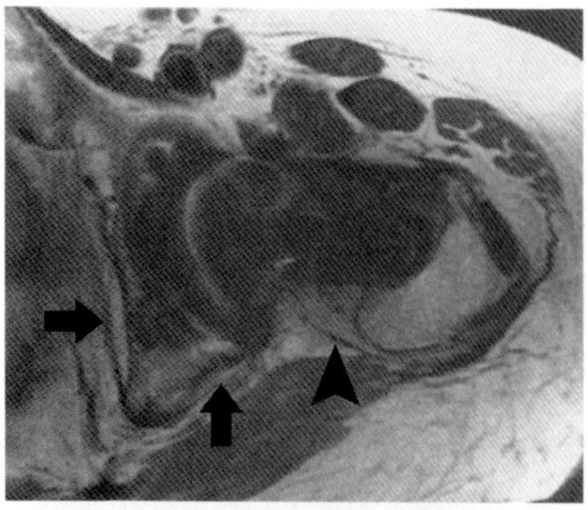

Fig. 5. Corte axial do quadril de paciente com luxação posterior recorrente, 22 anos após artroplastia total, demonstra grave atenuação da pseudocápsula posterior (*ponta de seta*) e do grupo rotador externo curto (*setas*).

triz óssea observada no ato operatório [16-18]. Incidências oblíquas podem ser utilizadas com o intuito de melhorar a sensibilidade do método, mas ainda assim representam uma subestimativa da perda óssea real [19,20]. Como se não bastasse, há ainda muita variabilidade interobservadores na avaliação da osteólise pela radiografia, o que pode inclusive resultar em opção terapêutica incorreta em metade das reintervenções [21,22].

A tomografia computadorizada *multislice* é outra alternativa para rastreamento, com melhor sensibilidade, mas à custa de um aumento na exposição do paciente à radiação ionizante, o que pode ser um fator limitador, na medida em que geralmente são necessárias várias avaliações no acompanhamento de longo prazo [23]. A RM, por sua vez, apresenta excelente capacidade da detecção da osteólise periacetabular, confirmada por inspeção cirúrgica ou avaliação histopatológica [7]. Sua acurácia foi igualmente pesquisada em modelos cadavéricos simulados, quando a radiografia detectou 45/87 lesões (sensibilidade de 52%), a tomografia computadorizada identificou 65/87 (sensibilidade de 75%) e a RM visualizou 83/87 (sensibilidade de 95%) [24,25]. Ademais, a osteólise parece ser invariavelmente acompanhada por depósitos sinoviais intracapsulares, também passíveis de detecção por RM, o que abre uma janela potencial para utilização na investigação desses depósitos, antes mesmo da atividade osteoclástica ser detectável, na

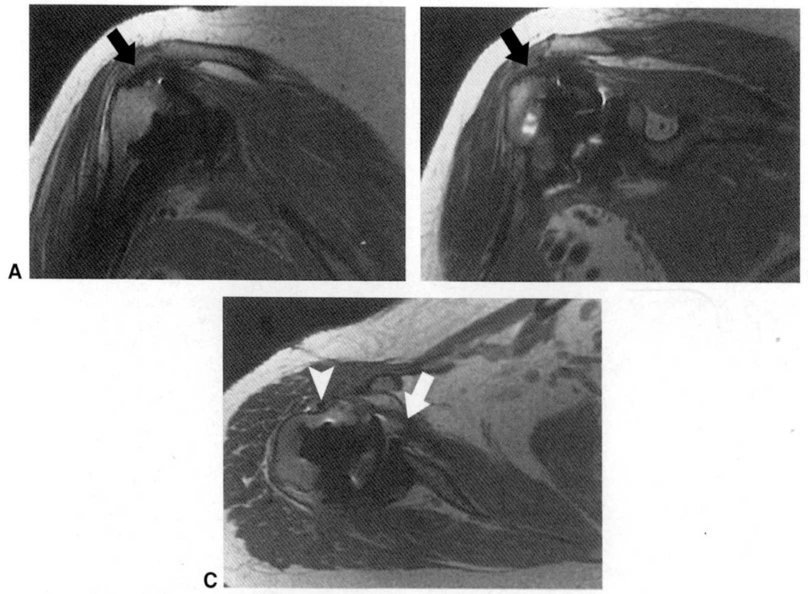

Fig. 6. (*A, B*) Corte coronal oblíquo do ombro, 12 meses após artroplastia total, demonstra tendinose do supra e infra-espinal (*seta escura*). (*C*) Corte axial demonstra ruptura parcial de alto grau no tendão subescapular (*seta branca*), restando apenas fina camada de tendão degenerado íntegro. Note o tendão bicipital no interior do sulco (*ponta de seta*).

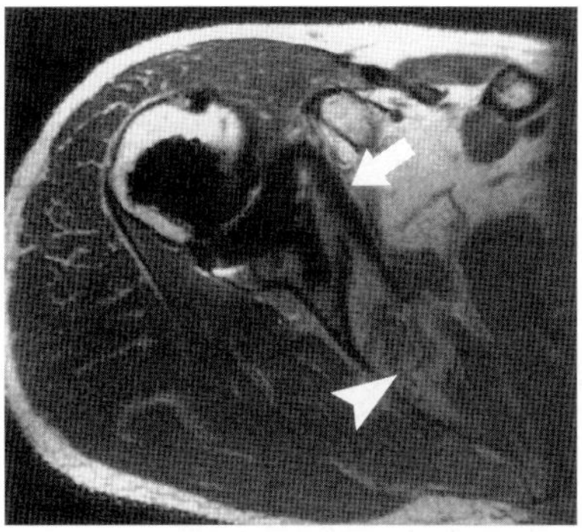

Fig. 7. Corte axial do ombro, 5 anos após artroplastia total, demonstra uma ruptura crônica do tendão subescapular (*seta*), que se encontra retraída e associada a atrofia do ventre muscular (*ponta de seta*).

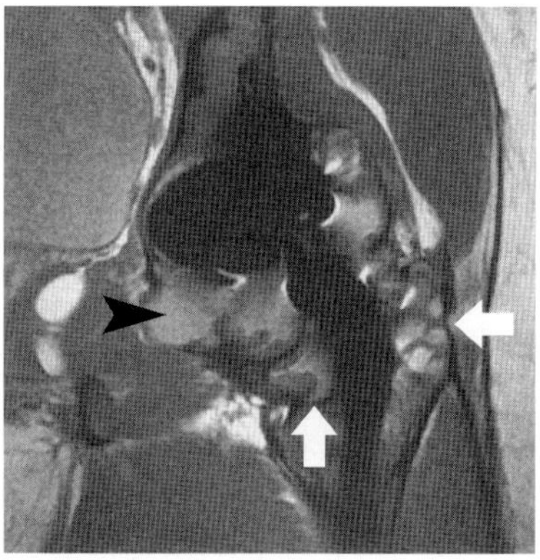

Fig. 9. Corte coronal do quadril, 6 anos após artroplastia total, demonstra expansão da pseudocápsula (*ponta de seta*) como resultado da osteólise, com perda óssea acetabular e femoral (*setas*).

busca de um diagnóstico mais precoce (Fig. 8) [7].

Do ponto de vista da imagem, existem diferentes padrões de perda óssea periacetabular e no fêmur proximal. Em alguns casos, pode ser observada expansão da pseudocápsula e erosão das estruturas ósseas adjacentes (Fig. 9). Outros demonstram erosão de aspecto menos circunferencial e mais excêntrico (Fig. 10). Em outros, a remodelação óssea pode se estender à pelve ou à região posterior, inclusive deslocando os feixes neurovasculares e potencialmente determinando sintomas de compressão (Fig. 10). O reconhecimento desse fenômeno pela RM é importante e pode tornar desnecessários estudos mais invasivos como a mielografia. Por último, a destruição óssea pode assumir uma aparência mais erosiva similar à observada em patologias sinoviais proliferativas (Fig. 11).

Na vigência de osteólise maciça, a radiografia é tipicamente positiva. A RM é também útil nesse contexto não apenas ao avaliar eventuais compressões extrínsecas associadas, mas também por permitir uma quantificação mais

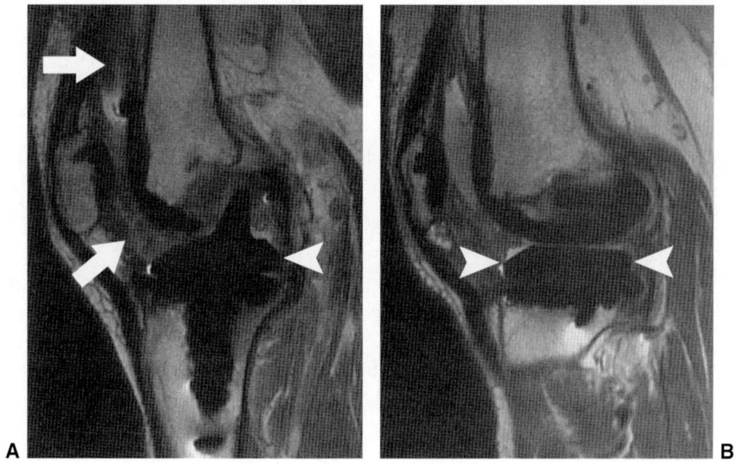

Fig. 8. Cortes axiais do joelho, 5 meses após artroplastia total, demonstra exuberante hipertrofia sinovial (*setas*), compatível com manifestação incipiente de osteólise. A prótese encontra-se bem posicionada (*pontas de seta*).

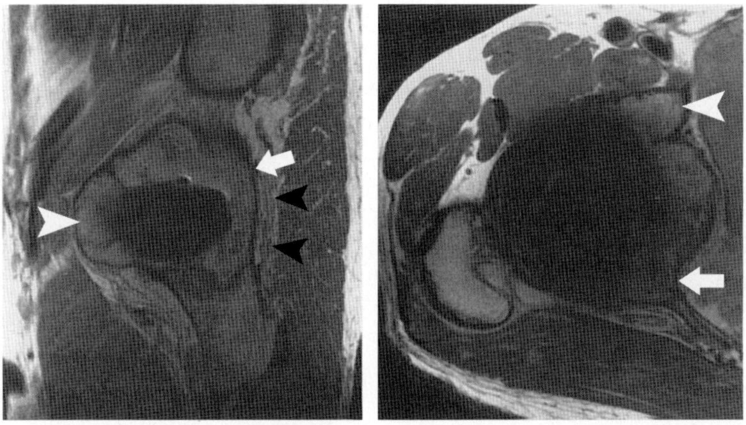

Fig. 10. Cortes sagital (*A*) e axial (*B*) do quadril, 17 anos após artroplastia total, demonstra extensa osteólise acetabular, com reabsorção óssea excêntrica (*setas brancas*), com expansão em direção ao ciático (*pontas de seta escuras*).

precisa da perda óssea, o que se traduz no melhor planejamento sobre a necessidade de enxerto ósseo (Fig. 12). A frouxidão da prótese é demonstrada de forma característica como área circunferencial de sinal brilhante na interface metal-osso ou cimento-osso (Fig. 13).

Infecção e outras doenças sinoviais

Geralmente, os depósitos sinoviais da osteólise apresentam sinal intermediário ou baixo, semelhante ao do músculo. Ao contrário, a sinóvia infectada apresenta sinal brilhante laminar (Fig. 14). Se infecção é a suspeita clínica, artrografia é o procedimento de escolha, já que pode coletar simultaneamente material para cultura. A cintilografia positiva, por sua vez, apresenta baixa especificidade e pobre resolução [26]. Mesmo que não seja formalmente indicada em todos os pacientes com suspeita clínica de infecção, a RM pode contribuir identifican-

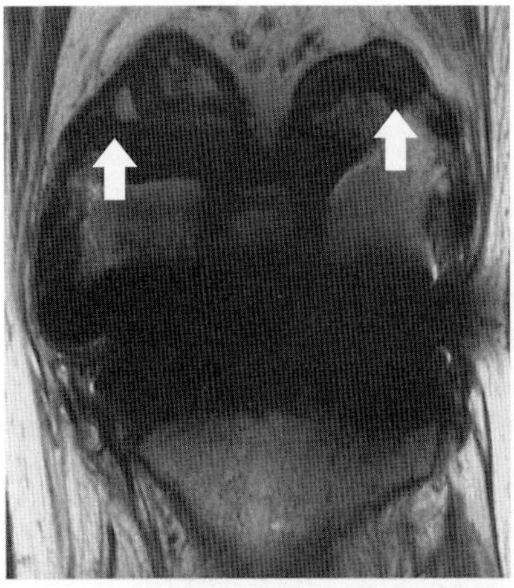

Fig. 11. Corte coronal do joelho, após artroplastia total, demonstra sinal intermediário de debris sinoviais confluentes na face posterior do joelho, com erosão no côndilo femoral (*setas*).

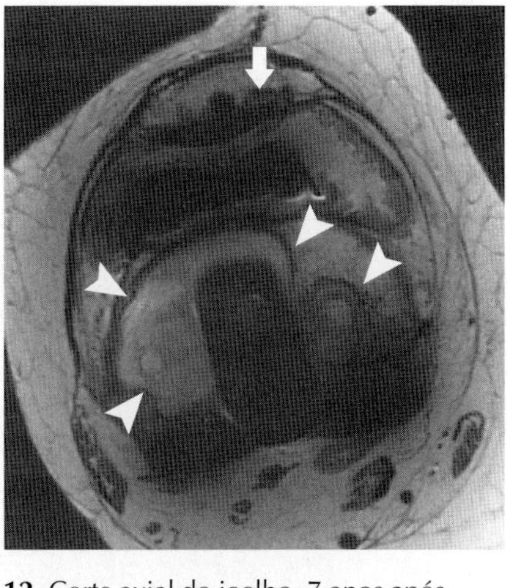

Fig. 12. Corte axial do joelho, 7 anos após artroplastia total, demonstra extensa osteólise do fêmur distal (*pontas de seta*). A osteólise também está presente no componente patelar (*seta*). Note ainda o amplo derrame articular e os debris sinoviais.

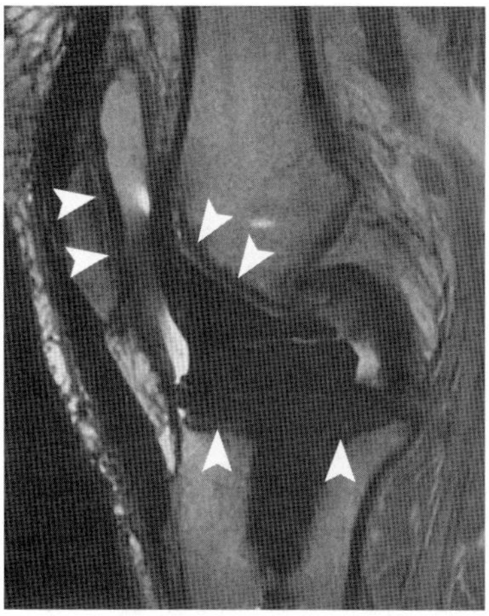

Fig. 13. Corte sagital do joelho, 15 meses após artroplastia total, demonstra reabsorção óssea na interface prótese-osso, envolvendo os componentes femoral, tibial e patelar (*pontas de seta*). Note a sinovite associada e os reduzidos artefatos oriundos da prótese de zircônio.

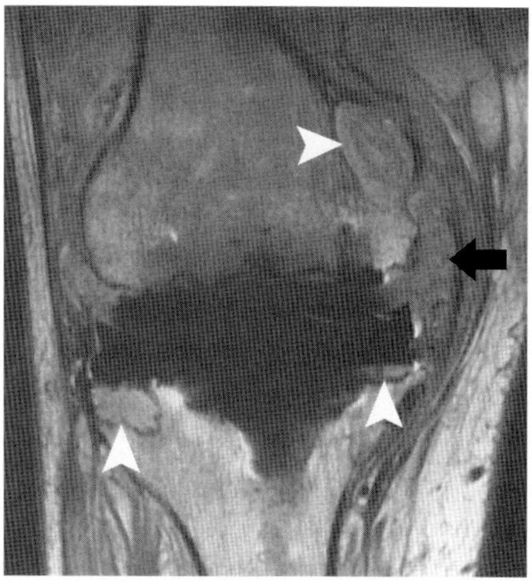

Fig. 14. Corte coronal do joelho, com infecção indolente crônica sobreposta a osteólise, 26 meses após artroplastia total, demonstra a resposta sinovial (*seta*) e a osteólise associada (*pontas de seta*).

do a disseminação extracapsular da enfermidade e a formação de abscessos periprótese [5]. Adicionalmente, a RM negativa exclui com segurança infecção.

Outros padrões de patologia também podem ser observados. A sinovite recorrente, identificada em pacientes submetidos a artroplastia por destruição articular secundária à artropatia inflamatória, apresenta depósitos mais finos e granulados de reação sinovial (Fig. 15). A reação sinovial na artrofibrose é igualmente distinta e se apresenta como massa densa e espessa de baixo sinal, geralmente acompanhada de quadro clínico característico (Fig. 16).

A hemartrose também pode ser observada, por vezes de forma recidivante, mesmo na ausência de coagulopatia ou trauma. A angiorressonância é uma forma relativamente não-invasiva de avaliar a vascularização local nesses casos e, ao contrário da angiografia convencional, não necessita de acesso arterial e não expõe o paciente à radiação ionizante (Fig. 17).

Avaliação dos nervos

A RM é uma excelente alternativa para avaliar os nervos periféricos de forma não-invasiva, mesmo em portadores de próteses articulares, já que fornece informações sobre o posicionamento dos implantes, o extravasamento de cemento ou eventual compressão extrínseca de feixes neurovasculares. Em neuropatias regionais, a RM pode detectar neuromas, passíveis de neurólise (Fig. 18). Pacientes com paralisias no pós-operatório podem ser submetidos ao exame para detectar eventuais complicações do procedimento (Fig. 19).

Ossificação heterotópica

A radiografia e a tomografia computadorizada são os métodos tradicionalmente utilizados para investigar a ossificação heterotópica periprótese, sendo a cintilografia geralmente utilizada de forma concomitante para determinar sua maturação [27]. Na RM, a ossifica-

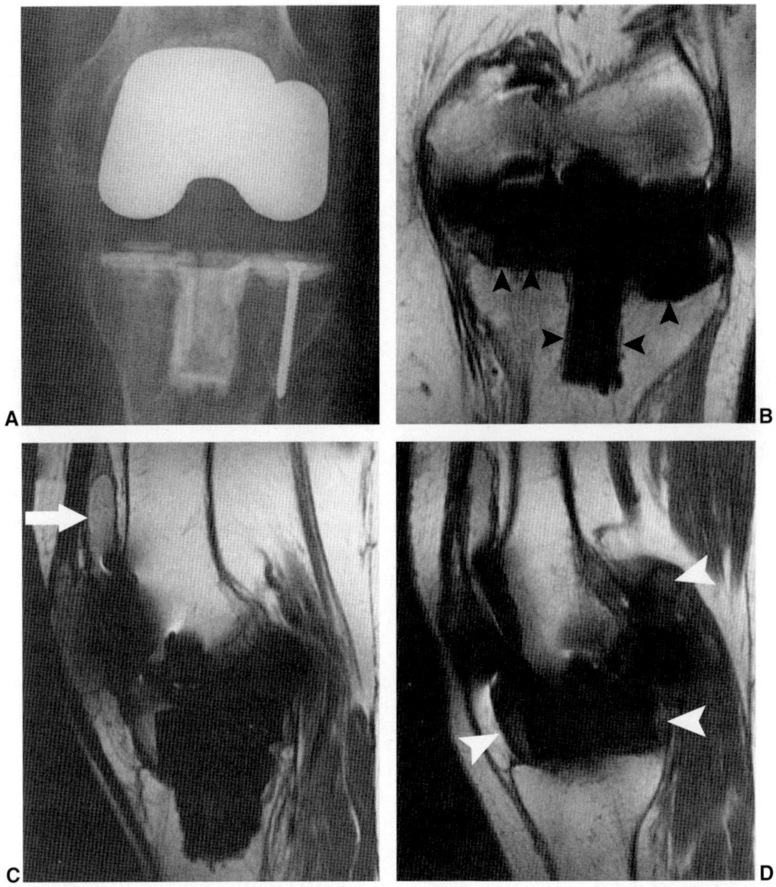

Fig. 15. Radiografia e RM do joelho de portador de artrite reumatóide, 27 anos após artroplastia total. (*A*) A radiografia foi interpretada como apresentando osteoporose, sem final de afrouxamento. (*B*) Corte coronal demonstra afrouxamento (*pontas de seta*) do componente tibial. (*C* e *D*) Corte sagital demonstra leve reação sinovial no recesso suprapatelar, típico de artrite reumatóide (*seta*), e os debris mais volumosos pela osteólise (*pontas de seta*).

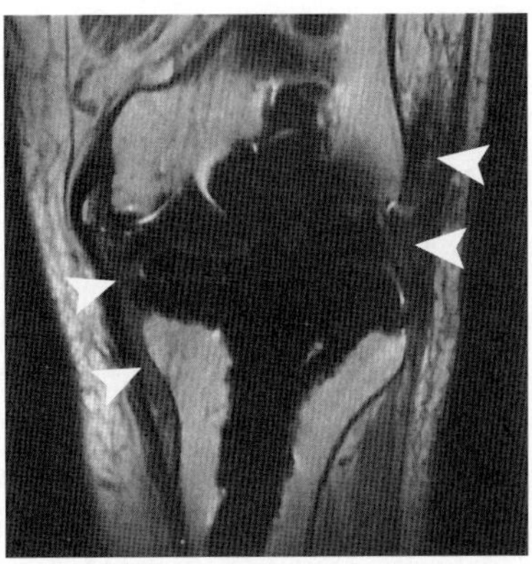

Fig. 16. Corte coronal do joelho, 7 meses após artroplastia total, demonstra marcado espessamento capsular (*pontas de seta*).

ção heterotópica madura se apresenta como depósito de sinal brilhante, semelhante à gordura do osso medular (Fig. 20). Ossificações menos maduras não apresentam depósitos de osso medular e têm aparência mais agressiva [28].

Dor de origem indeterminada

Uma das situações mais desconcertantes para o cirurgião ortopédico é o atendimento de pacientes insatisfeitos pela vigência de dor periprótese, que apresentam radiografia normal.

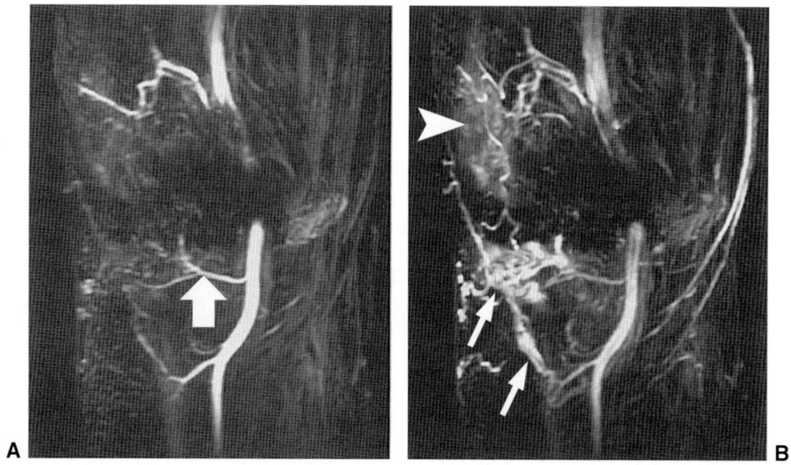

Fig. 17. Angiorressonância do joelho de paciente com hemartrose recidivante após artroplastia total demonstra fluxo arterial proeminente na artéria genicular lateral inferior (*seta espessa*) e enchimento venoso precoce de vasos dilatados (*seta fina*). Note a impregnação do recesso sinovial súpero-lateral (*ponta de seta*). Estas veias foram embolizadas e o paciente respondeu bem ao tratamento. Há pequeno segmento com perda de sinal artefatual na região poplítea média.

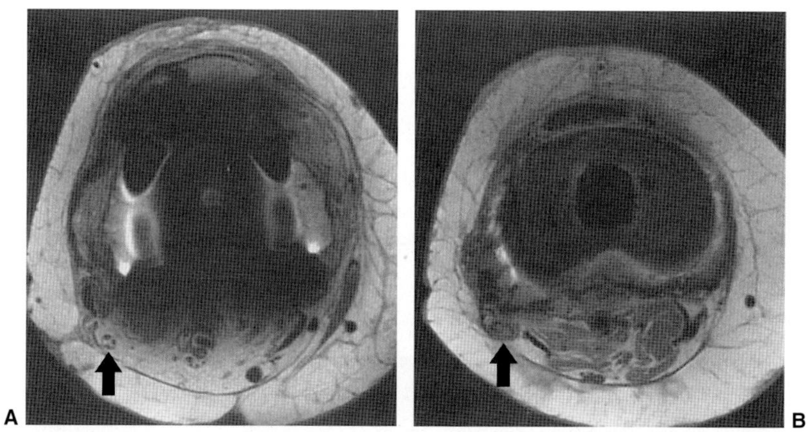

Fig. 18. Corte axial do joelho em paciente com sintomas no território do nervo fibular, um mês após artroplastia total. (*A*) Proximalmente, o nervo é normal (*seta*). (*B*) Distalmente, há espessamento e perda da arquitetura fascicular (*seta*), indicando a presença de neuroma. Não há sinal de compressão extrínseca do nervo.

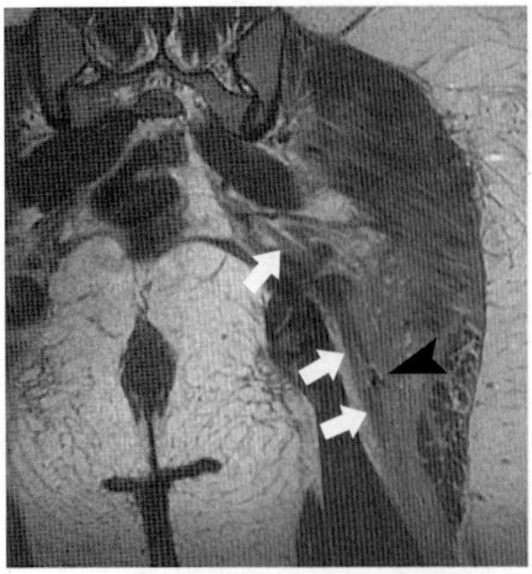

Fig. 19. Corte coronal do quadril esquerdo em paciente que cursou com perda da flexão dorsal do pé no pós-operatório imediato de artroplastia total. Os artefatos de susceptibilidade na margem lateral do ciático (*ponta de seta*) são decorrentes da presença de restos metálicos do retrator. O nervo parece normal (*setas*), e o paciente evoluiu com plena recuperação dos sintomas.

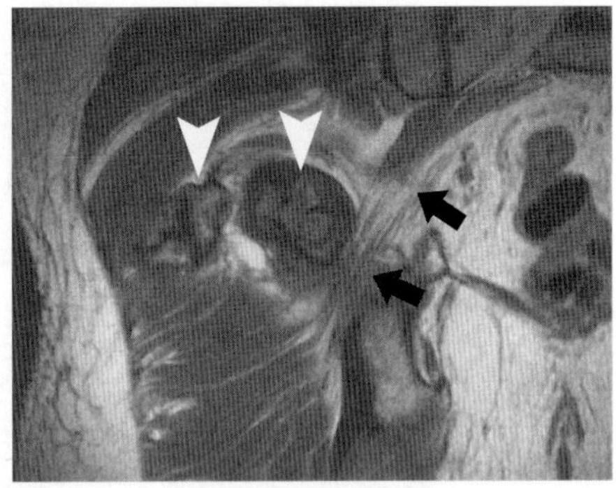

Fig. 20. Corte coronal do quadril demonstra ossificação heterotópica (*pontas de seta*) após artroplastia total. O nervo ciático apresenta arquitetura e trajeto usuais (*setas*).(de Poter HG, Foo LF, Nestor BJ. What is the evaluation of total hip arthropathy? Hospital for Special Surgery Journal 2005;1:89-93; *com permissão de* Springer Science and Business Media, Ltd [Springer].)

Nesse contexto, a RM pode não apenas detectar causas como neuropatia compressiva ou osteólise precoce, mas também identificar outras alterações radiograficamente ocultas, como fratura sacral por insuficiência (Fig. 21). A RM pode também demonstrar eventualmente uma neoplasia insuspeita como fonte da queixa álgica. A distinção entre neoplasia de partes moles extracapsulares e osteólise requer minuciosa avaliação em busca dos depósitos sinoviais intracapsulares presentes nessa última. Tumores extracapsulares sem osteólise concomitante cursam com colapso da pseudocápsula por compressão extrínseca (Fig. 22).

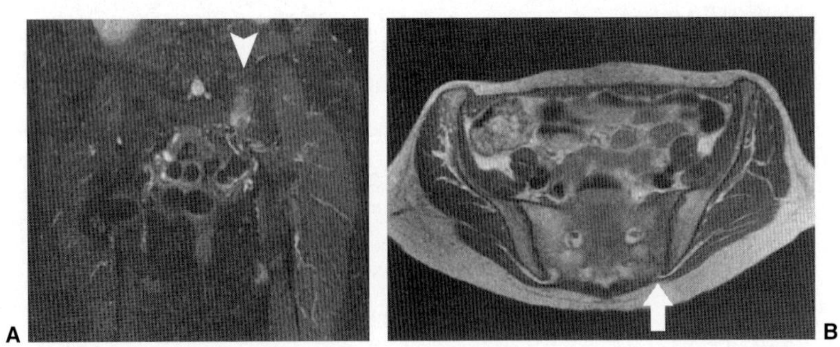

Fig. 21. (*A*) Corte coronal do quadril, com supressão de gordura, 8 anos após artroplastia total, demonstra edema da medula óssea no sacro (*ponta de seta*). (*B*) Corte axial confirmando a presença de fratura de insuficiência (*seta*).

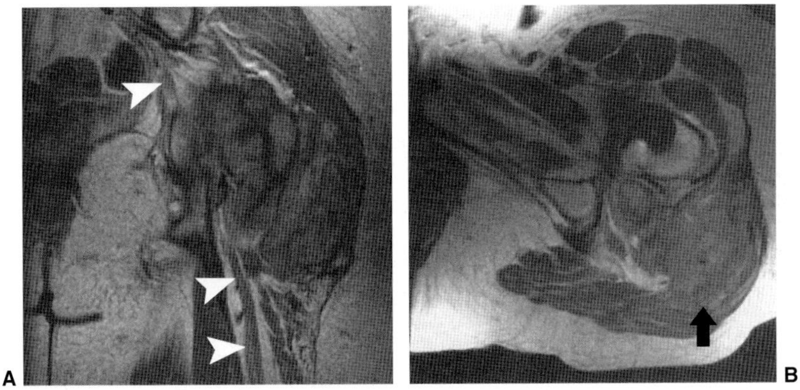

Fig. 22. Cortes coronal (*A*) e axial (*B*) do quadril esquerdo em paciente com massa dolorosa na região glútea, 18 anos após artroplastia total, demonstra área de sinal intermediário, localizada logo posteriormente à cápsula. Observe a proximidade do nervo ciático (*pontas de seta*) e a franca invasão do músculo glúteo máximo (*seta*). Um tumor desmóide agressivo foi confirmado histopatologicamente.

Resumo

A RM é uma técnica promissora na investigação dos depósitos sinoviais da osteólise precoce. Adicionalmente, é o método de imagem não-invasivo mais sensível para detectar a perda óssea periacetabular, além de avaliar com excelente acurácia os tendões, nervos e demais partes moles adjacentes, permitindo o diagnóstico de inúmeras complicações da artroplastia.

Referências

[1] Wendt RE, Wilcott MR, Nitz W, et al. MR imaging of susceptibility-induced magnetic field inhomogeneities. Radiology 1988;168:837-41.

[2] Ebraheim NA, Savolaine ER, Zeiss J, et al. Titanium hip implants for improved magnetic resonance and computed tomography examinations. Clin Orthop 1992;275:194-8.

[3] Frazzini VI, Kagetsu NJ, Johnson CE, et al. Internally stabilized spine: optimal choice of frequency-encoding gradient direction during MR imaging minimizes susceptibility artifact from titanium vertebral body screws. Radiology 1997;204:268-72.

[4] Lee KY, Slavinsky JP, Ries MD, et al. Magnetic resonance imaging of in vivo kinematics after total knee arthroplasty. J Magn Reson Imaging 2005;21:172-8.

[5] Sperling JW, Potter HG, Craig EV, et al. MRI of the painful shoulder arthroplasty. J Shoulder Elbow Surg 2002;11:315-21.

[6] White LM, Kim JK, Mehta M, et al. Complications of total hip arthroplasty: MR imaging-initial experience. Radiology 2000;215:254-62.

[7] Potter HG, Nestor BJ, Sofka CM, et al. Magnetic resonance imaging after total hip arthroplasty: evaluation of periprosthetic soft tissue. J Bone Joint Surg Am 2004;84:1947-54.

[8] Sofka CM, Potter HG, Figgie M, et al. Magnetic resonance imaging of total knee arthroplasty. Clin Orthop 2003;406:129-35.

[9] Beck M, Sledge JB, Gautier E, et al. The anatomy and function of the gluteus minimus muscle. J Bone Joint Surg Br 2000;82:358-63.

[10] Bunker TD, Esler CNA, Leach WJ. Rotator-cuff tear of the hip. J Bone Joint Surg Br 1997;79:618-20.

[11] Pfirrmann CWA, Notzli HP, Dora C, et al. Abductor tendons and muscles assessed at MR imaging after total hip arthroplasty in asymptomatic and symptomatic patients. Radiology 2005;235:969-76.

[12] Coventry MB. Late dislocations in patients with Charnley total hip arthroplasty. J Bone Joint Surg Am 1985;67:832-41.

[13] Gerber C, Krushell RJ. Isolated rupture of the tendon of the subscapularis muscle: clinical features in 16 cases. J Bone Joint Surg 1991;73:389-94.

[14] Harris WH. The problem is osteolysis. Clin Orthop 1995;311:46-53.

[15] Lavernia CJ. Cost-effectiveness of early surgical intervention in silent osteolysis. J Arthroplasty 1998;13:277-9.

[16] Carlsson AS, Gent CF. Radiographic versus clinical loosening of the acetabular component in noninfected total hip arthroplasty. Clin Orthop 1984;185:145-50.

[17] Hodgkinson JP, Shelley P, Wroblewski BM. The correlation between the roentgenographic appearance and operative findings at the bone-cement junction of the socket in Charnley

low friction arthroplasties. Clin Orthop 1998;228:105-9.

[18] Sutherland CJ. Radiographic evaluation of acetabular bone stock in failed total hip arthroplasty. J Arthroplasty 1988;3:73-9.

[19] Zimlich RH, Fehring TK. Underestimation of pelvic osteolysis: the value of the iliac oblique radiograph. J Arthroplasty 2000;15:796-801.

[20] Southwell DG, Bechtold JE, Lew WD, et al. Improving the detection of acetabular osteolysis using oblique radiographs. J Bone Joint Surg Br 1999;81:289-95.

[21] Engh CA Jr, Sychertz CJ, Young AM, et al. Interobserver and intraobserver variability in radiographic assessment of osteolysis. J Arthroplasty 2002;17:752-9.

[22] Robertson DD, Sutherland CJ, Lopes T, et al. Pre-operative description of severe acetabular defects caused by failed total hip replacement. J Comput Assist Tomgr 1998;22:444-9.

[23] Puri L, Wixson RL, Stern SH, et al. Use of helical computed tomography for the assessment of acetabular osteolysis after total hip arthroplasty. J Bone Joint Surg Am 2002;84:609-14.

[24] Weiland DE, Walde TA, Leung JSJB, et al. Magnetic resonance imaging in the evaluation of periprosthetic acetabular osteolysis: a cadaveric study. J Orthop Res 2005:23:713-9.

[25] Walde TA, Weiland DE, Leung SB, et al. Comparison of CT, MRI, and radiographs in assessing pelvic osteolysis: a cadaveric study. Clin Orthop 2005;437:138-44.

[26] Seabold JE, Nepola JV, Marsh JL, et al. Postoperative bone marrow alteration: potential pitfalls in the diagnosis of osteomyelitis with In-111 labeled leukocyte scintigraphy. Radiology 1991;180:741-7.

[27] Lewallen DG. Heterotopic ossification following total hip arthroplasty. Instr Course Lect 2005;4:287-92.

[28] Ledermann HGP, Schweitzer ME, Morrison WB. Pelvic heterotopic ossification: MR imaging characteristics. Radiology 2002;222:189-95.

[29] Cook SM, Pellicci PM, Potter HG. Use of magnetic resonance imaging in the diagnosis of an occult fracture of the femoral component after total hip arthroplasty: a case report. J Bone Joint Surg Am 2004;86:149-53.

9 – Avanços na Avaliação por Imagem de Tumores Musculoesqueléticos

Hakan Ilaslan, MD, Murali Sundaram, MD*

Cleveland Clinic, Lerner College of Medicine, and Case Western Reserve University, 9500 Euclid Ave, Cleveland OH 44195, USA

Nas duas últimas décadas houve uma dramática modificação na abordagem clínica dos tumores do sistema musculoesquelético. O desenvolvimento de novos agentes quimioterápicos, em combinação com a cirurgia preservativa dos membros e os avanços no tratamento radioterápico, resultou num estadiamento mais preciso e, conseqüentemente, na melhora da qualidade de vida dos pacientes. Este artigo revisa o papel fundamental da avaliação por imagem no diagnóstico, estadiamento e acompanhamento dos tumores do sistema musculoesquelético, incluindo discussões sobre recentes avanços tecnológicos.

Modalidades convencionais de imagem

Mesmo com todo o moderno arsenal disponível para o delineamento anatômico e funcional dos tumores musculoesqueléticos, a radiografia permanece como uma valiosa ferramenta no diagnóstico diferencial de lesões ósseas. Seu ponto fraco reside na escassa delimitação das lesões em partes moles, que é contrabalançada pelo excelente custo-benefício ao demonstrar tumores osteoescleróticos, osteolíticos ou mistos. A angiografia, outro exame convencional que já foi considerado o método de primeira escolha para avaliar a vascularização tumoral, foi atualmente substituída em larga escala pela RM e pela angiorressonância, exceto nos casos em que é utilizada para realizar embolização previamente ao tratamento cirúrgico definitivo. A cintilografia, por sua vez, é muito confiável para detectar lesões multifocais, especialmente metástases. Entretanto, é importante manter em mente que a cintilografia não demonstra atividade metabólica como a novíssima PET-TC, mas sim apenas área de remodelação óssea e, assim, pode ser negativa em processos puramente osteolíticos como o mieloma, alguns casos de sarcoma de Ewing e metástases de tumor renal ou da tireóide.

Ultra-sonografia

A ultra-sonografia (US) é um exame muito popular, especialmente na avaliação de músculos e tendões, por ser um método que permite avaliação dinâmica sem utilizar radiação ionizante. Na oncologia ortopédica, é utilizada basicamente para determinar se o conteúdo da lesão é sólido ou cístico, pesquisar eventuais coleções pós-operatórias ou investigar recorrência tumoral em portadores de próteses que dificultem a avaliação por outros métodos. A avaliação Doppler eventualmente é útil na caracterização da vascularização tumoral, o que pode ser importante no diagnóstico e planejamento cirúrgico.

Tomografia computadorizada

Mesmo com a evolução dos equipamentos e protocolos, que atualmente permitem exames rápidos com pouco artefato, a TC vem sendo

*E-mail: sundarm@ccf.org (M. Sundaram).

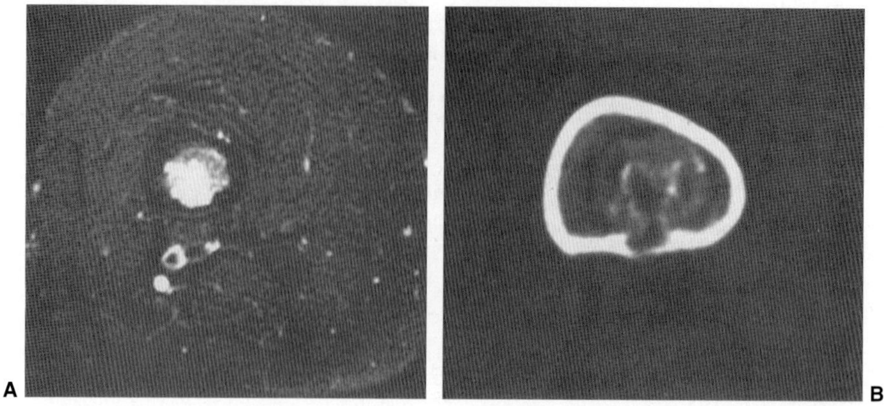

Fig. 1. (*A*) Corte axial do fêmur distal ponderado em T2 (TR:4000, TE:90) demonstra lesão medular brilhante com provável erosão cortical posterior. (*B*) TC axial no mesmo nível demonstra calcificação condral e marcada erosão cortical. Estes achados são suspeitos para condrossarcoma de baixo grau.

gradativamente substituída pela RM no diagnóstico da lesão primária em oncologia ortopédica. No entanto, existem questões anatômicas específicas que são mais bem pesquisadas e documentadas pela TC, como a integridade cortical, a diminuta matriz óssea intralesional e o fino córtex circundando lesões expansivas (Fig. 1). Com relação ao processo de estadiamento a distância, a TC torácica e a abdominal seguem soberanas na busca por metástases.

Ressonância magnética

O uso clínico da RM nas últimas décadas modificou profundamente o diagnóstico, o manejo e o acompanhamento de pacientes com tumor no sistema musculoesquelético. O méto-

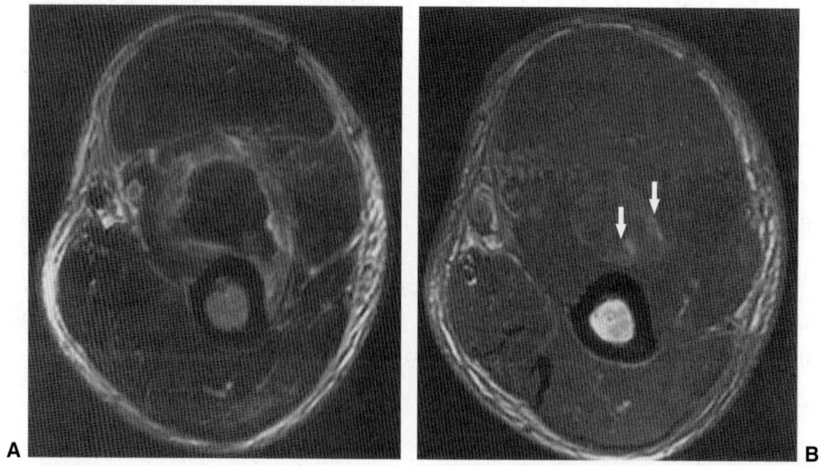

Fig. 2. Hematoma. (*A*) Corte axial no braço distal ponderado em T2 (TR:5500, TE:92) revela uma massa profunda de baixo sinal no músculo braquial. (*B*) Na seqüência ponderada em T1 (TR:450, TE:16), notam-se áreas internas brilhantes (*setas*).

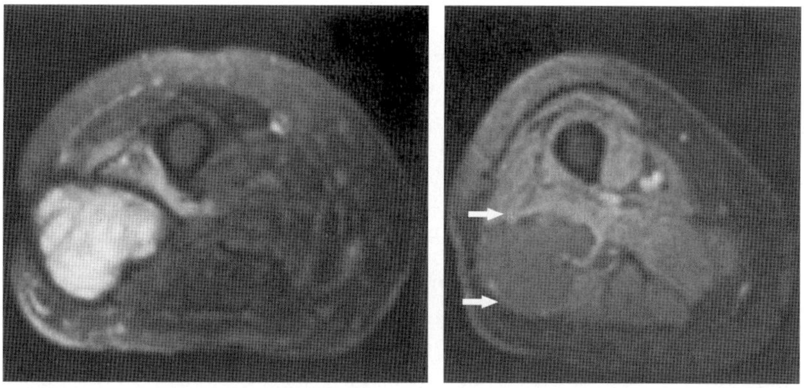

Fig. 3. (*A*) Corte axial da coxa ponderado em T2 (TR:4200, TE:88), em local previamente operado para ressecção de sarcoma, demonstra uma estrutura nodulariforme predominantemente brilhante no leito cirúrgico. (*B*) Imagem pós-contraste ponderada em T1 com saturação de gordura (TR:800, TE:14) demonstra mínima impregnação periférica (*setas*), típica de hematoma.

do consiste em colocar o paciente em um forte campo magnético externo, onde são aplicados pulsos de radiofreqüência para excitar os prótons. Ao retornar ao estado de relaxamento, os prótons emitem energia, que é captada e processada para gerar imagem. A ausência de radiação ionizante, a capacidade de realizar cortes multiplanares e as características teciduais que cada seqüência de pulso revela são importantes vantagens da RM sobre os demais métodos disponíveis. Para efeitos de comparação, a resolução de contraste obtida na radiografia é de 1%, na TC é de 7% e na RM para partes moles é de 50% [1]. O método é praticamente imbatível no estadiamento local dos tumores, pois, além de demonstrar o tamanho da lesão, avalia sua extensão para partes moles, infiltração da medula óssea e relações com as estruturas neurovasculares contíguas.

Um dos primeiros passos na avaliação de massas tumorais é o diagnóstico diferencial entre lesão sólida ou hemorrágica. O aspecto das hemorragias é variável, e, quando muito agudas, apresentam sinal de líquido. Entretanto, sua degradação precoce leva à formação de metemoglobina extracelular, uma substância paramagnética que exibe sinal brilhante em imagens ponderadas em T1, ao contrário de lesões sólidas, que exibem comumente baixo sinal em T1 (Fig. 2). Ainda que tumores possam apresentar áreas internas de hemorragia, o gadolínio pode ser utilizado para diferenciar hematomas e sarcomas hemorrágicos, já que o primeiro apresenta leve impregnação periférica (Fig. 3), enquanto o segundo demonstra impregnação heterogênea dependente de várias características, dentre elas o grau de necrose tecidual (Fig. 4). Os hematomas também exi-

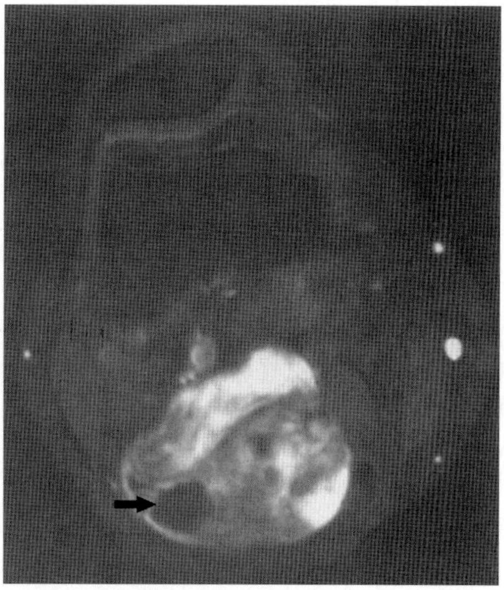

Fig. 4. Corte axial do fêmur distal ponderado em T1, com saturação de gordura (TR:500, TE14), após a injeção de gadolínio, demonstra a impregnação heterogênea do histiocitoma fibroso, com áreas de baixo sinal (*seta*) compatíveis com necrose.

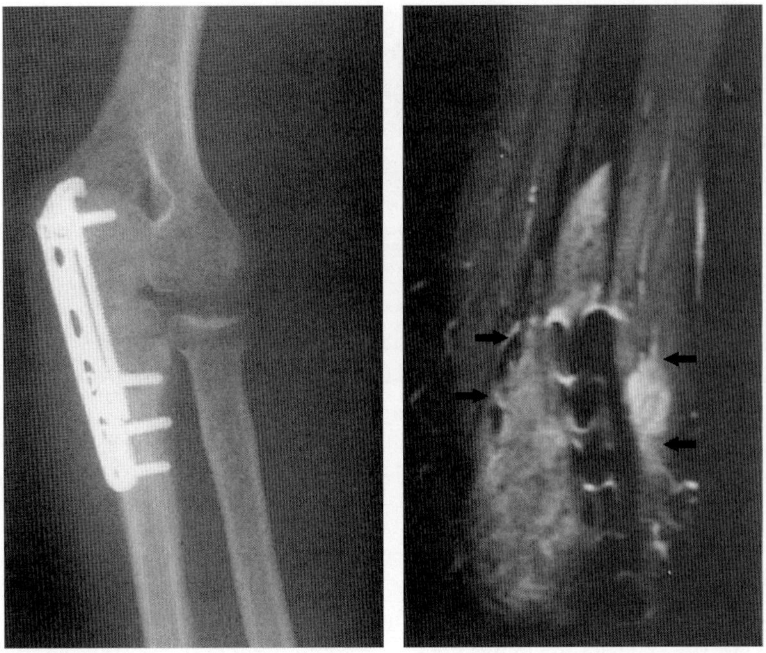

Fig. 5. (*A*) Radiografia do cotovelo demonstra o dispositivo metálico de fixação. (*B*) STIR coronal (TR:5940, TE:28, T1:130) demonstra volumoso tumor de partes moles (*setas*) e modificação de sinal no úmero distal, que representa extensão intramedular do tumor.

bem uma tendência em apresentar margens pobremente definidas, ao contrário dos tumores, onde os limites são mais nítidos. Em termos de manejo, um presumível hematoma deve ser seguido até que ocorra regressão ou resolução, com ou sem exames de imagem no acompanhamento.

Após a cirurgia oncológica, que freqüentemente emprega implantes e próteses, a avaliação por RM fica prejudicada pela presença de artefatos metálicos, o que torna necessário ajuste na técnica empregada para aquisição das imagens (Fig. 5) [3].

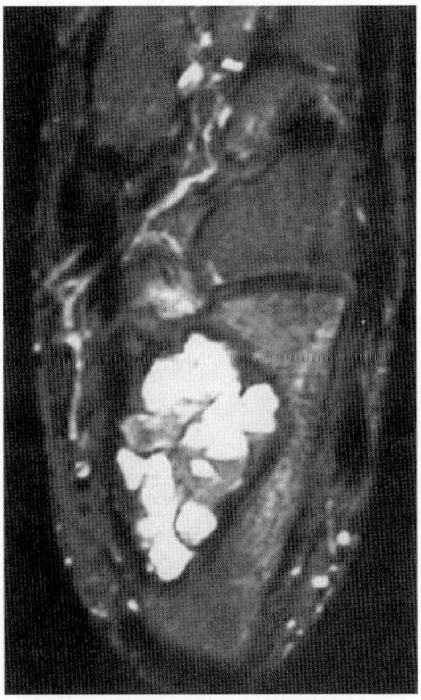

Fig. 6. Corte axial do calcâneo ponderado em T2 (TR:3000, TE:98) demonstra nível líquido-líquido no interior de cisto ósseo aneurismático.

RM de lesões ósseas comuns

Níveis líquido-líquido estão presentes em até 11,2% das lesões ósseas, mas são inespecíficos e podem estar associados a inúmeras patologias, benignas ou malignas (Fig. 6) [4,5]. A magnitude do nível, entretanto, pode ajudar a estreitar o diagnóstico diferencial, já que em dois terços das lesões malignas o nível ocupa

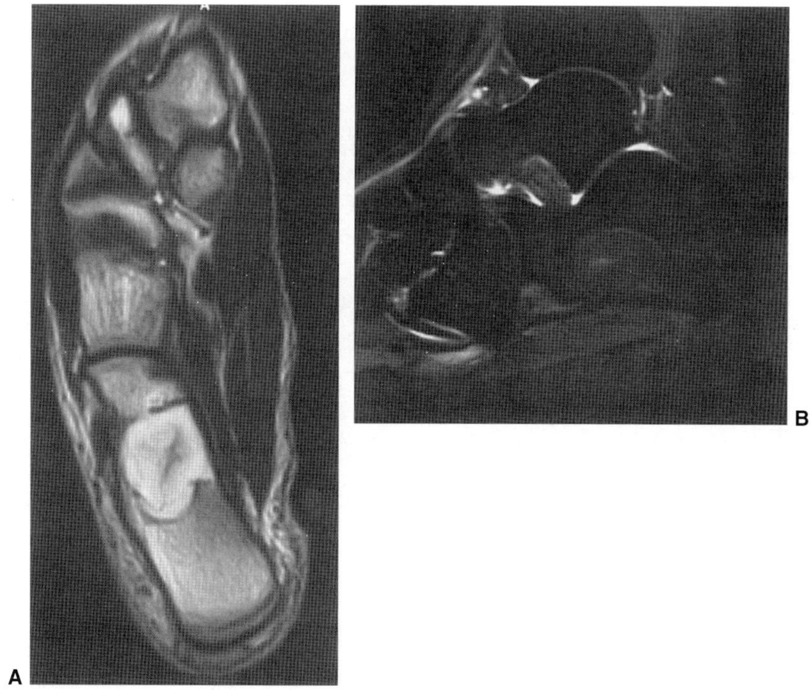

Fig. 7. Lipoma calcaneano. (*A*) Corte ponderado em T1 (TR:500, TE:12) demonstra massa brilhante intra-óssea semelhante à gordura subcutânea. (*B*) Mesma lesão demonstra baixo sinal em cortes ponderados em T2 com supressão de gordura (TR:4000, TE90).

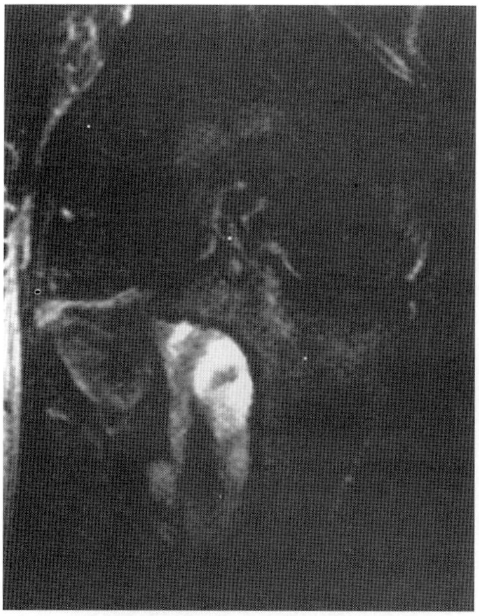

Fig. 8. Corte coronal do joelho ponderado em T2 com supressão de gordura (TR:7309, TE90) demonstra lesão justaarticular que exibe predominantemente baixo sinal, compatível com tumor de células gigantes.

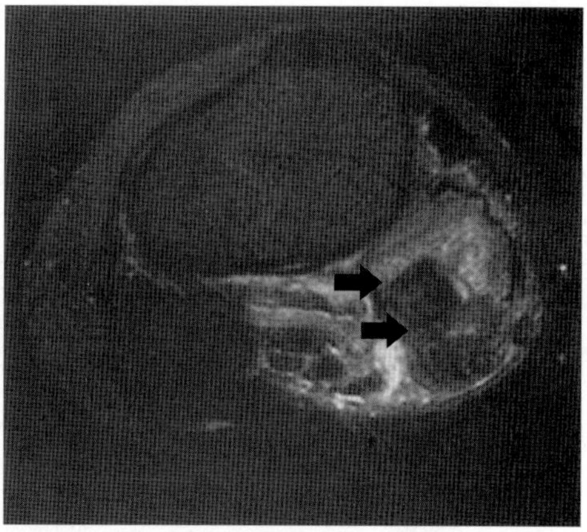

Fig. 9. Corte axial do joelho ponderado em T2 com supressão de gordura (TR:5200, TE92) demonstra lesão de baixo sinal (*setas*) na epífise proximal da fíbula, associado a importante edema reacional na medula óssea e em partes moles contíguas, compatível com condroblastoma.

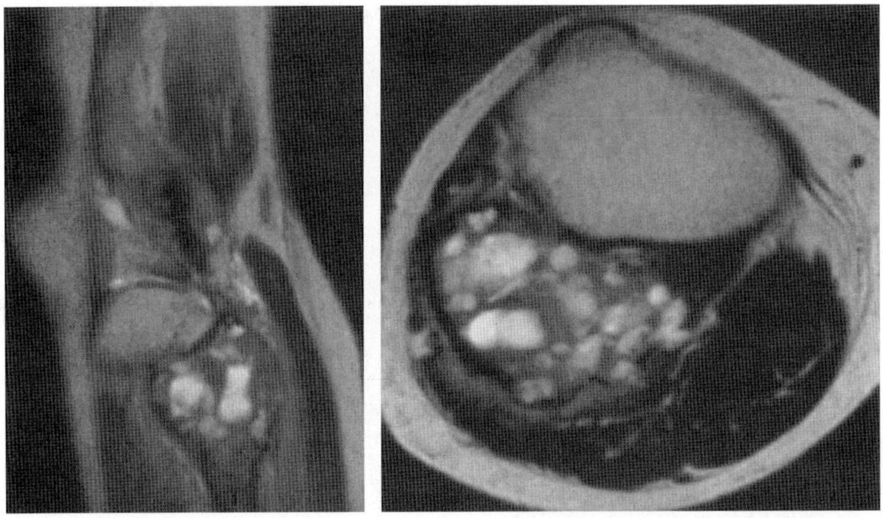

Fig. 10. (*A*) Corte sagital ponderado em T2 (TR:3000, TE:98). (*B*) Corte axial ponderado em T2 (TR:3000, TE:98). Note a lesão justaarticular, que apresenta áreas císticas e nível líquido-líquido no plano axial. A análise histológica revelou tumor de células gigantes, com formação de cisto ósseo aneurismático secundário.

menos de 1/3 da cavidade. Nesses casos, osteossarcoma é o diagnóstico mais provável. No outro extremo, quando o nível ocupa mais de 2/3 da cavidade, o achado tende a ser benigno e corresponde, mais freqüentemente, a cisto ósseo aneurismático [5]. É importante notar que o cisto ósseo aneurismático pode ser formado secundariamente a um amplo espectro de patologias, muito além da classicamente descrita associação com o osteossarcoma telangiectásico. Em casos dúbios, os autores recomendam avaliar em conjunto a RM e a radiografia para aumentar a segurança diagnóstica.

A displasia fibrosa é uma lesão óssea comumente encontrada na prática diária. Seu as-

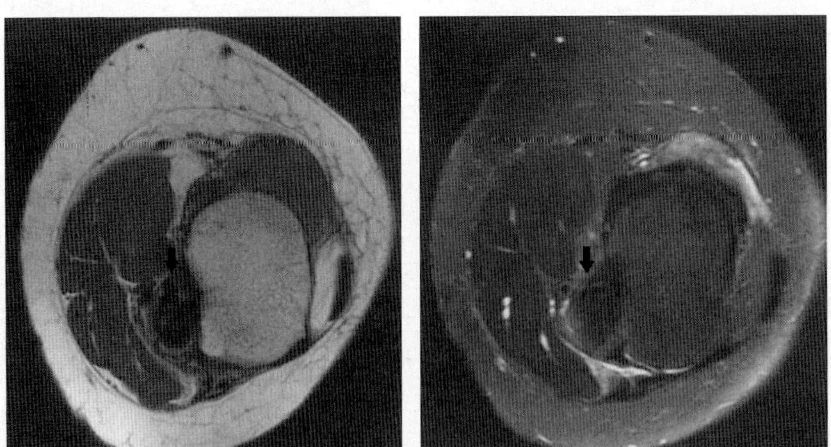

Fig. 11. (*A*) Corte axial do joelho ponderado em T1 (TR:467, TE:12). (*B*) Corte axial do joelho ponderado em T2 com supressão de gordura (TR:4100, TE:87). Observe a lesão superficial de baixo sinal (*seta*) exibindo matriz osteóide, compatível com osteossarcoma paraosteal.

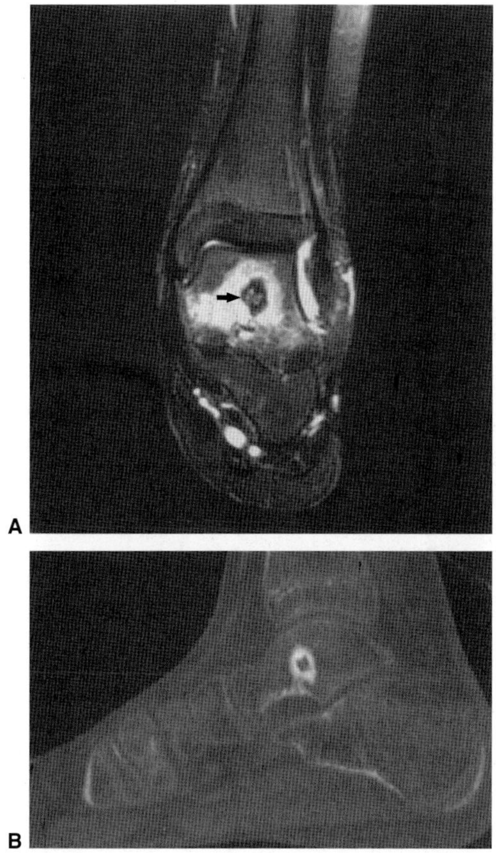

Fig. 12. (*A*) Corte coronal do tornozelo ponderado em T2 com supressão de gordura (TR:3000, TE:98) demonstra lesão de baixo sinal (*seta*), com importante edema da medula e derrame articular associados. (*B*) Reconstrução sagital de TC demonstra o pequeno nicho central com margens escleróticas, típico de osteoma osteóide.

pecto é pleomórfico e depende da histologia tumoral, com áreas císticas, fibrose e/ou gordura. O fibroma desmoplásico é uma rara lesão que apresenta baixo sinal nas seqüências ponderadas em T1 e T2 [6]. O lipoma intra-ósseo é um diagnóstico relativamente intuitivo, pelo sinal de intensidade semelhante à gordura do subcutâneo (Fig. 7). O tumor de células gigantes exibe localização justaarticular típica e baixo sinal em T1 e T2 (Fig. 8). O edema da medula óssea é uma característica dos tumores de células gigantes e dos condroblastomas, que comumente exibem também um cisto ósseo aneurismático secundário (Figs. 9 e 10). Neoplasias formadoras de osso, como osteoblastomas e osteossarcomas, demonstram baixo sinal nas seqüências ponderadas em T1 e T2 (Fig. 11). O osteoma osteóide pode se apresentar como uma armadilha, já que o extenso edema medular associado pode obscurecer a lesão primária e levar equivocadamente ao diagnóstico de lesão mais agressiva (Fig. 12*A*). Mesmo que a RM contrastada tenha sido descrita como um método sensível para detectar a impregnação precoce do nicho desses tumores [7], a TC ainda é o método mais utilizado para resolver a dúvida diagnóstica que se impõe nesses casos difíceis (Fig. 12*B*).

A RM é também a modalidade de escolha para detectar eventuais complicações do osteocondroma, como compressões neurovasculares, bursites, fraturas e degeneração maligna (Fig. 13). O capuz cartilaginoso do osteocondroma freqüentemente mede menos que 1 centímetro de espessura, e degeneração sarcomatosa deve ser considerada quando o capuz apresenta mais de 2 centímetros de espessura ou demonstra crescimento renovado no esqueleto já maduro (Fig. 13*A*).

Lesões cartilaginosas geralmente exibem contornos lobulados, com áreas puntiformes de sinal baixo pela presença de mineral (Fig. 14). Mesmo que a TC seja mais sensível para detectar o típico afinamento cortical dessas patologias, a RM ainda é preferível por ser capaz de demonstrar toda a extensão da lesão, incluindo áreas não mineralizadas, que podem ser de difícil apreciação pela TC. A diferenciação entre encondroma e condrossarcoma de baixo grau tem sido tema de controvérsia, mas em geral se aceitam como características agressivas em ossos longos a identificação de acentuado afinamento cortical e extensão da lesão para partes moles adjacentes (Fig. 15), enquanto os pequenos afinamentos corticais nos ossos curtos das mãos e dos pés não sugerem transformação maligna (Fig. 16) [8].

Hemangiomas ósseos exibem padrão característico nas vértebras e nos ossos da face. Em outros locais, seu aspecto é inespecífico e pode ser confundido com outras lesões mais agressivas (Fig. 17). Hemangioendoteliomas geralmente apresentam distribuição multifocal nas extremidades. Angiossarcomas são si-

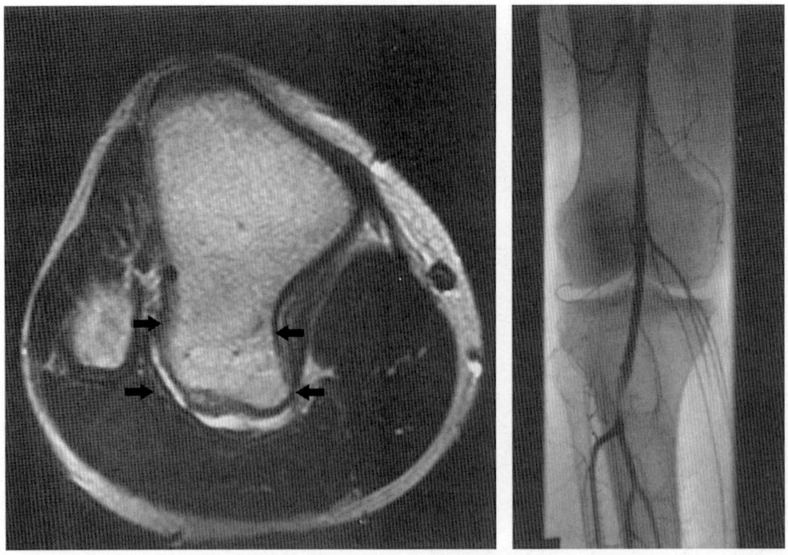

A B

Fig. 13. (*A*) Corte axial do joelho ponderado em T2 (TR:4160, TE:97) demonstra uma ampla lesão (*setas*), que exibe capuz cartilaginoso brilhante, compatível com osteocondroma. (*B*) A artrografia demonstra compressão extrínseca da lesão na artéria poplítea.

milares aos sarcomas de outras linhagens teciduais, mas podem apresentar áreas multifocais de tumor intra-ósseo nos dois lados de uma articulação, sem destruí-la, um padrão raramente visto em outros sarcomas. É, portanto, importante avaliar toda a extremidade quando se está lidando com esses tumores [9]. Lesões metastáticas são inespecíficas, e a multifocalidade é uma pista diagnóstica (Fig. 18). A aparência do mieloma múltiplo também é inespecífica e tende a se apresentar como múltiplas e diminutas lesões esparsas (Fig. 19).

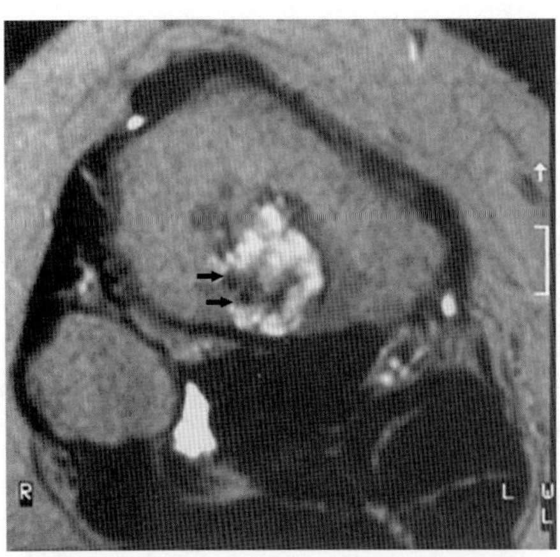

Fig. 14. Corte axial do joelho ponderado em T2 (TR:3660, TE:88) demonstra uma lesão condróide brilhante compatível com encondroma, que apresenta pequenas áreas de baixo sinal pela presença de mineral cálcico (*setas*).

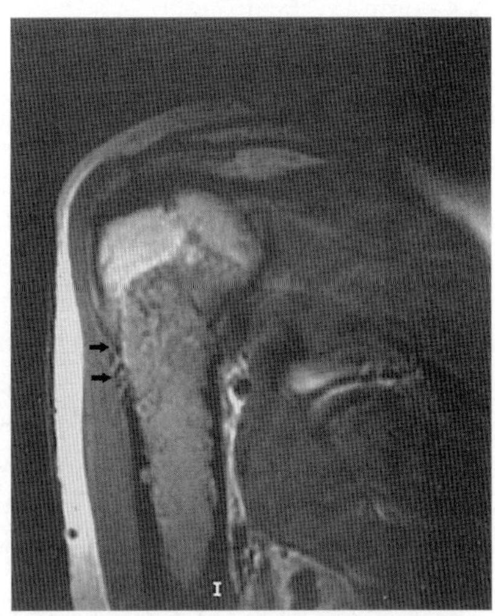

Fig. 15. Corte coronal do úmero proximal ponderado em densidade de prótons (TR:2000, TE:17) demonstra uma lesão condróide de aspecto agressivo, com erosão endosteal e pequenas áreas de penetração cortical (*setas*).

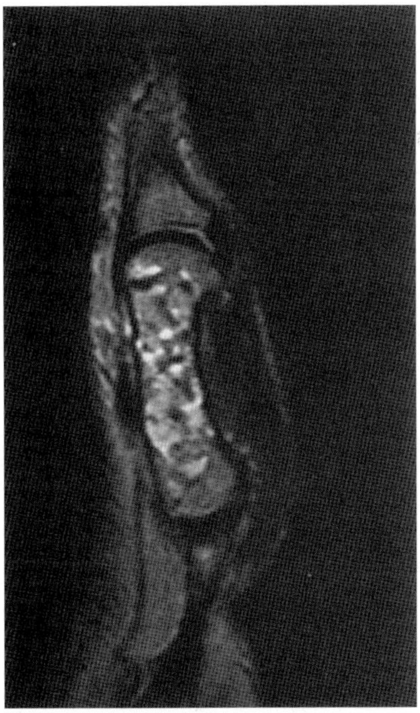

Fig. 16. Corte sagital do primeiro metacarpo ponderado em T2 (TR:3130, TE:102) demonstra uma lesão cartilaginosa com erosão endosteal, mas sem destruição cortical ou extensão para partes moles, compatível com encondroma.

Os tumores de células redondas (linfomas primários do osso e sarcoma de Ewing/tumor neuroectodérmico primário) apresentam localizações comuns e padrões típicos. Estão comumente presentes na diáfise de ossos longos ou em ossos planos, como pelve, escápula e costelas, permeando o córtex circunferencialmente e acompanhados por massa de partes moles desproporcional ao grau de destruição óssea (Fig. 20).

RM de lesões comuns em partes moles

A RM é o exame de escolha para avaliar lesões indeterminadas de partes moles, pois pode delinear as margens do tumor e suas relações com as estruturas contíguas. Cistos paraarticulares, músculos acessórios, hérnias musculares (Fig. 21), tumores de células gigantes (Fig. 22) ou osteocondromatoses sinoviais são apenas alguns exemplos de lesões que podem simular doença oncológica. Mixomas de partes moles podem mimetizar cistos paraarticulares, mas sua impregnação heterogênea pelo gadolínio revela o diagnóstico preciso (Fig. 23).

As lesões vasculares benignas podem ser observadas como flebólitos na radiografia. Na RM, muito mais precisa, os vasos patológicos demonstram trajeto anfractuoso com sinal de baixa intensidade, em virtude do fluxo sanguíneo. A massa também pode apresentar gordu-

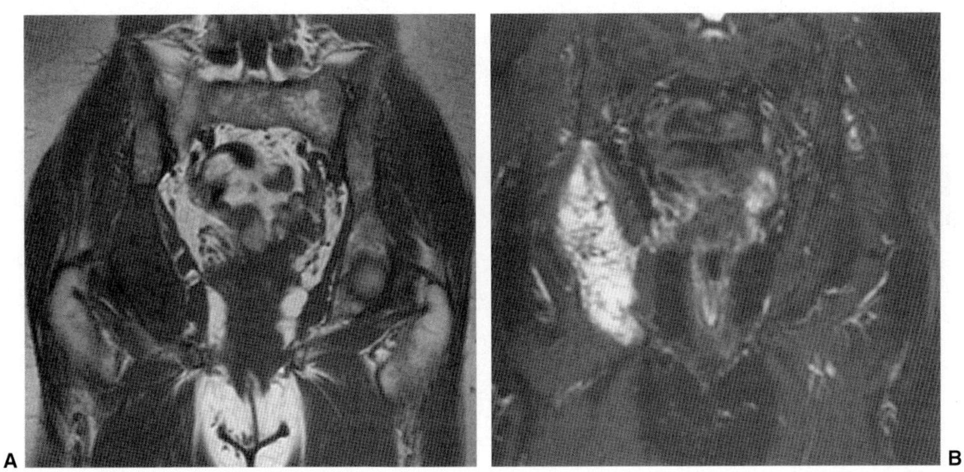

Fig. 17. (*A*) Corte coronal da pelve ponderado em T1 (TR:550, TE:16). (*B*) STIR coronal da pelve (TR:5940, TE:28, TI:130). Note a lesão inespecífica no acetábulo direito. A biópsia revelou hemangioma intra-ósseo.

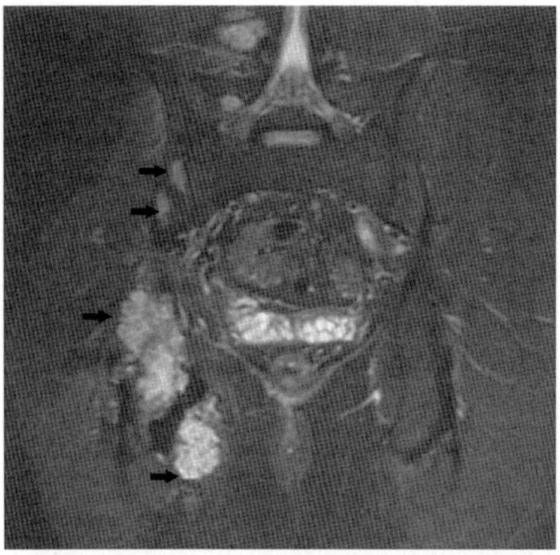

Fig. 18. STIR coronal da pelve (TR:5940, TE:28, TI:130) demonstra múltiplas áreas não-específicas de baixo sinal (*setas*), em paciente sabidamente portador de metástases de carcinoma renal.

ra interposta no trajeto vascular, o que sugere tratar-se de lesão de baixo grau (Fig. 24) [11].

Tumores de nervos periféricos freqüentemente são fusiformes e apresentam margens bem delimitadas, com anel periférico de baixo sinal, pela presença de pseudocápsula (Fig. 25). Tumores malignos do nervo tendem a ser maiores que 5 cm e apresentar padrão de crescimento infiltrativo.

Os lipomas apresentam sinal de gordura homogêneo, e a completa ausência de sinal é esperada em seqüências com supressão de gordura (Fig. 26). Ocasionalmente, lipomas podem apresentar áreas de calcificação distrófica ou finas septações (Fig. 26*A*), mas grandes áreas de impregnação anômala ou sinal diverso da gordura devem levantar a possibilidade de lipossarcoma bem diferenciado (Fig. 27) ou variantes do lipoma (Fig. 28) [12]. Lipossarcomas de alto grau apresentam pouca ou nenhuma gordura na RM.

Lesões fibrosas dos tecidos moles, como o tumor desmóide, exibem padrão infiltrativo de baixo sinal em T2, embora áreas de maior celularidade sejam freqüentemente mais brilhosas (Fig. 29).

O histiocitoma fibroso maligno é o tumor maligno de partes moles mais comumente encontrado em adultos. Representa um grupo de sarcomas pobremente diferenciados, com inúmeras variedades histológicas, que apresentam padrão de imagem agressivo e inespecífico, freqüentemente caracterizado por heterogeneidade na intensidade do sinal e impregnação pleomórfica (Fig. 30) [13]. Suas características de sinal não permitem diferenciação com outros sarcomas de alto grau destituídos de gordura. Áreas de edema peritumoral observadas nas seqüências pós-contraste ponderadas em T2 sugerem extensão das células tumo-

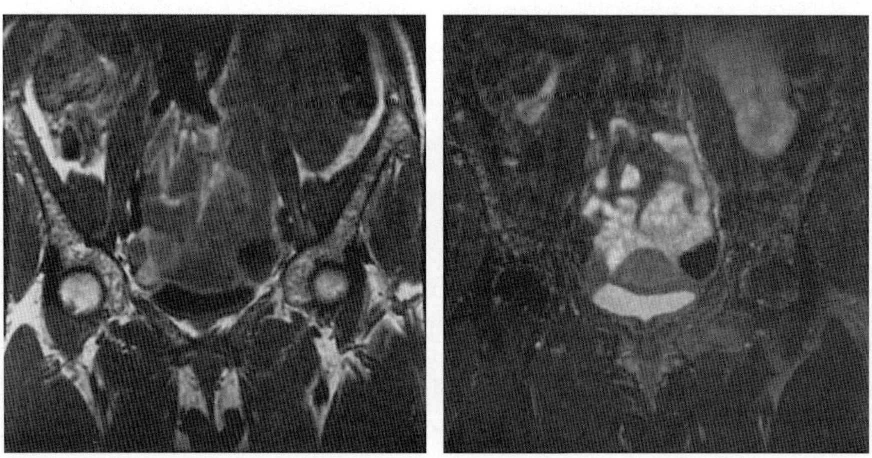

A B

Fig. 19. (*A*) Corte coronal da pelve ponderado em T1 (TR:550, TE:16). (*B*) STIR coronal da pelve (TR:5940, TE:28, TI:130). Observe as inúmeras diminutas lesões, compatíveis com mieloma múltiplo.

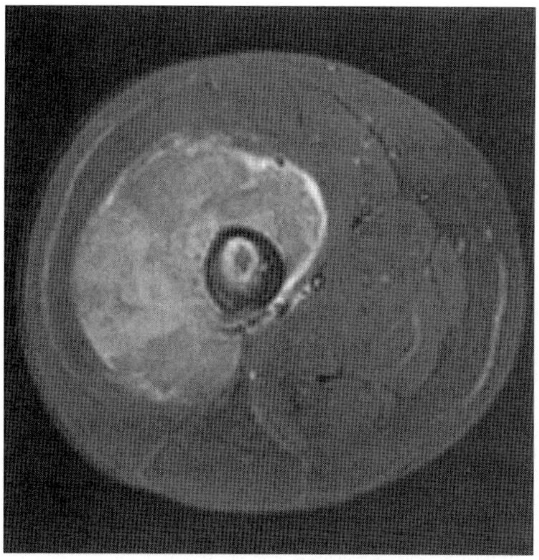

Fig. 20. Corte axial da coxa ponderado em T2 (TR:4200, TE:96) demonstra lesão femoral com amplo componente de partes moles. A biópsia revelou sarcoma de Ewing.

rais para além dos limites da pseudocápsula [14].

Tomografia por emissão de pósitrons

A tomografia por emissão de pósitrons (PET) é uma técnica relativamente nova de avaliação do metabolismo tecidual. Sistemas integrados de PET e tomografia computadorizada (PET-TC) se tornaram comercialmente disponíveis em 2001, e, atualmente, cerca de 95% dos equipamentos PET são PET-TC [18]. Em termos de *performance* diagnóstica, existem estudos demonstrando que o agrupamento dos métodos em um único aparelho não traz benefícios valorizáveis, sendo a acurácia da PET-TC similar à correlação visual entre a PET e a TC realizadas separadamente [18].

O marcador de metabolismo mais comumente utilizado na PET é o [18F]2-desoxi-2-fluoro-D-glicose (FDG), que é analisado por meio de um índice semiquantitativo denominado valor padrão de captação (SUV), utilizado para caracterização da lesão. O SUV é o resultado da divisão entre a intensidade de captação do marcador na região de interesse (em microcuries por centímetro cúbico) pela dose injetada dividida pelo peso do paciente (em gramas). Estudos preliminares sugerem boa correlação entre a captação de glicose medida pela PET-TC e a agressividade dos tumores do sistema musculoesquelético (Fig. 31) [19]. Em pacientes com sarcoma, a FDG-PET é útil na detecção de recorrência local, na pesquisa de metástases a distância e no acompanhamento da quimioterapia neo-adjuvante [15-17]. Em crianças portadoras de osteossarcomas ou tumores da linhagem do sarcoma de

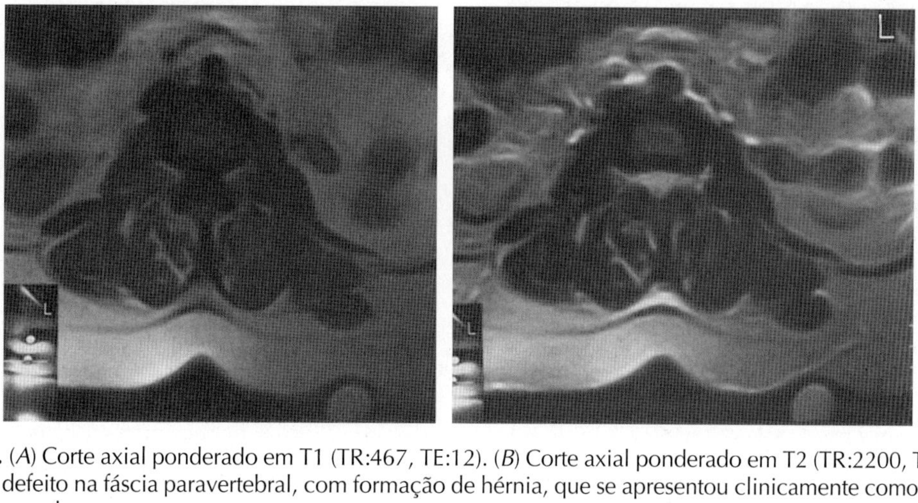

A B

Fig. 21. (*A*) Corte axial ponderado em T1 (TR:467, TE:12). (*B*) Corte axial ponderado em T2 (TR:2200, TE:87). Note o defeito na fáscia paravertebral, com formação de hérnia, que se apresentou clinicamente como massa de partes moles.

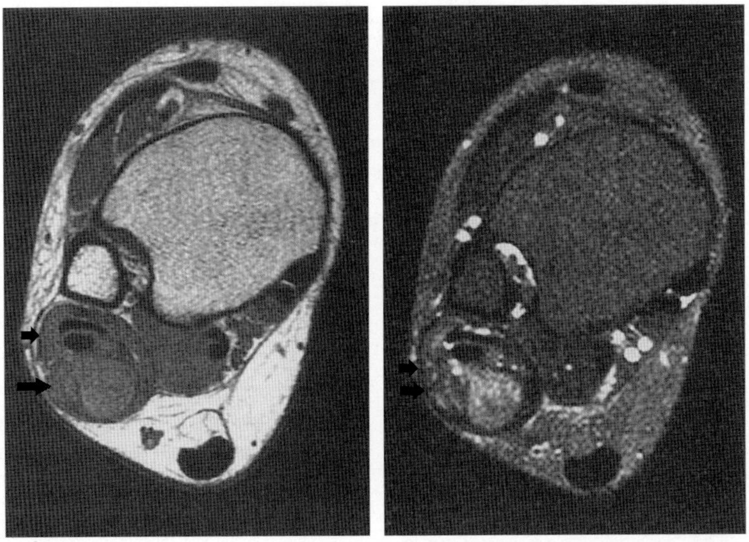

A B

Fig. 22. (*A*) Corte axial do tornozelo ponderado em T1 (TR:531, TE:14). (*B*) Corte axial do tornozelo ponderado em T2 (TR:5400, TE:99). Observe a massa arredondada de baixo sinal na bainha dos fibulares (*setas*), compatível com tumor de células gigantes.

Ewing, há excelente correlação entre o percentual de necrose tecidual documentada por avaliação histopatológica e a variação do SUV antes e após a quimioterapia [22]. Outros estudos também avaliaram a PET em pacientes com sarcoma, sendo que em um deles foi possível identificar corretamente todos os tumores que apresentavam padrão de imagem não-conclu-

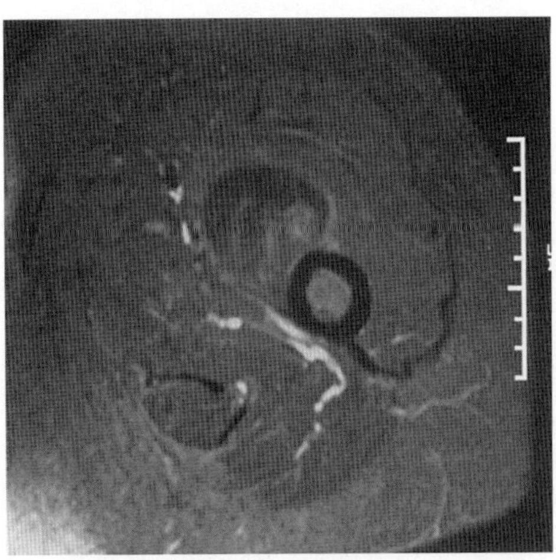

Fig. 23. Corte axial da coxa proximal ponderado em T1 com supressão de gordura (TR:500, TE:14) demonstra massa profunda de partes moles com realce heterogêneo pelo gadolínio. A biópsia revelou mixoma.

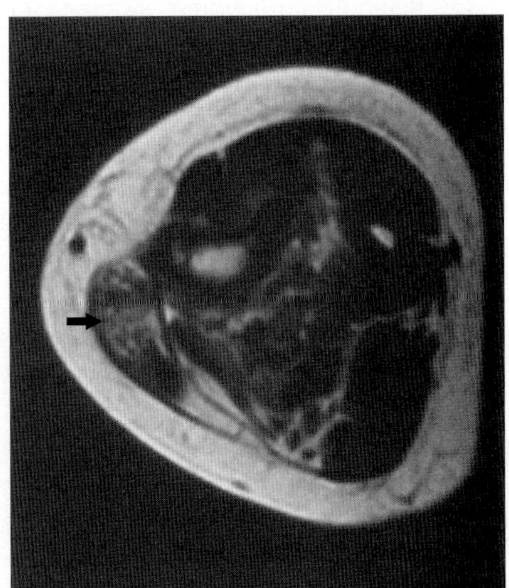

Fig. 24. Corte axial do antebraço ponderado em T1 (TR:531, TE:14) demonstra massa de partes moles que exibe áreas esparsas com sinal semelhante à gordura (*seta*), compatível com lesão vascular benigna.

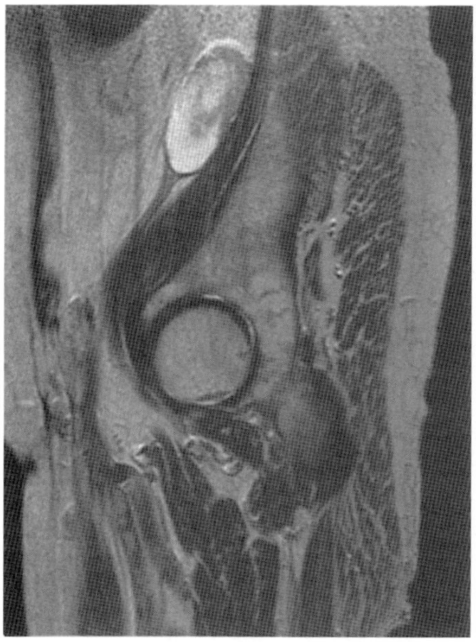

Fig. 25. Corte sagital da pelve ponderado em T2 (TR:5276, TE:100) demonstra espessamento fusiforme do nervo femoral, compatível com tumor neurogênico benigno.

sivo na RM ao utilizar um ponto de corte no valor de 2 para o SUV.

Mais recentemente, uma série de trabalhos vem arrefecendo os entusiastas do método e demonstrando que existe importante sobreposição nos valores do SUV encontrados em patologias benignas e malignas [19-21]. Dentre as lesões benignas com elevado SUV estão os tumores de células gigantes, os condroblastomas, a histiocitose de Langerhans, os fibromas não-ossificantes e as doenças granulomatosas. Algumas dessas patologias sabidamente apresentam características agressivas na imagem, como margens pobremente definidas, importante reação periosteal, destruição cortical, extensão para partes moles e edema circunjacente. Tumores benignos de partes moles também podem apresentar SUV elevado (Fig. 28*C*). Ao contrário, alguns tumores malignos apresentam baixa avidez intrínseca pelo FDG [18].

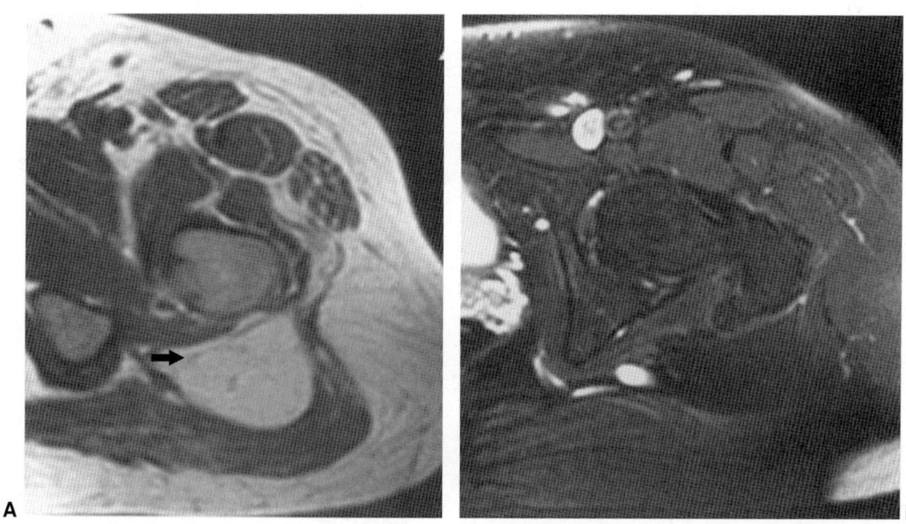

Fig. 26. Lipoma intramuscular. (*A*) Corte axial ponderado em T1 (TR:467, TE:12). (*B*) Corte axial ponderado em T2 (TR:2200, TE:87). Observe a supressão incompleta da gordura na lesão glútea, que apresenta também finas septações na imagem ponderada em T1 (*seta*).

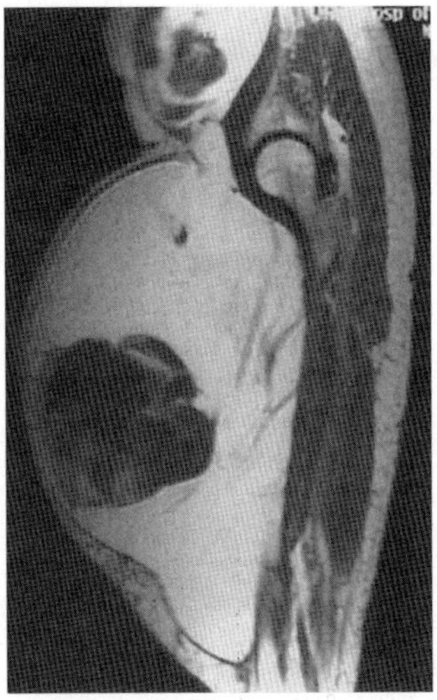

Fig. 27. Corte sagital da coxa ponderado em T1 (TR:527, TE:10) demonstra ampla massa com sinal de gordura, que apresenta áreas de nodularidade interna, compatíveis com lipossarcoma. A biópsia neste caso deve ser dirigida ao componente não-lipomatoso da lesão.

Outras limitações da FDG-PET são o alto custo, a longa duração do exame e o pobre delineamento anatômico. Além disso, como o FDG é um análogo da glicose, pode acumular-se em tecidos normais ou em processos inflamatórios.

Em resumo, a PET-TC é uma promissora modalidade de imagem na oncologia musculoesquelética pela sua capacidade de medir semiquantitativamente a atividade metabólica, que pode confirmar inequivocamente a quiescência ou relativa quiescência de tumores tratados com quimioterapia neo-adjuvante quando as modalidades anatômicas de imagem demonstram pouca variação nas dimensões da lesão (Fig. 32).

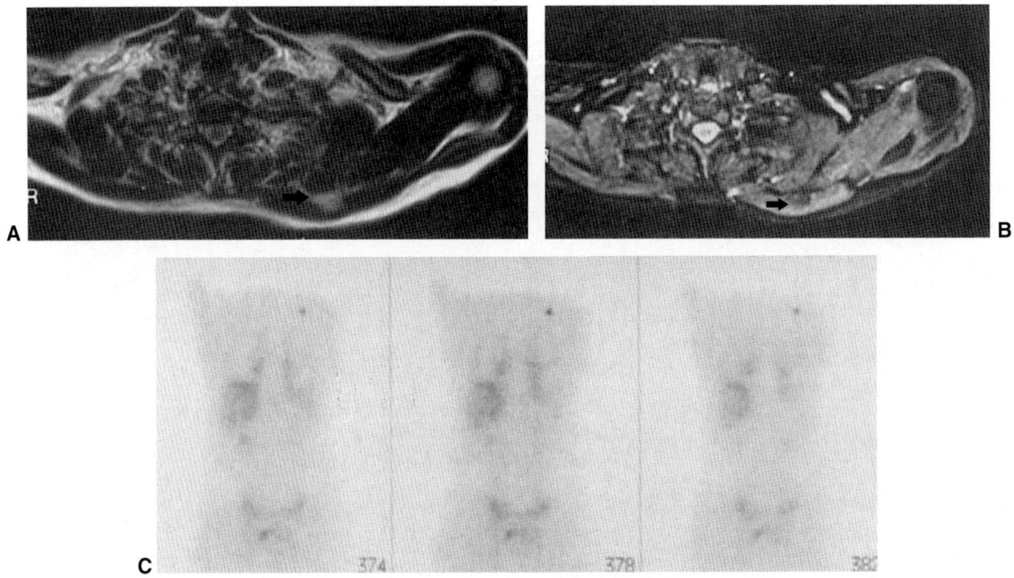

Fig. 28. Paciente de 52 anos com melanoma e massa palpável. (*A*) Corte axial do tórax superior ponderado em T2 (TR:2200, TE:87). (*B*) STIR axial do tórax superior (TR:5390, TE:28, TI:130) (*setas*). (*C*) FDG-PET. Note que a massa brilhante com supressão incompleta da gordura apresenta captação do marcador. A ressecção cirúrgica documentou hibernoma, uma variante benigna do lipoma.

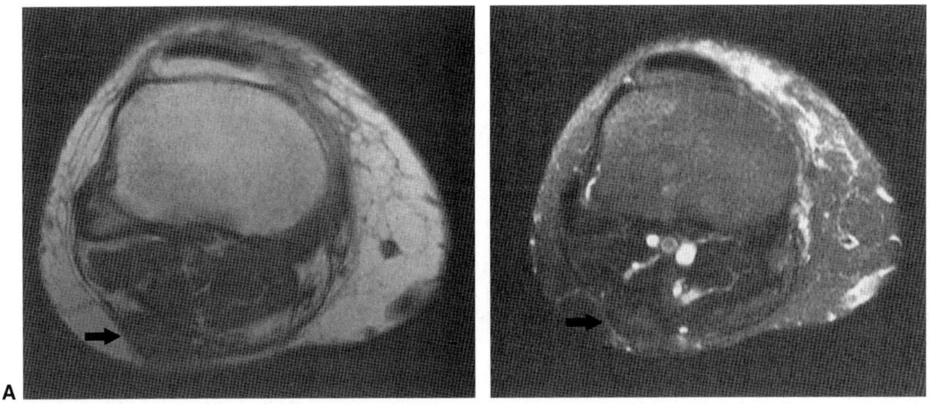

Fig. 29. (*A*) Corte axial ponderado em T1 com saturação de gordura (TR:467, TE:12). (*B*) Corte axial ponderado em T2 com saturação de gordura (TR:7750, TE:90). Observe a massa subcutânea de baixo sinal invadindo o gastrocnêmio (*setas*), compatível com desmóide.

Intervenções orientadas pela imagem

A biópsia percutânea orientada pela TC é comumente realizada em nosso meio e idealmente deve ser auxiliada por fluoroscopia [24-27]. Além disso, a TC pode ser utilizada para orientar procedimentos terapêuticos, como ressecção [28], fotocoagulação a laser [29], ablação alcoólica [30] ou ablação por radiofreqüência (ARF) [33,34]. Esta última, introduzida em 1992, é atualmente o procedimen-

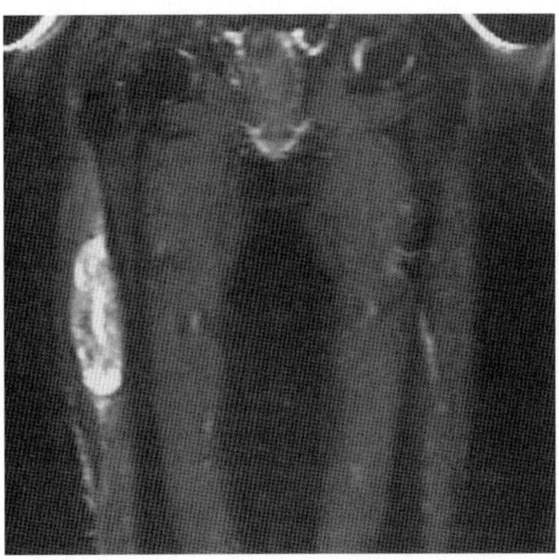

Fig. 30. STIR coronal da pelve (TR:5940, TE:28, TI:130) demonstra grande massa de partes moles na coxa proximal. A biópsia revelou histiocitoma fibroso maligno.

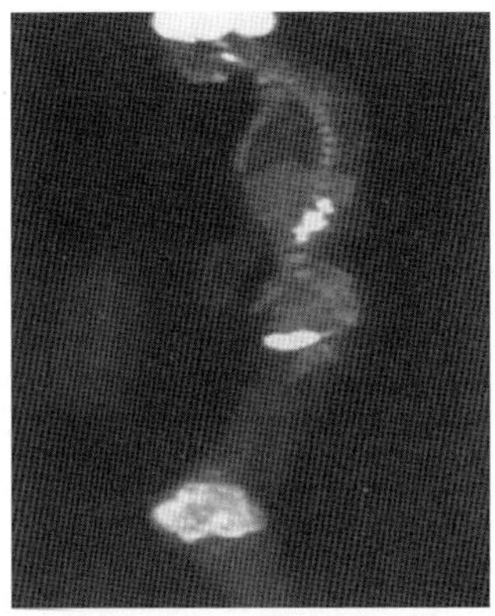

Fig. 31. Imagem FDG-PET de paciente sabidamente portador de osteossarcoma do fêmur distal demonstra importante aumento da captação na região da lesão primária.

Fig. 32. Imagem FDG-PET não demonstra metabolismo valorizável em região previamente tratada por sarcoma de Ewing. Este paciente apresentava achados compatíveis com recorrência na RM.

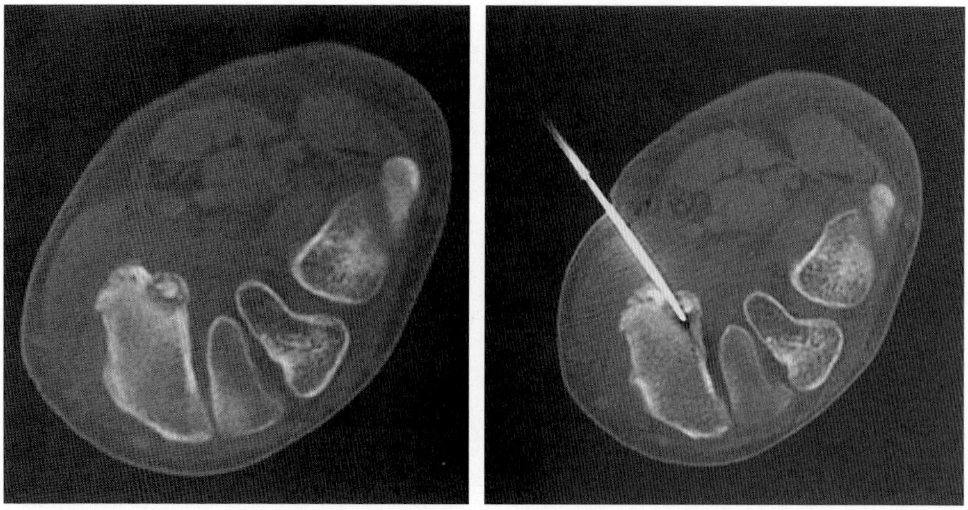

A B

Fig. 33. (*A*) Corte tomográfico axial demonstra o típico nicho do osteoma osteóide no cuneiforme medial. (*B*) O cateter é visualizado no interior do nicho durante a ARF.

to padrão no tratamento de osteomas osteóides, com taxa de sucesso semelhante à cirurgia, ao redor de 88% [32]. A ARF orientada por TC é um procedimento minimamente invasivo, feito ambulatorialmente e sob anestesia geral (Fig. 33).

Nos dias de hoje, procedimentos intervencionistas orientados por RM ainda estão restritos aos ambientes de pesquisa de centros universitários [35]. Seu futuro potencial é tremendo, dada sua natureza não-ionizante, seu excelente contraste tecidual e sua capacidade de demonstrar discretas modificações no osso medular.

Referências

[1] Richardson ML, Gillespy T. Magnetic resonance imaging. In: Kricun MF, editor. Imaging of bone tumors. Philadelphia: WB Saunders Co.; 1993. p. 358-446.

[2] Reddick WE, Wang S, Xiong X, et al. Dynamic magnetic resonance imaging of regional contrast access as an additional prognostic factor in pediatric osteosarcoma. Cancer 2001;91(12):2230-7.

[3] White LM, Buckwalter KA. Technical considerations: CT and MR imaging in the postoperative orthopedic patient. Semin Musculoskelet Radiol 2002;6(1):5-17 [review].

[4] Ilaslan H, Sundaram M, Unni KK. Solid variant of aneurysmal bone cysts in long tubular bones: giant cell reparative granuloma. AIR Am J Roentgenol 2003;180(6):1681-7.

[5] O'Donnell P, Saifuddin A. The prevalence and diagnostic significance of fluid levels in focal lesions of bone. Skeletal Radiol 2004;33:330-6.

[6] Frick MA, Sundaram M, Unni KK, et al. Imaging findings in desmoplastic fibroma of bone: distinctive T2 characteristics. AJR Am J Roentgenol 2005:184(6):1762-7.

[7] Liu PT, Chivers FS, Roberts CC, et al. Imaging of osteoid osteoma with dynamic gadolinium-enhanced MR imaging. Radiology 2003;227(3):691-700.

[8] Brien EW, Mirra JM, Kerr R. Benign and malignant cartilage tumors of bone and joint: their anatomic and theoretical basis with an emphasis on radiology, pathology and clinical biology.
I.The intramedullary cartilage tumors. Skeletal Radiol 1997;26:325-53.

[9] Choi JJ, Murphey MD. Angiomatous skeletal lesions. Semin Musculoskelet Radiol 2000;4(1):103-12.

[10] Kassarjian A, Torriani M, Ouellette H, et al. Intramuscular rotator cuff cysts: association with tendon tears on MRI and arthroscopy. AIR Am J Roentgenol 2005;185(1):160-5.

[11] Nagira K, Yamamoto T, Marui T, et al. Ossified intramuscular hemangioma: multimodality imaging findings. Clin Imaging 2001;25(5):368-72.

[12] Gaskin CM, Helms CA. Lipomas, lipoma variants, and well-differentiated liposarcomas (atypical lipomas): results of MRI evaluations of 126 consecutive fatty masses. AIR Am J Roentgenol 2004;182(3):733-9.

[13] Rosenberg AE. Malignant fibrous histiocytoma: past, present, and future. Skeletal Radiol 2003;32:613-8.

[14] White LM, Wunder JS, Bell RS, et al. Histologic assessment of peritumoral edema in soft tissue sarcoma. Int J Radiat Oncol Biol Phys 2005;61(5):1439-45.

[15] Kole AC, Nieweg OE, van Ginkel RJ, et al. Detection of local recurrence of soft-tissue sarcoma with positron emission tomography using [18F] fluorodeoxyglucose. Ann Surg Oncol 1997;4(1):57-63.

[16] Hawkins DS, Schuetze SM, Butrynski JE, et al. [18F] Fluorodeoxyglucose positron emission tomography predicts outcome for Ewing sarcoma family of tumors. J Clin Oncol 2005;23(34):8828-34.

[17] Schuetze SM, Rubin BP, Vernon C, et al. Use of positron emission tomography in localized extremity soft tissue sarcoma treated with neoadjuvant chemotherapy. Cancer 2005;103(2):339-48.

[18] Siegel BA, Dehdashti F. Oncologic PET/CT: current status and controversies. Eur Radiol 2005;15(Suppl 4):D127-32.

[19] Aoki J, Endo K, Watanabe H, et al. FDG-PET for evaluating musculoskeletal tumors: a review. J Orthop Sci 2003;8(3):435-41 [review].

[20] Aoki J, Watanabe H, Shinozaki T, et al. FDG-PET for preoperative differential diagnosis between benign and malignant soft tissue masses. Skeletal Radiol 2003;32(3):133-8.

[21] Kole AC, Nieweg OE, Hoekstra HJ, et al. Fluorine-18-fluorodeoxyglucose assessment of glucose metabolism in bone tumors. J Nucl Med 1998;39(5):810-5.

[22] Hawkins DS, Rajendran JG, Conrad III EU, et al. Evaluation of chemotherapy response in pediatric bone sarcomas by [F-18]-fluorodeoxy-D-glucose positron emission tomography. Cancer 200215;94(12):3277-84 [erratum in Cancer 2003;97(12):3130].

[23] Bredella MA, Caputo GR, Steinbach LS. Value of FDG positron emission tomography in conjunction with MR imaging for evaluating therapy response in patients with musculoskeletal sarcomas. AJR Am J Roentgenol 2002;179(5):1145-50.

[24] Yao L, Nelson SC. Seeger LL, et al. Primary musculoskeletal neoplasm: effectiveness of core-needle biopsy. Radiology 1999;21:682-6.

[25] Skrzynski MC, Biermann JS, Montag A, et al. Diagnostic accuracy and charge savings of outpatient core needle biopsy compared with open biopsy of musculoskeletal tumours. J Bone Joint Surg Am 1996;78-A:644-9.

[26] Dupuy DE, Rosenberg AE, Punyaratabandhu T, et al. Accuracy of CT-guided needle biopsy of musculoskeletal neoplasms. AJR Am J Roentgenol 1998;171:759-62.

[27] Silverman SG, Tuncali K. Adams DF, et al. CT fluoroscopy-guided abdominal interventions: techniques, results, and radiation exposure. Radiology 1999;212(3):673-81.

[28] Sans N, Galy-Fourcade D, Assoun J, et al. Osteoid osteoma: CT-guided percutaneous resection and follow-up in 38 patients. Radiology 1999;212(3):687-92.

[29] Defriend DE, Smith SP, Hughes PM. Percutaneous laser photocoagulation of 6 osteoid osteomas under CT guidance. Clin Radiol 2003;58:222.

[30] Adam G, Neuerburg J, Vorwerk D, et al. Percutaneous treatment of osteoid osteomas. Combination of drill biopsy and subsequent ethanol injection. Semin Musculoskelet Radiol 1997;1(2):281.

[31] Rosenthal DI, Alexander A, Rosenberg AE, et al. Ablation of osteoid osteomas with a percutaneously placed electrode: a new procedure. Radiology 1992;183(1):29-33.

[32] Rosenthal DI, Hornicek FJ, Wolfe MW, et al. Percutaneous radiofrequency coagulation of osteoid osteoma compared with operative treatment. J Bone Joint Surg Am 1998;80(6):815-21.

[33] Posteraro AF, Dupuy DE, Mayo-Smith WW. Radiofrequency ablation of bony metastatic disease. Clin Radiol 2004;59(9):803-11 [review].

[34] Callstrom MR, Charboneau JW, Goetz MP, et al. Painful metastases involving bone: feasibility of percutaneous CT- and US-guided radiofrequency ablation. Radiology 2002;224(1):87-97.

[35] Neuerburg JM, Adam G, Buecker A, et al. MRI-guided biopsy of bone in a hybrid system. J Magn Reson Imaging 1998;8(l):85-90.

10 – Artrografia e Bursografia Terapêuticas

Jamshid Tehranzadeh, MD*, Edward Peter Mossop, MD, MA, Maryam Golshan-Momeni, MD

Department of Radiological Sciences, R 140, University of California Medical Center, 101 The City Drive, Orange, CA 92868-3298, USA

Novos algoritmos na tomografia computadorizada (TC) e na ressonância magnética (RM) tornaram obsoletos muitos procedimentos, como o artrograma do joelho, que era considerado até pouco tempo atrás o exame-padrão da cavidade articular. De fato, o procedimento não foi totalmente abandonado, mas sim adaptado, já que a técnica de injeção permanece quase a mesma, enquanto foi modificada a modalidade de obtenção da imagem, antigamente realizada por meio de raios X. Atualmente, a artrotomografia e a artrorressonância são procedimentos ambulatoriais que substituem com muitas vantagens a radiografia, avaliando simultaneamente os tecidos moles periarticulares e as complexas estruturas intra-articulares com riqueza de detalhes.

A injeção direta de substâncias na cavidade articular, com finalidade diagnóstica ou terapêutica, geralmente é realizada sob orientação fluoroscópica. Pequenas e grandes articulações são acessíveis à administração de contraste, analgésico, corticóide ou viscossuplementação. Uma resposta positiva à administração de anestésicos prediz com razoável segurança uma boa resposta a eventual procedimento cirúrgico. A injeção intra-articular de anestésicos, em combinação com corticóides, não apenas tem função diagnóstica ao estabelecer o sítio anatômico de origem do desconforto, mas também pode ser utilizada como excelente ferramenta paliativa em pacientes sem perfil cirúrgico favorável.

Indicações

Terapias não-farmacológicas como imobilização, redução do peso corporal e fisioterapia são passos iniciais importantes no manejo de pacientes com doença articular. Opções farmacológicas, principalmente drogas antiinflamatórias, fazem parte igualmente da linha de frente no combate à doença. A injeção local de substâncias deve ser considerada uma opção para as situações em que as formas de tratamento supracitadas não foram toleradas ou obtiveram alívio relevante dos sintomas. Os estudos atualmente disponíveis são inconclusivos na escolha dos candidatos ideais ao procedimento no que diz respeito a idade, sintomatologia, magnitude do dano anatômico e nível de atividade física, mas indicações comuns são o manejo de doenças como osteartrose, epicondilite, tendinose, tenossinovite, bursite, neuropatia compressiva, cisto paraarticular, artrite reumatóide e outras artropatias inflamatórias sistêmicas. Muito embora a injeção de corticóides tenha sido avaliada no tratamento de várias patologias, é na osteoartrose (OA) que o procedimento foi mais amplamente investigado. Pesquisas demonstram que aproximadamente 90% dos ortopedistas e 95% dos reumatologistas utilizam esta opção terapêutica, aprovada pelo Colégio Americano de Reumatologia [1]. A OA é não apenas a artropatia

*E-mail: jtehranz@uci.edu (J. Tehranzadeh).

mais prevalente em nosso meio, como também a que requer maiores gastos pelo sistema de saúde, sendo atualmente mais de 20 milhões de norte-americanos sintomáticos para a doença. Sua incidência é estimada em 240 casos para 100.000 pessoas-ano. A prevalência de OA sintomática aumenta com a idade, sendo que, em qualquer faixa etária, mulheres são mais acometidas que os homens [2]. A resposta aos corticóides intra-articulares é idiossincrática e tende a ser fugaz, mas alguns pacientes podem eventualmente experimentar longos períodos de melhora clínica. A injeção intra-articular de ácido hialurônico (AH) é outra alternativa disponível, utilizada primariamente em portadores de OA de joelho e quadril refratários durante, pelo menos, três meses ao tratamento convencional [5,6]. Pacientes que tenham sido submetidos a desbridamento artroscópico sem sucesso ou que não sejam candidatos à artroplastia de joelho ou quadril também são candidatos ao AH, que não está licenciado para uso nas demais articulações.

Técnica geral

O procedimento em si e suas potenciais complicações são explicados para o paciente. Após anestesia local, uma agulha 22G é inserida sob orientação fluoroscópica no espaço articular. Procede-se à artrocentese e instila-se uma gota de contraste para confirmar a posição intra-articular da agulha. O agente de contraste utilizado é ioexol não-iônico (omnipaque), diluído em igual volume de hidrocloreto de bupivacaína a 0,25%. Confirmada a posição intra-articular, injeta-se uma mistura terapêutica composta por hidrocloreto de bupivacaína a 0,25% e acetato de metilprednisolona, ou, alternativamente, ácido hialurônico (hylan G-F 20).

Técnica para a artrografia glenoumeral terapêutica

O paciente é colocado em posição supina na mesa de fluoroscopia, com os braços em posição neutra. O local de injeção é demarcado no terço inferior da articulação glenoumeral. Uma agulha espinal 22G geralmente é utilizada, embora em indivíduos maiores possa ser necessária uma agulha 20G para obter maior controle do trajeto (Fig. 1). O agente de contraste é composto por 5 ml de omnipaque 300 não-iônico, misturado com 5 ml de hidrocloreto de bupivacaína a 0,25%. Três mililitros dessa mistura são utilizados na artrografia. Após, é injetada uma mistura de 5 ml de hidrocloreto de bupivacaína a 0,25% e 1 ml (40 mg) de acetato de metilprednisolona, ou, alternativamente, 2 ml de hylan G-F 20.

Técnica para a artrografia acromioclavicular terapêutica

O paciente é colocado em posição supina e a articulação acromioclavicular é demarcada sob fluoroscopia. Uma agulha 22G é inserida no centro da articulação (Fig. 2). Após, injeta-se 0,5 ml de uma mistura diluída de omnipaque 300 com hidrocloreto de bupivacaína a 0,25%, seguida por 0,5 ml (20 mg) de acetato de metilprednisolona.

Técnica para a bursografia terapêutica subacromial-subdeltóidea

O paciente é colocado em posição supina e o córtex inferior do acrômio demarcado sob fluoroscopia. Uma agulha 22G é inserida sob a margem inferior do acrômio (Figs. 3-5). Após, injetam-se 2 ml de uma mistura diluída de omnipaque 300 com hidrocloreto de bupivacaína a 0,25%, seguida por uma mistura terapêutica de 3 ml de hidrocloreto de bupivacaína a 0,25% e 1 ml (40 mg) de acetato de metilprednisolona.

Técnica para a artrografia terapêutica do cotovelo

O paciente pode ser posicionado sentado ou em decúbito ventral com o cotovelo fletido 90° e o braço abduzido 90°, na altura do ombro,

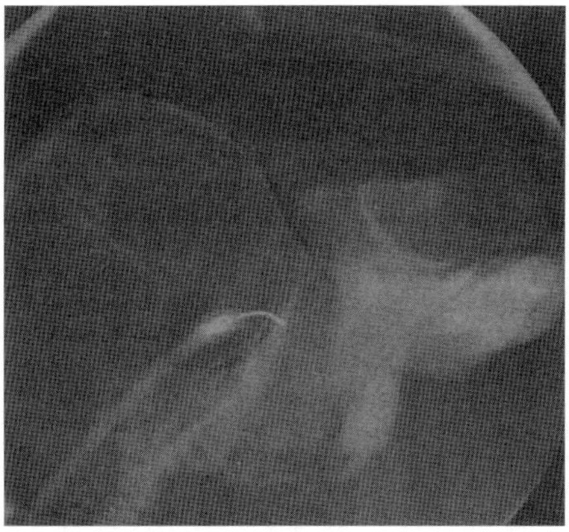

Fig. 1. Artrografia do ombro. O paciente é posicionado em decúbito dorsal, com o braço em posição neutra. A agulha é inserida entre o terço médio e o terço inferior da articulação glenoumeral, mais próxima ao córtex umeral.

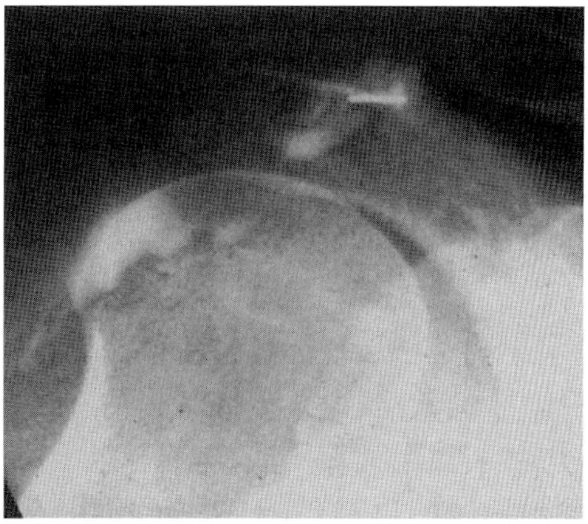

Fig. 3. Bursografia subacromial-subdeltóidea. O paciente é posicionado em decúbito dorsal e a agulha é inserida sob o acrômio.

com sua face lateral voltada para cima. A cabeça radial e o capítulo são localizados e demarcados sob fluoroscopia. Uma agulha 22G é inserida perpendicularmente, entre a cabeça radial e o capítulo, em direção à cavidade articular (Fig. 6). Após artrocentese, injeta-se 2 ml de uma mistura diluída de omnipaque 300 com hidrocloreto de bupivacaína a 0,25% para a artrografia, seguida por uma mistura terapêutica de 1 ml de hidrocloreto de bupivacaína a 0,25% e 1 ml (40 mg) de acetato de metilprednisolona, ou, alternativamente, 2 ml de hylan G-F 20.

Técnica para a artrografia terapêutica do punho

O paciente é posicionado sentado, com o punho fletido em desvio ulnar. O espaço entre o rádio e o escafóide é localizado e demarcado sob fluoroscopia. Uma agulha 25G é inserida no espaço articular (Fig. 7). Após, injeta-se 1 ml de uma mistura diluída de omnipaque 300 com hidrocloreto de bupivacaína a 0,25% para a artografia, seguida por uma mistura terapêutica de 1 ml de hidrocloreto de bupivacaína a 0,25% e 1 ml (40 mg) de acetato de metilprednisolona, ou, alternativamente, 2 ml de hylan G-F 20.

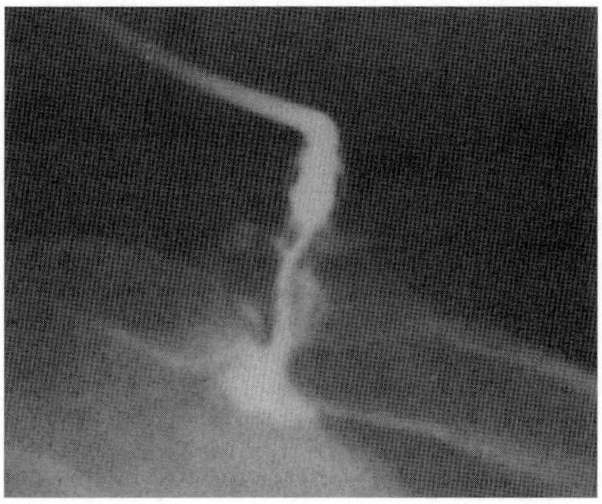

Fig. 2. Artrografia acromioclavicular. O paciente é posicionado em decúbito dorsal e a agulha é inserida na cavidade articular.

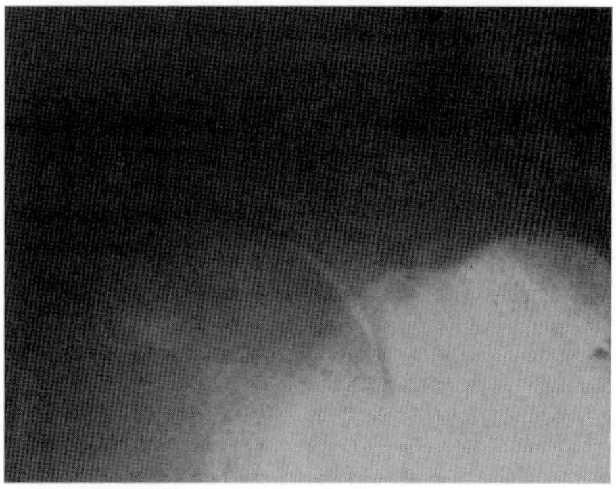

Fig. 4. Tendinose calcificada. Radiografia demonstrando a tendinose calcificada do supra-espinal.

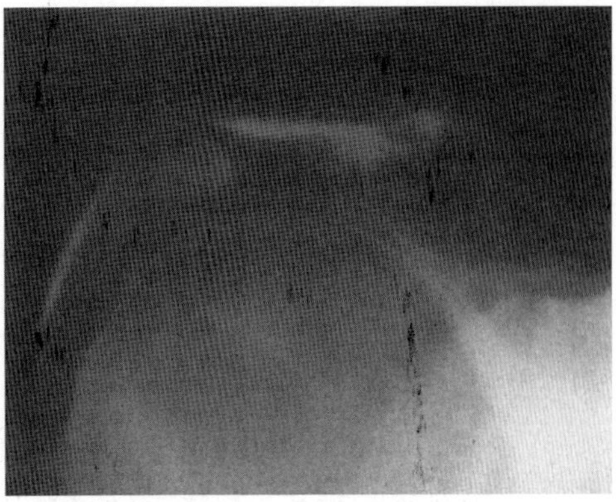

Fig. 5. Bursografia subacromial-subdeltóidea. A radiografia demonstra a tendinose calcificada do supra-espinal e contraste na bursa subacromial-subdeltóidea.

Técnica para a artrografia zigoapofisária terapêutica

O paciente é posicionado em decúbito ventral, com uma almofada colocada no abdome. Sob orientação fluoroscópica, o espaço articular é localizado e demarcado sob fluoroscopia, o que geralmente requer que o paciente seja girado levemente no sentido contrário à articulação-alvo. Uma agulha 25G é colocada sobre a pele para demarcar a posição e a orientação correta, sendo substituída por uma 22G assim que se projetar verticalmente no centro do espaço articular. A inserção evolui sob controle fluoroscópico a cada 2 cm, até penetrar na porção posterior da articulação, que exibe capacidade de 1-2 ml [7]. Quando intra-articular, a agulha apresenta trajeto vertical nos segmentos mais superiores da coluna e levemente oblíquo nos segmentos lombares inferiores, pela variação na orientação natural da articulação (Fig. 8). Após, injeta-se 0,3 ml de uma mistura diluída de omnipaque 300 com hidrocloreto de bupivacaína a 0,25% para a artrografia, seguida por uma mistura terapêutica de 1-2 ml de hidrocloreto de bupivacaína a 0,25% e 0,5-1 ml (20-40 mg) de acetato de metilprednisolona.

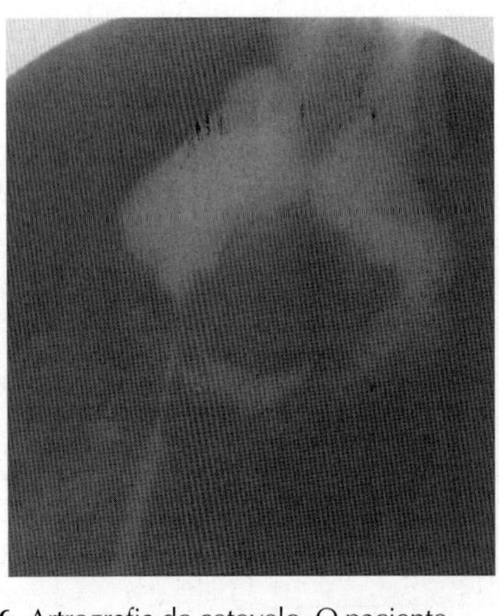

Fig. 6. Artrografia do cotovelo. O paciente permanece sentado ao lado da mesa de fluoroscopia, com almofadas sob o cotovelo, que deve permanecer na altura do ombro.

Técnica para a injeção terapêutica de cisto paraarticular

O paciente é posicionado de acordo com a localização do cisto. Para cistos lombares, utiliza-se a mesma posição da artrografia zigoapofisária. Sob orientação tomográfica, uma agulha 25G é inserida no interior do cisto (Figs. 9 e 10). Após aspiração do conteúdo, injeta-se 0,2 ml de uma mistura diluída de omnipaque 300 com hidrocloreto de bupivacaína a 0,25% para localização, seguida por uma mistura terapêutica de 0,3 ml de hidrocloreto de bupivacaína a 0,25% e 0,3 ml (12 mg) de acetato de metilprednisolona.

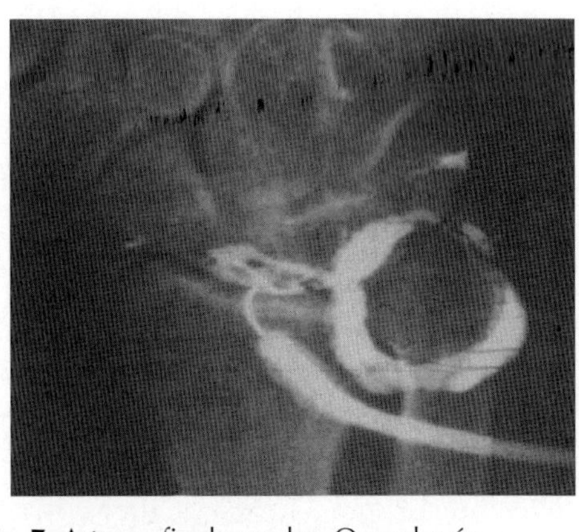

Fig. 7. Artrografia do punho. O punho é posicionado em semiflexão e desvio ulnar. A agulha é inserida entre o escafóide e o rádio.

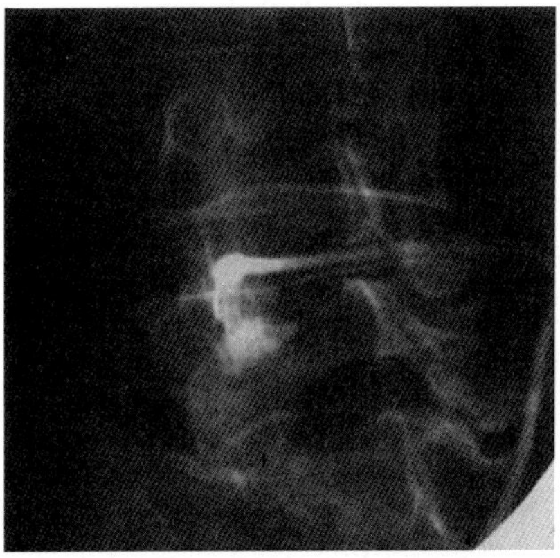

Fig. 8. Artrografia zigoapofisária. O paciente é posicionado em decúbito ventral e, após, girado até que a face posterior da articulação a ser contrastada seja tangenciada pela fluoroscopia. A agulha é inserida na porção média da articulação.

Técnica para a artrografia sacroilíaca terapêutica

O paciente é posicionado em decúbito ventral oblíquo. A transição entre o terço médio e inferior da articulação sacroilíaca é demarcado sob fluoroscopia. Uma agulha 22G é inserida e a articulação é aspirada (Fig. 11). Após, injeta-se 1-2 ml de uma mistura diluída de omnipaque 300 com hidrocloreto de bupivacaína a 0,25% para a artrografia, seguida por uma mistura terapêutica de 4 ml de hidrocloreto de bupivacaína a 0,25% e 1 ml (40 mg) de acetato de metilprednisolona.

Técnica para a artrografia coxofemoral terapêutica

O paciente é posicionado em decúbito dorsal, com leve flexão do joelho e quadril, o que pode ser obtido colocando-se um travesseiro sob o joelho. A face medial do colo do fêmur é demarcada e uma agulha 22G inserida sob orientação fluoroscópica em direção ao córtex medial ou lateral do colo do fêmur (Figs. 12 e 13). A abordagem medial é utilizada apenas no caso de a artrocentese ser o principal objetivo. Após, injetam-se 2 ml de uma mistura diluída de omnipaque 300 com hidrocloreto de bupivacaína a 0,25% para a artrografia, seguida por uma mistura terapêutica de 4 ml de hidrocloreto de bupivacaína a 0,25% e 1 ml (40 mg) de acetato de metilprednisolona, ou, alternativamente, 2 ml de hylan G-F 20.

Técnica para a artrografia terapêutica na artroplastia total do quadril

O paciente é posicionado em decúbito dorsal, com leve flexão do joelho e do quadril, o que pode ser obtido colocando-se um travesseiro sob o joelho. A demarcação deve ser feita na pele, cerca de 2,5 cm em direção lateral e distal à face medial do colo do fêmur. Uma agulha

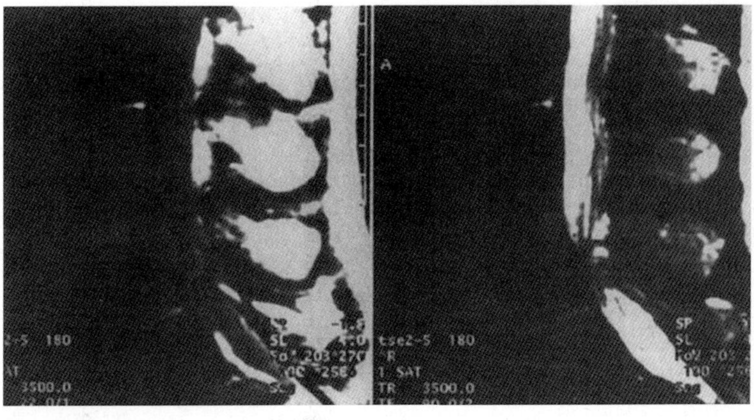

Fig. 9. Cisto sinovial na coluna lombar. Corte sagital ponderado em densidade de prótons e T2 demonstra o cisto adjacente ao disco (*setas*).

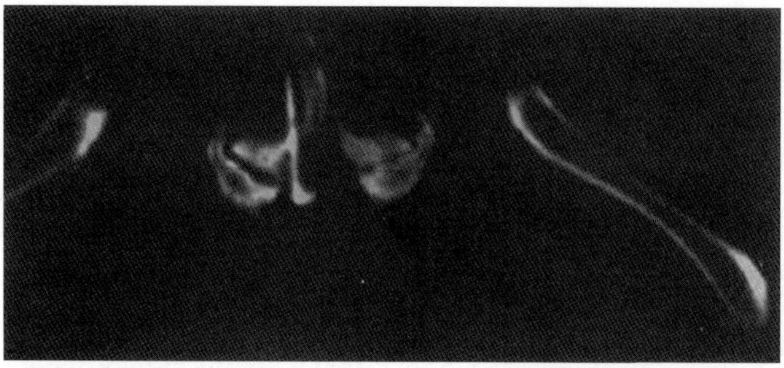

Fig. 10. Opacificação de cisto sinovial. Corte tomográfico axial da junção lombossacra. O paciente está posicionado em decúbito ventral. Sob orientação tomográfica, a agulha é inserida no cisto e contraste é injetado.

22G é inserida em direção à prótese (Fig. 14). Após artrocentese, injetam-se 2 ml de uma mistura diluída de omnipaque 300 com hidrocloreto de bupivacaína a 0,25% para a artrografia, seguida por uma mistura terapêutica de 4 ml de hidrocloreto de bupivacaína a 0,25% e 1 ml (40 mg) de acetato de metilprednisolona, ou, alternativamente, 2 ml de hylan G-F 20.

Técnica para a bursografia peritrocantérica

O paciente é posicionado em decúbito dorsal, com leve flexão do joelho e quadril, o que pode ser obtido colocando-se um travesseiro sob o joelho. O córtex lateral do trocanter maior do fêmur é demarcado sob orientação fluoroscópica. Uma agulha 22G é inserida até fazer contato com o osso (Fig. 15), para então ser recuada em 1-2 mm. Após, injetam-se 2 ml de uma mistura diluída de omnipaque 300 com hidrocloreto de bupivacaína a 0,25% para a artrografia, seguidos por uma mistura terapêutica de 3 ml de hidrocloreto de bupivacaína a 0,25% e 1 ml (40 mg) de acetato de metilprednisolona.

Técnica para a artrografia terapêutica do joelho

O paciente é posicionado em decúbito lateral, com o joelho fletido. A face medial da articulação femoropatelar é demarcada sob orientação fluoroscópica. Uma agulha 22G é inserida

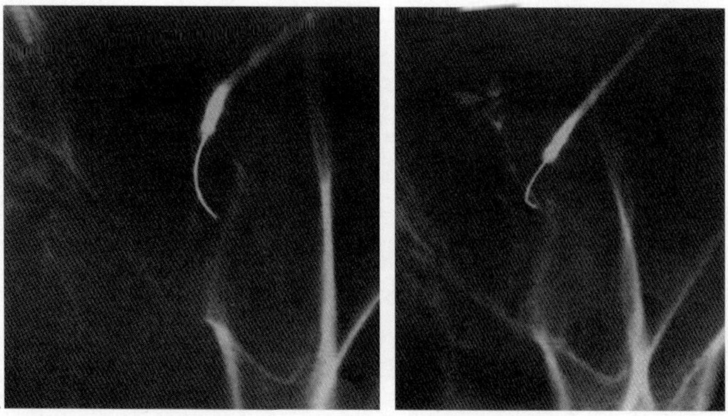

A B

Fig. 11. Artrografia sacroilíaca. (*A*) O paciente é posicionado em decúbito ventral oblíquo. A agulha é inserida na porção inferior da articulação. (*B*) A injeção de contraste confirma a localização intra-articular.

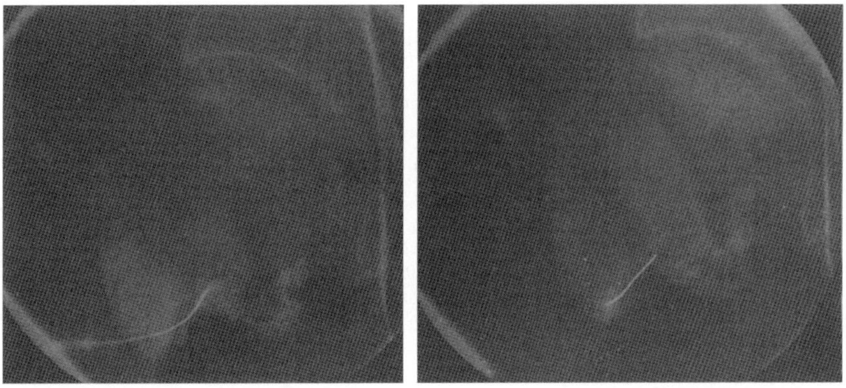

A B

Fig. 12. Artrografia coxofemoral (técnica medial). (*A*) A agulha é posicionada na face medial da junção entre a cabeça e o colo do fêmur para injeção do contraste. (*B*) Esta imagem demonstra a diluição do contraste após injeção de bupivacaína e corticóide.

entre o fêmur e a patela e a ponta posicionada junto ao córtex femoral (Fig. 16). Após artrocentese, injetam-se 7 ml de uma mistura diluída de omnipaque 300 com hidrocloreto de bupivacaína a 0,25% para a artrografia, seguidos por uma mistura terapêutica de 5 ml de hidrocloreto de bupivacaína a 0,25% e 1 ml (40 mg) de acetato de metilprednisolona. Um protocolo similar é utilizado nas artroplastias totais do joelho (Fig. 17), quando se injetam 20 ml de uma mistura diluída de omnipaque 300 com hidrocloreto de bupivacaína a 0,25% para a artrografia, seguidos por uma mistura terapêutica de 5 ml de hidrocloreto de bupivacaína a 0,25% e 1 ml (40 mg) de acetato de metilprednisolona, ou, alternativamente, 2 ml de hylan G-F 20.

Técnica para a artrografia tibiofibular proximal terapêutica

O paciente é posicionado em decúbito lateral. A porção central da articulação tibiofibular proximal é demarcada na face lateral da perna. Uma agulha 22G é inserida e a articulação aspirada (Fig. 18). Após, injeta-se 1 ml de uma mistura diluída de omnipaque 300 com hidro-

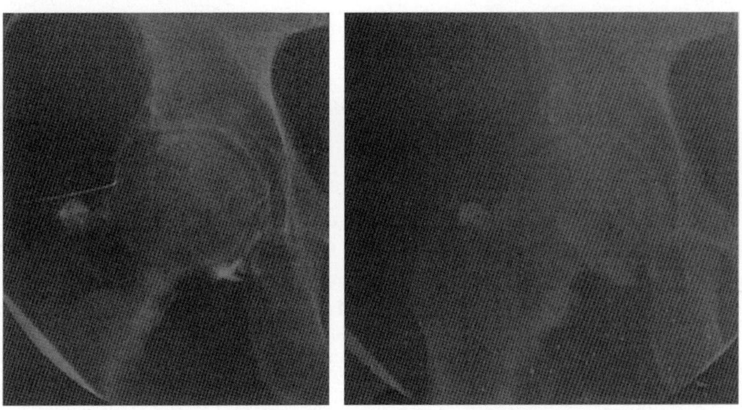

A B

Fig. 13. Artrografia coxofemoral (técnica lateral). (*A*) A agulha é posicionada na face lateral da junção entre a cabeça e o colo do fêmur para injeção do contraste. (*B*) Note a diluição do contraste após injeção de bupivacaína e corticóide.

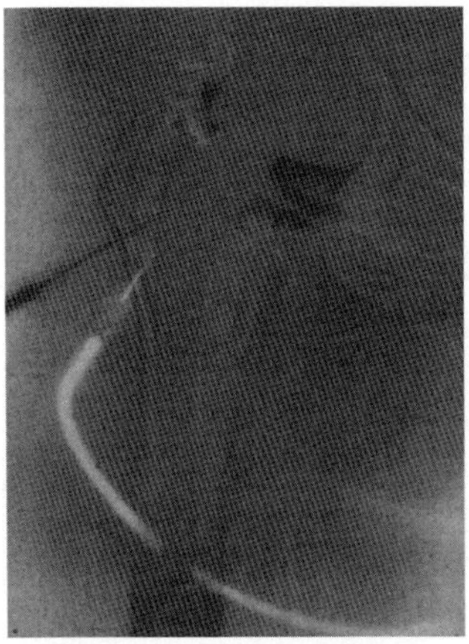

Fig. 14. Artrografia do quadril operado. A agulha é direcionada à face medial da junção entre a cabeça e o colo da prótese. Após aspiração articular, injeta-se o contraste.

cloreto de bupivacaína a 0,25% para a artrografia, seguidos por uma mistura terapêutica de 1 ml de hidrocloreto de bupivacaína a 0,25% e 1 ml (40 mg) de acetato de metilprednisolona.

Técnica para a artrografia tibiotalar terapêutica

O paciente é posicionado em decúbito dorsal, com o tornozelo relaxado. O espaço entre a borda anterior do maléolo medial e a borda medial do tendão tibial anterior é palpado e a

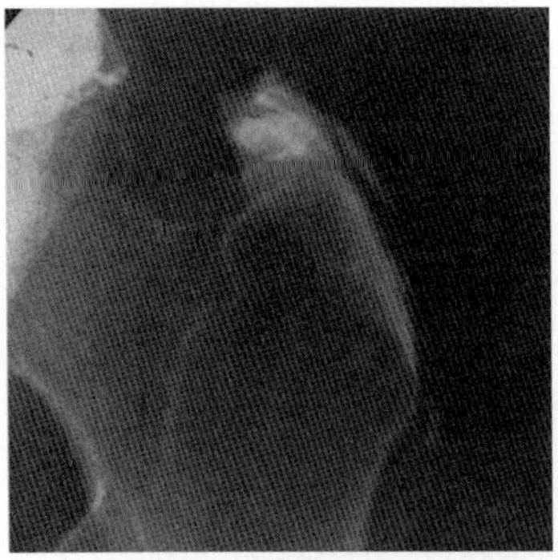

Fig. 15. Bursografia peritrocantérica. O paciente é posicionado em decúbito dorsal. O ponto de maior sensibilidade álgica referida é demarcado na face lateral da coxa. A agulha é inserida até fazer contato com o osso, para então ser recuada em 1-2 mm.

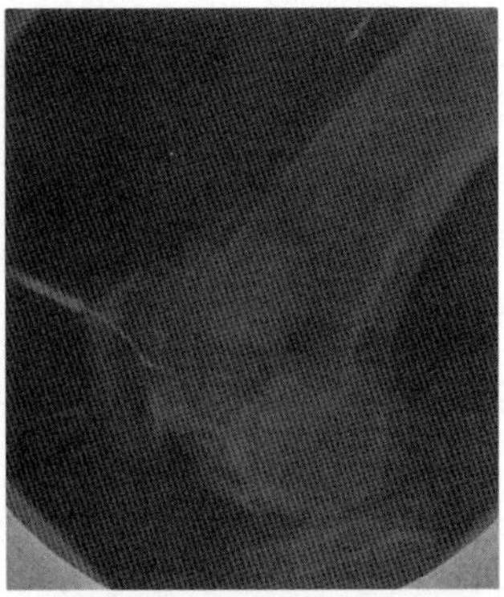

Fig. 16. Artrografia do joelho. O paciente é colocado em decúbito lateral com o joelho fletido. Coloca-se uma almofada sob o tornozelo para elevá-lo e colocar o fêmur em posição lateral perfeita. A articulação femoropatelar é localizada e a agulha é inserida entre o fêmur e a patela.

articulação tibiotalar demarcada sob orientação fluoroscópica. Uma agulha 22G é inserida cefalicamente e a articulação é aspirada (Fig. 19). Após, injetam-se 2-3 ml de uma mistura diluída de omnipaque 300 com hidrocloreto de bupivacaína a 0,25% para a artrografia, seguidos por uma mistura terapêutica de 3 ml de hidrocloreto de bupivacaína a 0,25% e

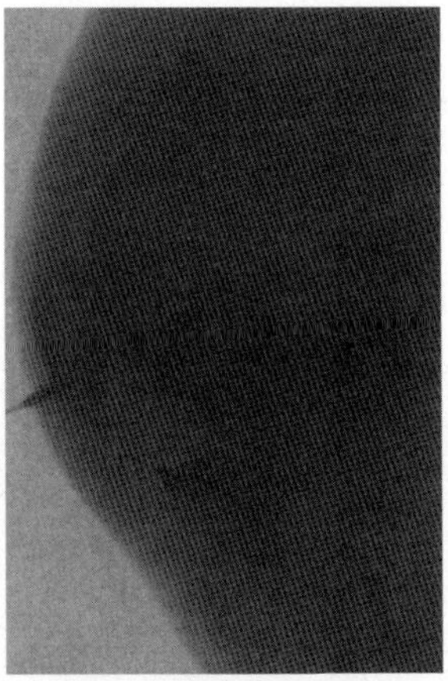

Fig. 17. Artrografia do joelho operado. A técnica é semelhante à realizada no joelho não-operado. O paciente é colocado em decúbito lateral com o joelho fletido. Coloca-se uma almofada sob o tornozelo para elevá-lo e colocar o fêmur em posição lateral perfeita. A articulação femoropatelar é localizada e a agulha é inserida entre os componentes femoral e patelar da prótese.

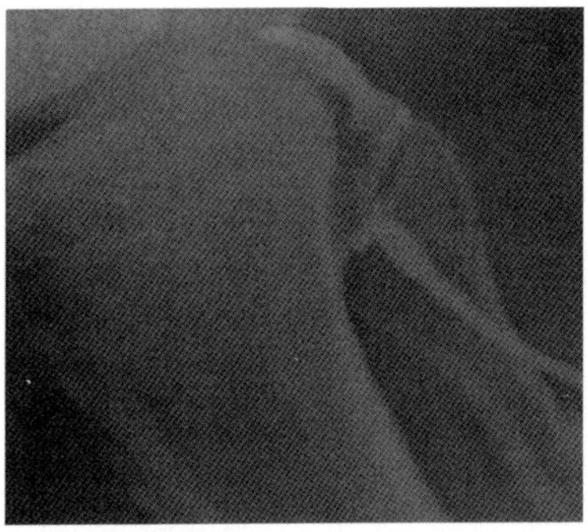

Fig. 18. Artrografia da articulação tibiofibular proximal. O paciente é posicionado em decúbito lateral. Coloca-se uma toalha sob o tornozelo para elevá-lo na mesma altura do fêmur. A agulha é inserida na porção média da articulação.

1 ml (40 mg) de acetato de metilprednisolona, ou, alternativamente, 2 ml de hylan G-F 20.

Técnica para a artrografia subtalar terapêutica

O paciente é posicionado em decúbito dorsal, com o tornozelo relaxado. O centro da articulação subtalar é demarcado sob orientação fluoroscópica. Uma agulha 22G é inserida cefalicamente e a articulação é aspirada (Fig. 20). Após, injetam-se 3 ml de uma mistura diluída de omnipaque 300 com hidrocloreto de bupivacaína a 0,25% para a artrografia, seguidos por uma mistura terapêutica de 2 ml de hidrocloreto de bupivacaína a 0,25% e 1 ml (40 mg) de acetato de metilprednisolona.

Técnica para a injeção terapêutica em entesófito calcaneano dorsal

O paciente é posicionado em decúbito lateral. O ponto de maior sensibilidade álgica referida é palpado e demarcado. Uma agulha 22G é inserida até fazer contato com o entesófito, para então ser recuada em 1-2 mm (Fig. 21). Após, injeta-se uma mistura terapêutica de 1 ml de hidrocloreto de bupivacaína a 0,25% e 1 ml (40 mg) de acetato de metilprednisolona.

Acurácia das injeções intra-articulares

Existe muito debate na literatura não-radiológica sobre a capacidade de o clínico realizar punção articular às cegas, com vários estudos demonstrando ampla variabilidade na acurácia, que oscila desde 26,8% para o ombro [8] até 66-93% para o joelho [9,10]. Existem várias formas de melhorar a acurácia no posicionamento intra-articular da agulha, seja às cegas ou sob orientação da imagem, como aspiração com o êmbolo da seringa, recuo da agulha após contato com a superfície óssea e injeção de ar, solução salina ou substância de contraste [11,12]. Curiosamente, a injeção extra-articular de corticóides não parece afetar de forma muito significativa a eficácia do procedimento, mesmo se reconhecendo que a inflamação sinovial é mais eficientemente suprimida por injeção intra-articular [13]. No caso do ácido hialurônico, se o produto não for injetado dentro do espaço arti-

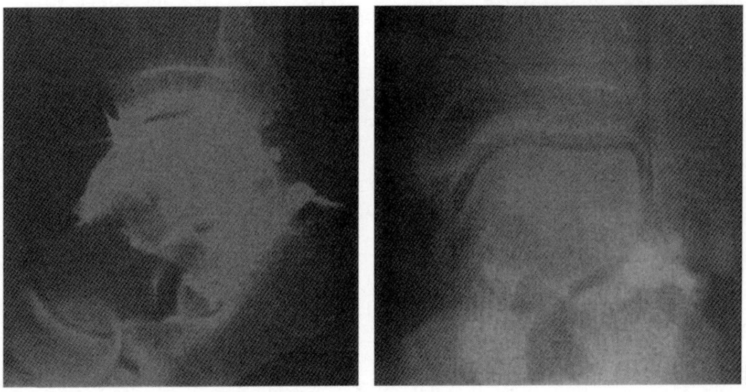

A B

Fig. 19. Artrografia do tornozelo. (*A*) O paciente é posicionado em decúbito lateral. Coloca-se uma pequena toalha sob o pé com o objetivo de trazer o tornozelo para uma posição lateral perfeita. O espaço entre a borda anterior do maléolo medial e a borda medial do tendão tibial anterior é palpado e a agulha é inserida obliquamente em direção cranial. (*B*) Radiografia demonstrando o contraste intra-articular.

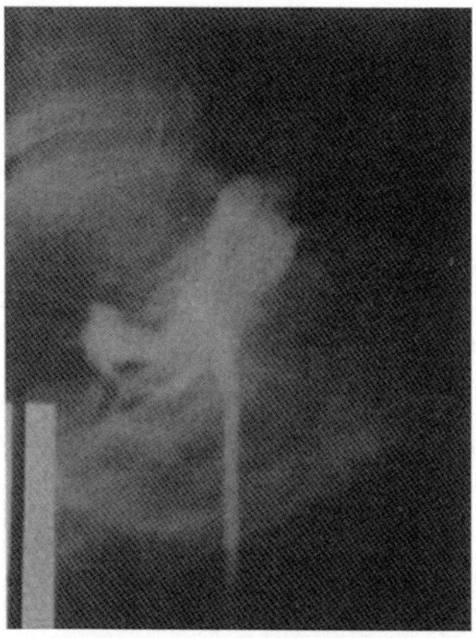

Fig. 20. Artrografia subtalar. O paciente é colocado em decúbito dorsal. O retropé é posicionado de forma que a articulação subtalar seja visível pela fluoroscopia. O centro da articulação é marcado e a agulha é inserida entre o tálus e o calcâneo.

cular, há relevante perda de eficácia e aumento das complicações locais [2].

Mecanismo de ação do corticóide e do ácido hialurônico

O AH é um componente normal do corpo humano, presente principalmente na cartilagem e no líquido articular, onde sua principal função é manter a viscosidade. Quimicamente, trata-se de um glicosaminoglicano linear, composto por 2.000-25.000 dissacarídeos de ácido glucurônico e N-acetilglucosamina [14,15]. O AH utilizado com finalidade médica é do tipo estabilizado não-animal, que é submetido a uma série de processos para aumentar sua permanência intra-articular de horas para semanas, facilitando o tratamento sem prejudicar a biocompatibilidade [19]. O procedimento terapêutico de injetar AH é denominado viscossuplementação, pois inicialmente a melhora clínica era atribuída exclusivamente à suplementação das propriedades viscosas do líquido sinovial, perdidas nos portadores de OA [27,28]. Várias preparações com AH aprovadas pelo FDA estão disponíveis nos Estados Unidos, dentre elas o hylan G-F 20. Hylans são AHs reticulados, com maior viscosidade e maior peso molecular, esta última propriedade aumentando ainda mais a sua permanência intra-articular em comparação com o AH propriamente dito [16,17]. O real mecanismo de ação da viscossuplementação é desconhecido, mas parece ser uma combinação de restauração das propriedades viscoelásticas do líquido sinovial, ação antiinflamatória, melhora na nocicepção e estimulação para a síntese de AH pelo organismo [21-25]. O líquido sinovial também apresenta função antioxidante, de maneira que a restauração da atividade fisiológica normal melhora a remoção dos radicais livres de oxigênio [26,27]. A substância parece inclusive modificar o curso natural da OA, já que os pacientes tratados apresentam reconstrução da camada superficial da cartilagem [23].

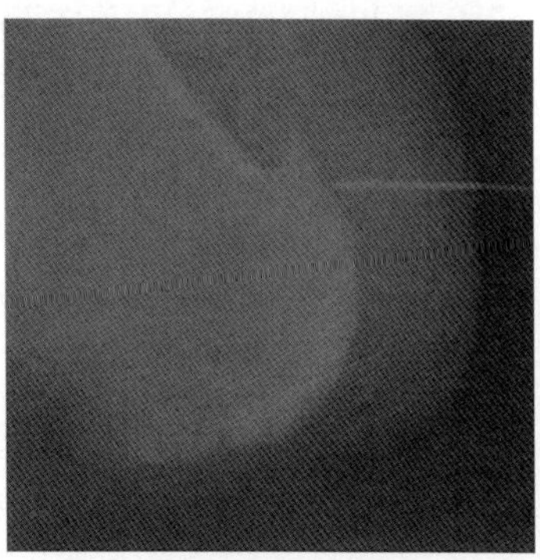

Fig. 21. Injeção terapêutica em entesófito calcaneano dorsal. O paciente é posicionado em decúbito lateral, com o pé em perfeita posição lateral. Após anestesia local, a agulha é posicionada no ponto de maior sensibilidade álgica referida, até fazer contato com o osso, para então ser recuada em 1-2 mm. A mistura terapêutica de bupivacaína e corticóide é, então, injetada.

Muito embora seja relativamente curto o período real em que o AH permanece na articulação, seus efeitos são duradouros [17,20,21].

Corticóides de longa duração vêm sendo utilizados no tratamento de artrites e outras patologias desde a década de 1950, promovendo redução da dor em condições agudas e crônicas, que se inicia em poucas horas e geralmente dura por alguns dias ou poucas semanas. Mesmo que seu preciso mecanismo de ação seja pouco conhecido, vários de seus efeitos já foram demonstrados. Pronta e efetiva redução da inflamação é obtida após injeção intra-articular, seja através do bloqueio na liberação de ácido araquidônico pelas prostaglandinas, pela redução da permeabilidade vascular ou pela redução na capacidade dos leucócitos de digerir substâncias fagocitadas [30]. O corticóide também inibe o depósito de colágeno, evitando a formação de tecido cicatricial.

Contra-indicações e efeitos adversos

A artrografia é um procedimento invasivo, que pode resultar em complicações como dor, infecção, hipotensão, convulsão, embolia pulmonar, edema de laringe, reação vasovagal e sinovite química [31]. Dano aos músculos e aos tendões periarticulares também pode ocorrer, mas isso é raro pelo reduzido calibre da agulha [32].

O AH é contra-indicado em casos de grave inflamação articular, infecção articular recente, volumoso derrame, hipersensibilidade à proteína aviária ou patologias dérmicas próximas ao local de injeção. Os relatos de casos de efeitos adversos são raros, esperados em 2,3-8,6% das aplicações no joelho e 10-12% no quadril [33-37], a maioria constituída por dor leve, eritema ou derrame articular, que quase invariavelmente resolvem espontaneamente em 1-3 dias. Relatos de casos isolados alertam para a possibilidade de indução de pseudogota [38,39] e sinovite granulomatosa [40]. Reações inflamatórias locais são esperadas em 3% dos casos [33-35,41-43]. Artrites locais agudas podem se apresentar em até 72 horas após a injeção e são manejadas com antiinflamatórios ou corticóides, com ótimos resultados. A influência da repetição das aplicações na possibilidade de reações locais mais graves é controversa, com autores defendendo que há aumento do risco [41] e outros negando correlação estatística [44,45]. Por ser uma medicação relativamente recente, ainda não existem dados na literatura sobre a segurança da utilização de AH em longo prazo.

A aplicação intra-articular de corticóides apresenta inúmeros efeitos colaterais em potencial, sendo um dos mais importantes a degeneração articular, seja por efeito catabólico do medicamento ou pelo excesso de uso da articulação assintomática, mas ainda doente [4,49-52]. A ação degenerativa do corticóide na cartilagem articular não é consensual, visto que alguns artigos não demonstram redução no espaço articular ou aumento nas artroplastias em pacientes submetidos a aplicações intra-articulares por longos períodos [3,53,54]. Artropatia tipo-Charcot já foi relatada no quadril e no joelho [55]. Artropatia avascular no quadril e no ombro também está documentada [4]. A incidência de infecção varia entre 1:3.000 e 1:50.000 pessoas tratadas [3]. A lista de outros raros efeitos colaterais em potencial é imensa. Considerando todo esse contexto, geralmente é recomendado que a mesma articulação não seja submetida a mais do que 3-4 injeções de corticóide em um período de algumas semanas, seguidas por um intervalo de manejo conservador.

Comparação de eficácia entre o ácido hialurônico e o corticóide intra-articular

A aplicação de corticóide intra-articular é sustentada por inúmeros trabalhos. Os efeitos em curto prazo (1-4 semanas) contra placebo são inegáveis, com cerca de 3/4 dos portadores de OA relatando melhora sintomática [3,53, 57-60,63]. Os efeitos em longo prazo são mais dificilmente demonstráveis e os dados conjuntos de duas metanálises recentes apontam para um benefício inegável de até 4 semanas, mas ausência de melhora no período entre 6-8 semanas após o início do tratamento [61,62].

Com relação ao AH, vários estudos e metanálises confirmam a eficácia do tratamento em reduzir a dor articular até 12 semanas após a última injeção [27,35,44,64-68,80]. Uma revisão sistemática recente concluiu que a viscossuplementação é uma modalidade efetiva no tratamento da OA no joelho, especialmente no período entre 5-13 semanas após a injeção [69]. Em alguns trabalhos, entretanto, a medicação não demonstrou benefício ao ser comparada com placebo, artrocentese ou fisioterapia [70-74].

Na comparação entre corticóide e AH, não parece haver diferença valorizável no manejo da OA de quadril ou joelho [63,74,76,77]. Nos inúmeros trabalhos, a melhora mais significativa induzida pelo corticóide parece ocorrer dentro das primeiras semanas, enquanto no AH o período de maior benefício fica entre

12-18 semanas após a injeção [57]. A combinação de corticóides e AH parece ser sinérgica [79]. Como já mencionado previamente, a eficácia do AH é significativamente reduzida com aplicações extra-articulares, o que não ocorre com o corticóide [2].

Resumo

A artrografia terapêutica é uma forma efetiva de administrar anestésico, corticóide ou AH na articulação. O AH oferece uma terapia alternativa para os pacientes que não toleram ou apresentam contra-indicação formal às aplicações de corticóide intra-articular, com eficácia semelhante e custos mais elevados.

Referências

[1] Hochberg MC, Perlmutter DL, Hudson JI, et al. Preferences in the management of osteoarthritis of the hip and knee: results of a survey of community-based rheumatologists in the United States. Arthritis Care Res 1996;9(3):170-6.

[2] Tehranzadeh J, Booya F, Root J. Cartilage metabolism in osteoarthritis and the influence of viscosupplementation and steroid: a review. Acta Radiol 2005;46(3):288-96.

[3] Schumacher HR, Chen LX. Injectable corticosteroids in treatment of arthritis of the knee. Am J Med 2005;118(11):1208-14.

[4] Nichols AW. Complications associated with the use of corticosteroids in the treatment of athletic injuries. Clin J Sports Med 2005;15(5):370-5.

[5] George E. Intra-articular hyaluronan treatment for osteoarthritis. Ann Rheum Dis 1998;57(11):637-40.

[6] Altman RD, Moskowitz R. Intraarticular sodium hyaluronate (Hyalgan) in the treatment of patients with osteoarthritis of the knee: a randomized clinical trial. Hyalgan Study Group. J Rheumatol 1998;25(11):2203-12.

[7] Dory MA. Arthrography of the lumbar facet joints. Radiology 1981;140(1):23-7.

[8] Sethi PM, Kingston S, Elattrache N. Accuracy of anterior intra-articular injection of the glenohumeral joint. Arthroscopy 2005;21(1):77-80.

[9] Jones A. Regan M, Ledingham J, et al. Importance of placement of intra-articular steroid injections. BMJ 1993;307(6915):1329-30.

[10] Jackson DW, Evans NA, Thomas BM. Accuracy of needle placement into the intra-articular space of the knee. J Bone Joint Surg [Am] 2002;84-A(9):1522-7.

[11] Bliddal H. Placement of intra-articular injections verified by mini air-arthrography. Ann Rheum Dis 1999;58(10):641-3.

[12] Pourbagher MA, Ozalay M, Pourbagher A. Accuracy and outcome of sonographically guided intra-articular sodium hyaluronate injections in patients with osteoarthritis of the hip. J Ultrasound Med 2005;24(10):1391-5.

[13] Sambrook PN, Champion GD, Browne CD, et al. Corticosteroid injection for osteoarthritis of the knee: peripatellar compared to intra-articular route. Clin Exp Rheumatol 1989;7(6):609-13.

[14] Chong BF, Blank LM, McLaughlin R, et al. Microbial hyaluronic acid production. Appl Microbiol Biotechnol 2005;66(4):341-51.

[15] Zhang J, Ding X, Yang L, et al. A serum-free medium for colony growth and hyaluronic acid production by Streptococcus zooepidemicus NJUST01. Appl Microbiol Biotechnol 2005;13:1-5.

[16] Wobig M, Bach G, Beks P, et al. The role of elastoviscosity in the efficacy of viscosupplementation for osteoarthritis of the knee: a comparison of hylan G-F 20 and a lower-molecular-weight hyaluronan. Clin Ther 1999;21(9):1549-62.

[17] Wen DY. Intra-articular hyaluronic acid injections for knee osteoarthritis. Am Fam Physician 2000;62(3):565-70, 572.

[18] Goa KL, Benfield P. Hyaluronic acid. A review of its pharmacology and use as a surgical aid in ophthalmology, and its therapeutic potential in joint disease and wound healing. Drugs 1994;47(3):536-66.

[19] Agerup B, Berg P, Akermark C. Non-animal stabilized hyaluronic acid: a new formulation for the treatment of osteoarthritis. BioDrugs 2005;19(1):23-30.

[20] Cohen MD. Hyaluronic acid treatment (viscosupplementation) for OA of the knee. Bull Rheum Dis 1998;47(7):4-7.

[21] Lanes SF, Lanza LL, Radensky PW, et al. Resource utilization and cost of care for rheumatoid arthritis and osteoarthritis in a managed care setting: the importance of drug and surgery costs. Arthritis Rheum 1997;40(8):1475-81.

[22] Balazs EA, Denlinger JL. Viscosupplementation: a new concept in the treatment of osteoarthritis. J Rheumatol Suppl 1993;39:3-9.

[23] Laurent C, Hellstrom S, Stenfors LE. Hyaluronic acid reduces connective tissue formation in middle ears filled with absorbable gelatin sponge: an experimental study. Am J Otolaryngol 1986;7(3):181-6.

[24] Karatay S, Kiziltunc A, Yildirim K, et al. Effects of different hyaluronic acid products on synovial fluid levels of intercellular adhesion molecule-1 and vascular cell adhesion molecule-1 in knee osteoarthritis. Ann Clin Lab Sci 2004;34(3):330-5.

[25] Frizziero L, Govoni E, Bacchini P. Intra-articular hyaluronic acid in the treatment of osteoarthritis

of the knee: clinical and morphological study. Clin Exp Rheumatol 1998;16(4):441-9.

[26] Sato H, Takahashi T, Ide H, et al. Antioxidant activity of synovial fluid, hyaluronic acid, and two subcomponents of hyaluronic acid. Synovial fluid scavenging effect is enhanced in rheumatoid arthritis patients. Arthritis Rheum 1988;31(1):63-71.

[27] Neustadt D, Caldwell J, Bell M, et al. Clinical effects of intraarticular injection of high molecular weight hyaluronan (Orthovisc) in osteoarthritis of the knee: a randomized, controlled, multicenter trial. J Rheumatol 2005;32(10):1928-36.

[28] Ghosh P, Guidolin D. Potential mechanism of action of intra-articular hyaluronan therapy in osteoarthritis: are the effects molecular-weight dependent? Semin Arthritis Rheum 2002;32(1):10-37.

[29] Kulund DN. The injured runner. VA Med 1985;112(9):565-80.

[30] af Klint E, Grundtman C, Engstrom M, et al. Intra-articular glucocorticoid treatment reduces inflammation in synovial cell infiltrations more efficiently than in synovial blood vessels. Arthritis Rheum 2005;52(12):3880-9.

[31] Newberg AH, Munn CS, Robbins AH. Complications of arthrography. Radiology 1985;155(3):605-6.

[32] Iizuka M, Yao R, Wainapel S. Saphenous nerve injury following medial knee joint injection: a case report. Arch Phys Med Rehabil 2005;86(10)2062-5.

[33] Lussier A, Cividino AA, McFarlane CA, et al. Viscosupplementation with hylan for the treatment of osteoarthritis: findings from clinical practice in Canada. J Rheumatol 1996;23(9):1579-85.

[34] Morshed S, Huffman GR, Ries MD. Septic arthritis of the hip and intrapelvic abscess following intra-articular injection of hylan G-F 20. A case report. J Bone Joint Surg [Am] 2004;86-A(4):823-6.

[35] Kemper F, Gebhardt U, Meng T, et al. Tolerability and short-term effectiveness of hylan G-F 20 in 4253 patients with osteoarthritis of the knee in clinical practice. Curr Med Res Opin 2005;21(8):1261-9.

[36] Conrozier T, Bertin P, Mathieu P, et al. Intra-articular injections of hylan G-F 20 in patients with symptomatic hip osteoarthritis: an open-label, multicentre, pilot study. Clin Exp Rheumatol 2003;21(5):605-10.

[37] Brocq O, Tran G, Breuil V, et al. Hip osteoarthritis: short-term efficacy and safety of viscosupplementation by hylan G-F 20. An open-label study in 22 patients. Joint Bone Spine 2002;69(4)388-91.

[38] Hammesfahr JF, Knopf AB, Stitik T. Safety of intra-articular hyaluronates for pain associated with osteoarthritis of the knee. Am J Orthop 2003;32(6):277-83.

[39] Ali Y, Weinstein M, Jokl P. Acute pseudogout following intra-articular injection of high molecular weight hyaluronic acid. Am J Med 1999;107(6):641-2.

[40] Michou L, Job-Deslandre C, de Pinieux G. Granulomatous synovitis after intraarticular Hylan GF-20. A report of two cases. Joint Bone Spine 2004;71(5):438-40.

[41] Leopold SS, Warme WJ, Pettis PD, et al. Increased frequency of acute local reaction to intra-articular hylan GF-20 (Synvisc) in patients receiving more than one course of treatment. J Bone Joint Surg [Am] 2002;84-A(9)1619-23.

[42] Wobig M, Dickhut A, Maier R, et al. Viscosupplementation with hylan G-F 20: a 26-week controlled trial of efficacy and safety in the osteoarthritic knee. Clin Ther 1998;20(3):410-23.

[43] Roos J, Epaulard O, Juvin R, et al. Acute pseudo-septic arthritis after intraarticular sodium hyaluronan. Joint Bone Spine 2004;71(4):352-4.

[44] Raynauld JP, Goldsmith CH, Bellamy N, et al. Effectiveness and safety of repeat courses of hylan G-F 20 in patients with knee osteoarthritis. Osteoarthritis Cartilage 2005;13(2):111-9.

[45] Waddell DD, Cefalu CA, Bricker DC. A second course of hylan G-F 20 for the treatment of osteoarthritic knee pain: 12-month patient follow-up. J Knee Surg 2005;18(1):7-15.

[46] Albert C, Brocq O, Gerard D, et al. Septic knee arthritis after intra-articular hyaluronate injection. Two case reports. Joint Bone Spine 2006;73:205-7.

[47] Chazerain P, Rolland D, Cordonnier C, et al. Septic hip arthritis after multiple injections into the joint of hyaluronate and glucocorticoid. Rev Rheum Engl Ed 1999;66(7-9):436.

[48] Lequerre T, Nouvellon M, Kraznowska K, et al. Septic arthritis due to *Actinomyces naeslundii:* report of a case. Joint Bone Spine 2002;69(5):499-501.

[49] MacLean CH, Knight K, Paulus H, et al. Costs attributable to osteoarthritis. J Rheumatol 1998;25(11):2213-8.

[50] McDonough AL. Effects of corticosteroids on articular cartilage: a review of the literature. Phys Ther 1982;62(6):835-9.

[51] Balch HW, Gibson JM, El-Ghobarey AF, et al. Repeated corticosteroid injections into knee joints. Rheumatol Rehabil 1977;16(3):137-40.

[52] Salter RB, Gross A, Hall JH. Hydrocortisone arthropathy – an experimental investigation. Can Med Assoc J 1967;97(8):374-7.

[53] Raynauld JP, Buckland-Wright C, Ward R, et al. Safety and efficacy of long-term intraarticular steroid injections in osteoarthritis of the knee: a randomized, double-blind, placebo-controlled trial. Arthritis Rheum 2003;48(2):370-7.

[54] Roberts WN, Babcock EA, Breitbach SA, et al. Corticosteroid injection in rheumatoid arthritis

does not increase rate of total joint arthroplasty. J Rheumatol 1996;23(6):1001-4.
[55] Hagen R. Charcot-like arthropathy following intra-articular injections of corticosteroids. Nord Med 1971;85(12):381.
[56] Hunter JA, Blyth TH. A risk-benefit assessment of intra-articular corticosteroids in rheumatic disorders. Drug Saf 1999;21(5):353-65.
[57] Caborn D, Rush J, Lanzer W, et al. A randomized, single-blind comparison of the efficacy and tolerability of hylan G-F 20 and triamcinolone hexacetonide in patients with osteoarthritis of the knee. J Rheumatol 2004;31(2):333-43.
[58] Ravaud P, Moulinier L, Giraudeau B, et al. Effects of joint lavage and steroid injection in patients with osteoarthritis of the knee: results of a multicenter, randomized, controlled trial. Arthritis Rheum 1999;42(3):475-82.
[59] Friedman DM, Moore ME. The efficacy of intra-articular steroids in osteoarthritis: a double-blind study. J Rheumatol 1980;7(6):850-6.
[60] Gaffney K, Ledingham J, Perry JD. Intra-articular triamcinolone hexacetonide in knee osteoarthritis: factors influencing the clinical response. Ann Rheum Dis 1995;54(5):379-81.
[61] Arroll B, Goodyear-Smith F. Corticosteroid injections for osteoarthritis of the knee: meta-analysis. BMJ 2004;10;328(7444):869.
[62] Godwin M, Dawes M. Intra-articular steroid injections for painful knees. Systematic review with meta-analysis. Can Fam Physician 2004;50:241-8.
[63] Bellamy N, Campbell J, Robinson V. Intraarticular corticosteroid for treatment of osteoarthritis of the knee. Cochrane Database Syst Rev 2005;2 CD005328.
[64] Wang CT, Lin J, Chang CJ, et al. Therapeutic effects of hyaluronic acid on osteoarthritis of the knee. A meta-analysis of randomized controlled trials. J Bone Joint Surg [Am] 2004;86-A(3):538-45.
[65] Modawal A, Ferrer M, Choi HK, et al. Hyaluronic acid injections relieve knee pain. J Fam Pract 2005;54(9):758-67.
[66] Day R, Brooks P, Conaghan PG, et al. A double blind, randomized, multicenter, parallel group study of the effectiveness and tolerance of intraarticular hyaluronan in osteoarthritis of the knee. J Rheumatol 2004;31(4):775-82.
[67] Bellamy N, Bell MJ, Goldsmith CH, et al. The effectiveness of hylan G-F 20 in patients with knee osteoarthritis: an application of two sets of response criteria developed by the OARSI and one set developed by OMERACT-OARSI. Osteoarthritis Cartilage 2005;13(2):104-10.
[68] Raynauld JP, Torrance GW, Band PA, et al. A prospective, randomized, pragmatic, health outcomes trial evaluating the incorporation of hylan G-F 20 into the treatment paradigm for patients with knee osteoarthritis (Part 1 of 2): clinical results. Osteoarthritis Cartilage 2002;10(7):506-17.
[69] Bellamy N, Campbell J, Robinson V, et al. Viscosupplementation for the treatment of osteoarthritis of the knee. Cochrane Database Syst Rev 2005;2 CD005321.
[70] Jubb RW, Piva S, Beinat L, et al. A one-year, randomised, placebo (saline) controlled clinical trial of 500-730 kDa sodium hyaluronate (Hyalgan) on the radiological change in osteoarthritis of the knee. Int J Clin Pract 2003;57(6):467-74.
[71] Lo GH, LaValley M, McAlindon T, et al. Intra-articular hyaluronic acid in treatment of knee osteoarthritis: a meta-analysis. JAMA 2003;290(23):3115-21.
[72] Forster MC, Straw R. A prospective randomised trial comparing intra-articular Hyalgan injection and arthroscopic washout for knee osteoarthritis. Knee 2003;10(3):291-3.
[73] Bayramoglu M, Karatas M, Cetin N, et al. Comparison of two different viscosupplements in knee osteoarthritis – a pilot study. Clin Rheumatol 2003;22(2):118-22.
[74] Qvistgaard E, Christensen R, Torp-Pedersen S, et al. Intra-articular treatment of hip osteoarthritis: a randomized trial of hyaluronic acid, corticosteroid, and isotonic saline. Osteoarthritis Cartilage 2006;14(2):163-70.
[75] Arrich J, Piribauer F, Mad P, et al. Intra-articular hyaluronic acid for the treatment of osteoarthritis of the knee: systematic review and meta-analysis. Canadian Medical Association Journal 2005;172(8):1039-43.
[76] Leopold SS, Redd BB, Warme WJ, et al. Corticosteroid compared with hyaluronic acid injections for the treatment of osteoarthritis of the knee. A prospective, randomized trial. J Bone Joint Surg [Am] 2003;85-A(7):1197-203.
[77] Tasciotaoglu F, Oner C. Efficacy of intra-articular sodium hyaluronate in the treatment of knee osteoarthritis. Clin Rheumatol 2003;22(2):112-7.
[78] Petrella RJ. Hyaluronic acid for the treatment of knee osteoarthritis: long-term outcomes from a naturalistic primary care experience. Am J Phys Med Rehabil 2005;84(4):278-83; quiz 284, 293.
[79] Ozturk C, Atamaz F, Hepguler S. The safety and efficacy of intraarticular hyaluronan with/without corticosteroid in knee osteoarthritis: 1-year, single-blind, randomized study. Rheumatol Int 2006; 26(4):314-9.
[80] Salk RS, Chang TJ, D'Costa WE, et al. Sodium hyaluronate in the treatment of osteoarthritis of the ankle: a controlled, randomized, double-blind pilot study. J Bone Joint Surg [Am] 2006;88(2):295-302.
[81] Stahl S, Karsh-Zafrir I, Ratzon N, et al. Comparison of intraarticular injection of depot corticosteroid and hyaluronic acid for treatment of degenerative trapeziometacarpal joints. J Clin Rheumatol 2005;11(6)299-302.

11 – Conceitos e Técnicas Atuais da Vertebroplastia Percutânea

Manraj K. S. Heran, MD, FRCPC[a,b,*],
Gerald M. Legiehn, MD, FRCPC[c], Peter L. Munk, MD, CM, FRCPC[d]

[a]*Department of Radiology, Division of Neuroradiology, Vancouver General Hospital, University of British Columbia, 899 West 12th Avenue, Vancouver, British Columbia, V5Z 1M9, Canada*

[b]*Department of Radiology, Division of Pediatric Interventional Radiology, Children's and Women's Health Center of British Columbia, University of British Columbia, 4480 Oak Street, Vancouver, British Columbia, Canada*

[c]*Department of Radiology, Division of Interventional Radiology, Vancouver General Hospital, University of British Columbia, 899 West 12th Avenue, Vancouver, British Columbia, V5Z 1M9, Canada*

[d]*Department of Radiology, Division of Musculoskeletal Radiology, Vancouver General Hospital, University of British Columbia, 899 West 12th Avenue, Vancouver, British Columbia, V5Z 1M9, Canada*

A fratura vertebral compressiva (FVC) é causa freqüente de dor incapacitante. De longe, sua causa mais comum nos Estados Unidos é a osteoporose, onde determina 700.000 novos casos anualmente [1]. As FVCs apresentam um profundo impacto socioeconômico, seja em nível individual ou coletivo. Aproximadamente 1/3 dos pacientes sintomáticos desenvolvem dores crônicas, que não respondem à terapia conservadora [2,3]. As dores podem gerar imobilidade que, por sua vez, desencadeia outros problemas de saúde, como atelectasia, trombose venosa e embolia pulmonar. Na população mais idosa, a limitação física pode levar a perda da independência, isolamento social e depressão. Quando a terapia conservadora falha, outras formas de tratamento analgésico devem ser consideradas para evitar esta multiplicidade de complicações, aí incluída a vertebroplastia percutânea (VP).

*E-mail: manraj.heran@vch.ca (M. K. S. Heran).

Indicações

Mesmo que relatos de caso possam ser encontrados para indicar ou contra-indicar a realização de VP em virtualmente qualquer paciente [4-13], nossa linha geral de recomendações é mais restrita e está listada no Quadro 1.

A osteoporose, por ser a patologia de base mais comum, será comentada primeiramente. Trata-se de doença onipresente, com importantes progressos recentes em seu entendimento, investigação e manejo [14-21]. A FVC por osteoporose aumenta em doze vezes o risco de desenvolver fratura subseqüente no esqueleto axial [2,22]. Mesmo que a maior parte das fraturas seja decorrente da perda óssea pela idade, outras categorias de risco incluem mulheres em pós-menopausa, terapia crônica com esteróides, insuficiência renal, hipertireoidismo, doença pulmonar obstrutiva crônica, uso de anticonvulsivantes e imobilização prolongada. Por exemplo, cerca de 25% das mulheres em pós-menopausa apresentam FVC durante a vida [23]. O risco parece idade-dependente, e sobe de 8% na idade

Quadro 1. Indicações e contra-indicações da vertebroplastia

Indicações absolutas

Metástase sintomática com córtex vertebral posterior intacto

FVC subaguda (< 3 meses) refratária ao tratamento clínico

FVC subaguda sintomática com cifose progressiva (≥ 20°)

FVC crônica (> 3 meses) sintomática não-consolidada

Indicações relativas

FVC crônica sintomática consolidada

FVC aguda com cifose ≥ 20°

FVC aguda com colapso ≥ 40%

Agudização de FVC subaguda ou crônica

Desconforto recorrente em locais previamente submetidos à vertebroplastia

Contra-indicações absolutas

FVC estável assintomática

Melhora dos sintomas com tratamento clínico

Vertebroplastia profilática

Compressão espinal sintomática

Vértebra plana (colapso completo)

Osteomielite

Discite

Bacteremia

Coagulopatia

Alergia a algum componente a ser utilizado no procedimento

Contra-indicações relativas

Incapacidade de realizar cirurgia descompressiva de emergência

Sinais radiculares em decorrência do colapso parcial ou extensão do tumor

Estreitamento assintomático do canal espinal

FVC grave (mas não vértebra plana)

Quatro ou mais níveis para tratamento por sessão

Fratura do córtex vertebral posterior

entre 50-54 anos para 64% acima dos 90 anos [24-27]. Adicionalmente, há um alarmante aumento na mortalidade das mulheres acima de 65 portadoras de FVC, especialmente quando as fraturas são múltiplas [27,28]. A FVC decorrente de osteoporose tende a acometer T8, T12, L1 e/ou L4 [29]. A maioria dos pacientes experimenta cursos benignos e autolimitados de dor, que podem ser manejados conservadoramente, de forma não-farmacológica (protetores, imobilizadores e exercícios fisioterápicos) ou farmacológica (analgésicos locais e sistêmicos, bifosfonatos, agentes anabólicos, calcitonina, vitamina D, estrogênio e moduladores seletivos do estrogênio). Mesmo com todo esse arsenal terapêutico, alguns pacientes evoluem desfavoravelmente, com dor intolerável e queda na qualidade de vida, que pode ser amenizada pela VP.

A FVC maligna é outra grande indicação do procedimento, capaz de aliviar a dor e estabilizar mecanicamente a coluna, mesmo em lesões pediculares ou no segmento cervical [30-37]. Outra indicação é o fenômeno do vácuo intravertebral, pela presença de fratura não-consolidada do corpo vertebral, que evolui com pseudo-artrose (Fig. 1) [45-48]. Também reconhecida como doença de Kümmell, a maioria ocorre na região toracolombar, freqüentemente com degeneração do disco intervertebral adjacente. A FVC neste grupo de pacientes demonstra movimentação dos fragmentos ósseos fraturados, o que agrava a dor na posição ereta ou durante deambulação, melhorando em decúbito. De fato, estudos demonstram que esse padrão de compressão dinâmica do corpo vertebral é mais comum do que se imagina e parece estar presente em quase metade dos pacientes submetidos à vertebroplastia em grandes centros, o que enfatiza a importância do posicionamento durante a realização do procedimento (Fig. 2) [57,58]. Hemangiomas e lesões vertebrais pós-traumáticas também são potencialmente manejadas por VP [13,38,41-43], inclusive de forma intra-operatória [44], mesmo em casos onde há compressão medular [40].

No âmbito da controvérsia, cita-se a VP para restauração profilática da altura do corpo vertebral, que não parece associada ao efeito analgésico [54-56] nem necessariamente corrige a cifose comumente associada.

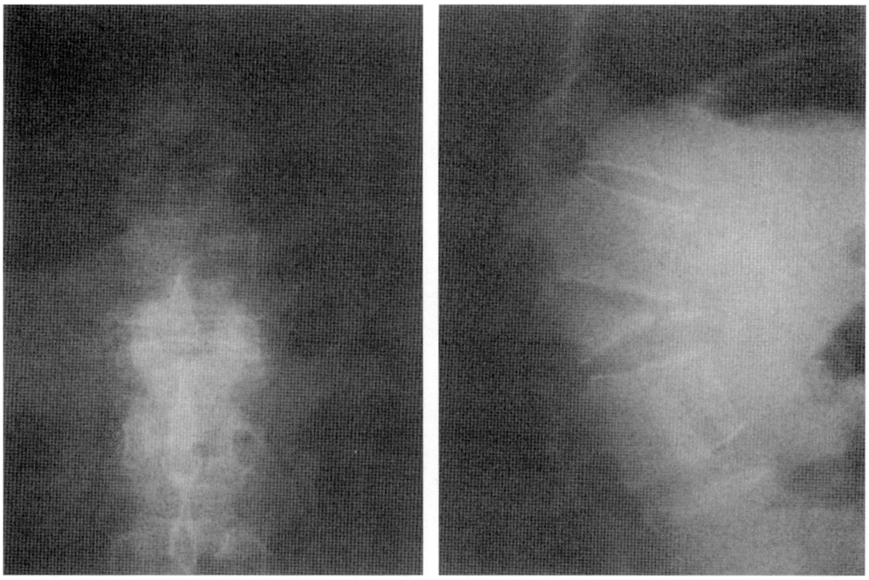

A B

Fig. 3. (*A*) Radiografia em ântero-posterior. (*B*) Radiografia em perfil. Note a grave fratura compressiva (vértebra plana), com deformidade cifótica associada.

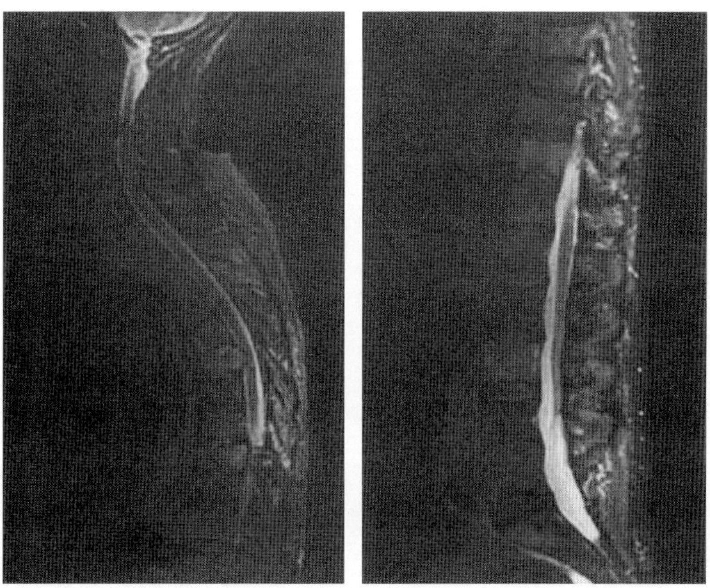

A B

Fig. 4. Imagens STIR demonstram múltiplas FVCs, com áreas associadas de sinal brilhante na medula óssea, em paciente portador de metástases.

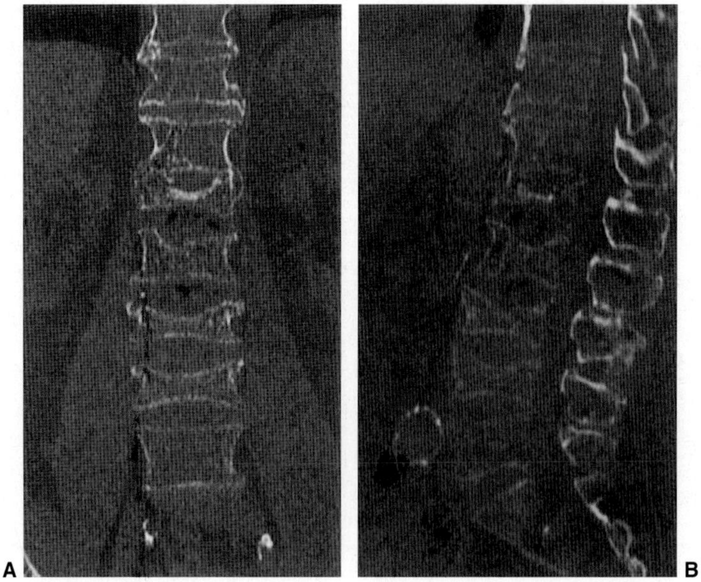

Fig. 5. (*A*) Reconstrução tomográfica coronal. (*B*) Reconstrução tomográfica lateral. Observe as múltiplas fraturas compressivas.

utilização de um pequeno martelo ortopédico estéril facilita a inserção da agulha. Durante a fluoroscopia no plano ântero-posterior, é importante definir as paredes medial e inferior do pedículo, pois elas não devem ser violadas, sob pena de provocar dano nervoso direto e/ou deixar trajeto aberto para o extravasamento do cemento em direção ao forame neural ou canal espinal. No início do procedimento, posicionamos a agulha no centro do pedículo, ou em sua face súpero-lateral, na posição de 2 horas para o pedículo direito e 10 horas para o pedículo esquerdo (Fig. 8). A visão lateral pela fluoroscopia é necessária assim que a agulha é inserida no pedículo para averiguar sua orientação. O trajeto ideal é em leve angulação súpero-inferior e látero-medial dentro do pedículo, o que deve ser monitorado de forma intermitente. A agulha é inserida até a junção dos terços anterior e médio do corpo vertebral, próximo à linha média (Fig. 9). Se necessário, realiza-se biópsia coaxial (Fig. 10). Após cruzar a junção entre o córtex posterior e o pedículo, reorientamos a fluoroscopia para o plano ântero-posterior verdadeiro, com o processo espinhoso eqüidistante dos pedículos, para auxiliar no posicionamento final da agulha. Caso a FVC em tratamento seja grave, a posição final deve ser um pouco mais lateral, para não inserir o cemento no disco intervertebral. A agulha deve repousar um pouco acima ou abaixo do plano equatorial, onde estão localizados os principais canais venosos do corpo vertebral, para minimizar o extravasamento venoso. Em nossa opinião, a técnica ideal é por acesso unipedicular, mas certas condições clínicas demandam acessos alternativos (Quadro 3). Por exemplo, a VP nos segmentos torácico médio ou superior pode exigir abordagem extrapedicular costotransversal [71,72]. Outras técnicas, como o acesso direto transoral, devem ser reservadas para operadores experientes (Fig. 11) [73,74].

Com relação ao material a ser instilado no corpo vertebral, existem várias opções de cemento ósseo disponíveis, sendo o polimetilmetacrilato (PMMC) o mais comumente utilizado. A maioria deles necessita ser misturado com bário estéril para ser mais bem visualizado durante a fluoroscopia. Uma vez misturado

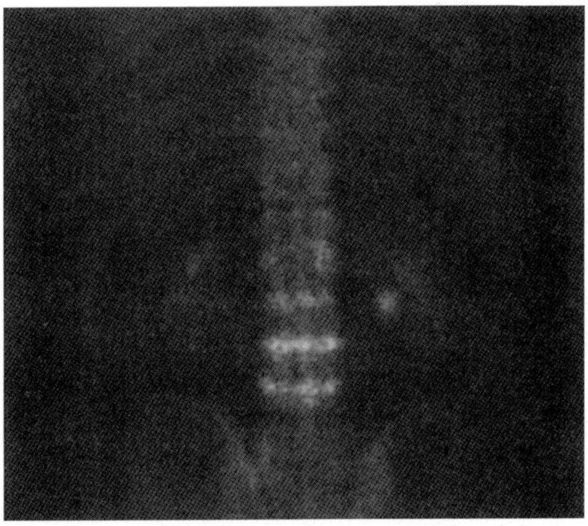

Fig. 6. Cintilografia demonstra hipercaptação em dois corpos vertebrais lombares, traduzindo VFCs agudas ou subagudas.

com o bário, o tempo de trabalho é de 4-12 minutos. Alguns pesquisadores preconizam também a mistura do cemento com antibiótico, mas não acreditamos que isso seja necessário. O polímero em pó é misturado ao monômero líquido e colocado em uma seringa de 10 ml que, por sua vez, é utilizada para preencher cinco ou mais seringas Luerlock de 1 ml (Medallion; Merit Medical System). O cemento está pronto para injeção quando sua consistência é pastosa, semelhante à da pasta de dentes [55]. Injetores especiais estão disponíveis comercialmente para controlar a velocidade e o volume da injeção de cemento [75-78], mas acreditamos que o custo desses sistemas não justifica a modificação de nossa técnica de injeção manual. A injeção deve ser rigorosamente controlada por fluoroscopia nos planos ântero-posterior e lateral. A disseminação paravertebral é mais bem visualizada no plano ântero-posterior, enquanto o extravasamento epidural é mais bem visto na projeção lateral. A face posterior do corpo vertebral é a área-chave a ser monitorada para eventuais extravasamentos epidurais (Fig. 12). O preenchimento do corpo vertebral é considerado adequado quando atinge seus 3/4 anteriores, pois qualquer progressão a partir desse ponto aumenta muito o risco de compressão neurológica (Fig. 13). Se, em algum momento, o cemento for visualizado em posições indesejáveis, como o plexo venoso epidural, tecidos paravertebrais ou forame neural, a injeção deve ser imediatamente interrompida. Na eventualidade da injeção encontrar resistência, a guia da própria agulha deve ser utilizada para tentar o desentupimento [79]. Em situações incomuns, nas quais o cemento não cruza a linha média, o procedimento deve ser repetido no pedículo contralateral. Nesses casos, recomenda-se utilizar novo cemento, mantendo a primeira agulha com a guia em posição, para evitar vazamento pelo pertuito.

Na coluna lombar e torácica, 2-6 ml de cemento geralmente são suficientes. Estudos recentes não demonstram correlação entre a quantidade de cemento injetada e o alívio da dor [2,80-83], mas comprovam definida correlação entre o volume de cemento utilizado e a taxa de complicações. Encerrada a injeção, o paciente permanece em decúbito ventral até que ocorra solidificação do material. Todos os

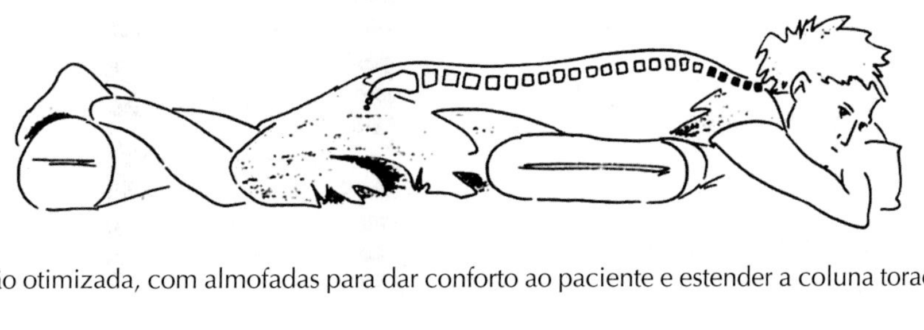

Fig. 7. Posição otimizada, com almofadas para dar conforto ao paciente e estender a coluna toracolombar.

Quadro 2. Esquemas de antibioticoprofilaxia EV para a vertebroplastia

Primeira escolha:

Cefazolina 1 g

Alternativas (em alérgicos a penicilina ou cefalosporina)

Clindamicina 600 mg

Vancomicina 1 g

Vancomicina 1 g + clindamicina 600 mg

pacientes são, então, submetidos à avaliação por TC para verificar o volume e a distribuição do cemento, bem como qualquer eventual complicação não detectada pela fluoroscopia. Após, o paciente é mantido sob supervisão por um período de 3 horas na sala de recuperação. Realizamos a VP como um procedimento ambulatorial e o paciente recebe alta no mesmo dia, com prescrição de antiinflamatório não-esteróide. O paciente também é esclarecido que algum desconforto local pode ser sentido e que isso se resolverá em poucos dias. A necessidade de cuidados com a cicatrização é mínima, e um progressivo retorno às atividades normais é recomendado. Após uma semana, realizamos contato telefônico, para aplicação de um questionário-padrão.

Venografia intra-óssea: é necessária?

Ninguém discute que um sólido conhecimento da anatomia e fisiopatologia do sistema venoso vertebral é extremamente valioso para compreender e antecipar os problemas que podem ocorrer durante a VP (Fig. 14) [84]. Entretanto, a realização de venografia momentos antes da injeção de cemento, com a intenção de aumentar a segurança do procedimento, é tema de muita controvérsia na literatura [30,55,85-88]. Em nossas rotinas, não realizamos a venografia, pois acreditamos que o correto posicionamento da agulha, a monitoração constante da injeção e a adequada seleção dos candidatos são os principais determinantes da segurança do procedimento. De fato, a não ser que seja realizada pela técnica modificada de Peh e Gilula, a venografia intra-óssea pode interferir de forma negativa na visualização do cemento [89]. Assim sendo, a venografia parece ser mais apropriadamente reservada para casos muito especiais, em que se maneja uma FVC decorrente de malformação arteriovenosa ou alguns tipos de metástases hipervascularizadas, para determinar o grau, a localização e a complexidade da lesão.

Novas fronteiras

O cemento ideal deve ser facilmente visível na fluoroscopia e apresentar propriedades bioativas que permitam sua incorporação na matriz óssea nativa. Além disso, deve oferecer pouca resistência à injeção e ao mesmo tempo ser viscoso o suficiente para minimizar os extravasamentos. Nos cementos atuais, 95% da pressão utilizada durante a injeção é para seu deslocamento no interior da cânula e 5% para infiltrar o osso propriamente dito [90].

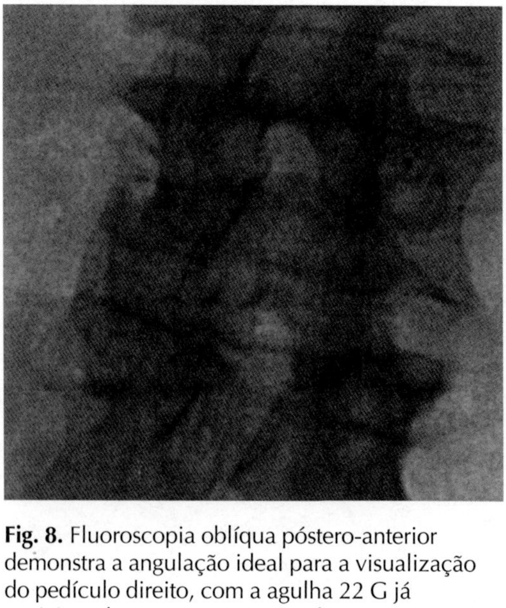

Fig. 8. Fluoroscopia oblíqua póstero-anterior demonstra a angulação ideal para a visualização do pedículo direito, com a agulha 22 G já posicionada contra o periósteo durante anestesia local.

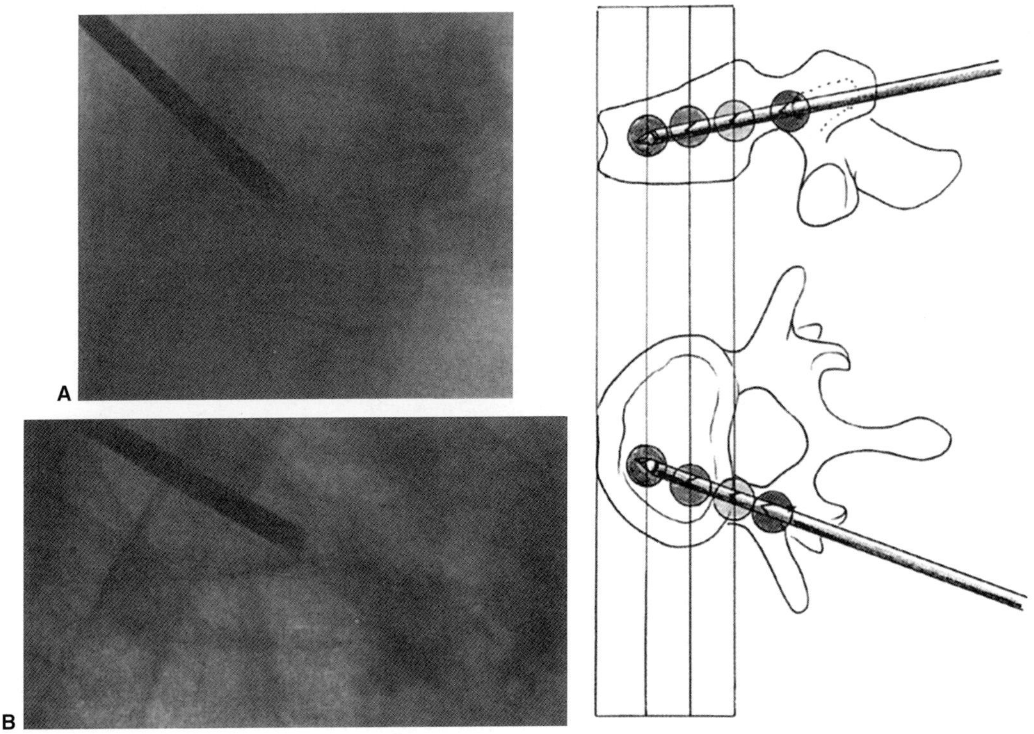

Fig. 9. (*A*) Fluoroscopia póstero-anterior. (*B*) Fluoroscopia lateral. A ponta da agulha deve estar junto à linha média na vista póstero-anterior, fora do plano equatorial, para evitar extravasamento precoce do cemento para o plexo venoso basivertebral. (*C*) Trajeto ideal da agulha, terminando a inserção na junção dos terços médio e anterior na projeção lateral. (*Ver Prancha em Cores.*)

Os cementos mais comumente utilizados são polímeros acrílicos como o PMMC, que vem sendo empregado em reconstruções há décadas, com amplas revisões sobre suas propriedades publicadas na literatura médica [91-93]. Apesar de ser considerado um excelente agente, o PMMC apresenta alguns pontos negativos, como o fato de ser um material inerte, que endurece através de processo exotérmico, com picos de temperatura de até 113°C durante o processo de polimerização [94,95]. Como resultado, o PMMC extravasado pode ocasionar necrose térmica nos tecidos, sobretudo estruturas nervosas, se houver contato com as raízes do saco dural [95-96]. Além disso, o PMMC não pode ser considerado ideal com relação ao tempo de manuseio, pois seus tempos de polimerização variam tipicamente entre 4-10 minutos, com aumentos não-lineares na viscosidade, o que por vezes leva a desperdício significativo do material [97]. Para contornar essa limitação podem ser utilizados baldes de gelo para resfriamento, o que aumenta o tempo necessário para polimerização [98] e reduz a viscosidade [90]. A mistura em alta velocidade do monômero líquido com o polímero em pó também parece reduzir a viscosidade da substância [99]. A modificação nas quantidades relativas de monômero e polímero utilizadas na mistura, comumente utilizada no passado para aumentar o tempo de polimerização, não é recomendada por alterar significativamente as propriedades do material [92,100].

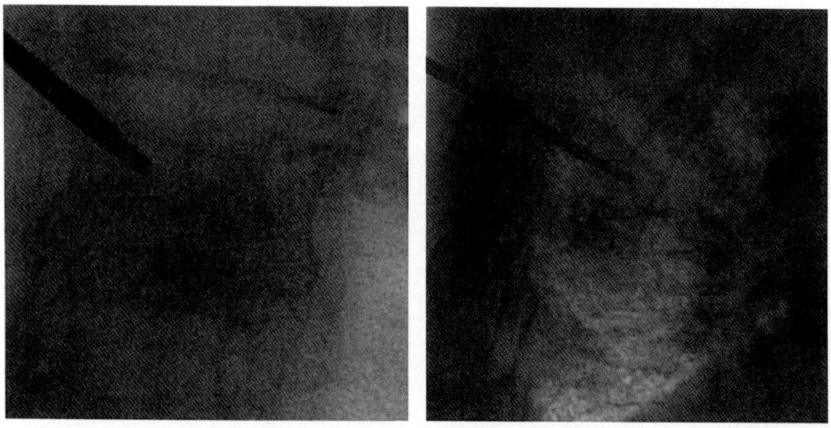

Fig. 10. (*A*) Fluoroscopia póstero-anterior. (*B*) Fluoroscopia lateral. Note a agulha de biópsia 14G.

Novos cementos estão constantemente sendo desenvolvidos, como o fosfato de cálcio e a hidroxiapatita, dentre outros [90,101-110]. Lewis realizou recentemente uma excelente revisão sobre os cementos injetáveis atualmente disponíveis, cobrindo todos os aspectos relevantes aos clínicos, cirurgiões e pesquisadores [111].

Vertebroplastia funciona?

O principal mecanismo de ação da VP é objeto de debate. Sem dúvida, há restauração da força e da rigidez da vértebra patológica pela fixação de suas linhas de fratura e estabilização mecânica, mas isso não é capaz de explicar toda a magnitude de seu efeito. Alguns de seus benefícios também parecem decorrentes de toxicidade química e térmica aos nervos intra-ósseos [112].

Ainda que não tenha sido testada por ensaios clínicos randomizados, a VP foi considerada segura e capaz de proporcionar melhora sintomática da dor em curto e longo prazo em vários estudos prospectivos e retrospectivos. O alívio parcial ou completo da dor pode ser obtido em 70-95% dos pacientes dentro de 72 horas após o procedimento, com relativa estabilidade no efeito analgésico por um prazo de 24 meses [30,80,81,112-121]. Mesmo pacientes mais idosos apresentam excelentes índices de resposta positiva [118,122]. Ademais, fraturas com 1-2 anos de evolução também podem apresentar boa melhora sintomática, sobretudo naqueles pacientes que apresentaram edema medular na RM pré-procedimento [52].

Quadro 3. Desafios da vertebroplastia unipedicular

VFC grave

VFC acima de T7

Falha do cemento em cruzar a linha média do corpo vertebral

Anatomia complexa do corpo vertebral (determinada por TC ou RM)

Complicações

A VP é um procedimento seguro, porém não isento de riscos. A chave para reduzir ou eliminar as complicações do método é compreender que a eficácia terapêutica não depende da dose injetada, mas a taxa de complicações sim, e boas respostas são obtidas a partir da instilação de 2-4 ml de cemento [81,83,116].

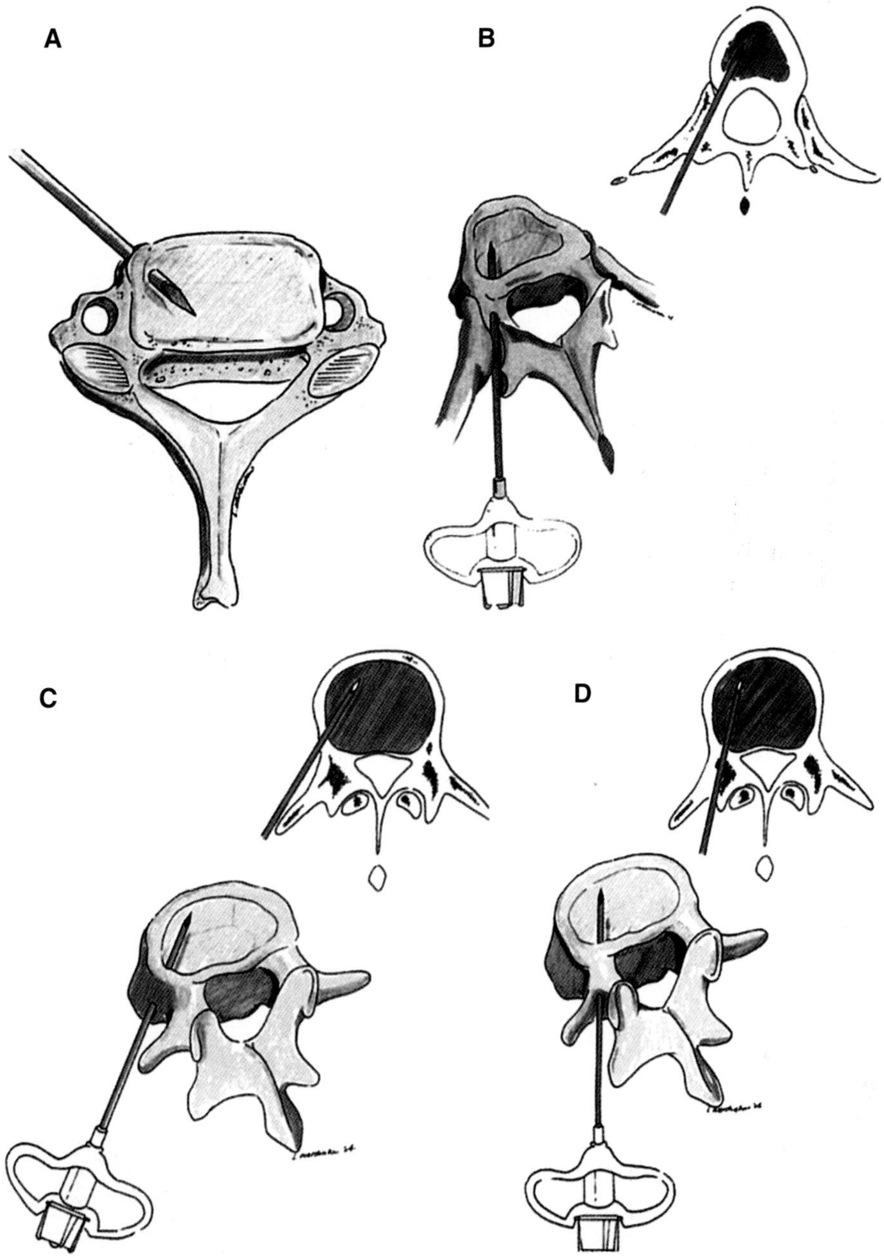

Fig. 11. Diferentes abordagens para a artroplastia. (*A*) Ântero-lateral. (*B*) Costovertebral. (*C*) Póstero-lateral. (*D*) Transpedicular. (*Ver Prancha em Cores.*)

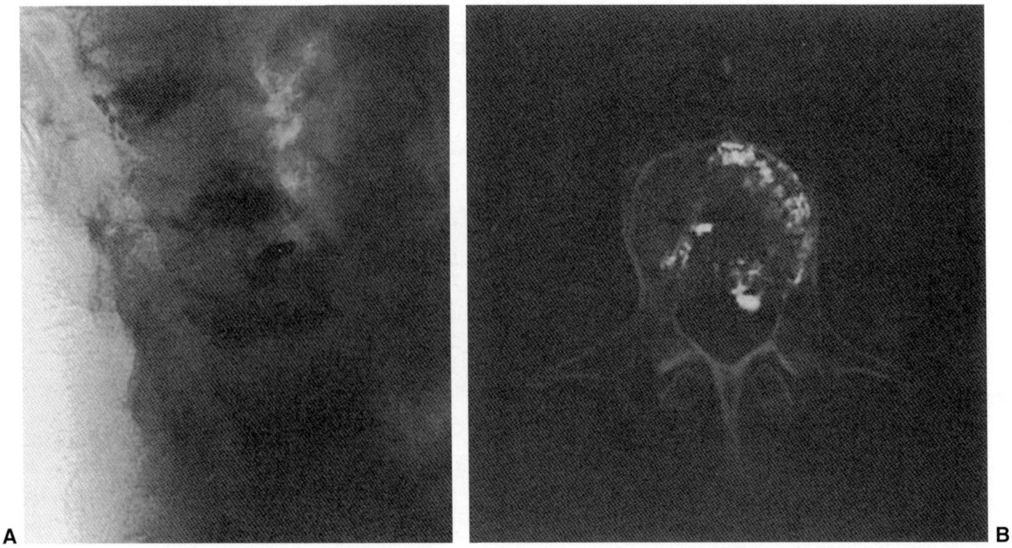

Fig. 12. (*A*) Fluoroscopia lateral. (*B*) TC axial. Note o extravasamento de cemento no espaço epidural junto à face ântero-lateral do canal espinal. O paciente não apresentou sintomas.

A freqüência de complicações relatadas na literatura parece variar de acordo com a patologia de base, sendo estimada em 1,3% na osteoporose, 2,5% nos hemangiomas e 10% na doença metastática [123]. Sangramento local, dor, infecção, fratura de costela e radiculopatia são os efeitos mais prováveis. Felizmente, boa parte dessas complicações é temporária e pode ser controlada com manejo conservador e analgésico. A possibilidade de efeitos adversos sistêmicos cardiovasculares é motivo de debate, com alguns pesquisadores demonstrando ausência de associação [124], enquanto outros defendem relação de causa e efeito [125,126].

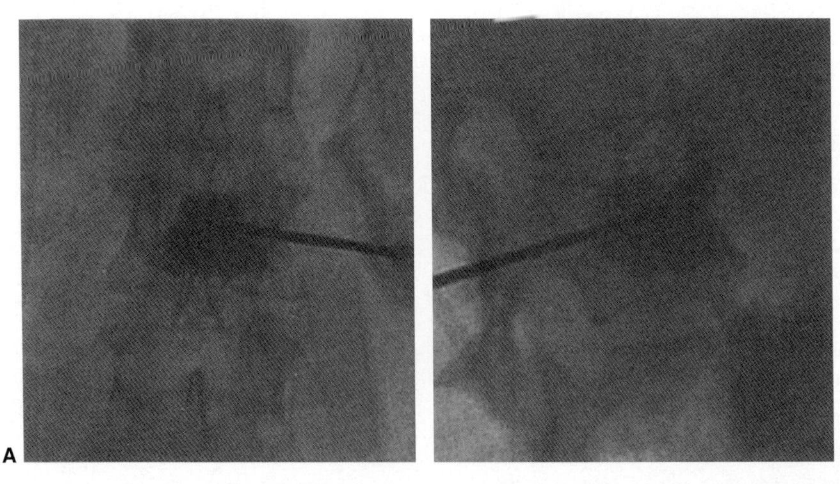

Fig. 13. (*A*) Fluoroscopia póstero-anterior. (*B*) Fluoroscopia lateral. A imagem lateral demonstra a distribuição ideal do cemento, que não atinge o corpo vertebral posterior.

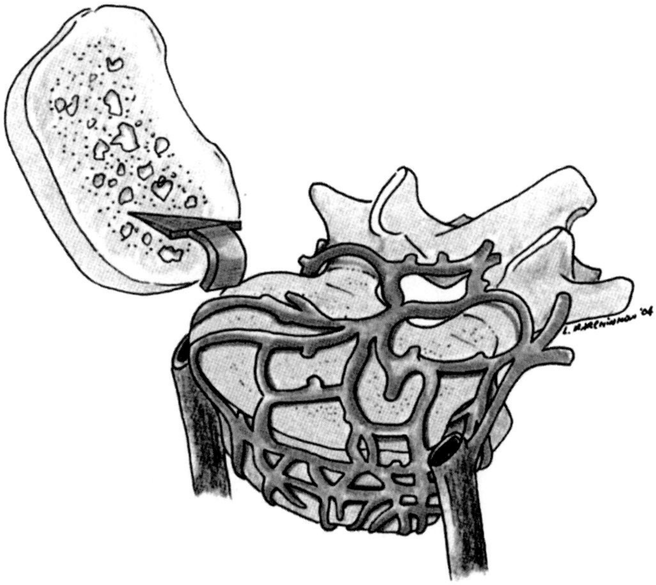

Fig. 14. Plexo venoso vertebral. (*Ver Prancha em Cores.*)

Abaixo, discorreremos individualmente sobre algumas potenciais complicações.

Extravasamento de cemento

O extravasamento de cemento é muito comum, com incidência estimada em 65% para FVC por osteoporose e 72,5% por metástase [126]. O extravasamento pode ocorrer em vários compartimentos, como no trajeto da agulha, nos tecidos perivertebrais, no canal espinal, no disco intervertebral, nas veias epidurais e, mais raramente, em alguns vasos maiores, como aorta e veia cava inferior (Fig. 15) [55]. O extravasamento vascular é mais comum em doenças malignas, dada a neovascularização local e a maior pressão intravertebral durante a injeção do cemento [127,128]. A capacidade de detectar o extravasamento é maior se utilizados controle fluoroscópico em dois planos e avaliação por TC após o procedimento (Fig. 16) [129,130]. Como alguns desses extravasamentos são complexos, sobretudo em FVCs malignas, a TC é realizada de rotina após a VP em nossos serviços. Uma vez ocorrido o extravasamento, a sintomatologia daí decorrente depende de vários fatores, como o volume de cemento extravasado, o tamanho do canal espinal e a proximidade de estruturas nervosas. O extravasamento para os tecidos perivertebrais, apesar de ocorrer em 6-52% dos pacientes, geralmente não traz conseqüências clínicas. Raramente, o paciente refere neuropatia femoral transitória [126] e mais raramente ainda é necessária cirurgia para ressecção do cemento depositado no tecido celular subcutâneo [131]. A minimização do extravasamento deve ser um objetivo primário do radiologista, e algumas medidas nesse sentido estão listadas no Quadro 4.

Radiculopatia

Outra potencial complicação é a radiculopatia por extravasamento do cemento no forame neural, o que pode ocorrer em 2-8% dos pacientes [30,126,134-139]. Na técnica transpedicular, o extravasamento pode se dar por ruptura da parede medial ou inferior do pedículo, por destruição óssea preexistente em decorrência da patologia de base ou mesmo

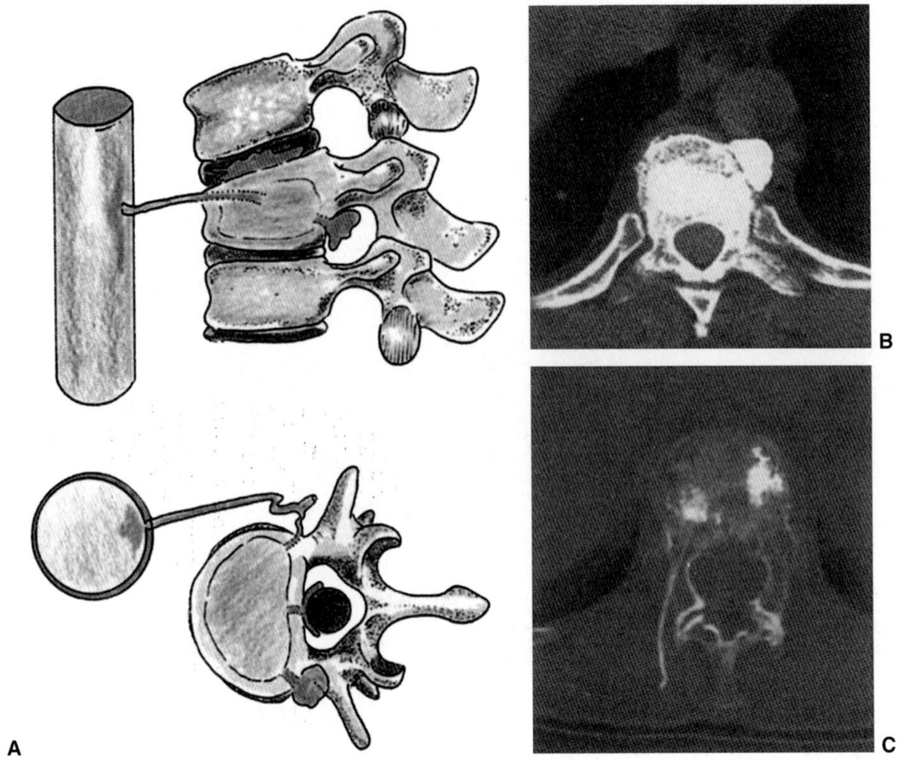

Fig. 15. (*A*) Locais potenciais de extravasamento do cemento, como o plexo venoso vertebral, a região paravertebral, o espaço epidural e o forame neural. (*B*) Extravasamento paravertebral. (C) Extravasamento subcutâneo. (*D*) Extravasamento venoso. (*E*) Extravasamento epidural, a partir do plexo basivertebral. (*F-H*) Extravasamento na veia cava inferior, a partir de veias segmentares. (*Ver Prancha em Cores.*)

por difusão pelas veias foramidais. O manejo geralmente é realizado com injeção local de corticóides, mas alguns pacientes podem necessitar de cirurgia descompressiva.

Nova fratura vertebral compressiva

A possibilidade de desenvolvimento de nova FVC em decorrência da VP é controversa, pois não há avaliações prospectivas, randomizadas e controladas sobre o assunto. Teses sobre o sincronismo temporal e espacial das FVCs explicam a maior propensão de acometimento do segmento torácico médio (T7-T9) e toracolombar (T11-L1), independentemente da VP [29,141-144]. É interessante notar que o retorno às atividades físicas após a melhora sintomática decorrente da vertebroplastia pode, em teoria, contribuir para o desenvolvimento de novas fraturas [145,146]. Como a artroplastia altera a biomecânica normal da coluna, com modificações na rigidez e na complacência [147], fraturas de corpos vertebrais com pouco estresse mecânico já foram documentadas [114,148-156]. O extravasamento do cemento no disco intervertebral parece aumentar em quatro vezes o risco de FVC no corpo vertebral adjacente, independentemente do volume extravasado [149]. A instilação de grandes quantidades de cemento no corpo vertebral também parece aumentar o risco de novas FVCs [148].

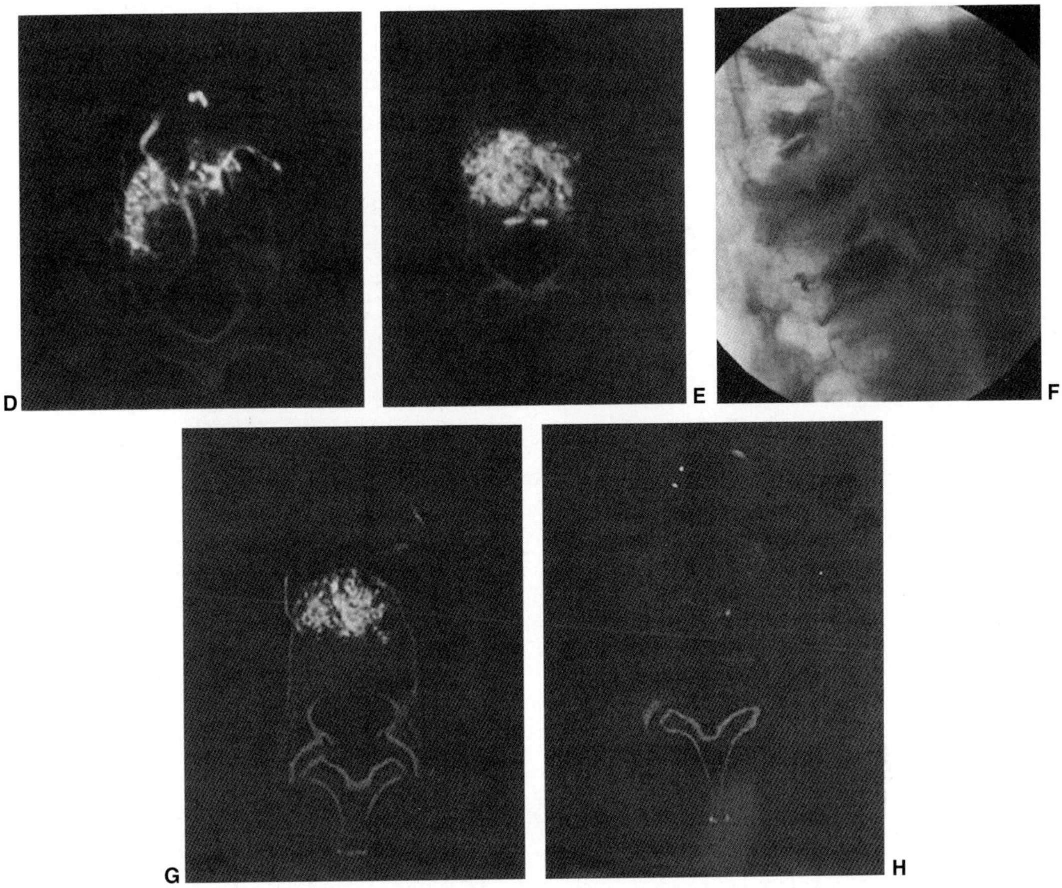

Fig. 15. *(Continuação)*

Embolia pulmonar

A embolia pulmonar sintomática é uma rara complicação [126,157-159], mas a forma assintomática pode ocorrer em até 4,6% dos pacientes [127,160]. O embolismo se correlaciona com a freqüência de extravasamento venoso, mas não com a quantidade de corpos vertebrais tratados [127]. O início dos sintomas pode ser imediato ou ocorrer após a alta hospitalar [127,161]. Relatos de episódios mais graves, cursando com síndrome da angústia respiratória aguda, grave comprometimento cardiopulmonar ou mesmo morte já foram descritos [161-166]. Na maior parte dos casos os sintomas são ausentes ou leves e podem ser manejados com simples observação, administração de oxigênio complementar e/ou anticoagulação [157,158]. Quando o quadro clínico é mais grave, corticóide intravenoso e embolectomia podem ser tentados [162,163].

Outras complicações raras

No rol das complicações de rara tradução clínica está a compressão medular ou da cauda eqüina por extravasamento no espaço epidural [81,126,134-139]. A maioria desses extravasamentos, que podem ocorrer em até 40% dos pacientes, passa despercebida, caso não

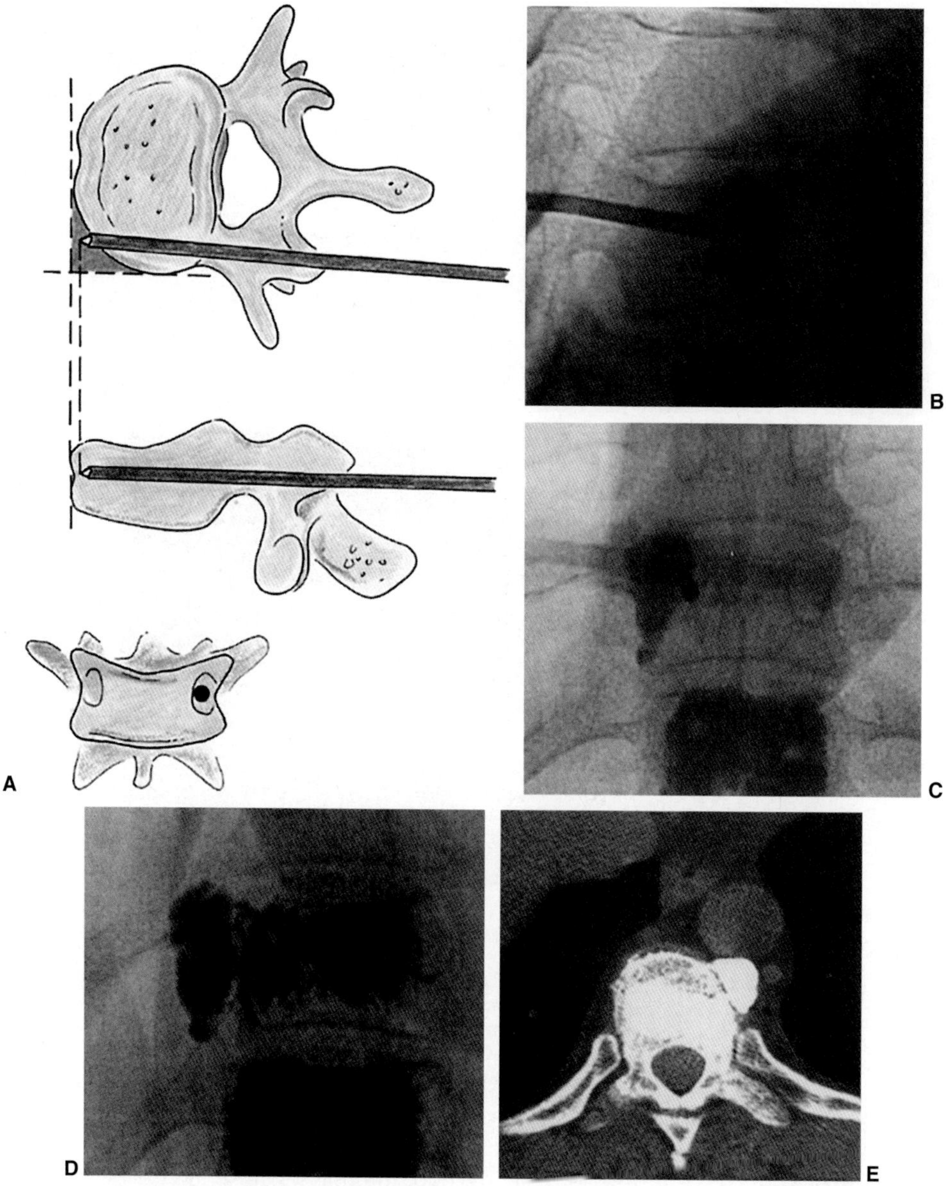

Fig. 16. (*A*) Extravasamento paravertebral por ruptura da margem ântero-lateral do corpo vertebral. (*B*) Visão fluoroscópica lateral. (*C*) Visão fluoroscópica póstero-anterior. (*D*) Visão fluoroscópica em oblíquo posterior. (*E*) TC confirmando o achado.

Quadro 4. Técnicas para minimizar o extravasamento do cemento

Rota transpedicular
Evitar o rompimento cortical (pedículo ou corpo vertebral)
Otimizar a opacificação do cemento
Não modificar as proporções recomendadas de polímero em pó e monômero líquido
Checar a viscosidade do cemento antes da instilação
Antecipar a variabilidade no fluxo dentro da vértebra (sobretudo em tumores hipervascularizados e malformações arteriovenosas)
Se necessário
Utilizar a guia para limpar a cânula, se houver resistência à injeção
Parar a injeção ao observar extravasamento
Modificar a posição da ponta da agulha, se o extravasamento for persistente
Lembrar que a eficácia terapêutica não depende do grau de enchimento do corpo vertebral
Posicionar a agulha fora do plano equatorial e longe da superfície intervertebral

seja realizada TC após o procedimento [167]. Paraplegia é extremamente incomum e ocorre em 0,4% dos casos [123]. A infecção também é raríssima, desde que excluída previamente ao procedimento, que deve ser realizado de forma estéril e coberto por antibioticoprofilaxia. Entretanto, quando presente, as conseqüências são catastróficas e freqüentemente é necessária remoção cirúrgica do cemento, que serve de nicho para a infecção [168-170]. Outras complicações incomuns são embolia paradoxal [171] e dificuldade transitória de deglutição [126], esta última mais comum em procedimentos cervicais.

Com relação às potenciais complicações para a equipe médica, a exposição física ao PMMC está muito abaixo do nível considerado tóxico [172]. Entretanto, mesmo que o risco de contato físico seja negligenciável, a aspiração contínua da substância pode ser alergênica, causar náusea, inapetência, tosse, broncoespasmo e asma [173-176]. Sistemas fechados de preparação e instilação do cemento estão comercialmente disponíveis para evitar esse tipo de complicação.

Resumo

A VP é uma alternativa segura e eficaz no manejo de várias formas de FVC sintomática, especialmente naquelas que são resistentes ao tratamento conservador ou que apresentam alguma contra-indicação ao tratamento cirúrgico.

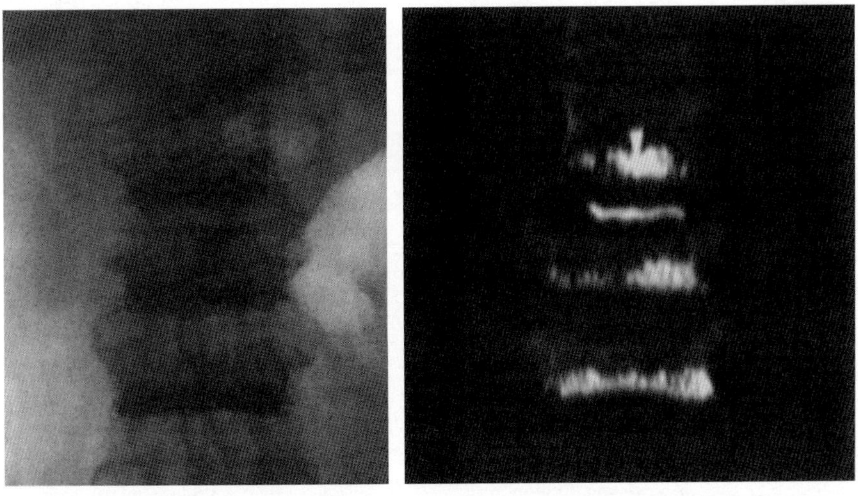

A B

Fig. 17. (*A*) Visão fluoroscópica póstero-anterior. (*B*) Reconstrução coronal por TC. Note o extravasamento do cemento no disco intervertebral durante o procedimento.

Referências

[1] Riggs BL, Melton U. The worldwide problem of osteoporosis: insights afforded by epidemiology. Bone 1995;17(S):505-11.

[2] Murphy KJ, Lin DD. Vertebroplasty: a simple solution to a difficult problem. J Clin Densitom 2001;4(3):189-97.

[3] Silvermann SL. The clinical consequences of vertebral compression fracture. Bone 1992;13:527-31.

[4] Lane JM, Johnson CE, Khan SN, et al. Minimally invasive options for the treatment of osteoporotic vertebral compression fractures. Orthop Clin North Am 2002;33(2):431-8.

[5] Predey TA, Sewall LE, Smith SJ. Percutaneous vertebroplasty: new treatment for vertebral compression fractures. Am Fam Physician 2002;66(4):611-5.

[6] Larsson S. Treatment of osteoporotic fractures. Scand J Surg 2002;91(2):140-6.

[7] Deramond H, Mathis JM. Vertebroplasty in osteoporosis. Semin Musculoskelet Radiol 2002;6(3):263-8.

[8] Phillips FM, Pfeifer BA, Lieberman IH, et al. Minimally invasive treatments of osteoporotic vertebral compression fractures: vertebroplasty and kyphoplasty. Instr Course Lect 2003;52:559-67.

[9] Cardon T, Hachulla E, Flipo RM, et al. Percutaneous vertebroplasty with acrylic cement in the treatment of a Langerhans cell vertebral histiocytosis. Clin Rheumatol 1994;13(3):518-21.

[10] Rami PM. McGraw JK. Heatwole EV, *et al.* Percutaneous vertebroplasty in the treatment of vertebral body compression fracture secondary to osteogenesis imperfecta. Skeletal Radiol 2002;31(3):162 5.

[11] Kasó G, Varjú C, Dóczi T. Multiple vertebral fractures in osteogenesis imperfecta treated by vertebroplasty. J Neurosurg (Spine 1) 2004;2:237.

[12] Kremer MA, Fruin A, Larson TC III, *et al.* Vertebroplasty in focal Paget disease of the spine. Case report. J Neurosurg 2003;99 (1 Suppl):110-3.

[13] Chen JF, Lee ST. Percutaneous vertebroplasty for treatment of thoracolumbar spine bursting fracture. Surg Neurol 2004;62(6):494-500 [discussion 500].

[14] Papaioannou A, Watts NB. Kendler DL, *et al.* Diagnosis and management of vertebral fractures in elderly adults. Am J Med 2002;113(3):220-8.

[15] Bajaj S. Saag KG. Osteoporosis: evaluation and treatment. Curr Womens Health Rep 2003;3(5): 418-24.

[16] Kim DH, Silber JS. Albert TJ. Osteoporotic vertebral compression fractures. Instr Course Lect 2003;52:541-50.

[17] Glassman SD. Alegre GM. Adult spinal deformity in the osteoporotic spine: options and pitfalls. Instr Course Lect 2003;52:579-88.

[18] Wu SS, Lachmann E, Nagler W. Current medical, rehabilitation. and surgical management of vertebral compression fractures. J Womens Health (Larchmt) 2003:12(1):17-26.

[19] Heaney RP. Advances in therapy for osteoporosis. Clin Med Res. 2003;1(2):93-9.

[20] Old JL, Calvert M. Vertebral compression fractures in the elderly. Am Fam Physician 2004;69(1):111-6.

[21] Lin JT, Lane JM. Osteoporosis: a review. Clin Orthop Relat Res 2004;425:126-34.

[22] Melton LJ, Atkinson EJ, Cooper C, et al. Vertebral fractures predict subsequent fractures. Osteoporos Int 1999;102:14-21.

[23] Chrischilles EA, Butler CD, Davis CS, et al. A model of lifetime osteoporosis impact. Arch Intern Med 1991;151:2026-32.

[24] Kanis JA, McCloskey EV. The epidemiology of vertebral osteoporosis. Bone 1992;13:S1-10.

[25] Lee YL. Yip KMH. The osteoporotic spine. Clin Orthop 1996;323:91-7.

[26] Cooper C, O'Neill T, Silman A. The epidemiology of vertebral fractures. Bone 1993;14:S89-97.

[27] Ensrud KE. Desmond ET, Cauley JA, et al. Prevalent vertebral deformities predict mortality and hospitalization in older women with low bone mass. J Am Geriatr Soc 2000;48(3):241-9.

[28] Kado DM, Browner WS, Palermo L, et al. Vertebral fractures and mortality in older women: a prospective study. Arch Intern Med 1999;159:1215-20.

[29] Cooper C, Atkinson EJ, O'Fallon WM, et al. Incidence of clinically diagnosed vertebral fractures: a population-based study in Rochester, Minnesota, 1985 1989 J Bone Miner Res 1992;7:221-7.

[30] Weill A, Chiras J, Simon JM, et al. Spinal metastases: indications for and results of percutaneous injection of acrylic surgical cement. Radiology 1996;199(1):241-7.

[31] Dunn J. Percutaneous vertebroplasty in the management of a patient with malignant pain and associated osteolytic compression fractures. Curr Pain Headache Rep 2002;6(6):436-43.

[32] Wetzel SG, Martin JB, Somon T, et al. Painful osteolytic metastasis of the atlas: treatment with percutaneous vertebroplasty. Spine 200227(22):E493-5.

[33] Mont'Alverne F, Vallee JN, Cormier E, et al. Percutaneous vertebroplasty for metastatic involvement of the axis. AJNR Am J Neuroradiol 2005;26(7):1641-5.

[34] Gailloud P, Beauchamp NJ, Martin JB, et al. Percutaneous pediculoplasty: polymethylnethacrylate injection into lytic vertebral pedicle lesions. J Vase Interv Radiol 2002;13(5):517-21.

[35] Martin JB, Wetzel SG, Seium Y, et al. Percutaneous vertebroplasty in metastatic disease: transpedicular access and treatment of lysed pedicles–initial experience. Radiology 2003;229(2):593-7.

[36] Appel NB, Gilula LA. Percutaneous vertebroplasty in patients with spinal canal compromise. AJR Am J Roentgenol 2004;182(4):947-51.

[37] Shimony JS, Gilula LA, Zeller AJ. et al. Percutaneous vertebroplasty for malignant compression fractures with epidural involvement. Radiology 2004;232(3):846-53.

[38] Galibert P, Deramond H, Rosat P, Le Gars D. [Preliminary note on the treatment of vertebral angioma by percutaneous acrylic vertebroplasty] Neurochirurgie 1987;33(2):166-8.

[39] Bas T. Aparisi F, Bas JL. Efficacy and safety of ethanol injections in 18 cases of vertebral hemangioma: a mean follow-up of 2 years. Spine 2001;26(14):1577-82.

[40] Ide C, Gangi A, Rimmelin A, et al. Vertebral haemangiomas with spinal cord compression: the place of preoperative percutaneous vertebroplasty with methyl methacrylate. Neuroradiology 1996;38(6):585-9.

[41] Huet H, Cabal P, Gadan R, et al. Burst-fractures and cementoplasty. J Neuroradiol 2005;32(1):33-41 [discussion 41].

[42] Cho DY, Lee WY, Sheu PC. Treatment of thoracolumbar burst fractures with polymethyl methacrylate vertebroplasty and short-segment pedicle screw fixation. Neurosurgery 2003;53(6):1354-60 [discussion 1360-1].

[43] Oner FC, Dhert WJ, Verlaan JJ. Less invasive anterior column reconstruction in thoracolumbar fractures. Injury 2005;36(Suppl 2):B82-9.

[44] Boszczyk BM, Bierschneider M, Schmid K, et al. Microsurgical interlaminary vertebro- and kyphoplasty for severe osteoporotic fractures. J Neurosurg 2004;100(1 Suppl Spine):32-7.

[45] Kim DY, Lee SH, Jang JS, et al. Intravertebral vacuum phenomenon in osteoporotic compression fracture: report of 67 cases with quantitative evaluation of intravertebral instability. J Neurosurg 2004;100(1 Suppl Spine):24-31.

[46] Chen LH, Lai PL, Chen WJ. Unipedicle percutaneous vertebroplasty for spinal intraosseous vacuum cleft. Clin Orthop Relat Res 2005;435:148-53.

[47] Mirovsky Y, Anekstein Y, Shalmon E, et al. Vacuum clefts of the vertebral bodies. AJNR Am J Neuroradiol 2005;26(7):1634-40.

[48] Lane JI, Maus TP, Wald JT, et al. Intravertebral clefts opacified during vertebroplasty: pathogenesis, technical implications, and prognostic significance. AJNR Am J Neuroradiol 2002;23(10):1642-6.

[49] Diamond TH, Hartwell T, Clarke W, et al. Percutaneous vertebroplasty for acute vertebral body fracture and deformity in multiple myeloma: a short report. Br J Haematol 2004;124(4):485-7.

[50] Yu SW, Lee PC, Ma CH, et al. Vertebroplasty for the treatment of osteoporotic compression spinal fracture: comparison of remedial action at different stages of injury. J Trauma 2004;56(3):629-32.

[51] Teng MM, Cheng H, Ho DM, et al. Intraspinal leakage of bone cement after vertebroplasty: a report of 3 cases. AJNR Am J Neuroradiol 2006;27(1):224-9.

[52] Brown DB, Gilula LA, Sehgal M, et al. Treatment of chronic symptomatic vertebral compression fractures with percutaneous vertebroplasty. AJR Am J Roentgenol 2004;182(2):319-22.

[53] Trout AT. Gray LA, Kallmes DF. Vertebroplasty in the inpatient population. AJNR Am J Neuroradiol 2005;26(7):1629-33.

[54] Hiwatashi A, Moritani T, Numaguchi Y, et al. Increase in vertebral body height after vertebroplasty. AJNR Am J Neuroradiol 2003;24(2):185-9.

[55] Jensen ME, Evans AJ, Mathis JM, et al. Percutaneous polymethylmethacrylate vertebroplasty in the treatment of osteoporotic vertebral body compression fractures: technical aspects. AJNR Am J Neuroradiol 1997;18(10):1897-904.

[56] McKiernan F. Faciszewski T. Jensen R. Does vertebral height restoration achieved at vertebroplasty matter? J Vase Interv Radiol 2005;16(7):973-9.

[57] McKiernan F, Jensen R, Faciszewski T. The dynamic mobility of vertebral compression fractures. J Bone Miner Res 2003;18(1):24-9.

[58] Lee ST, Chen JF. Closed reduction vertebroplasty for the treatment of osteoporotic vertebral compression fractures. Technical note. J Neurosurg 2004;100(4 Suppl Spine):392-6.

[59] Gronemeyer DH, Schirp S, Gevargez A. Image-guided radiofrequency ablation of spinal tumors: preliminary experience with an expandable array electrode. Cancer J 2002;8(1):33-9.

[60] Masala S, Roselli M, Massari F, et al. Radiofrequency heat ablation and vertebroplasty in the treatment of neoplastic

vertebral body fractures. Anticancer Res 2004;24(5B):3129-33.

[61] Halpin RJ, Bendok BR, Sato KT, et al. Combination treatment of vertebral metastases using image-guided percutaneous radiofrequency ablation and vertebroplasty: a case report. Surg Neurol 2005;63(5):469-74 [discussion 474-5].

[62] Jang JS, Lee SH. Efficacy of percutaneous vertebroplasty combined with radiotherapy in osteolytic metastatic spinal tumors. J Neurosurg Spine 2005;2(3):243-8.

[63] Do HM. Magnetic resonance imaging in the evaluation of patients for percutaneous vertebroplasty. Top Magn Reson Imaging 2000;11(4):235-44.

[64] Tanigawa N. Komemushi A, Kariya S, et al. percutaneous vertebroplasty: relationship between vertebral body bone marrow edema pattern on M R images and initial clinical response. Radiology 2006;239:195-200.

[65] Maynard AS, Jensen ME, Schweickert PA, et al. Value of bone scan imaging in predicting pain relief from percutaneous vertebroplasty in osteoporotic vertebral fractures. AJNR Am J Neuroradiol 2000;21(10):1807-12.

[66] Koyama M, Takizawa K, Kobayashi K, et al. Initial experience of percutaneous vertebroplasty using single-plane C-arm fluoroscopy for guidance. Radial Med 2005;23(4):256-60.

[67] Mehdizade A, Lovblad KO, Wilhelm KE, et al. Radiation dose in vertebroplasty. Neuroradiology 2004;46(3):243-5.

[68] Kruger R, Faciszewski T. Radiation dose reduction to medical staff during vertebroplasty: a review of techniques and methods to mitigate occupational dose. Spine 2003;28(14):1608-13.

[69] Kallmes DF, Erwin O, Roy SS, et al. Radiation dose to the operator during vertebroplasty: prospective comparison of the use of 1-cc syringes versus an injection device. AJNR Am J Neuroradiol 2003;24(6)1257-60.

[70] Perisinakis K, Damilakis J, Theocharopoulos N, et al. Patient exposure and associated radiation risks from fluoroscopically guided vertebroplasty or kyphoplasty. Radiology 2004;232(3):701-7.

[71] Kallmes DF, Schweickert PA, Marx WF, et al. Vertebroplasty in the mid- and upper thoracic spine. AJNR Am J Neuroradiol 2002;23(7):1117-20.

[72] Han KR, Kim C, Eun JS, et al. Extrapedicular approach of percutaneous vertebroplasty in the treatment of upper and mid-thoracic vertebral compression fracture. Acta Radiol 2005;46(3):280-7.

[73] Martin JB, Gailloud P, Dietrich PY, et al. Direct transoral approach to C2 for percutaneous vertebroplasty. Cardiovasc Intervent Radiol 2002;25(6):517-9.

[74] Mehdizade A, Payer M, Somon T, et al. Percutaneous vertebroplasty through a transdiscal access route after lumbar transpedicular instrumentation. Spine 12004;4(4):475-9.

[75] Al-Assir I, Perez-Higueras A, Florensa J, et al. Percutaneous vertebroplasty: a special syringe for cement injection. AJNR Am J Neuroradiol 2000;21(1):159-61.

[76] Schallen EH, Gilula LA. Vertebroplasty: reusable flange converter with hub lock for injection of polymethylmethacrylate with screw-plunger syringe. Radiology 2002;222(3):851-5.

[77] Lee ST, Chen JF. A syringe compressor for vertebroplasty: technical note. Surg Neurol 2004;61(6):580-4.

[78] Baroud G, Steffen T. A new cannula to ease cement injection during vertebroplasty. Eur Spine J 2005;14(5):474-9.

[79] Wong W, Mathis J. Is intraosseous venography a significant safety measure in performance of vertebroplasty? J Vase Interv Rachel 2002;13 (2)(Pt 1):137-8.

[80] Heini PF, Walchli B, Berlemann U. Percutaneous transpedicular vertebroplasty with PMMA: operative technique and early results. A prospective study for the treatment of osteoporotic compression fractures. Eur Spine J 2000;9(5):445-50.

[81] Cotten A, Dewatre F, Cortet B, et al. Percutaneous vertebroplasty for osteolytic metastases and myeloma: effects of the percentage of lesion filling and the leakage of methyl methacrylate at clinical follow-up. Radiology 1996;200(2):525-30.

[82] Komemushi A, Tanigawa N, Kariya S, et al. Percutaneous vertebroplasty for compression fracture: analysis of vertebral body volume by CT volumetry. Acta Radiol 2005;46(3):276-9.

[83] Belkoff SM, Mathis JM, Jasper LE, et al. The biomechanics of vertebroplasty. The effect of cement volume on mechanical behavior. Spine 2001;126(14):1537-41.

[84] Groen RJ, du Toit DF, Phillips FM, et al. Anatomical and pathological considerations in percutaneous vertebroplasty and kyphoplasty: a reappraisal of the vertebral venous system. Spine 2004;29(13):1465-71.

[85] McGraw JK, Heatwole EV, Strnad BT, et al. Predictive value of intraosseous venography before percutaneous vertebroplasty. J Vase Interv Radiol 2002;13(2 Pt 1):149-53.

[86] Gaughen JR Jr., Jensen ME, Schweickert PA, et al. Relevance of antecedent venography in percutaneous vertebroplasty for the treatment of osteoporotic compression fractures. AJNR Am J Neuroradiol 2002;23(4):594-600.

[87] Gaughen JR Jr, Jensen ME, Schweickert PA, et al. Is percutaneous vertebroplasty without pretreatment venography safe? Evaluation of 205 consecutive procedures. AJNR Am J Neuroradiol 2002;23:913-7.

[88] Vasconcelos C, Gailloud P, Beauchamp NJ, et al. Is percutaneous vertebroplasty without pretreatment venography safe? Evaluation of 205 consecutive procedures. AJNR Am J Neuroradiol 2002;23(6):913-7.

[89] Peh WC, Gilula LA. Additional value of a modified method of intraosseous venography during percutaneous vertebroplasty. AJR Am J Roentgenol 2003;180(1):87-91.

[90] Baroud G, Bohner M, Heini P, et al. Injection biomechanics of bone cements in vertebroplasty. Biomed Mater Eng 2004;14(4):487-504.

[91] Nussbaum DA, Gailloud P, Murphy K. A review of complications associated with vertebroplasty and kyphoplasty as reported to the Food and Drug Administration medical device related web site.
J Vasc Interv Radiol 2004;15(11):1185-92.

[92] Provenzano MJ, Murphy KP, Riley LH II[. Bone cements: review of their physiochemical and biochemical properties in percutaneous vertebroplasty. AJNR Am J Neuroradiol 2004;25(7):1286-90.

[93] Blinc A, Bozic M, Vengust R, et al. Methyl-methacrylate bone cement surface does not promote platelet aggregation or plasma coagulation in vitro. Thromb Res 2004;114(3):179-84.

[94] Deramond H, Wright NT, Belkoff SM. Temperature elevation caused by bone cement polymerization during vertebroplasty. Bone 1999;25(2 Suppl):17S-21S.

[95] Belkoff SM, Molloy S. Temperature measurement during polymerization of polymethylmethacrylate cement used for vertebroplasty. Spine 2003;28(14):1555-9.

[96] San Millan Ruiz D, Burkhardt K, Jean B, et al. Pathology findings with acrylic implants. Bone 1999;25(2 Suppl):85S-90S.

[97] Baroud G, Yahia FB. A finite element rheological model for polymethylmethacrylate flow: analysis of the cement delivery in vertebroplasty. Proc Inst Mech Eng [H] 2004;218(5):331-8.

[98]Chavali R, Resijek R, Knight SK, et al. Extending polymerization time of polymethylmethacrylate cement in percutaneous vertebroplasty with ice bath cooling. AJNR Am J Neuroradiol 2003;24(3):545-6.

[99] Baroud G, Matsushita C, Samara M, et al. Influence of oscillatory mixing on the injectability of three acrylic and two calcium-phosphate bone cements for vertebroplasty. J Biomed Mater Res B Appl Biomater 2004;68(1):105-11.

[100] Belkoff SM, Sanders JC, Jasper LE. The effect of the monomer-to-powder ratio on the material properties of acrylic bone cement. J Biomed Mater Res 2002;63(4):396-9.

[101] Bai B, Jazrawi LM, Krummer FJ, et al. The use of an injectable, biodegradable calcium phosphate bone substitute for the prophylactic augmentation of osteoporotic vertebrae and the management of vertebral compression fractures. Spine 1999;24:1521-6.

[102] Ikeuchi M, Yamamoto H, Shibata T, et al. Mechanical augmentation of the vertebral body by calcium phosphate cement injection. J Orthop Sci 2001;6:39-45.

[103] Nakano M, Hirano N, Matsuura K, et al. Percutaneous transpedicular vertebroplasty with calcium phosphate cement in the treatment of osteoporotic vertebral compression and burst fractures. J Neurosurg 2002;97(Suppl 3):287-93.

[104] Heini PF. Berlemann U, Kaufmann M, et al. Augmentation of mechanical properties in osteoporotic vertebral bones–a biomechanical investigation of vertebroplasty efficacy with different bone cements. Eur Spine J 2001;10(2): 164-71.

[105] Heini PF, Berlemann U. Bone substitutes in vertebroplasty. Eur Spine J 2001;10(Suppl 12): 5205-13.

[106] Kurashina K, Kurita H, Hirano M, et al. Calcium phosphate cement: in vitro and in vivo studies of the a-tricalcium phosphate-dicalcium phosphate dibasic-tetracalcium phosphate monoxide system. J Mater Sci Mater Med 1995;6:340-7.

[107] Lim TH, Brebach GT, Renner SM, et al. Biomechanical evaluation of an injectable calcium phosphate cement for vertebroplasty. Spine 2002;27(12):1297-302.

[108] Kindt-Larsen T, Smith DB, Jensen JS. Innovations in acrylic bone cement and application equipment. J Appl Biomat 1995;6:75-83.

[109] Kim SB, Kim YJ, Yoon TL, et al. The characteristics of a hydroxyapatite-chitosan-PMMA bone cement. Biomaterials 2004;25(26):5715-23.

[110] Belkoff SM, Mathis JM, Erbe EM, et al. Biomechanical evaluation of a new bone cement for use in vertebroplasty. Spine 2000;25(9):1061.

[111] Lewis G. Injectable bone cements for use in vertebroplasty and kyphoplasty: state-of-the-art review. J Biomed Mater Res B Appl Biomater 2006;76(2):456-68.

[112] Niv D. Gofeld M, Devor M. Causes of pain in degenerative bone and joint disease: a lesson from vertebroplasty. Pain 2003;105(3):387-92.

[113] Winking M, Stahl JP, Oertel M, et al. Treatment of pain from osteoporotic vertebral collapse by

percutaneous PMMA vertebroplasty. Acta Neurochir (Wien) 2004;146(5):469-76.

[114] Cortet B, Cotten A, Boutry N, et al. Percutaneous vertebroplasty in the treatment of osteoporotic vertebral compression fractures: an open prospective study. J Rheumatol 1999;26(10):2222-8.

[115] Martin JB, Jean B, Sugiu K, et al. Vertebroplasty: clinical experience and follow-up results. Bone 1999;25(2 Suppl):11S-5S.

[116] Cortet B, Cotten A, Boutry N, et al. Percutaneous vertebroplasty in patients with osteolytic metastases or multiple myeloma. Rev Rhum Engl Ed 1997;64(3):177-83.

[117] Kobayashi K, Shimoyama K. Nakamura K, et al. Percutaneous vertebroplasty immediately relieves pain of osteoporotic vertebral compression fractures and prevents prolonged immobilization of patients. Eur Radiol 2005;15(2):360-7.

[118] Do HM, Kim BS, Marcellus ML, et al. Prospective analysis of clinical outcomes after percutaneous vertebroplasty for painful osteoporotic vertebral body fractures. AJNR Am J Neuroradiol 2005;26(7):1623-8.

[119] Deramond H, Depriester C, Galibert P, et al. Percutaneous vertebroplasty with polymethylmethacrylate. Technique, indications, and results. Radiol Clin North Am 1998;36(3):533-6.

[120] Diamond TH, Champion B, Clark WA. Management of acute osteoporotic vertebral fractures: a nonrandomized trial comparing percutaneous vertebroplasty with conservative therapy. Am J Med 2003;114(4):2575.

[121] Fourney DR. Schomer DF, Nader R, et al. Percutaneous vertebroplasty and kyphoplasty for painful vertebral body fractures in cancer patients. J Neurosurg 2003;98(1 Suppl):21-30.

[122] Liliang PC, Su TM, Liang CL, et al. Percutaneous vertebroplasty improves pain and physical functioning in elderly osteoporotic vertebral compression fracture patients. Gerontology 2005;51(1)34-9.

[123] Chiras J, Depriester C. Weill A, et al. Percutaneous vertebral surgery: techniques and indications. J Neuroradiol 1997;24:45-59.

[124] Kaufmann TJ, Jensen ME, Ford G, et al. Cardiovascular effects of polymethylmethacrylate use in percutaneous vertebroplasty. AJNR Am J Neuroradiol 2002;23(4):601-4.

[125] Rudigier JF, Ritter G. Pathogenesis of circulatory reactions triggered by nervous reflexes during the implantation of bone cements. Res Exp Med (Berl) 1983;183:77-94.

[126] Laredo JD, Hamze B. Complications of percutaneous vertebroplasty and their prevention. Semin Ultrasound CT MR 2005;26(2):65-80.

[127] Choe du H. Marom EM, Ahrar K, et al. Pulmonary embolism of polymethyl methacrylate during percutaneous vertebroplasty and kyphoplasty. AJR Am J Roentgenol 2004;183(4):1097-102.

[128] Reidy D, Ahn H, Mousavi P, et al. A biomechanical analysis of intravertebral pressures during vertebroplasty of cadaveric spines with and without simulated metastases. Spine 2003;28(14):1534-9.

[129] Schmidt R, Cakir B, Mattes T, et al. Cement leakage during vertebroplasty: an underestimated problem? Eur Spine J 2005;14(5):466-73.

[130] Yeom JS, Kim WJ, Choy WS, et al. Leakage of cement in percutaneous transpedicular vertebroplasty for painful osteoporotic compression fractures. J Bone Joint Surg Br 2003;85(1):83-9.

[131] Kaufmann TJ, Wald JT, Kallmes DF. A technique to circumvent subcutaneous cemen tracts during percutaneous vertebroplasty. AJNR Am J Neuroradiol 2004;25(9):1595-6.

[132] Nakano M, Hirano N, Ishihara H, et al. Calcium phosphate cement leakage after percutaneous vertebroplasty for osteoporotic vertebral fractures: risk factor analysis for cement leakage. J Neurosurg Spine 2005;2(1):27-33.

[133] Mousavi P, Roth S, Finkelstein J, et al. Volumetric quantification of cement leakage following percutaneous vertebroplasty in metastatic and osteoporotic vertebrae. J Neurosurg 2003;99(Suppl 1):56-9.

[134] Ratliff J, Nguyen T, Heiss J. Root and spinal cord compression from methylmethacrylate vertebroplasty. Spine 2001;26(13):E300-2.

[135] Lopes NM, Lopes VK. Paraplegia complicating percutaneous vertebroplasty for osteoporotic vertebral fracture: case report. Arq Neuropsiquiatr 2004;62(3B):879-81.

[136] Kaemmerlen P, Thiesse P, Bouvard H, et al. [Percutaneous vertebroplasty in the treatment of metastases. Technique and results]. J Radiol 1989;70(10):557-62.

[137] Cotten A, Boutry N, Cortet B, et al. Percutaneous vertebroplasty: state of the art. Radiographics 1998;18(2):311-20 [discussion 320-3].

[138] Lee BJ, Lee SR, Yoo TY. Paraplegia as a complication of percutaneous vertebroplasty with polymethylmethacrylate: a case report. Spine 2002;27(19):E419-22.

[139] Shapiro S. Abel T, Purvines S. Surgical removal of epidural and intradural polymethylmethacrylate extravasation complicating percutaneous vertebroplasty for an osteoporotic lumbar compression fracture. Case report. J Neurosurg 2003;98(1 Suppl):90-2.

[140] Kelekis AD, Martin JB. Somon T, et al. Radicular pain after vertebroplasty: compression or

irritation of the nerve root? Initial experience with the "cooling system". Spine 2003;28(14):E265-9.

[141] Lindsay R, Silverman SL, Cooper C, et al. Risk of new vertebral fracture in the year following a fracture. JAMA 2001;285:320-3.

[142] Kaplan FS, Scher] JD, Wisneski R, et al. The cluster phenomenon in patients who have multiple vertebral compression fractures. Clin Orthop 1993:297:161-7.

[143] Wasnich RD. Vertebral fracture epidemiology. Bone 1996;18(Suppl 3):179S-83S.

[144] Lunt M, O'Neill TW, Felsenberg D, et al. Characteristics of a prevalent vertebral deformity predict subsequent vertebral fracture: results from the European Prospective Osteoporosis Study (EPOS). Bone 2003;33:505-13.

[145] Evans AJ, Jensen ME, Kip KE, et al. Vertebral compression fractures: pain reduction and improvement in functional mobility after percutaneous polymethylmethacrylate vertebroplasty: retrospective report of 245 cases. Radiology 2003;226(2)366-72.

[146] Jensen ME, Dion JE. Percutaneous vertebroplasty in the treatment of osteoporotic compression fractures. Neuroimaging Clin N Am 2000;10(3):547-b8.

[147] Baroud G, Nemes J, Heini P, et al. Load shift of the intervertebral disc after a vertebroplasty: a finite element study. Eur Spine J 2003;12(4):421-6.

[148] Berlemann U, Ferguson SJ, Nolte LP, et al. Adjacent vertebral failure after vertebroplasty. A biomechanical investigation. J Bone Joint Surg Br 2002;84(5):748-52.

[149] Lin EP, Ekholm S, Hiwatashi A, et al. Vertebroplasty: cement leakage into the disc increases the risk of new fracture of adjacent vertebral body. AJNR Am J Neuroradiol 2004;25(2):175-80.

[150] Zoarski GH, Snow P, Olan WJ, et al. Percutaneous vertebroplasty for osteoporotic compression fractures: quantitative prospective evaluation of long-term outcomes. J Vase Interv Radiol 2002:13(2 Pt 1):139-48.

[151] Cyteval C. Sarrabere MP, Roux JO, et al. Acute osteoporotic vertebral collapse: open study on percutaneous injection of acrylic surgical cement in 20 patients. AJR Am J Roentgenol 1999;173(6):1685-90.

[152] Voormolen MH. Lohle PN, Juttmann JR, et al. The risk of new osteoporotic vertebral compression fractures in the year after percutaneous vertebroplasty. J Vase Interv Radiol 2006;17(1):71-6.

[153] Grados F, Depriester C, Cayrolle G, et al. Long-term observations of vertebral osteoporotic fractures treated by percutaneous vertebroplasty. Rheumatology (Oxford) 2000;39(12):1410.

[154] Uppin AA, Hirsch JA, Centenera LV, et al. Occurrence of new vertebral body fracture after percutaneous vertebroplasty in patients with osteoporosis. Radiology 2003;226(1):119-24.

[155] Kim SH, Kang HS, Choi JA, et al. Risk factors of new compression fractures in adjacent vertebrae after percutaneous vertebroplasty. Acta Radiol 2004;45(4):440-5.

[156] Trout AT, Kallmes DF, Kaufmann TJ. New fractures after vertebroplasty: adjacent fractures occur significantly sooner. AJNR Am J Neuroradiol 2006;27(1):217-23.

[157] Jang JS, Lee SH, Jung SK. Pulmonary embolism of polymethylmethacrylate after percutaneous vertebroplasty: a report of three cases. Spine 2002;27(19):E416-8.

[158] Padovani B, Kasriel O, Brunner P, et al. Pulmonary embolism caused by acrylic cement: a rare complication of percutaneous vertebroplasty. AJNR Am J Neuroradiol 1999;20(3):375-7.

[159] Chen HL, Wong CS, Ho ST, et al. A lethal pulmonary embolism during percutaneous vertebroplasty. Anesth Analg 2002;95(4):1060-2.

[160] Bernhard J, Heini PF, Villiger PM. Asymptomatic diffuse pulmonary embolism caused by acrylic cement: an unusual complication of percutaneous vertebroplasty. Ann Rheum Dis 2003;62(1):85-6.

[161] Syed MI, Jan S, Patel NA, et al. Fatal fat embolism after vertebroplasty: identification of the high-risk patient. AJNR Am J Neuroradiol 2006;27(2)343-5.

[162] Yoo KH, Jeong SW, Yoon W, et al. Acute respiratory distress syndrome associated with pulmonary cement embolism following percutaneous vertebroplasty with polymethylmethacrylate. Spine 2004;29(14):E294-7.

[163] Tozzi P, Abdelmoumene Y, Corno AF, et al. Management of pulmonary embolism during acrylic vertebroplasty. Ann Thorac Surg 2002;74(5):1706-8.

[164] Francois K, Taeymans Y, Poffyn B, et al. Successful management of a large pulmonary cement embolus after percutaneous vertebroplasty: a case report. Spine 2003;28(20):E424-5.

[165] Monticelli F, Meyer HJ, Tutsch-Bauer E. Fatal pulmonary cement embolism following percutaneous vertebroplasty (PVP). Forensic Sci Int 2005;149(1):35-8.

[166] Stricker K, Orler R, Yen K, et al. Severe hypercapnia due to pulmonary embolism of polymethylmethacrylate during vertebroplasty. Anesth Analg 2004;98(4):1184-6.

[167] Ryu KS, Park CK, Kim MC, et al. Dose-dependent epidural leakage of polymethylmethacrylate after percutaneous vertebroplasty in patients with osteoporotic vertebral compression fractures. J Neurosurg 2002;96(1 Suppl):56-61.

[168] Yu SW, Chen WJ, Lin WC, et al. Serious pyogenic spondylitis following vertebroplasty–a case report. Spine 2004;29(10):E209-11

[169] Tsai TT, Chen WJ, Lai PL, et al. Polymethylmethacrylate cement dislodgment following percutaneous vertebroplasty: a case report. Spine 2003;28(22):E457-60.

[170] Wagner AL, Baskurt E. Refracture with cement extrusion following percutaneous vertebroplasty of a large interbody cleft. AJNR Am J Neuroradiol 2006;27(1):230-1.

[171] Scroop R, Eskridge J, Britz GW. Paradoxical cerebral arterial embolization of cement during intraoperative vertebroplasty: case report. AJNR Am J Neuroradiol 2002;23(5):868-70.

[172] Cloft HJ, Easton DN. Jensen ME, et al. Exposure of medical personnel to methylmethacrylate vapor during percutaneous vertebroplasty. AJNR Am J Neuroradiol 1999;20(2):352-3.

[173] Wheater RH. Hazard of methylmethacrylate to operating room personnel. JAMA 1976;235:2652.

[174] Marez T, Edmé JL, Boulenguez C, et al. Bronchiol symptoms and respiratory functions in workers exposed to methylmethacrylate. Br J Ind Med 1993;50:894-7.

[175] Wong HY. Vidovich MI. Acute bronchospasm associated with polymethylmethacrylate cement. Anesthesiology 1997;87:696-8.

[176] Kirby BS, Doyle A. Gilula LA. Acute bronchospasm due to exposure to polymethylmethacrylate vapors during percutaneous vertebroplasty. AJR Am J Roentgenol 2003;180(2):543-4.

12 – Classificação, Diagnóstico e Manejo Intervencionista de Malformações Vasculares

Gerald M. Legiehn, MD, FRCPC[a,*],
Manraj K. S. Heran, MD, FRCPC[b,c]

[a]*Department of Radiology, Division of Interventional Radiology, Vancouver General Hospital, University of British Columbia, 899 West 12th Avenue, Vancouver, British Columbia, V5Z 1M9, Canada*

[b]*Department of Radiology, Division of Neuroradiology, Vancouver General Hospital, University of British Columbia, 899 West 12th Avenue, Vancouver, British Columbia, V5Z 1M9, Canada*

[c]*Department of Radiology, Division of Pediatric Interventional Radiology, Children's and Women's Health Center of British Columbia, University of British Columbia, 4480 Oak Street, Vancouver, British Columbia, Canada, V6H 3V4*

Poucas áreas da medicina apresentam tantos conceitos incorretos e tantas denominações inapropriadas como o grupo das malformações vasculares. Historicamente, modificações cutâneas e viscerais das mais diversas formas foram denominadas e categorizadas primariamente de acordo com sua aparência macroscópica e curso clínico, gerando numerosas terminologias redundantes, ambíguas e mesmo equivocadas, que foram se acumulando ao longo dos séculos e levando a elevadas taxas de erro diagnóstico e procedimentos incabíveis [1,2]. Idealmente, o paciente deve ser diagnosticado e manejado por equipe multidisciplinar experiente, integrada com os mais modernos conceitos clínicos, patológicos, intervencionistas e de diagnóstico por imagem [3]. Este artigo é focado nas diversas *malformações vasculares* congênitas, que geralmente são inseridas em uma categoria mais ampla de *anomalias vasculares*.

*E-mail: gerald@telus.net (G. M. Legiehn).

Classificação das anomalias vasculares

Em 1982, Mulliken e Glowacki [4] publicaram um novo e revolucionário método para caracterizar defeitos vasculares, baseado em suas diferenças biológicas e patológicas, criando duas grandes categorias. Por um lado estavam os *hemangiomas*, descritos como lesões que exibem rápido crescimento neonatal e lenta involução, caracterizados por hipercelularidade na fase proliferativa e fibrose na fase involutiva. Do outro lado estavam as *malformações vasculares*, descritas como lesões que, apesar de também presentes no nascimento, são diferentes dos hemangiomas por apresentarem crescimento mais lento, em relação ao crescimento da criança, além de serem recobertas por endotélio maduro, que exibe taxa normal de multiplicação celular. As malformações vasculares podem ser ainda subdivididas em capilares, venosas, arteriais, linfáticas ou fistulosas (Tabela 1). A partir desse trabalho inicial, novos conceitos foram sendo propostos. Por exemplo, Jackson sugeriu uma classificação complementar [6], baseada

Tabela 1
Classificação das lesões vasculares em crianças

Hemangiomas	Malformações vasculares
Fase proliferativa	Capilares
Fase involutiva	Venosas
	Arteriais
	Linfáticas
	Fistulosas

De Mulliken JB, Glowacki J. Hemangiomas and vascular malformations in infants and children: a classification based on endothelial characteristics. Plast Reconstr Surg 1982;69:413.

na caracterização dos padrões angiográficos descrita por Burrows *et al.* [5]. Nela, as anomalias vasculares foram divididas em malformações venosas de baixo débito (MVs), malformações arteriovenosas de alto débito (MAVs), malformações linfáticas (MLs) e hemangiomas (Quadro 1). Belov foi outro conceituado pesquisador que também sugeriu modificações na classificação então vigente, propondo uma análise etiológica com ênfase na origem embrionária de cada malformação em particular [9-11], baseada nos conceitos de Malan [7], descritos por Degni (Tabela 2) [8].

Todas essas classificações foram finalmente discutidas em conjunto por um grupo de especialistas reunidos em 1988, na cidade de Hamburgo [10]. Com base nessas discussões, uma classificação final das anomalias vasculares foi proposta em 1992 e, finalmente, adotada e recomendada pela Sociedade Internacional de Estudos em Anomalias Vasculares em 1996 (Tabela 3) [12].

Quadro 1. Classificação das anormalidades vasculares de acordo com Jackson

I. Hemangiomas
II. Malformações vasculares
  a. Baixo débito
  b. Alto débito
III. Malformações linfáticas

De Jackson IT, Carreno R, Potparic Z *et al.* Hemangiomas, vascular malformations, and lymphovenous malformations: classification and methods of treatment. Plast Reconstr Surg 1993;91:1217.

Histologia e imunoistoquímica

A microscopia ótica convencional, com suas técnicas de coloração pela hematoxilina-eosina, dentre outras, é geralmente suficiente para diferenciar os hemangiomas infantis das malformações vasculares [4]. Em casos de lesões ambíguas ou de histologia mista, técnicas de imunoistoquímica permitem grande acurácia diagnóstica.

Os hemangiomas em fase proliferativa demonstram elevada atividade endotelial e formam verdadeiras massas sinciciais, com espessamento multilaminar da membrana basal no ácido periódico-Schiff e microscopia eletrônica (Fig. 1). Os hemangiomas involutivos revelam graus variáveis de redução na proliferação endotelial e infiltração fibrogordurosa [4]. Em um estudo, todos os hemangiomas infantis fo-

Tabela 2
Classificação anatomopatológica dos defeitos vasculares (classificação de Hamburgo) [9-11]

	Formas	
Tipo	Troncular	Extratroncular
Predominantemente arterial	Aplasia ou obstrução	Infiltrativa
	Dilatação	Limitada
Predominantemente venoso	Aplasia ou obstrução	Infiltrativa
	Dilatação	Limitada
Predominantemente linfático	Aplasia ou obstrução	Infiltrativa
	Dilatação	Limitada
Predominantemente por fistula arteriovenosa	Profunda	Infiltrativa
	Superficial	Limitada
Formas mistas	Arterial e venosa	Infiltrativa
	Hemolinfática	Limitada

Baseado no 7º Meeting of the International Workshop on Vascular Malformations. Hamburg, Germany, 1988.

Tabela 3
Classificação da Sociedade Internacional para Estudo das Anomalias Vasculares

	Malformações vasculares	
Tumores	Simples	Combinados
Hemangioma	Capilar	Fístula arteriovenosa
Outros	Linfática	Malformação arteriovenosa
	Venosa	Malformação combinada venosa e capilar
		Malformação combinada capilar, linfática e venosa
		Malformação combinada linfática e venosa
		Malformação combinada capilar, arterial e venosa
		Malformação combinada capilar, linfática, arterial e venosa

Baseado em Scientific Committee of the Eleventh Meeting of the International Society for the Study of Vascular Anomalies. Rome, Italy, 1996.
De Enjolras O. Classification and management of the various superficial vascular anomalies: hemangioma and vascular malformation. J Dermatol 1997;24:701.

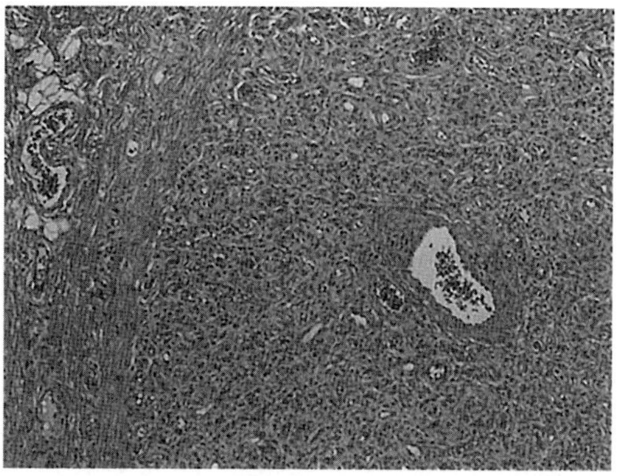

Fig. 1. Histologia da fase proliferativa do hemangioma. A coloração por hematoxilina-eosina revela aumento na atividade endotelial, formando massas sinciciais com e sem lúmen [4]. (Cortesia de C. Senger, MD, Vancouver, British Columbia.)

ram imunopositivos para a proteína humana transportadora de glicose do tipo eritrocítica (GLUT-1), o que estabeleceu uma possível relação com o tecido placentário e permitiu diferenciação inequívoca com os demais tumores vasculares e malformações [13]. Mais recentemente, a proteína S-100 vem sendo utilizada no diagnóstico histoquímico dessas lesões, pois é capaz de demonstrar a presença de tecido nervoso na MV e ausência de tecido nervoso no hemangioma, permitindo desmascarar MVs que simulam clinicamente e angiograficamente os hemangiomas [14].

As MVs consistem de canais vasculares dilatados recobertos por endotélio maduro de espessura variável, circundados por colágeno ou gordura (Fig. 2). Freqüentemente não há lâmina elástica interna distinta e o lúmen revela trombo em organização, por vezes com calcificações distróficas na forma de flebólitos [15,16]. Os estudos de imunoistoquímica alfa para músculo liso revelam ausência ou agrupamentos irregulares de músculo liso nas paredes vasculares, o que provavelmente é responsável por ectasia e crescimento lento [17-20].

As MLs apresentam aspecto histológico extremamente variável e seu lúmen pode estar preenchido por líquido linfático, material proteináceo ou eritrócitos (Fig. 3) [16]. Um anticorpo monoclonal recentemente desenvolvido, denominado D2-40, parece altamente específico para o endotélio linfático e negativo

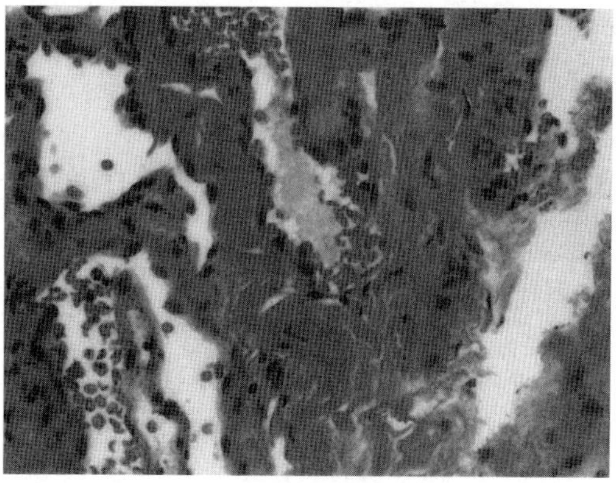

Fig. 2. Histologia das malformações venosas. A coloração por hematoxilina-eosina demonstra canais vasculares dilatados, com paredes de espessura variável, compostas por células endoteliais maduras. (Cortesia de T. Nielsen, MD, PhD, Vancouver, British Columbia.)

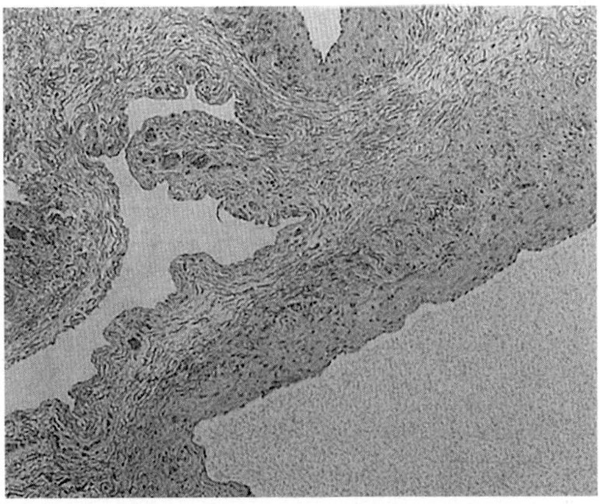

Fig. 3. Histologia das malformações linfáticas. A coloração por hematoxilina-eosina demonstra dilatação dos canais linfáticos, recobertos por células endoteliais não-contíguas aos linfáticos normais. (Cortesia de C. Senger, MD, Vancouver, British Columbia.)

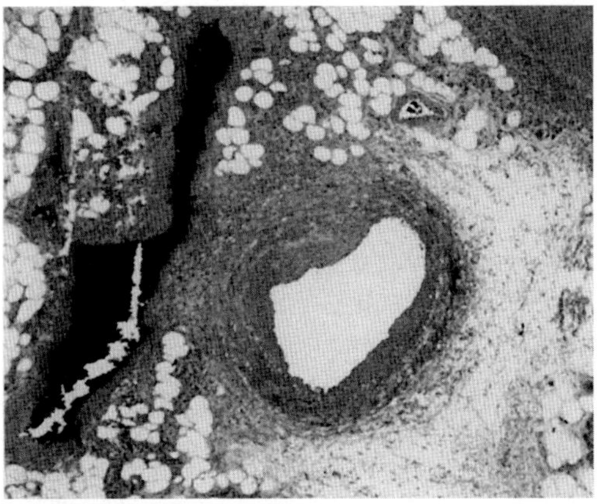

Fig. 4. Histologia das malformações arteriovenosas. A coloração por hematoxilina-eosina demonstra contigüidade de estrutura arterial e venosa, com proliferação adiposa associada. (Cortesia de T. Nielsen, MD, PhD, Vancouver, British Columbia.)

para endotélios venoso, arterial ou capilar, sejam eles normais ou malformados [21,22].

As malformações capilares são compostas por canais ectásicos maduros, que se apresentam em número normal na derme superficial. A redução na densidade de neurônios pericapilares dessas lesões parece contribuir para diminuição do tônus e ectasia progressiva [23].

As MAVs são formadas por numerosas artérias displásicas, que drenam ou se comunicam com veias arterializadas sem a interposição de leito capilar (Fig. 4). Freqüentemente, esses vasos exibem paredes espessas, trombos em organização e calcificações distróficas [16]. Como resultado do alto débito, podem causar efeito de massa, destruição ou erosão nos tecidos contíguos. Em decorrência da origem embriológica precoce, suas células endoteliais são displásicas, com alterações na regulação do crescimento e apoptose reduzida [24]. As MAVs apresentam padrão de crescimento imprevisível, com longos períodos de latência intercalados por fases de crescimento explosivo, que podem ser disparadas por trauma, cirurgia ou influência hormonal [25].

Embora esta divisão microscópica entre as diferentes malformações seja atraente, em alguns casos o padrão histológico de duas ou mais malformações pode ser observado de forma concomitante, no que se convencionou denominar malformação vascular combinada, mais comumente encontrada em síndromes específicas (Tabela 4).

Embriologia, morfogênese vascular e genética molecular

O primeiro sistema embrionário funcional a se desenvolver é o circulatório, em decorrência do rápido crescimento tecidual e sua demanda por oxigênio, sendo sangue intraluminal circulante observado com três semanas de gestação [26]. Na primeira fase de formação vascular ocorre a vasculogênese, responsável pela diferenciação e organização do mesoderma em redes capilares primitivas. Nessa etapa, os angioblastos mesodérmicos convergem em ilhas, que cavitam centralmente para formar os tubos do plexo capilar primitivo. Na segunda fase, denominada angiogênese, ocorre a remodelação dos plexos capilares primitivos [26,27]. O sistema linfático começa a se desenvolver cerca de um mês após o desenvolvimento dos primeiros vasos sanguíneos [28]. Na classificação de Hamburgo, as malformações extratronculares se originam de defeitos nestas etapas precoces de vasculogênese e angiogênese.

Tabela 4
Síndromes associadas a malformações vasculares

Síndromes	Malformações				Nomenclatura	Comentários
	C	V	L	AV		
Sturge-Weber	X					Malformação venosa na leptomeninge e na coróide ocular
Maffucci		X				Múltiplos encondromas, exostoses e hemangioendoteliomas
Síndrome dos nevos azuis		X				Múltiplas MVs na pele e trato gastrintestinal, com hemorragia
Proteus	X	X	X			Nevos, lipomas, hiperpigmentação e malformações mistas
Klippel-Trenaunay	X	X	X		MCV, MCLV	Lesões combinadas de baixo débito
Parkes-Weber	X	X	X	X	MCAV, MCLAV	Lesões combinadas de alto débito
Cobb	X			X		Acometimento na coluna, freqüentemente intramedular
Wyburg-Mason				X		MAVs na face e no cérebro, anomalias na vascularização da retina
Gorham-Stout	X	X	X			Áreas de rarefação óssea com substituição por tecido fibroso

C = capilar; V = venosa; L = linfática; AV = arteriovenosa; MCV = malformação combinada capilar e venosa. MCAV = malformação combinada capilar, arterial e venosa. MCAV = malformação combinada capilar, arterial e venosa; MCLAV = malformação combinada capilar, linfática, arterial e venosa.

Como as malformações vasculares são focais, é razoável supor que sejam causadas por erros genéticos localizados [11,27,29]. Por exemplo, linhas modernas de pesquisa já documentaram a mutação R849W no cromossomo 9p21 como responsável pela MV cutânea e mucosa autossômica dominante [30-40]. Independentemente do exato mecanismo, parece cada vez mais claro que o fator mais importante no desenvolvimento da maioria das malformações vasculares é a incapacidade da célula endotelial em regular o ambiente periendotelial. Em futuro próximo, esse conhecimento pode levar ao desenvolvimento de terapias biológicas direcionadas especificamente para esse nível molecular [19-30].

Diagnóstico clínico

O diagnóstico da presença e do tipo da malformação vascular geralmente pode ser feito com base na anamnese e no exame físico. Por definição, todas as malformações vasculares estão presentes no nascimento. As lesões pretensamente adquiridas na adolescência são comumente aquelas com tamanho insuficiente para serem detectadas durante o período de lento aumento concordante com o indivíduo, que se tornam mais evidentes à medida que o corpo diminui a velocidade de crescimento e as malformações, não.

As MVs podem estar presentes em qualquer parte do corpo humano, mais comumente na cabeça e no pescoço (40%), nas extremidades (40%) e no tronco (20%) [20]. A maioria é solitária, mas essa regra é repleta de exceções. Se suficientemente superficiais, são moles, deformáveis, não-pulsáteis e não apresentam sopro. Sua cor varia em diferentes tons de azul, com telangiectasias, varizes ou equimoses associadas. O tamanho da lesão pode variar durante a atividade física ou manobra de Valsalva. Além da questão estética, outros dados como tamanho, localização e proximidade com estruturas nobres determinam a natureza e a gravidade das queixas clínicas.

As MLs são subdivididas em *macrocísticas* (antigo higroma cístico) e *microcísticas* (antigo linfangioma cavernoso), com variedades *mistas*. A apresentação clínica é comumente indiferençável das MVs. De uma forma geral, a ML ocorre na cabeça e no pescoço (48%), no tronco e nas extremidades (42%) e nas vísceras (10%) [41]. As MLs macrocísticas apresentam espaços císticos maiores que 2 cm^3, são diagnosticadas antes dos dois anos de vida e ocorrem mais comumente em pescoço, axila, tórax ou região inguinal [42]. Elas podem crescer, diminuir, involuir, infiltrar ou comprimir [43]. As LMs microcísticas são mais comuns e contêm cavidades menores que 2 cm^3. Ocorrem mais freqüentemente em pescoço, ombro, coxa, braço e períneo e se apresentam mais tardiamente durante a infância, similarmente às MVs.

As MAVs são caracterizadas por um curso clínico mais agressivo, pelo alto débito da lesão, que pode ser detectada ao nascimento em 40% dos casos, a maioria ocorrendo nas extremidades ou na pelve [44,45]. O sistema de estadiamento de Schobinger enfatiza o inevitável curso clínico das MAVs não-tratadas, que tendem a evoluir de efeitos locais para comprometimento sistêmico cardiovascular (Tabela 5) [46].

Tabela 5
Estadiamento clínico de Schobinger para as malformações arteriovenosas

Estágio I – Quiescência	*Shunt* arteriovenoso na avaliação Doppler
Estágio II – Expansão	Lesão pulsátil, frêmito e sopro
Estágio III – Destruição	Roubo, isquemia distal, dor, modificações distróficas na pele, necrose, modificações ósseas
Estágio IV – Descompensação	Insuficiência cardíaca de alto débito

Baseado em Eighth Meeting of the International Workshop on Vascular Malformations. Amsterdam, Netherlands, 1990. *Adaptado de* Kohout MP, Hansen M, Pribaz JJ, et al. Arteriovenous malformations of the head and neck: natural history and management. Plast Reconstr Surg 1998;102:643-54.

Diagnóstico por imagem e manejo

Mesmo que a anamnese e o exame físico sejam comumente suficientes para estabelecer o diagnóstico, a avaliação complementar por métodos de imagem é considerada indispensável para definir melhor a lesão e detectar eventuais patologias concomitantes ocultas clinicamente. Além disso, alguns métodos de imagem podem ser utilizados para orientar procedimentos intervencionistas de finalidade terapêutica [47].

Radiografia simples

A radiografia apresenta pouco contraste para avaliação de partes moles e fornece poucas informações diretas sobre a lesão. Calcificações distróficas, sejam difusas ou em forma de flebólitos, eventualmente podem ser identificadas em MVs [20]. Adicionalmente, 34% das malformações vasculares determinam alguma forma de modificação no osso contíguo [48]. Nas extremidades, o padrão mais comumente associado às MVs é de hipoplasia óssea ou desmineralização [48], mas temos encontrado freqüentemente um padrão misto de alterações osteoescleróticas e reação periosteal. As MLs podem causar hipertrofia e distorção óssea, enquanto as MAVs causam destruição ou crescimento ósseo (Fig. 5) [48-50].

Ultra-sonografia

A avaliação por ultra-sonografia (US) é não-invasiva, relativamente barata e amplamente disponível. A análise em escalas de cinza é capaz de determinar a morfologia, o tamanho e a extensão da lesão. Além disso, a avaliação Doppler pode discernir entre lesões de alto débito e baixo débito.

Na avaliação em escalas de cinza, as MVs são heterogêneas (98%) e hipoecóicas (82%) com relação aos tecidos circunjacentes [52]. Os flebólitos, apesar de altamente específicos para MVs, são identificados em apenas 16% dos

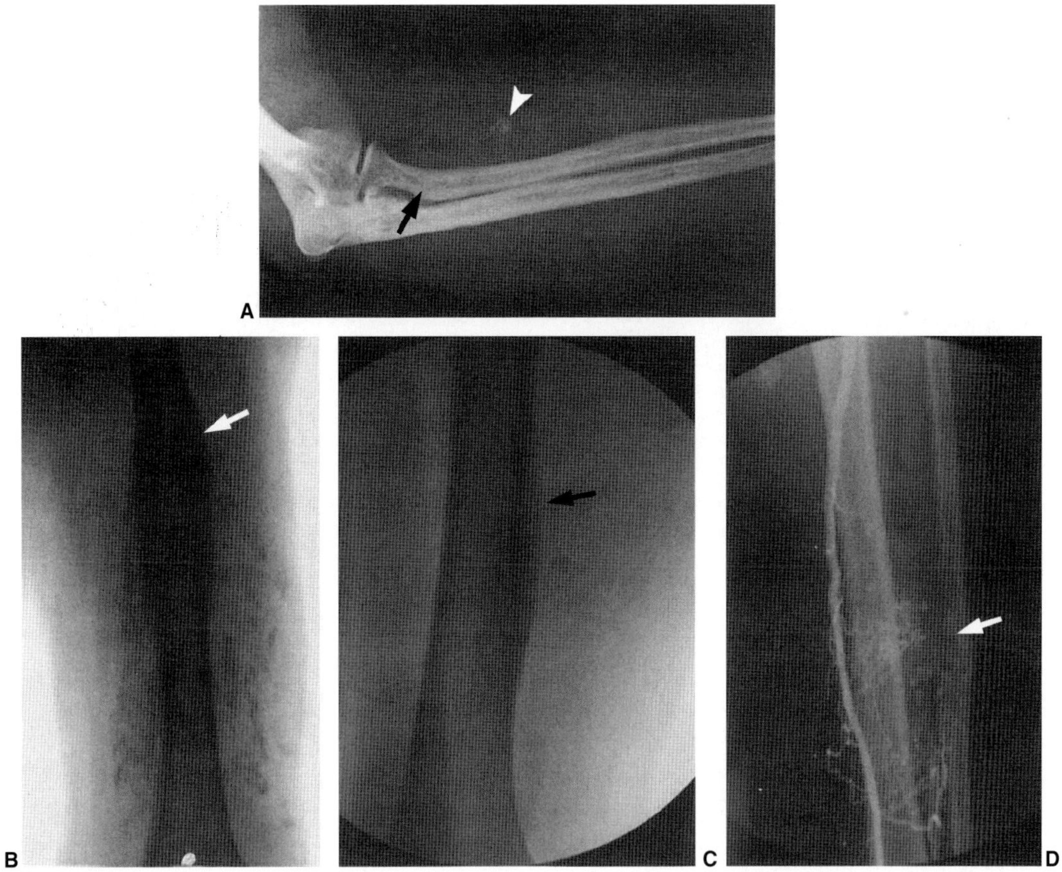

Fig. 5. Radiografias de malformações. (*A*) Malformação venosa apresenta flebólitos (*ponta de seta*) e modificações ósseas (*seta*). (*B*) Grande malformação venosa demonstra reação periosteal (*seta*) e calcificações distróficas. (*C*) Malformação linfática com reação periosteal (*seta*). (*D*) Angiografia de malformação arteriovenosa demonstra osteólise permeativa e destruição da fíbula (*seta*).

casos [52]. As MLs exibem aspecto variável, sendo as macrocísticas geralmente observadas como cavidades líquidas septadas, que podem conter restos flutuantes [51]. As MLs microcísticas tendem a ser hiperecóicas em decorrência das incontáveis interfaces refletivas que apresentam [50,53]. As MAVs são de textura heterogênea e se apresentam como grandes estruturas tubulares, com ou sem massa de partes moles associada (Fig. 6) [50].

A avaliação Doppler das MVs revela padrão monofásico em 78% dos casos, bifásico em 6% e fluxo ausente em 16% [52]. O fluxo bifásico pode sugerir a possibilidade de lesão mista, enquanto a ausência de fluxo pode significar trombose e não intensidade de fluxo abaixo do limiar de percepção do método [52]. As MLs podem apresentar fluxo parietal, mas não no interior da lesão [51]. As MAVs exibem grande densidade de vasos com pico de velocidade sistólica elevado, comunicação **arteriovenosa** e fluxo arterial no interior da veia de drenagem (Fig. 7) [50].

Tomografia computadorizada

A tomografia computadorizada (TC) é excelente para avaliar a estrutura óssea e identificar calcificações em partes moles.

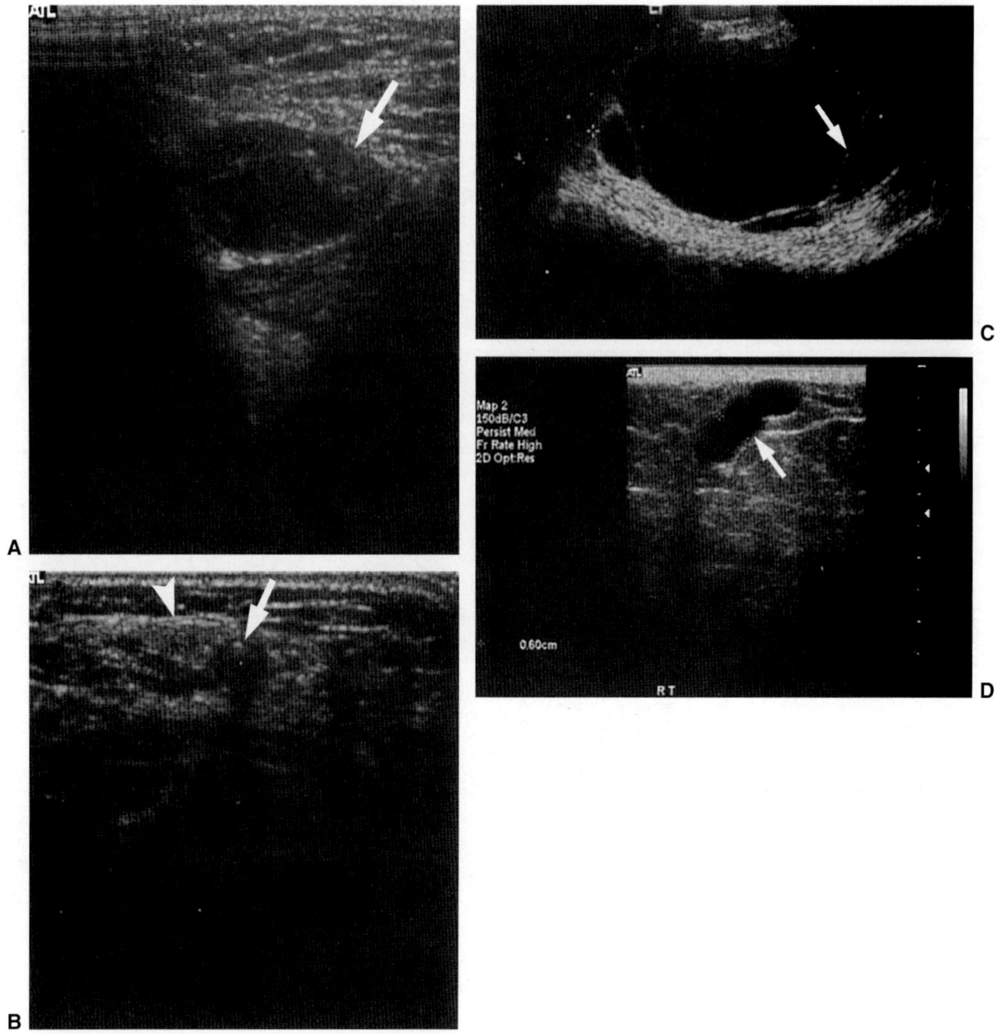

Fig. 6. Ultra-sonografia de malformações. (*A*) Malformação venosa hipoecóica (*seta*). (*B*) Malformação venosa pobremente definida e levemente ecogênica (*ponta de seta*). Note o pequeno flebólito (*seta*). (*C*) Malformação linfática macrocística, caracterizada por área líquida com septações internas (*seta*). (*D*) Malformação arteriovenosa, caracterizada por canais vasculares superficiais dilatados no local da fistulização (*seta*).

A maior parte das MVs é hipodensa ou heterogênea na TC, em decorrência da infiltração gordurosa [20,50]. A administração de contraste aumenta a conspicuidade do achado e demonstra impregnação periférica progressiva em avaliações seriadas [50].

As MLs são tipicamente massas císticas de baixa atenuação, que ocasionalmente demonstram nível líquido-líquido e impregnação parietal periférica [50].

As MAVs demonstram numerosos vasos nutridores na avaliação contrastada, com rápido escoamento pela veia de drenagem e mínima impregnação dos tecidos moles adjacentes, o que seria de se esperar na vigência de leito capilar. A TC contrastada da MAV é muito

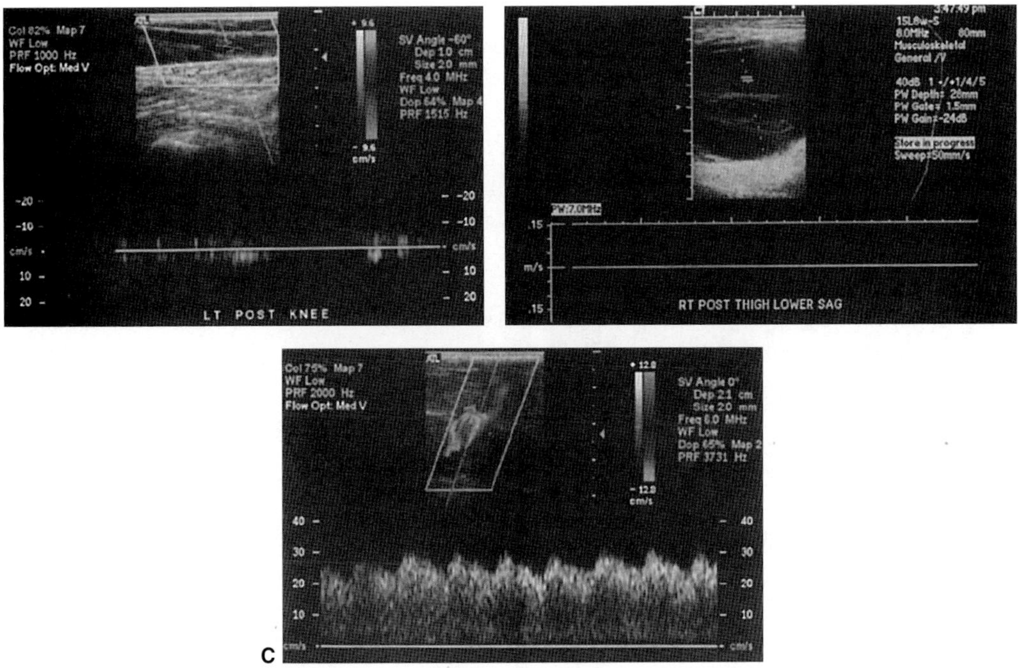

Fig. 7. Ultra-sonografia com Doppler de malformações. (*A*) Malformação venosa demonstra espectro venoso misto. (*B*) Malformação linfática demonstra ausência de fluxo documentável. (*C*) Malformação arteriovenosa, caracterizada por fluxo multidirecional de elevada amplitude, com alargamento espectral.

mais informativa do que em outras malformações, pois permite detalhada reformação tridimensional das imagens, para acurado mapeamento e planejamento terapêutico (Fig. 8) [54].

Ressonância magnética

A ressonância magnética (RM) revolucionou a avaliação por imagem das malformações vasculares, praticamente substituindo a TC, pela ausência de exposição à radiação ionizante [55].

Um protocolo típico inclui imagens *spin*-eco ou *spin*-eco rápidas axiais ponderadas em T1. Seqüências STIR coronais, sagitais ou axiais ponderadas em T2 também são utilizadas, especialmente para melhor demarcar a lesão e suas relações com as estruturas contíguas [15, 20,56-59]. Imagens gradientes-eco permitem identificar hemossiderina, calcificações distróficas e flebólitos como áreas de baixo sinal, bem como distinguir entre lesões de alto débito ou baixo débito. Imagens *spin*-eco rápidas axiais ponderadas em T1 com saturação de gordura, obtidas antes e após a administração de gadolínio, são cruciais no delineamento anatômico de lesões de baixo débito.

As MVs tipicamente apresentam sinal intermediário ou baixo [15,20,56,57], mas algumas podem aparecer brilhantes na presença de gordura [56]. O sinal também pode ser de intensidade mista, em decorrência das diferenças de sinal em áreas com hemorragia ou trombose [20,50]. Áreas puntiformes de baixo sinal podem ser observadas na presença de flebólitos [56,57]. Seqüências ponderadas em T1 com saturação de gordura podem delinear melhor a vascularização interna da lesão (Figs. 9 e 10).

A categorização dos achados na RM também ajuda a planejar o tratamento, ao prever a taxa de sucesso da escleroterapia. Tipicamente, as MVs são divididas em três categorias. Lesões grau I são bem definidas *e* menores que 5 cm. Lesões grau II são pobremente definidas *ou* são maiores que 5 cm. Lesões grau III são

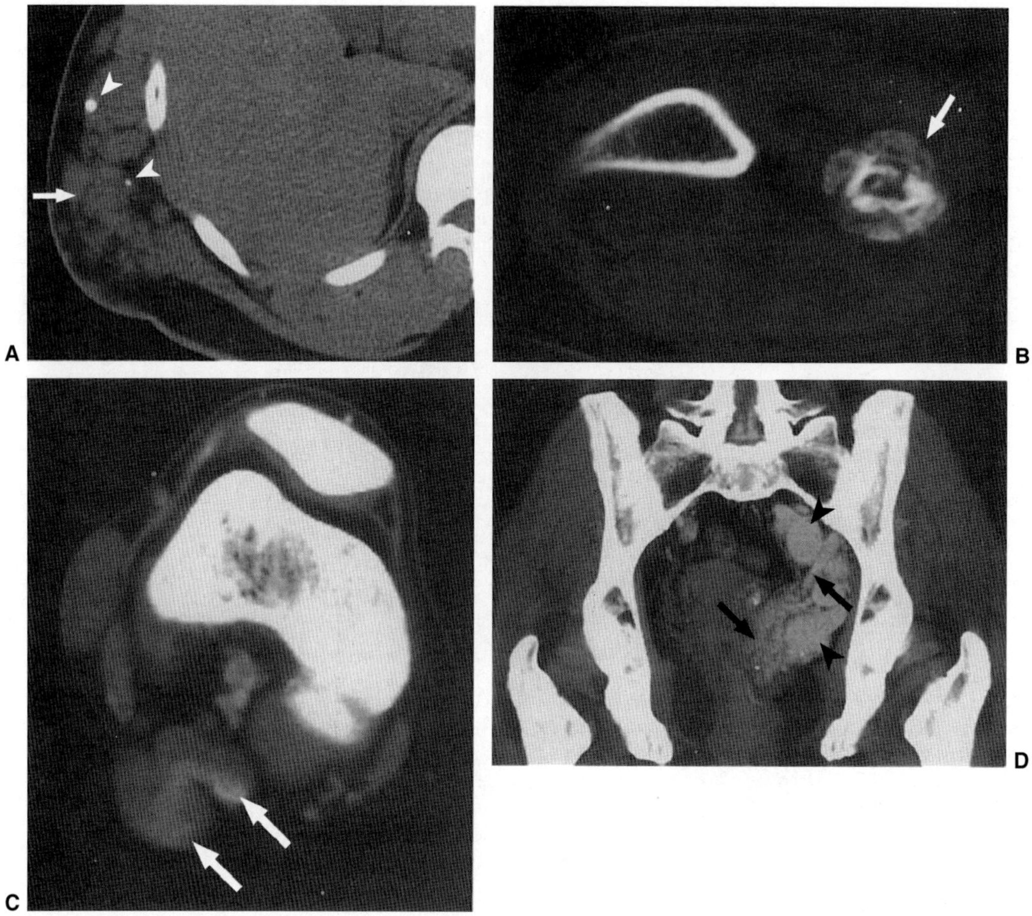

Fig. 8. Tomografia computadorizada das malformações. (*A*) Malformação venosa no flanco direito, com densidade semelhante ao músculo (*seta*), contendo flebólito (*pontas de seta*). (*B*) Malformação venosa do antebraço cursando com remodelação óssea e reação periosteal (*seta*). (*C*) Malformação venosa demonstra impregnação de seus canais vasculares superficiais (*setas*). (*D*) Malformação arteriovenosa na pelve demonstra dilatação e impregnação dos numerosos canais arteriais (*setas*) e veias de drenagem (*pontas de seta*).

pobremente definidas *e* maiores que 5 cm (Fig. 11). Quanto mais baixo o grau da lesão, melhor a resposta terapêutica, com menor número de sessões e menor quantidade de substância esclerosante [59]. A RM também pode ser utilizada no acompanhamento pós-procedimento, já que a lesão tratada tipicamente reduz de tamanho, fica mais heterogênea e impregna menos pela substância de contraste [20,61].

As ML macrocísticas são identificadas mais comumente como massas císticas septadas, de sinal intermediário ou baixo em imagens ponderadas em T1 [50,62,57,58,60] e brilhantes em seqüências ponderadas em T2 [50,57,58,60,62]. A lesão tipicamente não impregna pelo gadolínio, o que permite diferenciação segura com MVs (Fig. 12) [58,60,62]. Entretanto, leve impregnação pode ser observada nas paredes e septações, ou mesmo após escleroterapia ou cirurgia, como resultado da inflamação (Fig. 13).

As LMs microcísticas diferem significativamente das macrocísticas na avaliação por RM, pois seus espaços císticos são pequenos demais para serem identificados [57]. As alterações de sinal são mais difusas e homogêneas, o que pode levar a confusões com outros tu-

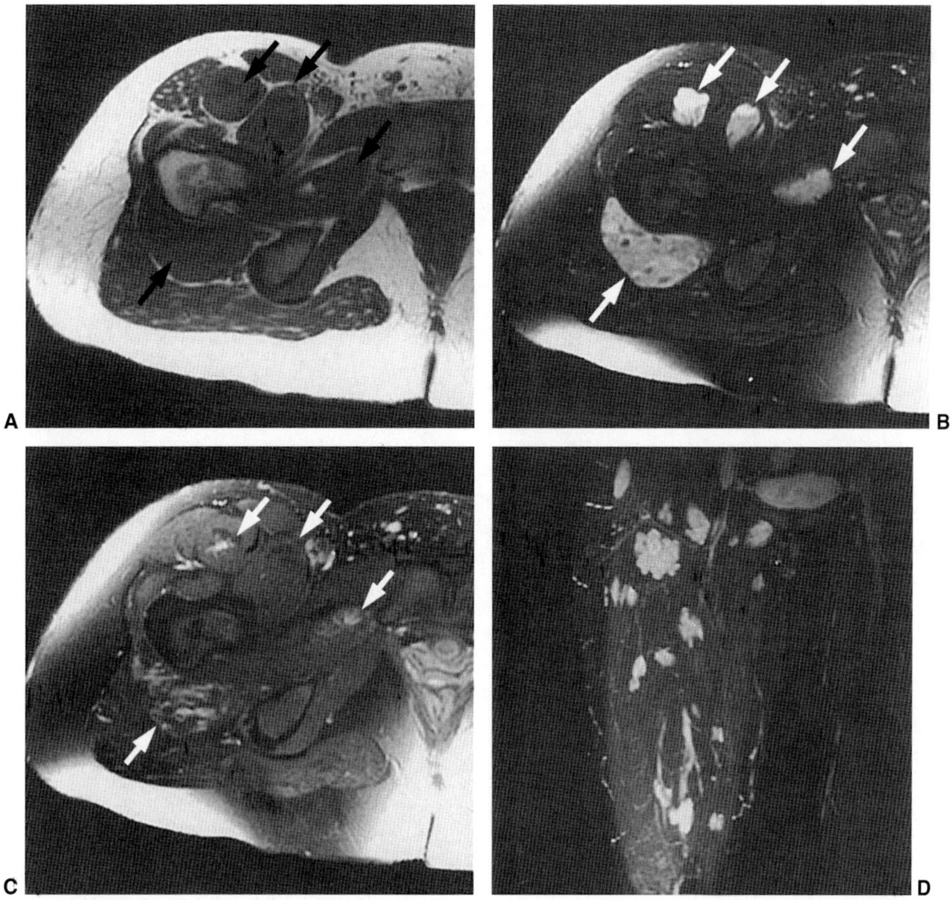

Fig. 9. Ressonância magnética de malformação venosa. (*A*) Corte ponderado em T1 demonstra discreta lesão, pobremente diferençável do músculo (*setas*). (*B*) Seqüência spin-eco rápida ponderada em T2 demonstra mais facilmente a lesão brilhante adjacente aos tecidos moles (*setas*). (*C*) Corte ponderado em T1 com saturação de gordura demonstra impregnação heterogênea da lesão pelo contraste (*setas*). (*D*) Reconstrução STIR coronal da coxa.

mores de partes moles potencialmente mais agressivos (Fig. 14) [57]. A impregnação, quando presente, é de grau leve e homogênea, simulando uma MV. Lesões mistas por vezes são observadas, demonstrando características das formas macro e microcísticas (Fig. 15).

As MAVs demonstram múltiplos vasos arteriais e espaços venosos ingurgitados conectados por *shunts* que apresentam baixo sinal em T1 e seqüências *spin*-eco ponderadas em T2 pelo fluxo turbulento [50], com áreas de sinal brilhantes nas imagens gradientes-eco. Tipicamente, as MAVs não apresentam massa de partes moles associada (Fig. 16) [57,58,60]. Entretanto, existem exceções nesse último aspecto, que podem criar aparência pseudotumoral, como, por exemplo, quando a MAV está compactada dentro de um pequeno compartimento fascial, quando há espessamento noduliforme associado da derme ou da gordura, ou mesmo quando o edema ou a impregnação na periferia da região central assumem aspecto nodular (Fig. 17) [57,60].

A RM é extremamente sensível, mas não específica no diagnóstico das malformações vasculares. Portanto, a correlação com dados clínicos é fundamental. Na vigência de lesões atípicas ou suspeitas, deve-se considerar o pros-

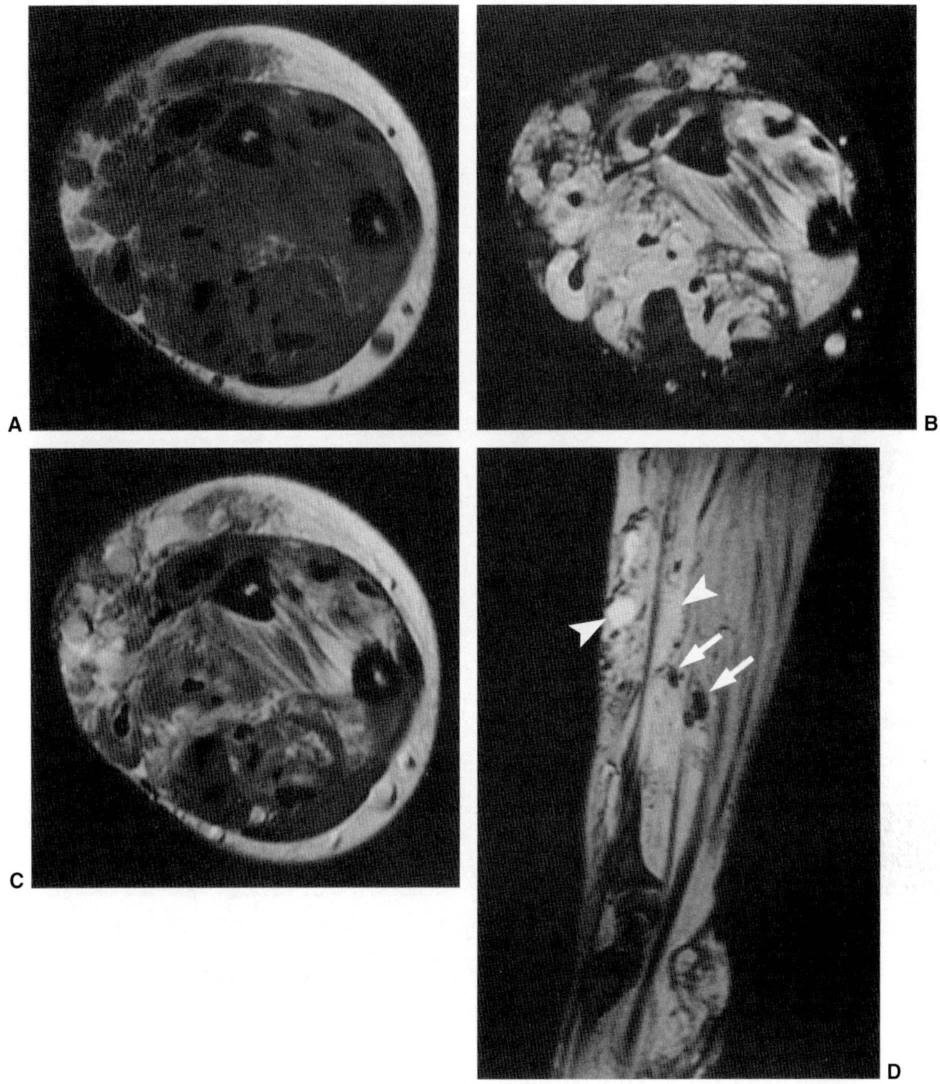

Fig. 10. Ressonância magnética de malformação venosa. (*A*) Corte ponderado em T1 demonstra a lesão no braço. (*B*) STIR axial demonstra a lesão de forma mais nítida. (*C*) STIR coronal ponderado em T1 demonstra a impregnação infiltrativa do achado pelo gadolínio. (*D*) GRE sagital ponderado em T2 demonstra a malformação como sinal brilhante (*pontas de seta*) e os flebólitos como áreas de baixo sinal (*setas*).

seguimento da investigação por flebografia, angiografia ou biópsia [20].

Medicina nuclear

O papel da medicina nuclear na avaliação das malformações vasculares é limitado para indicações muito específicas, dada sua natureza ionizante e baixa resolução espacial. A cintilografia de corpo inteiro com tecnécio-99m pode demonstrar a impregnação de MVs e MAVs, eventualmente quantificada para avaliar a resposta ao tratamento [3,63].

Flebografia

A flebografia percutânea (FP) pode ser utilizada com finalidade diagnóstica ou terapêutica. As MVs apresentam padrão cavitário, esponjoso ou pleomórfico na FP (Fig. 18) [20]. As MLs também exibem aspecto característico (Fig. 19). A flebografia *terapêutica* é realizada juntamen-

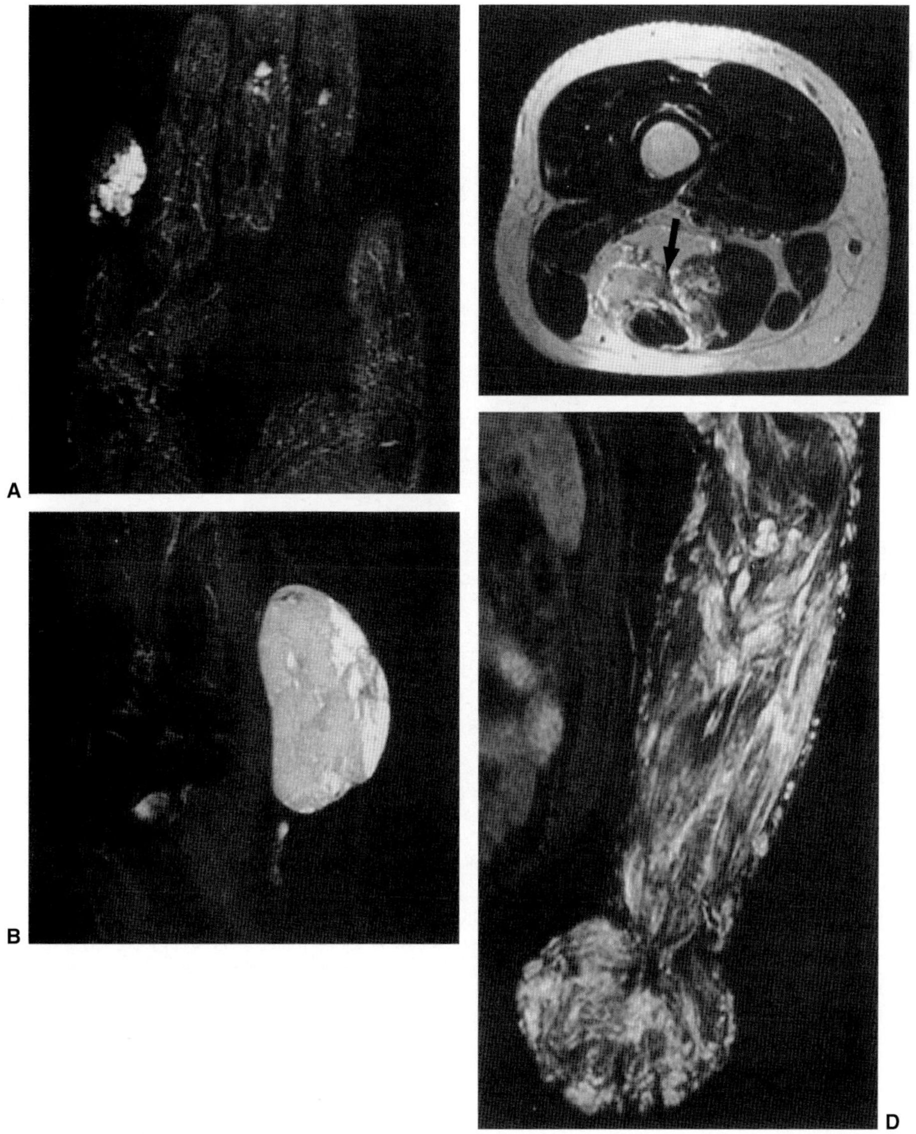

Fig. 11. Graduação da malformação venosa pela ressonância magnética [59]. (*A*) Lesão grau I, bem definida e menor que 5 cm. (*B*) Lesão grau II, bem definida, porém maior que 5 cm. (*C*) Lesão grau II, menor que 5 cm, porém maldefinida. (*D*) Lesão grau III, de padrão infiltrativo e maior que 5 cm.

te com a escleroterapia e será descrita em detalhes adiante neste capítulo.

Angiografia

Com o advento da RM, a arteriografia diagnóstica foi relegada ao segundo plano e atualmente é utilizada em apenas algumas situações restritas, pois se trata de método invasivo, intimidador para os pacientes e que utiliza radiação ionizante. Por exemplo, a arteriografia *não* é mais utilizada para avaliar MVs e MLs que apresentam aparência típica em outras modalidades de imagem não-invasivas, mas continua sendo empregada em grandes centros de referência, para onde migram casos mais com-

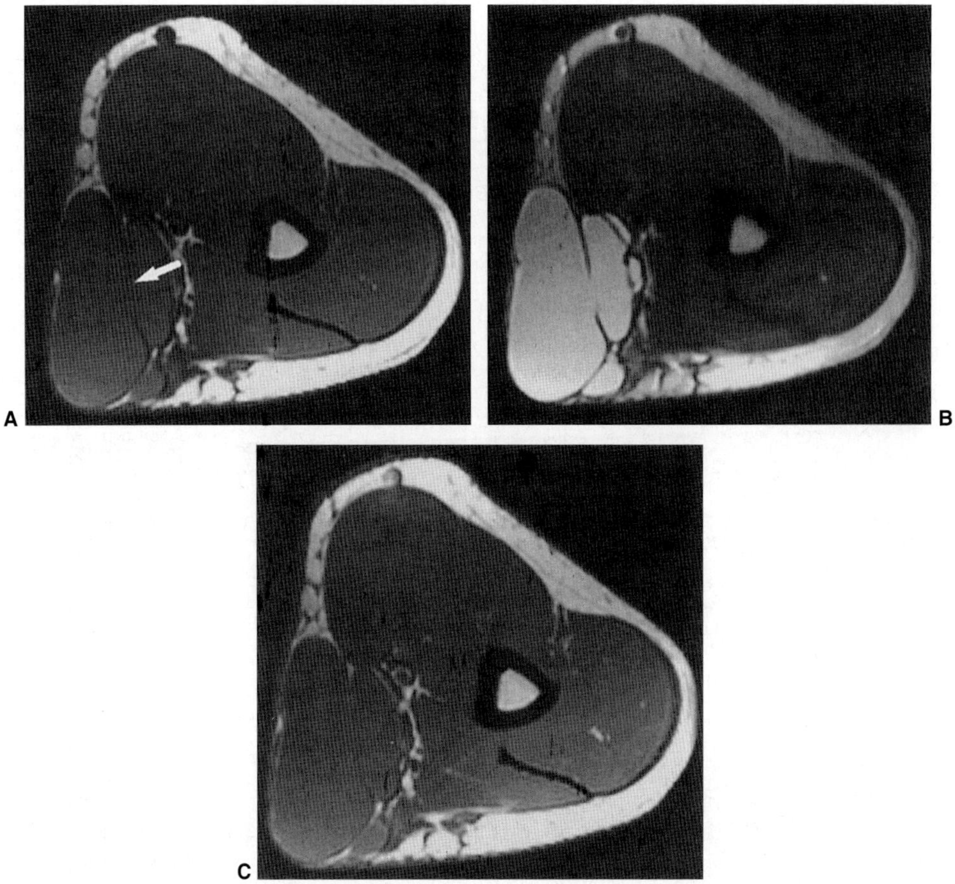

Fig. 12. Ressonância magnética de malformação linfática. (*A*) Corte ponderado em T1 demonstra múltiplos espaços císticos com septos (*seta*). (*B*) FSE axial ponderado em T2 demonstra sinal brilhante no interior dos espaços císticos. (*C*) Corte ponderado em T1 demonstra ausência de impregnação pelo gadolínio.

plexos e de difícil diagnóstico (Fig. 20) [57,64]. O método também é reservado para confirmação diagnóstica e planejamento terapêutico de MAVs, que apresentam tipicamente inúmeras artérias nutridoras comunicando-se rapidamente com veias de drenagem ingurgitadas (Fig. 21) [50,65]. Menos freqüentemente a arteriografia pode ser útil na avaliação de lesões cujos aspectos clínicos e de imagem são dúbios e não permitem excluir a possibilidade de malformação mista ou mesmo massa neoplásica associada.

Opções terapêuticas

Idealmente, a avaliação de portadores de malformação vascular deve ser realizada em centros de referencia específicos, onde estão disponíveis equipes multidisciplinares experientes, que estão em constante contato com as melhores opções diagnósticas e terapêuticas disponíveis.

Indicações para tratamento

A decisão sobre como e quando tratar portadores de malformações vasculares deve ser

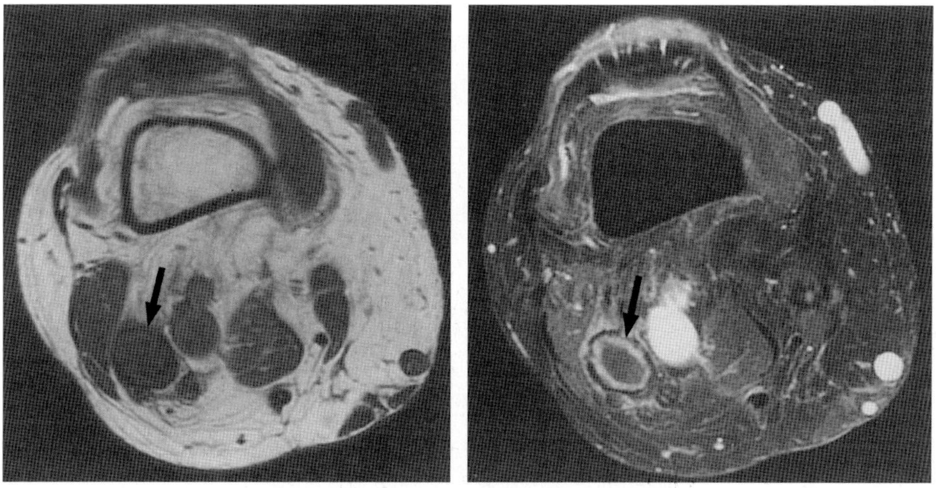

Fig. 13. Padrões atípicos de impregnação das malformações linfáticas macrocísticas. (*A*) Malformação macrocística pós-escleroterapia demonstra contração e paredes espessas nos cortes ponderados em T1 (*seta*). (*B*) Corte ponderado em T1 com supressão de gordura demonstra acentuada impregnação parietal pelo gadolínio (*seta*).

consensual entre a equipe multidisciplinar, sempre levando em consideração a relação custo-benefício da intervenção [3,66]. Na literatura, existe um fluxograma proposto que pode ser útil no processo de tomada de decisão, recomendando o início do tratamento na presença de, pelo menos, uma indicação absoluta ou duas relativas [63]. São consideradas indicações absolutas a presença de hemorragia, insuficiência cardíaca de alto débito progressiva, complicações decorrentes de hipertensão venosa e lesão em regiões que apresentem risco de vida, como nas vias aéreas. Indicações relativas incluem dor ou desconforto crescente, queda na qualidade de vida, deformidade cosmética grave, síndromes osteovasculares cursando com crescimento discrepante, localização em áreas de alto risco para complicações e

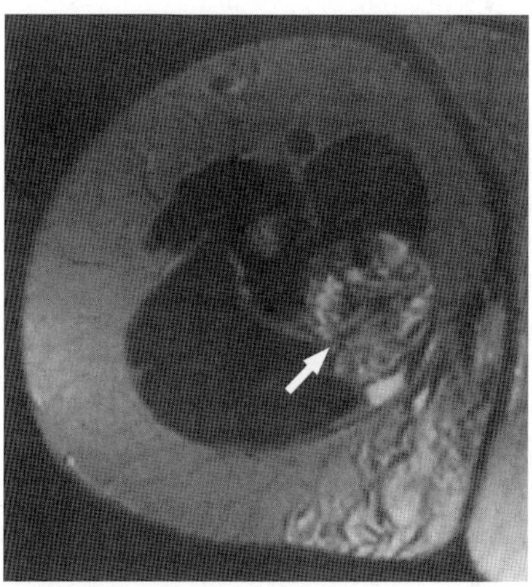

Fig. 14. FSE ponderado em T2 de lesão microcística (*seta*), indiferençável das malformações venosas.

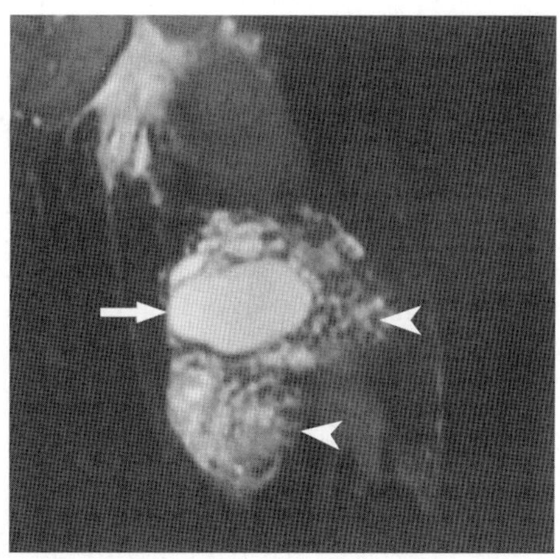

Fig. 15. Imagem STIR demonstra lesão mista, macrocística (*seta*) e microcística (*pontas de seta*).

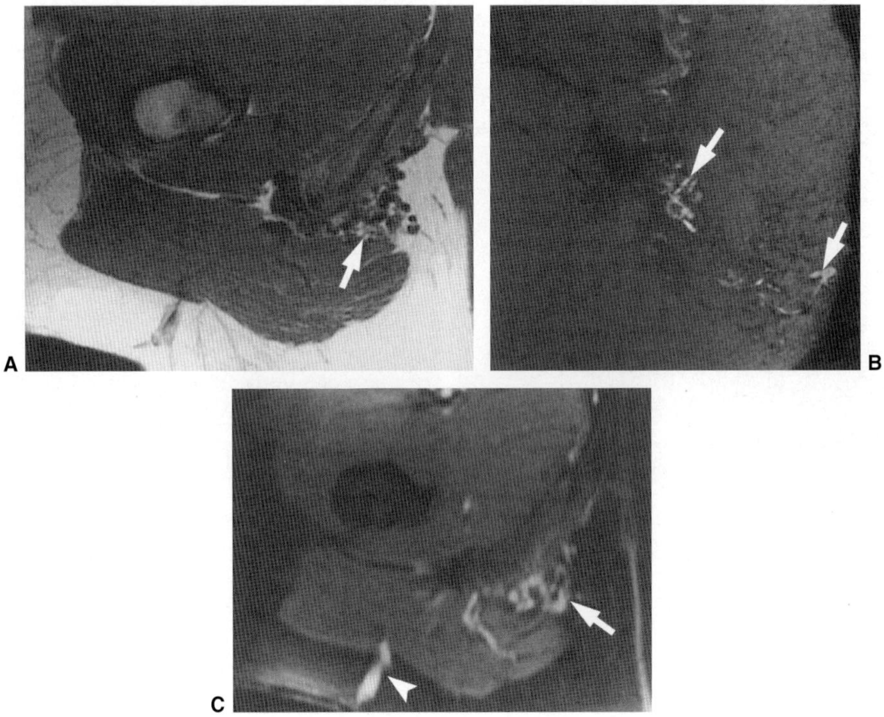

Fig. 16. Ressonância magnética de malformação arteriovenosa. (*A*) Corte ponderado em T1 demonstra numerosos espaços vasculares tortuosos, sem massa discernível associada (*seta*). Estes achados são similares em seqüências ponderadas em T2. (*B*) GRE sagital demonstra sinal brilhante (*setas*). (*C*) O exame contrastado demonstra impregnação do nicho (*seta*) e da drenagem venosa (*ponta de seta*).

infecção recorrente. É preciso ficar claro que a decisão de tratamento não inclui apenas a opção entre cirurgia ou radiologia intervencionista. As MVs, por exemplo, podem ser tratadas inicialmente com elevação, torniquetes e aspirina.

Cirurgia *versus* radiologia intervencionista

A opção entre manejo por cirurgia convencional ou radiologia intervencionista é complexa e depende de vários fatores, como a natureza da lesão, a preferência do paciente e o nível de excelência da instituição em cada uma dessas subespecialidades. Vários algoritmos já foram propostos para tornar a decisão mais intuitiva, geralmente baseados no tipo da lesão, seu tamanho, localização e morfologia [3,6,63,67-71]. Em geral, MVs tronculares são maiores e necessitam de correção dos fatores hemodinâmicos, o que favorece o manejo cirúrgico, com ou sem emboloescleroterapia adjuvante. Há pouco espaço para o manejo radiológico de outras lesões tronculares. Ao contrário, MVs e MLs extratronculares são manejadas preferentemente pela radiologia intervencionista. As MAVs também são mais comumente manejadas percutaneamente, com ou sem ressecção cirúrgica adjuvante.

Embolização e escleroterapia percutâneas orientadas pela imagem

Base teórica

O objetivo primário do tratamento das malformações vasculares é a correção ou remoção do defeito estrutural focal responsável pelos sintomas do paciente. Como as malformações são o resultado de alterações originadas ou controladas pelo endotélio, a terapia esclerosante

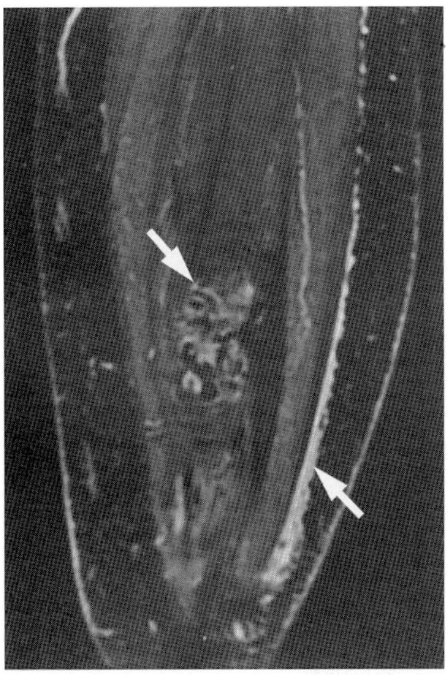

Fig. 17. Padrão atípico na ressonância magnética de malformação arteriovenosa. Note o aspecto pseudotumoral entre os ossos da perna, que pode ser causado por edema (*setas*), hipertrofia gordurosa e/ou fenômeno do fluxo.

deve ser a ele direcionada [65,72]. Na escleroterapia, o grau de dano imposto ao endotélio patológico é dependente do tipo de agente utilizado, sua concentração *in vivo* e seu tempo de contato com a célula-alvo [64,73]. Estes últimos dois fatores são controlados pela concentração *in vitro*, pelo volume vascular total sendo tratado, pela velocidade de injeção e pelo padrão de vascularização local. Para otimizar essas variáveis e maximizar o dano endotelial, causando mínimo prejuízo aos tecidos circunjacentes, foram descritas inúmeras técnicas de escleroterapia e embolização, utilizando diferentes agentes, viscosidades, rotas de administração e técnicas de oclusão.

Principais agentes esclerosantes

Várias substâncias esclerosantes estão comercialmente disponíveis e sua escolha se dá principalmente pela toxicidade, viscosidade, segurança de administração e durabilidade da oclusão. Substâncias de contraste convencional como o lipiodol (Guerbet Group, França) podem ser misturados ao agente para melhorar a visualização no momento da administração. Questões de preferência pessoal e experiência de uso também são importantes, pois não existem trabalhos científicos comparando a eficácia dos diferentes agentes esclerosantes [74].

O etanol (álcool absoluto) é o agente esclerosante mais utilizado e age desnaturando as proteínas do sangue e desidratando o endotélio, o que minimiza a chance de revascularização [65,75-77]. Seu uso deve ser cauteloso, injetando-se mínimas quantidades após cateterismo superseletivo, pois apresenta pouca viscosidade e rapidamente penetra no leito capilar, determinando necrose tecidual [77]. A injeção é dolorosa e requer anestesia geral na maior parte dos casos. No tratamento de malformações vasculares, suas complicações mais comuns são necrose da pele adjacente à lesão, neuroplegia e hemoglobinúria [72-74,78,79]. A necrose da pele pode ocorrer por refluxo nos canais venosos superficiais durante ou após o procedimento [71]. De forma mais grave, a substância também pode causar vasoespasmo pré-capilar arterial pulmonar [77], que leva a hipertensão pulmonar sustentada em 1/3 dos pacientes [76], broncoespasmo [80], colapso cardiopulmonar [81], embolia pulmonar [72], hipertermia [82], intoxicação [78] e morte [83]. Como regra geral, não deve ser administrado mais do que 1 ml/kg de etanol em cada procedimento [65].

O tetradecil sulfato de sódio (Thrombo-ject, Omega) é um surfactante não-iônico que vem sendo amplamente utilizado na esclerose de varizes esofágicas e, mais recentemente, no manejo de malformações vasculares [64]. O material apresenta consistência cremosa, contém 2% de álcool benzil [65] e causa obliteração permanente do trajeto vascular [84]. O agente não é tão eficiente como o álcool no tratamento de MAVs [65]. Em lesões de baixo débito ele parece efetivo, muito embora existam relatos de recanalização de lagos venosos no acompanhamento [15,64]. Alguns autores acreditam que a menor eficácia com relação

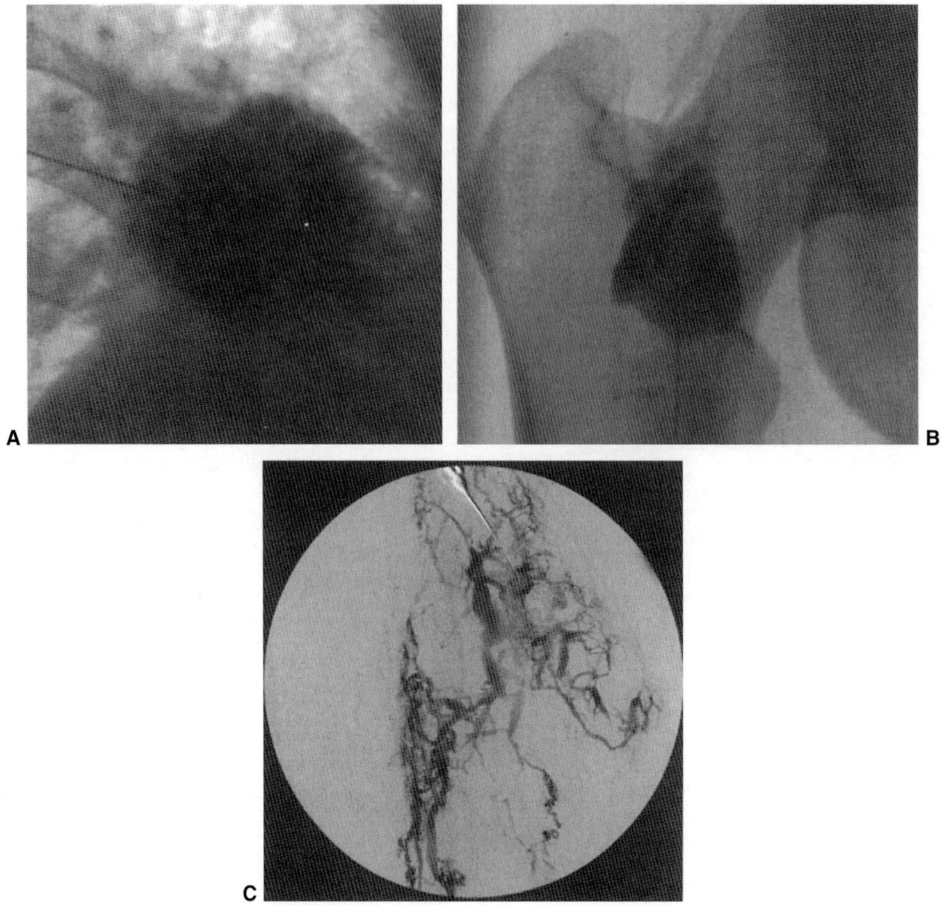

Fig. 18. Flebografia diagnóstica de malformação venosa. (*A*) Aspecto esponjoso. (*B*) Aspecto cavitário. (*C*) Aspecto pleomórfico.

ao álcool é contrabalançada com vantagem pela menor toxicidade, pois o agente apresenta menores taxas de necrose na pele, neuralgia e complicações sistêmicas [64,84]. Em altas doses, pode causar urticária, anafilaxia, hemólise e hematúria [74].

O oleato de etanolamina (Ethamolin 5%, Questcor) é um sal de ácidos graxos não-saturados originalmente empregado no tratamento de varizes esofágicas [85], que também vem sendo utilizado no manejo de lesões vasculares de alto e baixo débitos [73,86-88]. Comparativamente com o etanol, apresenta menos efeitos tóxicos nas camadas mais profundas das paredes vasculares patológicas, o que o torna mais seguro para ser aplicado em lesões localizadas em contigüidade com estruturas nervosas [87]. Em altas doses, pode causar insuficiência renal, hemólise intravascular ou hepatotoxicidade, e a utilização profilática de haptaglobina pode ser necessária durante e após a injeção [55,73,86].

O polidocanol (Aethoxysclerol, Kreussler) é um surfactante esclerosante não-iônico desenvolvido pela anestesiologia [89], que age através da super-hidratação endotelial, dano e oclusão [90]. As propriedades anestésicas o tornam uma interessante alternativa indolor no tratamento das MVs, mas o dano endotelial provocado é considerado pequeno com rela-

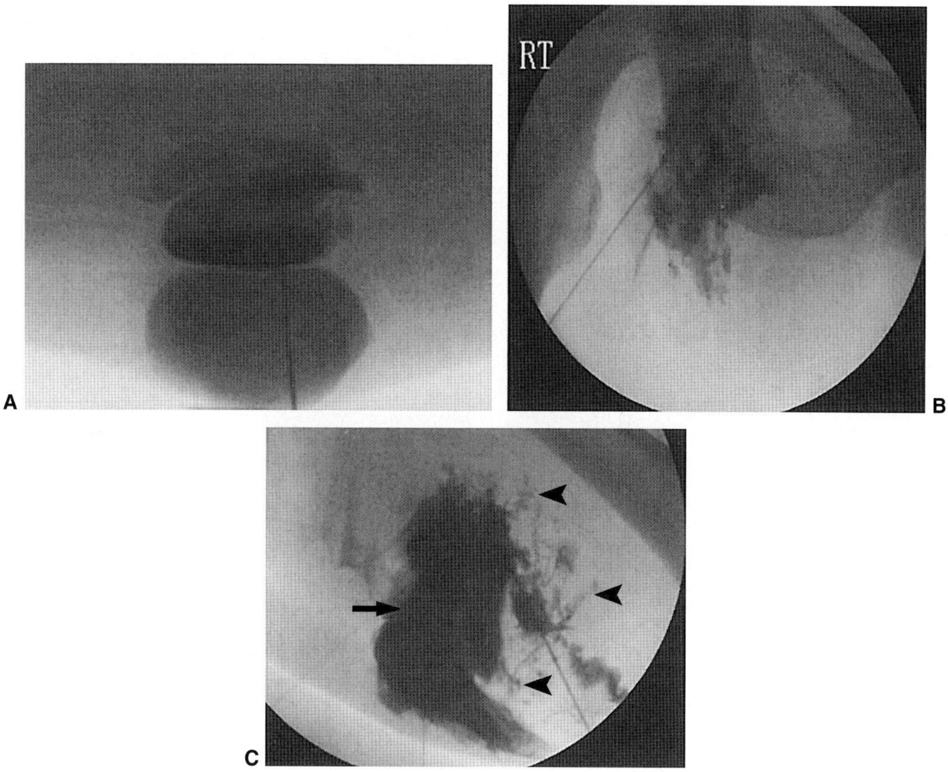

Fig. 19. Flebografia diagnóstica de malformações linfáticas. (*A*) Lesão macrocística com grandes cavidades multiloculadas. (*B*) Lesão predominantemente microcística. (*C*) Lesão mista, macrocística (*seta*) e microcística (*pontas de seta*).

ção às demais substâncias [91]. Um caso de parada cardiorrespiratória revertida já foi relatado com esse agente [92].

A solução alcoólica de prolamina (Ethibloc, Ethicon) consiste de uma mistura vinte vezes mais viscosa que as soluções aquosas convencionais, permitindo que permaneça relativamente estática no local de ação, onde determina trombose, necrose e fibrose [93,94]. Este agente é particularmente atrativo no manejo das MVs [93,95-97], mas é utilizado também com bons resultados nas MLs [98,99] e ocasionalmente nas MAVs [97].

O morruato de sódio (Scleromate 5%, Palisades) é um agente esclerosante que vem sendo utilizado no manejo de MVs, mas é considerado 1,5-4 vezes menos efetivo que o tetradecil sulfato de sódio [100]. Outros vários agentes também já foram testados, mas seus resultados não os qualificam para serem aqui mencionados individualmente [101].

Agentes embólicos

Para prover dose adequada e tempo suficiente para a ação esclerosante dentro das regiões críticas das malformações vasculares, várias técnicas de redirecionamento ou oclusão ao fluxo podem ser utilizadas, particularmente no caso de MAVs, nas quais o alto débito e o fluxo colateral continuamente conspiram para diluir e afastar o agente esclerosante da região de interesse.

O cianoacrilato é uma cola adesiva que polimeriza quando exposta aos ânions presentes nos grupos hidroxil da água ou do sangue, causando reação inflamatória aguda com fibrose [102]. Este agente, por si só, pode ser su-

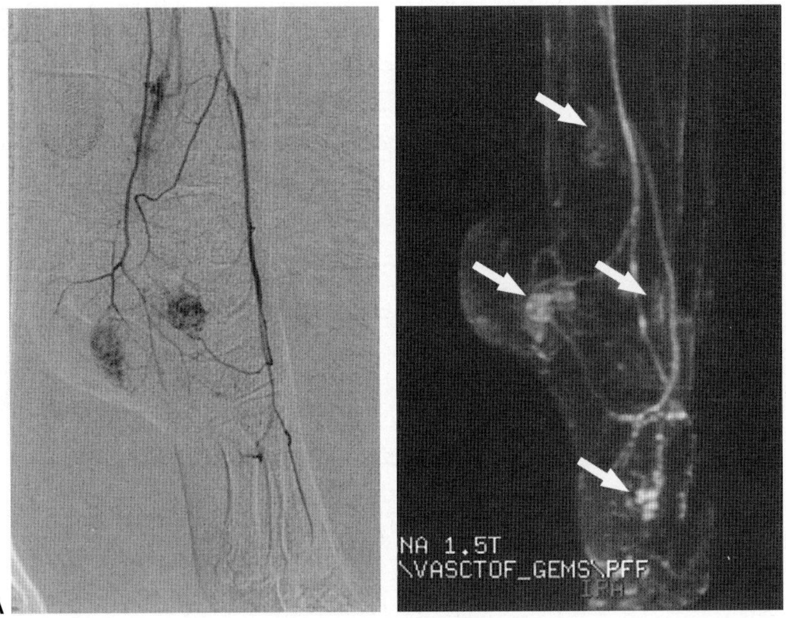

A B

Fig. 20. Angiografia de malformação venosa. (*A*) Arteriografia convencional demonstra o acúmulo de contraste em múltiplas MVs no retropé. (*B*) Angiorressonância para correlação demonstra focos similares de sinal brilhante no interior das MVs (*setas*).

ficiente para fechar uma MAV, mas a recanalização é um problema que freqüentemente requer escleroterapia concomitante para resultados mais duradouros [103]. Seus riscos incluem embolização pulmonar, adesão acidental do cateter no vaso, disfunção muscular, infecção e erosão [72]. Originalmente, utilizava-se de rotina a formulação isobutil-2-cianoacrilato, mas preocupações decorrentes de seu efeito carcinogênico em animais de laboratório provocaram uma transição para o *N*-butil-cianoacrilato (Histoacryl, Braun) já no final da década de 1980 [102]. O cianoacrilato não é radiopaco e precisa ser misturado a uma substância de con-

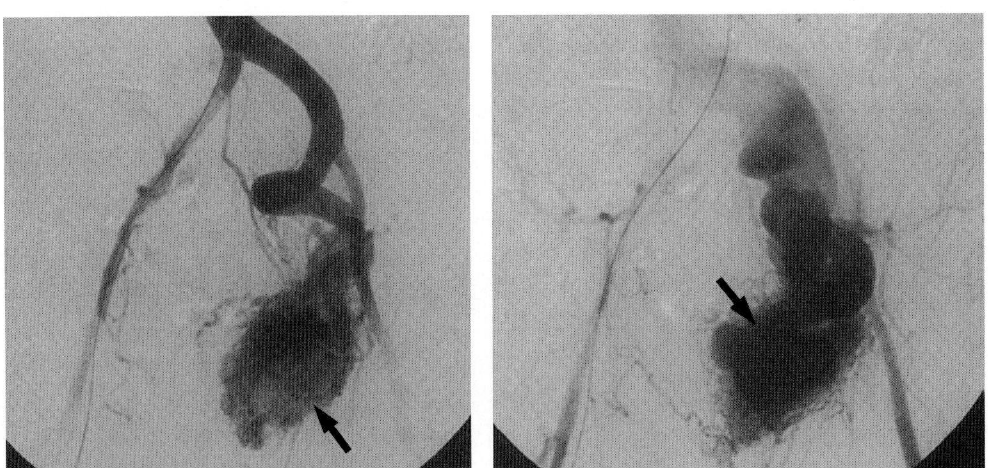

A B

Fig. 21. Angiografia de malformação arteriovenosa em estágio Schobinger 4. (*A*) Fase arterial precoce revela canais arteriais anômalos na distribuição da ilíaca interna (*seta*). (*B*) Fase tardia demonstra a extensão do nicho e seus canais venosos de drenagem (*seta*).

traste, mais comumente um óleo iodado, para se tornar visível durante a fluoroscopia. A quantidade de cianoacrilato em relação à substância de contraste pode permitir um ajuste fino no tempo de polimerização do agente embólico.

O copolímero de etileno vinil álcool (Onix Liquid Embolic System, Micro) é um agente embólico líquido com excelente radiopacidade, que apresenta fixação mais previsível e raramente determina adesão acidental do cateter no vaso [104]. Adicionalmente, esta substância deixa a massa tumoral mais esponjosa facilmente ressecável em comparação com o cianoacrilato [105]. O material vem sendo utilizado principalmente no manejo de MAVs periféricas [104] e em algumas MVs [106], com resultados mistos.

Preparação do paciente

Após avaliação e decisão de tratamento pela equipe multidisciplinar, procede-se à consulta pessoal do paciente com o radiologista responsável pelo procedimento, que idealmente deve ser realizada fora do setor de angiografia, alguns dias antes do agendamento, para discutir a metodologia da intervenção e suas eventuais complicações. Nessa ocasião é também realizada a assinatura do consentimento informado, a coleta de exames laboratoriais e a documentação fotográfica da lesão para futura avaliação objetiva dos resultados. Todos os procedimentos são realizados na sala de angiografia, que deve conter equipamento de fluoroscopia digital, aparelho de ultra-som com Doppler e negatoscópio para revisar os filmes de RM diretamente no local.

Escleroterapia de malformações venosas

Técnicas muito elegantes de escleroterapia orientada por RM foram descritas, mas, como não fazem parte de nossas rotinas, não serão aqui discutidas [61,120,121]. Em nossa prática diária, o procedimento se inicia com a punção da malformação para flebografia diagnóstica, realizada com agulha 21-27G acoplada em seringa com solução salina (Fig. 22) [107,108]. Ocasionalmente são utilizados torniquetes ou balões pneumáticos inflados a pressões subdiastólicas para distender o componente intraluminal e permitir acesso mais estável. O contraste é injetado sob controle fluoroscópico para se observar distribuição, fluxo, drenagem, arquitetura e volume da lesão. Como descrito anteriormente, três padrões de MVs podem ser observados na flebografia: cavitário, esponjoso e pleomórfico [20]. Dadas as implicações técnicas e as diferentes taxas de sucesso e complicação, a drenagem venosa também é subdi-

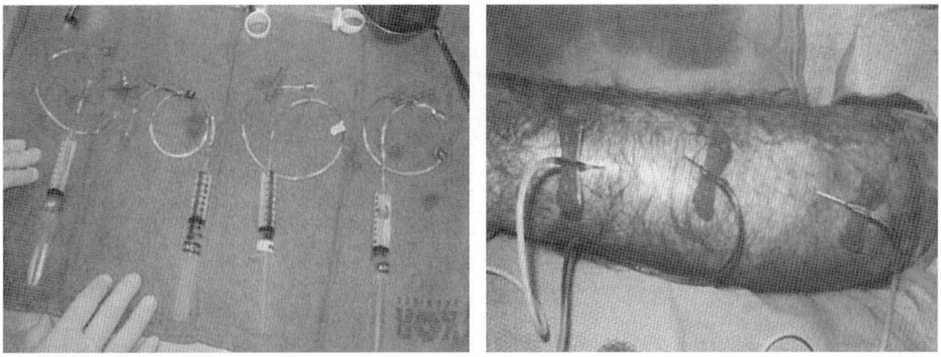

A B

Fig. 22. Técnica da flebografia e escleroterapia. (*A*) Mesa do procedimento, que contém solução salina, contraste e vários esclerosantes. (*B*) Três acessos por *butterfly* 23G para a escleroterapia de uma volumosa MV localizada no antebraço.

vidida [69,71,73]. Lesões tipo I representam malformações isoladas sem drenagem venosa definida. Lesões tipo II drenam em veias normais. Lesões tipo III drenam em veias displásicas. Lesões tipo IV consistem primariamente ou exclusivamente de ectasia venosa (Figs. 23 e 24). Os melhores índices de sucesso terapêutico são obtidos nas lesões tipos I e II (esta última em menor grau), com elevadas taxas de cura e menor número de sessões necessárias [93], enquanto lesões tipos III e IV apresentam maior taxa de complicações sistêmicas [71]. Essa informação, em conjunto com o grau da lesão na RM, deve orientar a decisão sobre o prosseguimento ou não da escleroterapia nesse momento [59,71].

A escleroterapia é então iniciada, geralmente com injeção de etanol [3,15,20,44,50, 63,66,69-71,74,79,109-119], ou outro agente alternativo, como tetradecil sulfato de sódio [15, 20,64,69,71,74,100,116,119], solução alcoólica de prolamina [20,50,69,71,93,96,119], oleato de etanolamina [15,51,73,74,88,120,121], polidocanol [44,69,90,108,122-124], morruato de sódio [74] ou copolímero de etileno vinil álcool [106]. O volume a ser administrado é similar ao utilizado para opacificar a lesão na flebografia diagnóstica recém-realizada, respeitando as limitações de dosagem de cada substância (Fig. 25). Os agentes podem ser misturados com contraste não-iônico ou lipiodol, este último aumentando a viscosidade e melhorando o controle

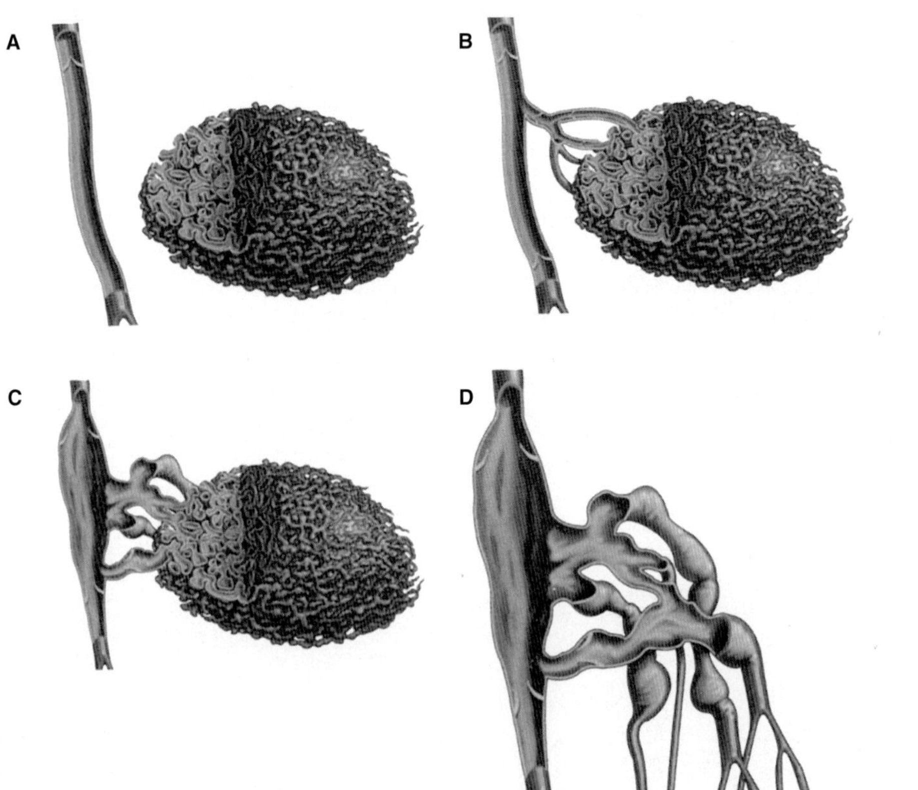

Fig. 23. Tipos de drenagem de malformações venosas [69,70,93]. (*A*) Tipo 1, com drenagem negligenciável para a circulação venosa normal. (*B*) Tipo 2, com drenagem usual. (*C*) Tipo 3, com drenagem por vasos dilatados e tortuosos. (*D*) Tipo 4, com vasos dilatados e tortuosos, sem massa associada definida. (*Ver Prancha em Cores.*)

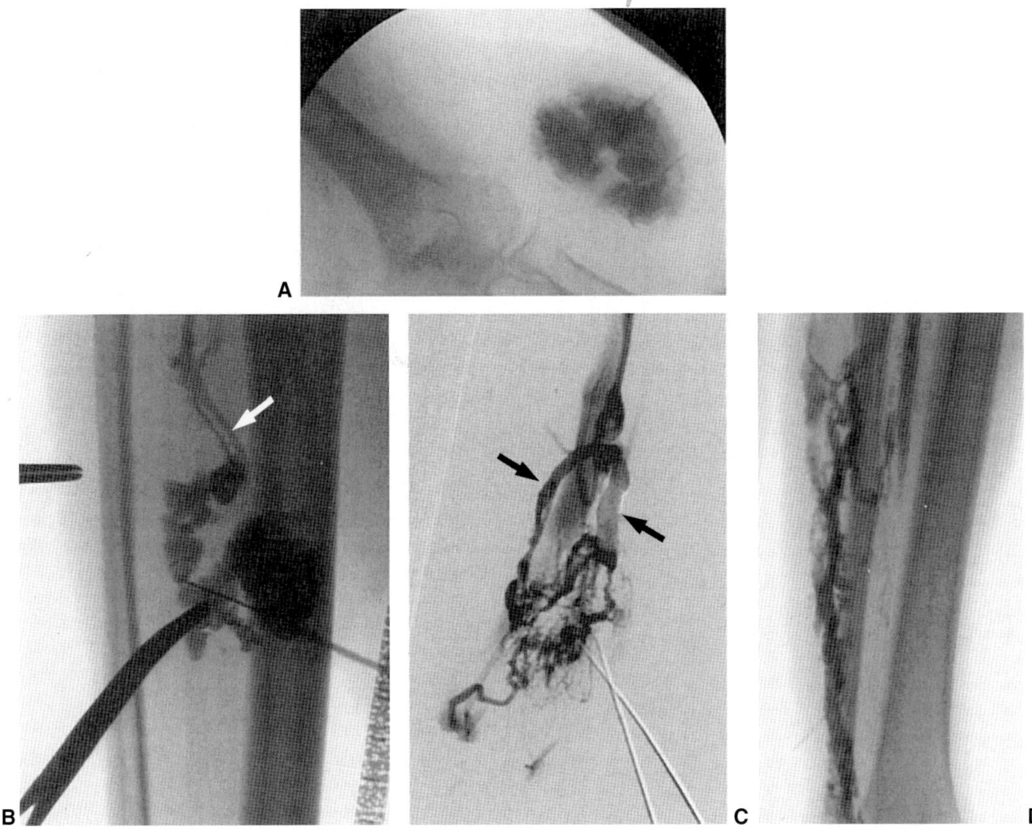

Fig. 24. Flebografia de malformação venosa. (*A*) Lesão tipo 1. (*B*) Lesão tipo 2 (*seta*). (*C*) Lesão tipo 3 (*setas*). (D) Lesão tipo 4.

do procedimento [59,112]. A compressão com torniquetes ou balões pneumáticos pode ser necessária, se houver significativo efluxo do material de contraste para fora da lesão (Fig. 26) [20]. Repetidas injeções são realizadas para confirmar o fechamento da estrutura-alvo. O procedimento é encerrado quando um volume adequado da lesão é tratado, quando a dose máxima do esclerosante é utilizada [69, 126] ou quando é notada elevada resistência no êmbolo da seringa [115]. Dependendo da localização, aplica-se compressão local por 5-10 minutos após a injeção, para provocar melhor aposição das paredes vasculares e diminuir ainda mais o volume da lesão [64,74, 124]. Quando o paciente acorda, procede-se a avaliação e documentação da pele e do sistema neurovascular. O paciente geralmente é liberado na manhã seguinte, exceto quando a lesão é muito pequena. No momento da alta, recomendam-se antiinflamatórios por uma semana e repouso relativo da região tratada. Pelo risco de retração e cicatrização, alguns autores adicionam também a fisioterapia no planejamento de curto prazo [119]. O efeito terapêutico pode ser predito pelo edema pós-procedimento, com maiores níveis de edema predizendo períodos mais prolongados de recuperação e melhora clínica mais importante [115].

Na avaliação da resposta ao tratamento, são considerados critérios clínicos, como o tamanho, os sintomas clínicos e a qualidade de vida, bem como critérios de imagem, como a esperada redução da área brilhante no interior da lesão em exames de RM ponderados em T2 (Fig. 27). Os resultados geralmente são bons, e a taxa de sucesso da escleroterapia isolada no manejo de MVs fica entre 31-100%, com a

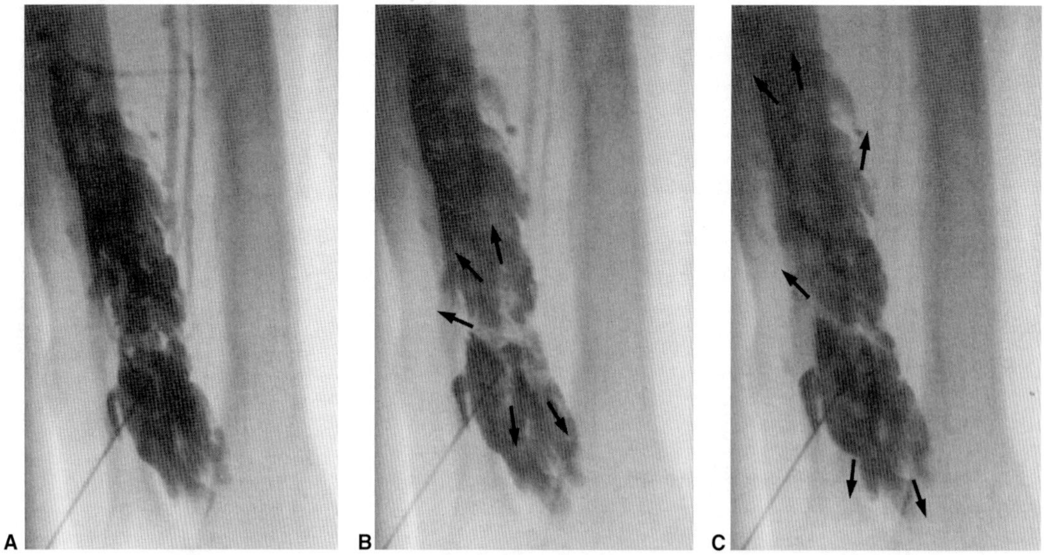

Fig. 25. Escleroterapia de malformação venosa. (*A*) Opacificação quase completa de lesão esponjosa cavitária tipo 1. (*B*) Administração da substância esclerosante radiolucente (*setas*). (*C*) A administração continuada do agente esclerosante demonstra desopacificação da lesão (*setas*).

maior parte dos relatos oscilando na faixa entre 72-95%, independentemente do esclerosante utilizado [15,64,71,73,90,93,96,100,109, 112-114,122-124]. Com todos os agentes, o efeito adverso mais comum é o eritema na pele e a formação de bolhas, com pequena incidência de tromboflebite, tromboembolismo e outras complicações cardiovasculares. Entretanto, a incidência de complicações varia entre os diferentes escleroterápicos. No maior estudo até hoje realizado com o etanol, complicações maiores ou menores ocorreram em 12,4% das sessões e 27,9% dos pacientes [113]. Esses dados são compatíveis com outras séries menores que também avaliaram o etanol [109,112,114]. Como regra geral, cerca de 8,8% das sessões resultam em reação na pele, manejada conservadoramente, mas em 1,5% há necessidade de intervenção cirúrgica; trombose venosa profunda e tromboembolismo ocorrem, respectivamente, em 1,2% e 0,3% dos casos; dano nervoso parcial em 0,8% e permanente em 0,5%. A taxa de complicações totais observada com o tetradecil sulfato de sódio é significativamente menor que a do etanol e oscila entre 0-9,6% [64,100]. Taxas ainda menores são observadas com solução alcoólica de prolamina [93,96] e oleato de etanolamina [73]. O polidocanol também apresenta pequena incidência de complicações, exceto pelos vários relatos de formação de bolhas, tromboflebite, bradiarritmia, hipotensão e parada cardíaca [90,92,122-124].

Escleroterapia de lesões linfáticas

A técnica para escleroterapia de lesões linfáticas é semelhante à utilizada para MVs, exceto pela utilização de OK-432 e bleomicina, dois agentes que apresentam altíssimas taxas de sucesso e mínimos efeitos colaterais. O OK-432 (Picibanil, Chugai Pharmaceuticals) é uma preparação utilizada desde 1987 no tratamento de MLs [127], que age induzindo apoptose do endotélio linfático ou provocando reação inflamatória tecidual pela estimulação de cito-

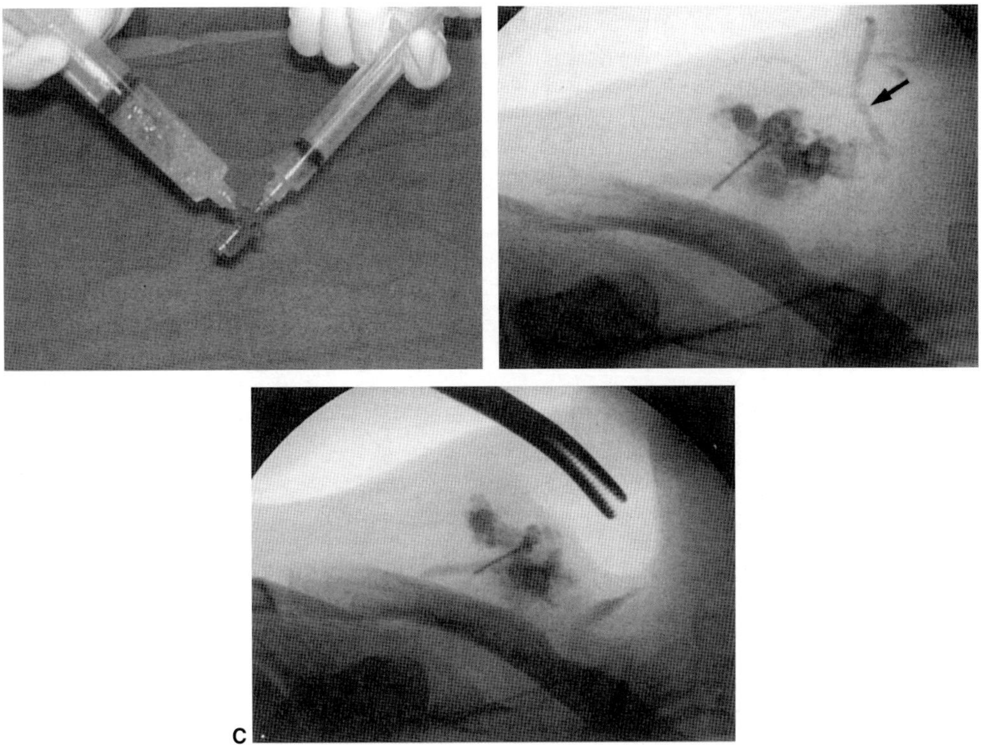

Fig. 26. Outras técnicas de administração do agente esclerosante. (*A*) Técnica de Tessari [125], que cria uma espuma através de um sistema com duas seringas, uma com ar e outra com esclerosante. (*B*) Opacificação de pequena malformação venosa supraclavicular, limitada por rápida drenagem costocervical (*seta*). (*C*) Drenagem cervical reduzida artificialmente por meio de compressão.

cinas solúveis [128]. A bleomicina foi utilizada pela primeira vez em 1977 [129,130] e posteriormente emulsionada em gordura para aplicação em escleroterapia [131,132], em que induz resposta inflamatória não-específica [129,130].

A escleroterapia das MLs inicia com a aspiração do conteúdo cístico da lesão, realizada sob orientação ultra-sonográfica, por meio de uma agulha 21-25G [98,118,138,139]. Um cateter pode ser introduzido para tornar a drenagem mais estável, se o tamanho e a localização da lesão assim o permitirem [140]. O material de contraste é então injetado para se observar mais detalhadamente a lesão e eventuais comunicações com outros cistos ou canais de escoamento [98,141,142]. Após nova aspiração, injeta-se o esclerosante, de forma isolada ou misturado com contraste, sendo eventualmente necessária nova aspiração tardia conforme o agente utilizado (Fig. 28). Substâncias esclerosantes disponíveis incluem OK-432 [63,70,127, 128,138,139,141,143-149], bleomicina [101, 131, 135,150,152], solução alcoólica de prolamina [98], etanol [63,70,149,153], tetradecil sulfato de sódio [154], doxiciclina [142], solução salina hipertônica [155] e ácido acético [153].

De forma geral, as taxas de sucesso clínico com o uso de OK-432, bleomicina, etanol e solução alcoólica de prolamina oscilam entre 67-100%, com mínimas complicações de dor e edema em praticamente todos os pacientes, acompanhados por febre no caso do OK-432 e extra-

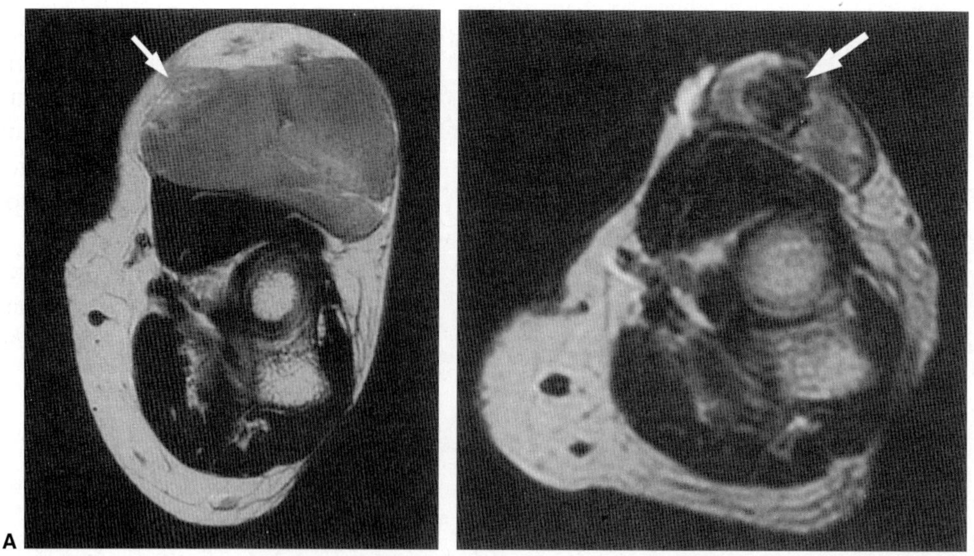

Fig. 27. Ressonância magnética no monitoramento da resposta à escleroterapia. (*A*) Corte ponderado em T2 demonstra a malformação como área de sinal brilhante, previamente ao tratamento (*seta*). (*B*) Corte ponderado em T2, seis meses após a escleroterapia, demonstra marcada diminuição no volume e na intensidade do sinal (*seta*).

vasamento do agente para a superfície epidérmica no caso de solução alcoólica de prolamina [98,127,128,135,136,138,139,141,143,144,148-152]. A bleomicina pode ser absorvida sistemicamente, mesmo se injetada localmente em baixas doses [133]. Ainda que a bleomicina sistêmica possa provocar fibrose pulmonar fatal [134], esse tipo de complicação nunca foi descrito no tratamento de MLs [135-137].

Uma diferença importante de desfecho pode ser observada quando as lesões linfáticas são subdivididas em microcísticas ou macrocís-

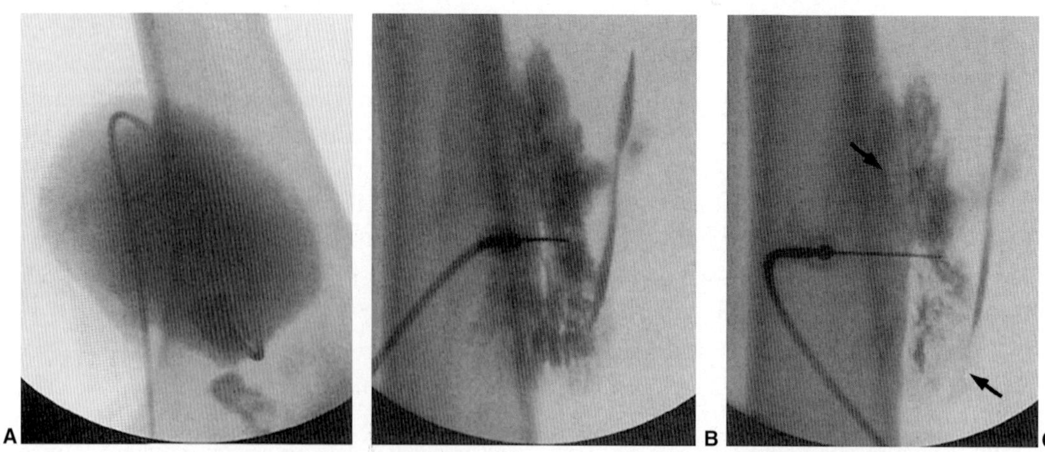

Fig. 28. Uso de esclerosantes em malformações linfáticas. (*A*) Cateter introduzido dentro de malformação macrocística, para acesso mais duradouro. (*B*) Opacificação de pequena lesão microcística na coxa. (*C*) Esclerosante radiolucente é injetado (*setas*).

ticas. Em um estudo randomizado utilizando OK-432, 95% das remissões completas ou quase completas ocorreram nas MLs macrocísticas, enquanto 80% das remissões parciais ou falhas no tratamento foram observadas nas lesões microcísticas [138]. Outros autores apontam resultados semelhantes, com índices de sucesso entre 77-100% nas lesões macrocísticas e 0-80% nas microcísticas (Fig. 29) [136, 143,144,148,149].

Emboloescleroterapia das malformações arteriovenosas

A decisão de tratar ou não uma MAV deve ser tomada por equipe multidisciplinar [25,65, 156,157], embasada nos critérios de Schobinger e Lee [63]. Além dos exames de imagem usuais, estimativas não-invasivas do *shunt* podem ser realizadas para monitorar a resposta ao tratamento, por cintilografia do corpo inteiro [25,72] ou pulmonar. Dada a complexidade e a variabilidade das MAVs, freqüentemente realizamos arteriografia puramente diagnóstica para verificar o suprimento sanguíneo, sua distribuição e drenagem, o que auxilia no planejamento da emboloescleroterapia. Antes do procedimento, o paciente recebe profilaxia antiinflamatória com esteróides. Durante a anestesia geral, um cateter Swan-Ganz é posicionado para monitorar a pressão arterial pulmonar [65].

Para compreender os conceitos da terapia, as MAVs devem ser pensadas como um defeito congênito que ocorre no nicho, uma região marcada pela ausência de rede capilar normalmente diferenciada entre as arteríolas e vênulas [27,75]. A disfunção do nicho é o mecanismo causador do *shunt* de alto débito, e apenas sua erradicação oferece cura definitiva [25]. A embolização ou oclusão apenas das artérias nutridoras proximais pode, ao contrário, estimular o crescimento da lesão e destruir a melhor rota de acesso para um eventual retratamento (Fig. 30) [25,72,158].

Similarmente às outras malformações, a concentração apropriada do agente esclerosante por tempo suficiente no local-alvo é a chave do tratamento. Nesse contexto, a MAV oferece desafios únicos. Em primeiro lugar,

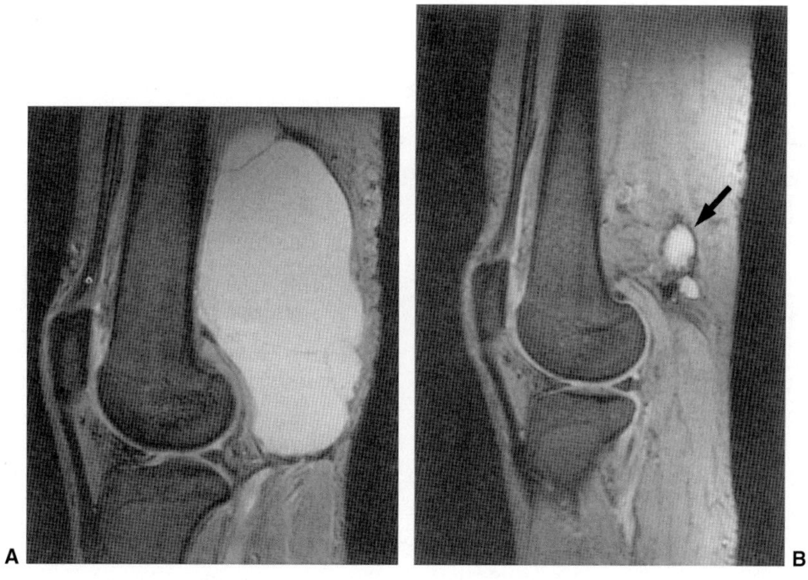

Fig. 29. Ressonância magnética no monitoramento da resposta à escleroterapia em malformação linfática. (*A*) GRE sagital de malformação macrocística na fossa poplítea, antes do tratamento. (*B*) GRE sagital oito meses após duas sessões de escleroterapia revela marcada redução no volume da malformação (*seta*).

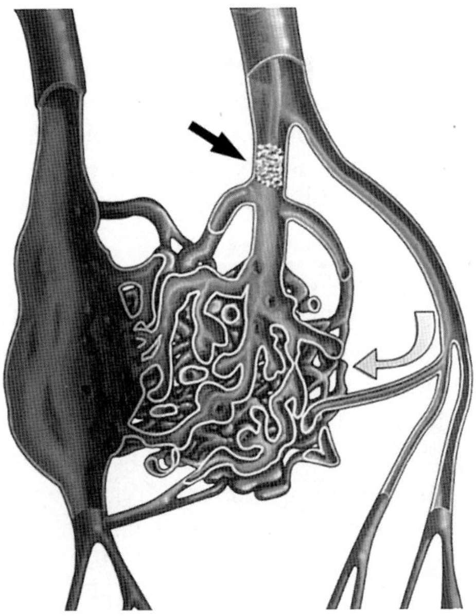

Fig. 30. Técnicas não-efetivas de embolização de malformação arteriovenosa. Representação diagramática de inadvertida embolização proximal (*seta escura*). Esta técnica, além de não destruir o nicho, passo essencial da cura, permite a formação de colaterais (*seta amarela*), que podem dificultar nova tentativa de manejo intervencionista. (*Ver Prancha em Cores.*)

por ser uma lesão de alto débito, qualquer quantidade de esclerosante injetada no cateter arterial é significativamente diluída na circulação e tem trânsito curto em decorrência do alto débito [75]. Segundo, como vários vasos alimentam e drenam o nicho, o efeito esclerosante é menos previsível (Fig. 32). Finalmente, o nicho pode funcionar como um potencial depósito de sangue, que torna angiograficamente ocultas artérias vitais contíguas e eventualmente eleva a morbidade após o tratamento [72].

Para minimizar esses desafios, empregam-se técnicas que permitem acesso mais específico ao nicho e reduzem a velocidade do fluxo sanguíneo na malformação, freqüentemente utilizadas de forma concomitante, para tornar a lesão mais vulnerável aos efeitos da terapia e reduzir complicações locais e sistêmicas.

Com relação ao acesso nicho-específico, pode ser realizado por microcateterização superseletiva dos vasos arteriais (Fig. 33) [65, 72,156,158], punção percutânea para escleroterapia direta (Fig. 34) [65,72,86,116,159,160] ou injeção retrógrada por via venosa, freqüentemente utilizada com a ajuda de um balão oclusivo [87,158]. Como o nicho apresenta geralmente um maior número de artérias nutridoras do que veias escoantes, esta última técnica é considerada a mais intuitiva do ponto de vista teórico (Fig. 35).

No que diz respeito à redução do fluxo, a oclusão temporária pode ser realizada por meio de balão, posicionado na via arterial [25, 65,72] ou venosa [25,65]. Torniquetes e manguitos pneumáticos também podem ser utilizados a montante ou a jusante da lesão (Fig. 36) [65,72,116,156,158]. Oclusões permanentes nos vasos colaterais podem ser obtidas com molas ou adesivos de cianoacrilato, com o objetivo de reduzir o influxo de sangue e reduzir a quantidade necessária de esclerosante (Fig. 37) [72]. Molas maiores podem ser posicionadas na veia de drenagem principal para reduzir o fluxo ou mesmo para eventualmente determinar cura definitiva (Fig. 38) [72]. Partículas e colas biológicas podem causar variáveis graus de oclusão, dificilmente controlável, com potencial de recanalização espontânea [25,65,72, 103,157,159].

Uma vez decididas as técnicas de acesso e redução do fluxo, procede-se a injeção de contraste, na mesma direção pretendida do esclerosante, para verificar o volume e o fluxo da malformação [72,157]. O agente esclerosante mais freqüentemente utilizado é o etanol, administrado em bolos de 0,5-1 ml, com ou sem contraste. Nova angiografia é realizada 5-10 minutos após o final da injeção de etanol, para avaliar o grau de dano endotelial [72]. Se o nicho ainda estiver patente, o procedimento é repetido. A pressão arterial pulmonar é monitorizada durante a injeção do esclerosante e vasodilatadores são administrados, se os níveis obtidos superarem 25 mmHg [72]. O procedimento é encerrado com base no tempo decorrido, na dose máxima de esclerosante ou outros fatores lesão-específicos.

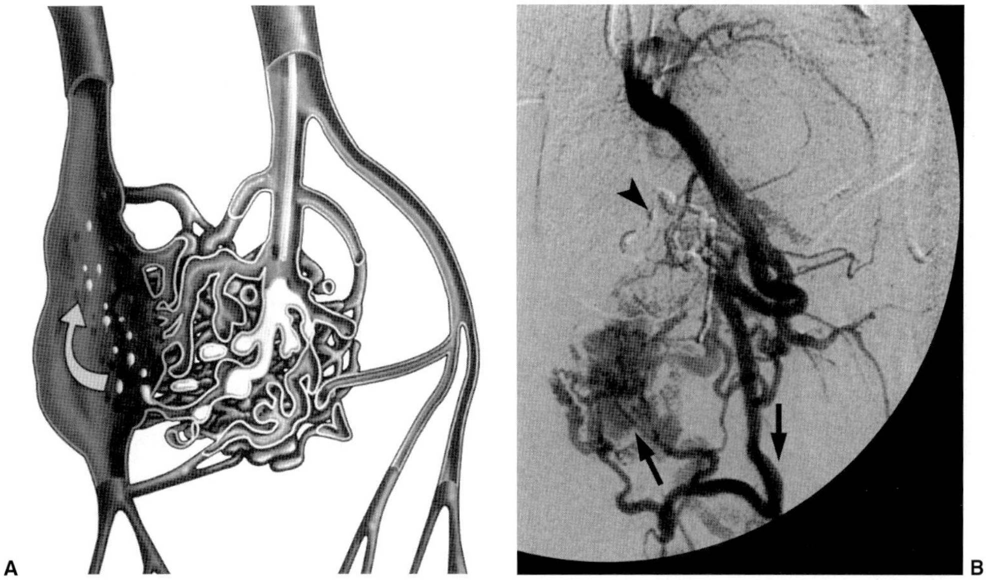

Fig. 31. (*A*) O resultado da administração de cianoacrilato no interior de MAV pode ser imprevisível. Dependendo da anatomia única da lesão, o agente pode se depositar proximalmente ao nicho ou mesmo continuar em trajeto distal e penetrar na circulação venosa sistêmica (*seta amarela*). (*B*) Opacificação persistente do nicho da malformação por colaterais (*setas*), decorrentes da inadvertida deposição mais proximal do cianoacrilato (*ponta de seta*). (*Ver Prancha em Cores.*)

Quando recuperado da anestesia, o paciente é examinado em busca de complicações cutâneas e neurovasculares. Após, é encaminhado ao leito hospitalar, onde vai passar a noite sob efeito de analgésicos, antiinflamatórios e antieméticos. Na manhã seguinte é realizada avaliação Doppler para determinar mudanças no padrão de fluxo dentro da MAV e para investigar trombose venosa profunda, se relevante [65]. Exceto complicações, o paciente recebe alta, sendo instruído a limitar atividades físicas intensas, com prescrição de analgésicos e antiinflamatórios por via oral. Qualquer novo procedimento deve ser agendado após um intervalo de, pelo menos, algumas semanas, para permitir maturação dos *shunts* microscópicos que não eram inicialmente aparentes no procedimento inicial [159].

Na maior série até hoje publicada de pacientes submetidos a emboloescleroterapia, 40% foram considerados curados, 28% melhoraram parcialmente, 18% não apresentaram mudança e 2% pioraram clinicamente [72]. Ocorreram complicações em 52% dos pacientes e 18% dos procedimentos. A formação de bolhas ou necrose na pele ocorreu em 14,3% dos pacientes e foi manejada de forma conservadora. Complicações maiores ocorreram em 12% dos pacientes e 3% dos procedimentos, incluindo infecção que necessitou de amputação, insuficiência renal aguda, dano irreversível ao nervo mediano e necrose focal da bexiga. Outro estudo similar demonstrou excelentes resultados em 78% dos pacientes e razoáveis em 22%, após um período de acompanhamento de 19 meses [25].

Seguimento dos pacientes

O seguimento dos pacientes após a alta hospitalar deve ser feito com uma combinação entre

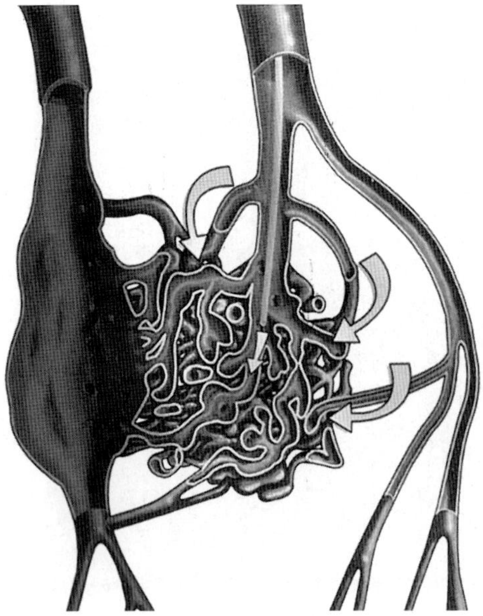

Fig. 32. Padrão de fluxo complexo em malformação arteriovenosa. Mesmo quando o cateter é introduzido próximo ao nicho, a embolização é sujeita a elevadas taxas de fluxo competitivo (*setas amarelas*), que dilui, redireciona e diminui o tempo de ação da substância esclerosante. (*Ver Prancha em Cores.*)

avaliação clínica e por imagem. Nas malformações de baixo débito, US, RM ou cintilografia de corpo inteiro podem ser utilizadas para monitorar o grau de involução do fluxo. A avaliação por RM deve ser realizada apenas depois de decorridos vários meses da escleroterapia, para permitir que o sinal brilhante da inflamação pós-tratamento nas seqüências ponderadas em T2 desapareça e permita avaliação mais acurada da lesão em si [20]. Nas MVs, as regiões tratadas apresentam sinal baixo nas seqüências ponderadas em T2, enquanto as áreas não-tratadas permanecem apresentando sinal brilhante.

Resumo

Existe muita confusão na classificação e nomenclatura das anormalidades vasculares, o que causa impacto negativo no diagnóstico e no tratamento. O termo hemangioma deve ser reservado às lesões que exibem histologicamente elevada atividade endotelial. Essencialmente, todas as demais anomalias vasculares

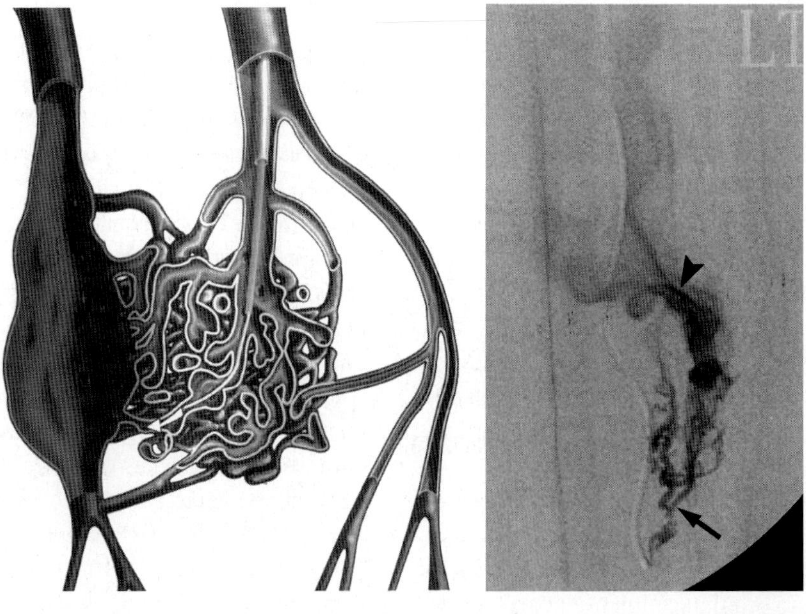

Fig. 33. Rotas arteriais ao nicho da malformação arteriovenosa. (*A*) Cateterização superseletiva no nicho (*seta amarelha*). (*B*) Angiografia superseletiva realizada por meio de pequena tributária arterial (*seta*), em íntima contigüidade com o nicho (*ponta de seta*), logo antes da embolização. (*Ver Prancha em Cores.*)

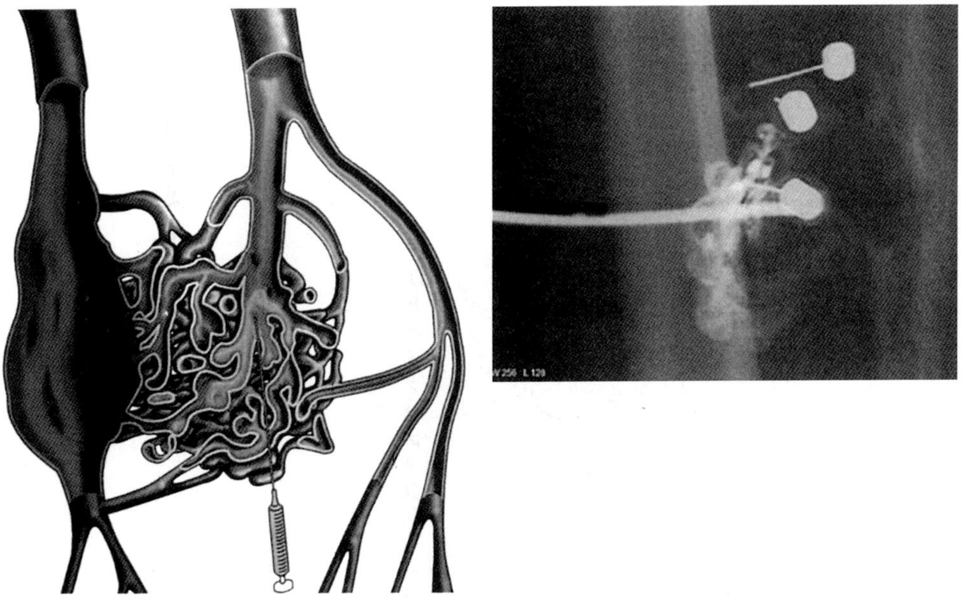

A B

Fig. 34. Rota venosa direta ao nicho da malformação arteriovenosa. (*A*) Punção percutânea direta do nicho. (*B*) Flebografia realizada momentos antes da administração do agente esclerosante. (*Ver Prancha em Cores.*)

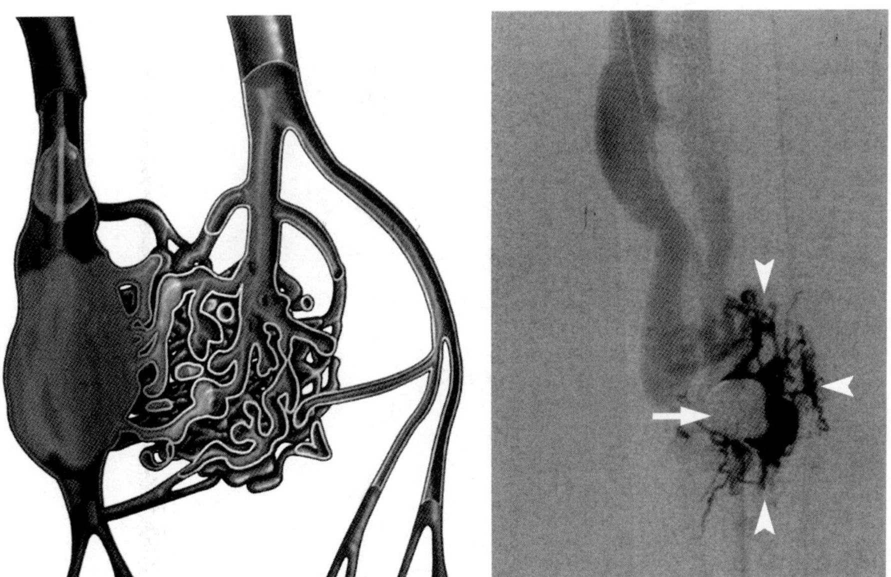

A B

Fig. 35. (*A*) Rota venosa retrógrada ao nicho da malformação arteriovenosa, para administração de um agente em bólico, como o cianoacrilato, ou de um agente esclerosante, como o etanol. (*B*) Oclusão do trajeto por balão (*seta*) nas adjacências do nicho. A injeção de contraste revela a real microarquitetura da malformação, que deve ser destruída com fins curativos (*pontas de seta*). (*Ver Prancha em Cores.*)

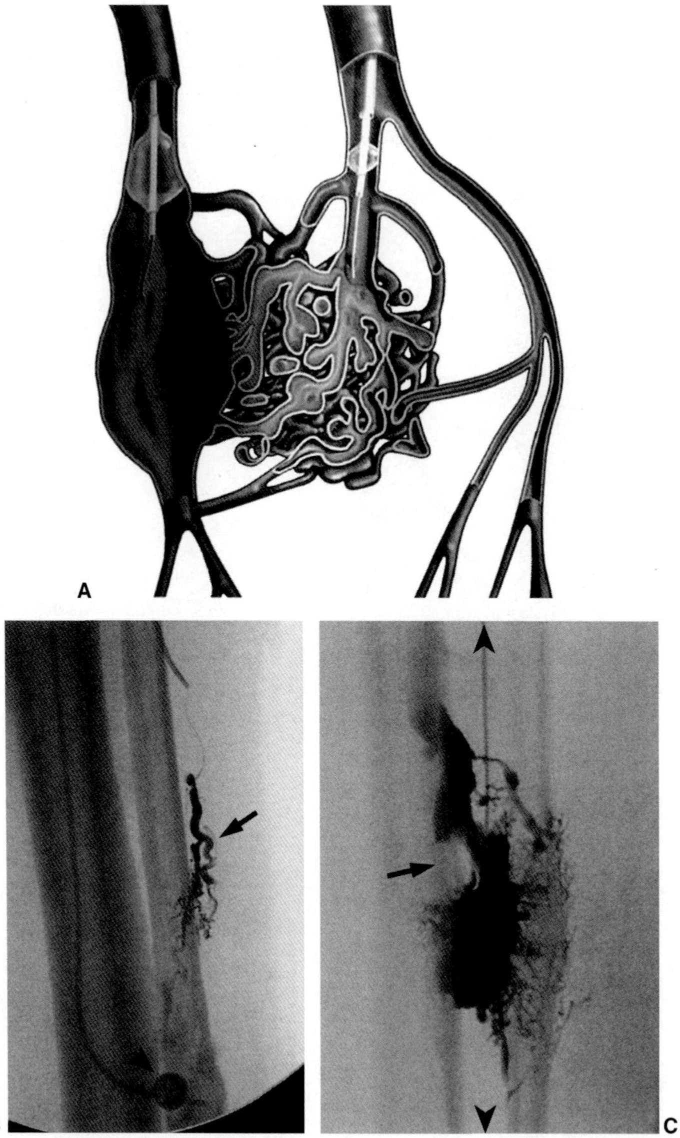

Fig. 36. Obstrução temporária de fluxo durante emboloescleroterapia. (*A*) Podem ser realizadas oclusões por balão na rota arterial ou venosa, para permitir maior tempo de ação ao agente esclerosante. (*B*) Opacificação por via arterial (*seta*) durante oclusão venosa concomitante (*pontas de seta*). (*C*) Balão inserido por via venosa (*seta*) demonstra o volumoso nicho com a ajuda de manguitos inflados acima e abaixo da lesão (*pontas de seta, fora da imagem*). (*Ver Prancha em Cores.*)

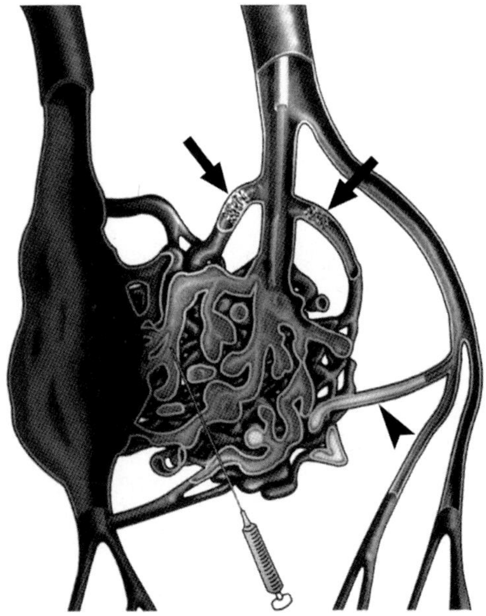

Fig. 37. Oclusão arterial permanente. O uso judicioso de molas (*seta*) e cianoacrilato (*pontas de seta*) pode reduzir o influxo arterial da MAV. (*Ver Prancha em Cores.*)

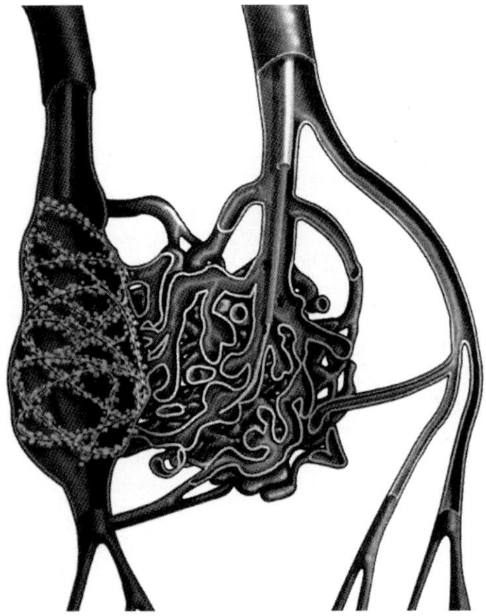

Fig. 38. Oclusão venosa permanente. A utilização de molas na porção venosa da MAV pode reduzir o fluxo dentro da lesão e permitir maior tempo de ação ao esclerosante administrado por via arterial. (*Ver Prancha em Cores.*)

são denominadas malformações vasculares. As malformações podem ser divididas de várias formas, dentre elas: tronculares, quando resultam de defeitos embriológicos tardios, ou extratronculares, quando a displasia ocorre em fase embrionária precoce, ainda dentro da rede de capilares não-diferenciados presente na vasculogênese e angiogênese. Atualmente, o manejo percutâneo é considerado o ideal para essas patologias.

Referências

[1] Dowd CF, Cullen SP, Hoffman WY, *et al.* Radiographic misdiagnosis confounds evaluation of vascular anomalies. Paper presented at Fifteenth Congress of the International Society for the Study of Vascular Anomalies. Wellington (NZ), 2004.

[2] Wu JK, Lane TS, Roberts CT, *et al.* Accuracy in terminology, diagnosis and management for referrals to a vascular anomalies center. Paper presented at Fifteenth Congress of the International Society for the Study of Vascular Anomalies. Wellington (NZ), 2004.

[3] Lee BB, Bergan B. Advanced management of congenital vascular malformations: a multidisciplinary approach. Cardiovasc Surg 2002;10:523-33.

[4] Mulliken JB, Glowacki J. Hemangiomas and vascular malformations in infants and children: a classification based on endothelial characteristics. Plast Reconstr Surg 1982;69:412-20.

[5] Burrows PE, Muliken JB, Fellows KE, *et al.* Childhood hemangiomas and vascular malformations: angiographic differentiation. AJR Am J Roentgenol 1983;141:483-8.

[6] Jackson IT, Carreno R, Potparic Z, *et al.* Hemangiomas. vascular malformations, and lymphovenous malformations: classification and methods of treatment. Plast Reconstr Surg 1993.91:1216-30.

[7] Malan E. Malformations (Angiodysplasias). Milan: Carlo Erba Foundation; 1974.

[8] Degni M, Gerson L, Ishikawa K, *et al.* Classification of the vascular diseases of the limbs. J Cardiovasc Surg (Torino) 1973;14:109-16.

[9] Belov S. Classification, terminology and nosology of congenital vascular defects. In: Belov S, Loose DA. Weber J, editors. Vascular Malformations. Proceedings of the Seventh Meeting of the International Workshop on Vascular Malformations. Reinbek: Einhorn-Presse Verlag; 1989. p. 25-8.

[10] Belov S. Classification of congenital vascular defects. Int Angiol 1990;9:141-6.

[11] Belov S. Anatomopathological classification of congenital vascular defects. Semin Vase Surg 1993;6:219-24.

[12] Enjolras O. Classification and management of the various superficial vascular anomalies: hemangioma and vascular malformation. J Dermatol 1997:24:701-10.

[13] North PE, Waner M, Mizeracki A, *et al.* GLUT1: a newly discovered immunohistochemical marker for juvenile hemangiomas. Hum Pathol 2000:31:11-22.

[14] Adegboyega PA, Qiu S. Hemangioma versus vascular malformation: presence of nerve bundle is a diagnostic clue for vascular malformation. Arch Pathol Lab Med 2005;129:772-5.

[15] Hein KD, Mulliken JB. Kozakewich HP, *et al.* Venous malformations of skeletal muscle. Plast Reconstr Surg 2002;110:1625-35.

[16] Kilpatrick SE. Diagnostic musculoskeletal surgical pathology: clinicoradiologic and cytologic correlations. Philadelphia: Saunders; 2004.

[17] Mulliken JB, Fishman SJ, Burrows PE. Vascular anomalies. Curr Probl Surg 2000;37:519-84.

[18] Muliken JB, Young AE. Vascular birthmarks: hemangiomas and malformations. Philadelphia: Saunders: 1988.

[19] Vikkula M, Boon LM, Mulliken JB. Molecular basis of vascular anomalies. Trends Cardiovasc Med 1998;8:218-92.

[20] Dubois J, Soulez G, Oliva VL, *et al.* Soft-tissue venous malformations in adult patients: imaging and therapeutic issues. Radiographics 2001;21:1519-31.

[21] Marks A, Sutherland DR, Bailey D, *et al.* Characterization and distribution of an oncofetal antigen (M2A antigen) expressed on testicular germ cell tumours. Br J Cancer 1999;80:569-78.

[22] Kahn HJ, Bailey D, Marks A. Monoclonal anti-body D2-40, a new marker of lymphatic endothelium, reacts with Kaposi's sarcoma and a subset of angiosarcomas. Mod Pathol 2002;15:434-40.

[23] Smoller BR, Rosen S. Port-wine stains: a disease of altered neural modulation of blood vessels? Arch Dermatol 1986;122:177-9.

[24] Wautier MP, Boval B, Chappey O, *et al.* Cultured endothelial cells from human arteriovenous malformations have defective growth regulation. Blood 1999:15:2020-8.

[25] Lee BB, Do YS, Yakes W, *et al.* Management of arteriovenous malformations: a multidisciplinary approach. J Vasc Surg 2004;39:590-600.

[26] Moore KL. The developing human. Philadelphia: Saunders: 1982.

[27] Brouillard P, Vikkula M. Vascular malformations: localized defects in vascular morphogenesis. Clin Genet 2003;63:340-51.

[28] Oliver G. Lymphatic vasculature development. Nat Rev Immunol 2004:4:35-45.

[29] Vikkula M, Boon LM, Mulliken JB. Molecular genetics of vascular malformations. Matrix Biol 2001;20:327-35.

[30] Tille JC, Pepper MS. Hereditary vascular anomalies: new insights into their pathogenesis. Arterioscler Thromb Vasc Biol 2004;24:1578-90.

[31] Boon LM, Mulliken JB, Vikkula M, *et al.* Assignment of a locus for dominantly inherited venous malformations to chromosome 9p. Hum Mol Genet 1994;3:1583-7.

[32] Loughna S, Sato TN. Angiopoietin and Tie signaling pathways in vascular development. Matrix Biol 2001;30:319-25.

[33] Davis J, Aldrich TH, Jones PF, *et al.* Isolation of angiopoietin-1, a ligand for the TIE2 receptor by secretion-trap expression closing. Cell 1996;87:1161-9.

[34] Ward NL, Dumont DJ. The angiopoietins and Tie2/Tek: adding to the complexity of cardiovascular development. Semin Cell Dev Biol 2002;13:19-27.

[35] Sato TN, Tozawa Y, Deutsch U, *et al.* Distinct roles of the receptor tyrosine kinases Tie-1 and Tie-2 in blood vessel formation. Nature 1995;376:70-4.

[36] Suri C, Jones PF, Patan S, *et al.* Requisite role of angiopoietin-1, a ligand for the TIE2 receptor, during embryonic angiogenesis. Cell 1996;87:1171-80.

[37] Maisonpierre PC, Suri C, Jones PF, *et al.* Angiopoietin-2, a natural antagonist for Tie2 that disrupts in vivo angiogenesis. Science 1997;277:55-60.

[38] Gale NW, Thurston G, Hackett SF, *et al.* Angiopoietin-2 is required for postnatal angiogenesis and lymphatic patterning, and only the latter role is rescued by Angiopoietin-1. Dev Cell 2002;3:411-23.

[39] Diehl S, Bruno R, Wilkinson GA, *et al.* Altered expression patterns of EphrinB2 and EphB2 in human umbilical vessels and congenital venous malformations. Pediatr Res 2005;57:537-44.

[40] Hellstrom M, Kalen M, Lindahl P, *et al.* Role of PDGF-B and PDGFR-beta in recruitment of vascular smooth muscle cells and pericytes during embryonic blood vessel formation in the mouse. Development 1999;126:3047-55.

[41] Alqahtani A, Nguyen LT, Flageole H, *et al.* 25 years' experience with lymphangiomas in children. J Pediatr Surg 1999;34:1164-8.

[42] Brock ME, Smith RJ, Parey SE, *et al.* Lymphangioma: an otolaryngologic perspective. Int J Pediatr Otorhinolaryngol 1987;14:133-40.

[43] Emery PJ, Bailey CM. Evans IN. Cystic hygroma of the head and neck: a review of 37 cases. J Laryngol Otol 1984;98:613-9.

[44] Buckmiller LM. Update on hemangiomas and vascular malformations. Curr Opin Otolaryngol Head Neck Surg 2004;12:476-87.

[45] Frieden I, Enjolras O, Esterly N. Vascular birth-marks. other abnormalities of blood vessels and lymphatics. In: Schachner LA, Hansen RC, editors. Pediatric dermatology. 3rd edition. St Louis: Mosby; 2003. p. 833-62.
[46] Kohout MP, Hansen M, Pribaz JJ, *et al.* Arteriovenous malformations of the head and neck: natural history and management. Plast Reconstr Surg 1998;102:643-54.
[47] Enjolras O, Mulliken JB. The current management of vascular birthmarks. Pediatr Dermatol 1993;10:311-3.
[48] Boyd JB, Mulliken JB, Kaban LB, *et al.* Skeletal changes associated with vascular malformations. Plast Reconstr Surg 1984;74:789-97.
[49] Savader SJ, Savader BL. Otero RR. Intraosseous arteriovenous malformations mimicking malignant disease. Acta Radiol 1988;29:109-14.
[50] Dubois J, Garel L. Imaging and therapeutic approach of hemangiomas and vascular malformations in the pediatric age group. Pediatr Radiol 1999;29:879-93.
[51] Paltiel HI, Burrows PE, Kozakewich HP, *et al.* Soft-tissue vascular anomalies: utility of US for diagnosis. Radiology 2000;214:747-54.
[52] Trop 1, Dubois J, Guibaud L, *et al.* Soft-tissue venous malformations in pediatric and young adult patients: diagnosis with Doppler US. Radiology 1999;212:841-5.
[53] Sintzoff SA Jr, Gillard I, Van Gansheke D, *et al.* Ultrasound evaluation of soft tissue tumors. J Belg Radiol 1992;75:276-80.
[54] Gulati MS, Paul SB, Batra A, *et al.* Uterine arteriovenous malformations: the role of intravenous 'dual-phase' CT angiography. Clin Imaging 2000;24:10-4.
[55] Hyodoh H, Hori M, Akiba H, *et al.* Peripheral vascular malformations: imaging, treatment approaches, and therapeutic issues. Radiographics 2005;25:S159-71.
[56] Vilanova JC, Barceló J, Smirniotopoulos JG, *et al.* Hemangioma from head to toe: MR imaging with pathologic correlation. Radiographics 2004;24:367-85.
[57] Konez O, Burrows PE. Magnetic resonance of vascular anomalies. Magn Reson Imaging Clin N Am 2002;10:363-88.
[58] Meyer JS, Hoffer FA, Barnes PD, *et al.* Biological classification of soft tissue vascular anomalies: MR correlation. AJR Am J Roentgenol 1991;157:559-64.
[59] Goyal M, Causer PA, Armstrong D. Venous vascular malformations in pediatric patients: comparison of results of alcohol sclerotherapy with proposed MR imaging classification. Radiology 2002;223:639-44.
[60] Konez O. Vascular anomalies. emedicine.com; 2004.
[61] Boll DT, Merkle EM, Lewin JS. Low-flow vascular malformations: MR-guided percutaneous sclerotherapy in qualitative and quantitative assessment of therapy and outcome. Radiology 2004;233:376-84.
[62] Kern S, Niemeyer C, Darge K, *et al.* Differentiation of vascular birthmarks by MR imaging. Acta Radiol 2000;41:453-7.
[63] Lee BB. New approaches to the treatment of congenital vascular malformations (CMVs): a single centre experience. Eur J Vasc Endovasc Surg 2005;30:18497.
[64] O'Donovan JC, Donaldson JS, Morello FP, *et al.* Symptomatic hemangiomas and venous malformations in infants, children and young adults: treatment with percutaneous injection of sodium tetradecyl sulfate. AJR Am J Roentgenol 1997;169:723-9.
[65] Yakes WF, Rossi P, Odink H. How I do it: arteriovenous malformation management. Cardiovasc Intervent Radiol 1996;19:65-71.
[66] Villavicencio JL. Primum non nocere: is it always true? The use of absolute ethanol in the management of congenital vascular malformations. J Vasc Surg 2001;33:904-6.
[67] Bloom DC, Perkins JA, Manning SC. Management of lymphatic malformations. Curr Opin Otolaryngol Head Neck Surg 2004;12:500-4.
[68] Upton J, Coombs CJ, Mulliken JB, *et al.* Vascular malformations of the upper limb: a review of 270 patients. J Hand Surg Am 1999;24:1019-35.
[69] Puig S, Casati B, Staudenherz A, *et al.* Vascular low-flow malformations in children: current concepts for classification, diagnosis and therapy. Eur J Radiol 2005;53:35-45.
[70] Lee BB. New approach to the combined form of congenital vascular malformation: venolymphatic malformation. Paper presented at Eastern Vascular Society. Annual Meeting. May 5-7. 2005, Pitts-burgh. PA.
[71] Puig S, Aref H, Chigot V, *et al.* Classification of venous malformations in children and implications for sclerotherapy. Pediatr Radiol 2003;33:99-103.
[72] Do YS, Yakes WF, Shin SW, *et al.* Ethanol embolization of arteriovenous malformations: interim results. Radiology 2005;235:674-82.
[73] Choi YH, Han MH, O-Ki K, *et al.* Craniofacial cavernous venous malformations: percutaneous sclerotherapy with use of ethanolamine oleate. J Vasc Intervent Radiol 2002;13:475-82.
[74] de Lorimier AA. Sclerotherapy for venous malformations. J Pediatr Surg 1995;30:188-93.
[75] Yakes WF, Haas DK, Parker SH, *et al.* Symptomatic vascular malformations: ethanol embolotherapy. Radiology 1989;170(3 Pt 2):1059-66.
[76] Shin BS, Do YS, Lee BB, *et al.* Multistage ethanol sclerotherapy of soft-tissue arteriovenous malformations: effect on pulmonary arterial pressure. Radiology 2005;235:1072-7.

[77] Yakes WF, Krauth L, Ecklung J, *et al.* Ethanol endovascular management of brain arteriovenous malformations: initial results. Neurosurgery 1997;40:1145-52.

[78] Mason KP, Michna E, Zurakowski D, *et al.* Serum ethanol levels in children and adults after ethanol embolization or sclerotherapy for vascular anomalies. Radiology 2000;217:127-32.

[79] Yakes WF, Luethke JM, Parker SH, *et al.* Ethanol embolization of vascular malformations. Radiographics 1990;10:787-96.

[80] Stefanutto TB, Halbach V. Bronchospasm precipitated by ethanol injection in arteriovenous malformation. AJNR Am J Neuroradiol 2003;24:2050-1.

[81] Yakes WE, Baker R. Cardiopulmonary collapse: a sequela of ethanol embolotherapy. Paper presented at Seventy-ninth Scientific Assembly and Annual Meeting of the Radiological Society of North America. Chicago. 1993.

[82] Behnia R. Systemic effects of absolute alcohol embolization in a patient with a congenital arteriovenous malformation of the lower extremity. Anesth Analg 1995;80:415-7.

[83] Garel L, Mareschal JL, Gagnadoux MF, *et al.* Fatal outcome after ethanol renal ablation in child with end-stage kidneys. AJR Am J Roentgenol 1986;146:593-4.

[84] Siniluoto TM, Svendsen PA, Wikholm GM, *et al.* Percutaneous sclerotherapy of venous malformations of the head and neck using sodium tetradecyl sulphate (sotradecol). Scand J Plast Reconstr Surg Hand Surg 1997;31:145-50.

[85] Connor WE, Hoak JC, Warner ED. Massive thrombosis produced by fatty acid infusion. J Clin Invest 1963:42:860-6.

[86] Hyodoh H, Fujita A, Hyodoh K, *et al.* High-flow arteriovenous malformation of the lower extremity: ethanolamine oleate sclerotherapy. Cardiovasc Intervent Radiol 2001;24348-51.

[87] Mitsuzaki K, Yamashita Y, Utsunomiya D, *et al.* Balloon-occluded retrograde transvenous embolization of a pelvic arteriovenous malformation. Cardiovasc Intervent Radiol 1999;22:518-20.

[88] Gabal AM. Percutaneous technique for sclerotherapy of vertebral hemangioma compressing spinal cord. Cardiovasc Intervent Radiol 2002;25:494-500.

[89] Guex JJ. Indications for the sclerosing agent polidocanol (aetoxisclerol dexo, aethoxisklerol kreussler). J Dermatol Surg Oncol 1994;19:959-61.

[90] Mimura H, Kanazawa S, Yasui K, *et al.* Percutaneous sclerotherapy for venous malformations using polidocanol under fluoroscopy. Acta Med Okayama 2003;57:227-34.

[91] Suzuki N, Nakao A, Nonami T, *et al.* Experimental study on the effects of sclerosants foresophageal varices on blood coagulation, fibrinolysis and systemic hemodynamics. Gastroenterol Jpn 1992;27:309-16.

[92] Marrocco-Trischitta MM, Guerrini P, Abeni D, *et al.* Reversible cardiac arrest after polidocanol sclerotherapy of peripheral venous malformation. Dermatol Surg 2002;28:153-5.

[93] Dubois JM, Sebag GH, De Prost Y, *et al.* Soft-tissue venous malformations in children: percutaneous sclerotherapy with Ethibloc. Radiology 1991;180:195-8.

[94] Kauffmann GW, Rassweiler J, Richter G, *et al.* Capillary embolization with Ethibloc: new embolization concept tested in dog kidneys. AJR Am J Roentgenol 1981;137:1163-8.

[95] Riche MC, Hadjean E, Tran-Ba-Huy P, *et al.* The treatment of capillary-venous malformations using a new fibrosing agent. Plast Reconstr Surg 1983;71:607-14.

[96] Gorriz E, Carreira JM, Reyes R, *et al.* Intramuscular low flow vascular malformations: treatment by means of direct percutaneous embolization. Eur J Radiol 1998;27:161-5.

[97] Kuhne D, Helmke K. Embolization with "Ethibloc" of vascular tumors and arteriovenous malformations in the head and neck. Neuroradiology 1982;23:253-8.

[98] Dubois J, Garet L, Abela A, *et al.* Lymphangiomas in children: percutaneous sclerotherapy with an alcoholic solution of zein. Radiology 1997;204:651-4.

[99] Herbreteau D, Riche MC, Enjolras O, *et al.* Percutaneous embolization with Ethibloc of lymphatic cystic malformations with a review of the experience in 70 patients. Int Angiol 1993;12:34-9.

[100] Woods JE. Extended use of sodium tetradecyl sulfate in treatment of hemangiomas and other related conditions. Plast Reconstr Surg 1987;79:542 9.

[101] Coetzee PF, lonescu GO, Fourie P, *et al.* Results of intralesional bleomycin injection treatment for congenital vascular anomalies. Paper presented at Fifteenth Congress of the International Society for the Study of Vascular Anomalies. Wellington (NZ). 2004.

[102] Pollak JS, White RI Jr. The use of cyanoacrylate adhesives in peripheral embolization. J Vase Intervent Radiol 2001;12:907-13.

[103] Rao VR, Mandalam KR, Gupta AK, *et al.* Dissolution of isobutyl 2-cyanoacrylate on long-term follow-up. AJNR Am J Neuroradiol 1989;10:135-41.

[104] Castaneda F, Goodwin SC, Swischuk JL, *et al.* Treatment of pelvic arteriovenous malformations with ethylene vinyl alcohol copolymer (Onyx). J Vasc Intervent Radiol 2002;13:513-6.

[105] Taki W, Yonekawa Y, Iwata H, *et al.* A new liquid material for embolization of arteriovenous malformations. AJNR Am J Neuroradiol 1990;11:163-8.

[106] Numan F, Omeroglu A, Kara B, *et al.* Embolization of peripheral vascular

malformations with ethylene vinyl alcohol copolymer (Onyx). J Vasc Intervent Radiol 2004;15:939-46.

[107] Donnelly LF, Bissell GS 3rd, Adams DM. Combined sonographic and fluoroscopic guidance: a modified technique for percutaneous sclerosis of low-flow vascular malformations. AJR Am J Roentgenol 1999;173:655-7.

[108] Yamaki T, Nozaki M, Sasaki K. Color duplex-guided sclerotherapy for the treatment of venous malformations. Dermatol Surg 2000;26:323-8.

[109] Rautio R, Saarinen J, Laranne J, *et al.* Endovascular treatment of venous malformations in extremities: results of sclerotherapy and the quality of life after treatment. Acta Radiol 2004;45:397-403.

[110] Paletta FX. Vascular tumors: 30-year inventory. Aesthetic Plast Surg 1985;9:281-6.

[111] Deveikis JP. Percutaneous ethanol sclerotherapy for vascular malformations in the head and neck. Arch Facial Plast Surg 2005;7:322-5.

[112] Suh JS, Shin KH, Na JB, *et al.* Venous malformations: sclerotherapy with a mixture of ethanol and lipiodol. Cardiovasc Intervent Radiol 1997;20:268-73.

[113] Lee BB, Do YS, Byun HS, *et al.* Advanced management of venous malformation with ethanol scherotherapy: mid-term results. J Vasc Surg 2003;37:533-8.

[114] Lee BB, Kim DI, Huh S, *et al.* New experiences with absolute ethanol sclerotherapy in the management of a complex form of congenital venous malformation. J Vasc Surg 2001;33:764-72.

[115] Donnelly LF, Bisset G Sr, Adams DM. Marked acute tissue swelling following percutaneous sclerosis of low-flow vascular malformations: a predictor of both prolonged recovery and therapeutic effect. Pediatr Radiol 2000;30:415-9.

[116] Gomes AS. Embolization therapy of congenital arteriovenous malformations: use of alternate approaches. Radiology 1994;190:191-8.

[117] Doppman JL, Oldfield El-I, Heiss JD. Symptomatic vertebral hemangiomas: treatment by means of direct intralesional injection of ethanol. Radiology 2000;214:341-8.

[118] Goyal M, Mishra NK, Sharma A, *et al.* Alcohol ablation of symptomatic vertebral hemangiomas. AJNR Am J Neuroradiol 1999;20:959-60.

[119] Donnelly LF, Adams DM, Bisset GS 3rd. Vascular malformations and hemangiomas: a practical approach in a multidisciplinary clinic. AJR Am J Roentgenol 2000;174:597-608.

[120] Hayashi N, Masumoto T, Okubo T, *et al.* Hemangiomas in the face and extremities: MR-guided sclerotherapy: optimization with monitoring of signal intensity changes in vivo. Radiology 2003;226:567-72.

[121] Lewin JS, Merkle EM, Duerk JL, *et al.* MR imaging-guided percutaneous sclerotherapy: preliminary experience with 14 procedures in three patients. Radiology 1999;211:566-70.

[122] Pascarella L, Bergan JJ, Yamada C, Mekenas L. Venous angiomata: treatment with sclerosant foam. Ann Vase Surg 2005;19:457-64.

[123] Cabrera J, Cabrera JJ, Garcia-Olmedo MA, *et al.* Treatment of venous malformations with sclerosant in microfoam form. Arch Dermatol 2003;139:1409-16.

[124] Jain R, Bandhu S, Sawhney S, *et al.* Sonographically guided percutaneous sclerosis using 1% polidocanol in the treatment of vascular malformations. J Clin Ultrasound 2002;30:416-23.

[125] Tessari L. Nouvelle technique d'obtention de la sclero-mousse. Phlebologie 2000;53:129.

[126] Puig S, Aref H, Brunelle F. Double-needle sclerotherapy of lymphangiomas and venous angiomas in children: a simple technique to prevent complications. AJR Am J Roentgenol 2003;180:1399-401.

[127] Ogita S, Tsuto T, Tokiwa K, *et al.* Intracystic injection of OK-432: a new sclerosing therapy for cystic hygroma in children. Br J Surg 1987;74:690-1.

[128] Sung MW, Lee DW, Kim DY, *et al.* Sclerotherapy with picibanil (OK-432) for congenital lymphatic malformation in the head and neck. Laryngoscope 2001;111:1430-3.

[129] Yura J, Hashimoto T, Tsuruga N, *et al.* Bleomycin treatment for cystic hygroma in children. Nippon Geka Hokan 1977;46:607-14.

[130] Yura J, Hashimoto T, Nakamura T, *et al.* Bleomycin treatment for cystic hygroma in children. Arch Jpn Chir 1977;46:607-12.

[131] Tanigawa N, Shimonmatsuyz T, Tatatrashi K, *et al.* Treatment of cystic hygroma and lymphangioma with the use of bleomycin fat emulsion. Cancer 1987;60:741-9.

[132] Tanaka K, Inomata Y, Utsunomiya H, *et al.* Sclerosing therapy with bleomycin emulsion for lymphangioma in children. Pediatr Surg Int 1990;5:270-3.

[133] Mabeta P, Ionescu GO, Muir T, *et al.* Bleomycin levels in patients undergoing intralesional bleomycin treatment for lymphatic malformation. Paper presented at Fifteenth Congress of the International Society for the Study of Vascular Anomalies. Wellington (NZ), 2004.

[134] Bechard DE, Fairman RP, DeBlois GG, *et al.* Fatal pulmonary fibrosis from low-dose bleomycin therapy. South Med J 1987;80:646-9.

[135] Sung MW, Chang SO, Choi JH, *et al.* Bleomycin sclerotherapy in patients with congenital lymphatic malformations in the head and neck. Am J Otolaryngol 1995;16:236-41.

[136] Sanlialp I, Karnak I, Tanyel FC, *et al.* Sclerotherapy for lymphangioma in children.

Int J Pediatr Otorhinolaryngol 2003;67:795-800.
[137] Zhong PQ, Zhi FX, Li R, *et al.* Long-term results of intratumorous Neomycin-A5 injection for head and neck lymphangioma. Oral Surg Oral Med Oral Pathol Oral Radiol Endod 1998;86:139-44.
[138] Giguere CM, Bauman NM, Sato Y, *et al.* Treatment of lymphangiomas with OK-432 (Picibanil) sclerotherapy: a prospective multi-institutional trial. Arch Otolaryngol Head Neck Surg 2002;128:1137-44.
[139] Laranne J, Keski-Nisula L, Rautio R, *et al.* OK-432 (Picibanil) therapy for lymphangiomas in children. Eur Arch Otorhinolaryngol 2002;259:274-8.
[140] Shankar KR, Roche CJ, Carty HM, *et al.* Cystic retroperitoneal lymphangioma: treatment by image-guided percutaneous catheter drainage and sclerotherapy. Eur Radiol 2001;11:1021-3.
[141] Rautio R, Keski-Nisula L, Laranne J, *et al.* Treatment of lymphangiomas with OK-432 (Picibanil). Cardiovasc Intervent Radiol 2003;26:31-6.
[142] Molitch HI, Unger EC, Witte CL, *et al.* Percutaneous sclerotherapy of lymphangiomas. Radiology 1995;194:343-7.
[143] Luzzatto C, Midrio P, Tchaprassian Z, *et al.* Sclerosing treatment of lymphangiomas with OK-432. Arch Dis Child 2000;82:316-8.
[144] Smith RJ, Burke DK, Sato Y, *et al.* OK-432 therapy for lymphangiomas. Arch Otolaryngol Head Neck Surg 1996;122:1195-9.
[145] Mikhail M, Kennedy R, Cramer B, *et al.* Sclerosing of recurrent lymphangioma using OK-432. J Pediatr Surg 1995;30:1159-60.
[146] Greinwald H Jr, Burke DK, Sato Y, *et al.* Treatment of lymphangiomas in children: an update of Picibanil (OK-432) sclerotherapy. Otolaryngol Head Neck Surg 1999;121:381-7.
[147] Uchida K, Inoue M, Araki T, *et al.* Huge scrotal, flank, and retroperitoneal lymphangioma successfully treated by OK-432 sclerotherapy. Urology 2002;60:1112.
[148] Ogita S, Tsuto T, Nakamura K, *et al.* Picibanil therapy in 64 patients with lymphangioma. J Pediatr Surg 1994;29:784-5.
[149] Lee BB, Kim YW, Seo JM, *et al.* Current concepts in lymphatic malformation. Vasc Endovasc Surg 2005;39:67-81.
[150] Mathur NN, Rana I, Bothra R, *et al.* Bleomycin sclerotherapy in congenital lymphatic and vascular malformations of head and neck. Int J Pediatr Otorhinolaryngol 2005;69:75-80.
[151] Orford J, Barker A, Thonell S, *et al.* Bleomycin therapy for cystic hygroma. J Pediatr Surg 1995;30:1282-7.
[152] Baskin D, Tander B, Bankaoglu M. Local bleomycin injection in the treatment of lymphangioma. Eur J Pediatr Surg 2005;15:383-66.
[153] Park SW, Cha IH, Kim KA, *et al.* Percutaneous sclerotherapy using acetic acid after failure of alcohol ablation in an intra-abdominal lymphangioma. Cardiovasc Intervent Radiol 2004;27:285-7.
[154] Pope AJ, Ormiston MC, Bogod DG. Sclerotherapy in the treatment of recurrent lymphocele. Postgrad Med J 1982;58:573-4.
[155] Bikowski JB, Dumont AM. Lymphangioma circumscriptum: treatment with hypertonic saline sclerotherapy. J Am Acad Dermatol 2005;53:442-4.
[156] Weber J. Techniques and results of therapeutic catheter embolization of congenital vascular defects. Int Angiol 1990;9:214-23.
[157] White RI Jr, Pollak J, Persing J, *et al.* Long-term outcome of embolotherapy and surgery for high-flow extremity arteriovenous malformations. J Vasc Intervent Radiol 2000;11:1285-95.
[158] Jackson JE, Mansfield AO, Allison DJ. Treatment of high-flow vascular malformations by venous embolization aided by flow occlusion techniques. Cardiovasc Intervent Radiol 1996;19:323-8.
[159] Tan KT, Simons ME, Rajan DK, *et al.* Peripheral high-flow arteriovenous vascular malformations: a single-center experience. J Vasc Intervent Radiol 2004;15:1071-80.
[160] Doppman JL, Pevsner PH. Embolization of arteriovenous malformations by direct percutaneous puncture. AJR Am J Roentgenol 1983;140:773-8.

13 – Ablação por Radiofreqüência

Daniel I. Rosenthal, MD[a,b,*]

[a]Department of Radiology, Harvard Medical School, Cambridge, MS, USA
[b]Department of Radiology, Massachusetts General Hospital, 175 Cambridge Street, Ste 200, Boston, MA 02114, USA

A energia da radiofreqüência pode ser utilizada para destruir tecidos de forma seletiva e controlada, no que se convencionou denominar ablação por radiofreqüência (ARF), já utilizada há algum tempo no tratamento de arritmias cardíacas [1] e apnéia do sono [2]. Para o propósito deste artigo, enfocaremos as aplicações da ARF no manejo de tumores do sistema musculoesquelético, sobretudo do osteoma osteóide, que foi o primeiro tumor a ser tratado com sucesso pela técnica [3].

Considerações básicas

Quando conectado a um gerador, o eletrodo emissor de radiofreqüência altera sua polaridade numa velocidade superior a 100 kHz, o que atrai e repele de forma alternada as partículas adjacentes eletricamente carregadas, gerando calor. A sensibilidade dos tecidos ao calor é uma função da temperatura e do tempo. Temperaturas na faixa dos quarenta e poucos graus podem ser mantidas indefinidamente, sem dano celular apreciável. Um pouco mais acima, na faixa dos quarenta e muitos graus, surgem mudanças irreversíveis. Experimentalmente, já foi demonstrado que 47°C mantidos durante 30 segundos determinam necrose óssea, e que a morte celular é mais rápida acima dos 50°C [4].

Um eletrodo básico é essencialmente um pedaço de fio desencapado que apresenta restrito campo de ação em virtude de limitações de energia, condutividade térmica e resfriamento natural pelo fluxo sanguíneo (Fig. 1). Equipamentos mais potentes e eletrodos especiais estão disponíveis comercialmente, mas suas aplicações se resumem quase que exclusivamente ao manejo de grandes tumores. No caso de pequenos osteomas osteóides, seu uso é desnecessário e, de fato, indesejável, pois pode aumentar a taxa de complicações.

A temperatura nos tecidos imediatamente contíguos à ponta do eletrodo se propaga por difusão térmica aos tecidos circunjacentes até que seja atingido um estado de equilíbrio. Nesse estado, a temperatura declina em relação à quarta potência da distância e, por causa disso, aumentos de temperatura resultam em mínimas alterações no tamanho da lesão térmica. Quando um eletrodo simples com ponta desencapada de 5 mm é utilizado para aquecer os tecidos imediatamente contíguos ao ponto de quase fervura, gera-se necrose térmica num raio de 5 mm.

O esfriamento tecidual decorrente do fluxo sanguíneo raramente é um problema nos osteomas osteóides, mas limita a utilização da ARF em tumores maiores ou mais ricamente vascularizados. Em estudos com animais, não foi possível causar dano térmico valorizável em vasos com calibre maior que 3 mm [5]. Várias manobras podem ser utilizadas para reduzir a vascularização da lesão e deixá-la mais suscetível ao dano térmico, como oclusão mecânica

*E-mail: rosenthal.daniel@mgh.harvard.edu.

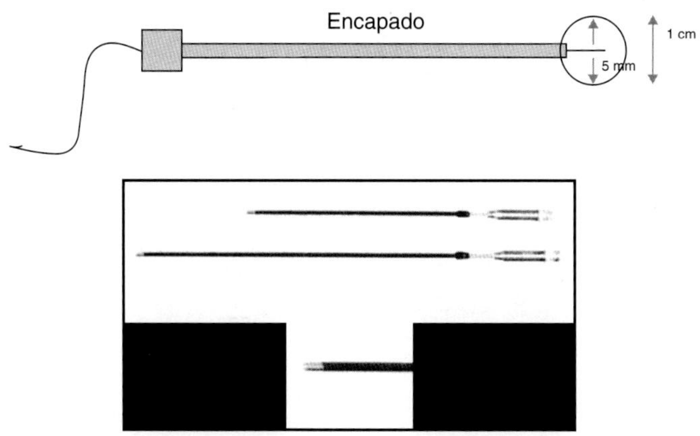

Fig. 1. Eletrodo simples de radiofreqüência, com ponta desencapada de 5 mm (*topo*). O círculo com 1 cm de diâmetro demonstra a amplitude de necrose térmica provocada por este tipo de eletrodo. Na figura mais abaixo estão os eletrodos reutilizáveis mais empregados clinicamente.

do vaso ou manipulação farmacológica, mas nenhuma delas foi aplicada até hoje no sistema musculoesquelético, mesmo que possa existir um potencial teórico interessante de utilização em metástases altamente vascularizadas, como as provenientes de tumores renais [6-12].

Osteoma osteóide

A ARF é comprovadamente eficaz no manejo dos osteomas osteóides e, em alguns centros, constitui a primeira escolha terapêutica, em substituição à cirurgia. Contribui favoravelmente para os excelentes índices de resposta terapêutica o fato de serem geralmente lesões pequenas e solitárias, localizadas em regiões de fácil acesso.

Diagnóstico

Os osteomas osteóides correspondem a aproximadamente 10% dos tumores ósseos benignos e acometem especialmente a faixa entre 5-35 anos, com nítida preponderância do sexo masculino, numa proporção de 3:1. Geralmente são solitários, mas eventualmente alguns poucos podem ser observados de forma agrupada em um mesmo osso. O envolvimento de mais de um osso é extremamente raro. Algumas famílias apresentam uma aparente predisposição à patologia, que atualmente é considerada mera coincidência, pois não há predisposição genética conhecida.

O diagnóstico tende a ser tardio, porque as lesões são pequenas e praticamente inertes do ponto de vista de crescimento, mesmo quando acompanhadas por vários anos. A dor local, desencadeada pela liberação de prostaglandinas pelo tumor, tende a ser atribuída a outras causas como fratura de estresse, distensão muscular ou mesmo ao crescimento somático, e caracteristicamente responde bem aos antiinflamatórios não-esteróides. Em nossa experiência, aspirina e ibuprofeno determinam importante melhora sintomática na maioria dos pacientes. Muito embora o desconforto possa ser exacerbado pela atividade física, na maior parte dos casos ele ocorre em repouso, inclusive acordando o paciente à noite.

Osteomas osteóides acometem principalmente os membros inferiores, sendo o fêmur proximal sua localização mais comum. Na imagem, são identificados como lucências ovais ou redondas, freqüentemente com pequena área de ossificação interna, o que lhes confere a aparência de alvo. Cerca de 80% se originam no córtex ou periósteo e os demais 20% no osso medular. Por vezes são circundados por proeminente reação periosteal, esclerose endosteal, edema medular ou infiltração de partes moles (Fig. 3). Em lesões intra-articulares, o derrame é comum e a reação óssea pode ser mínima. Virtualmente todos os casos demonstram hipercaptação na cintilografia. A RM pode demonstrar esses tumores, mas, se o pequeno nicho central não for reconhecível, a extensa reação circunjacente pode levar equivocadamente o radiologista a inferir a presença de lesão mais agressiva. Por esse motivo, a TC é o melhor método de investigação, idealmente utilizando cortes finos, com 3 mm ou menos de espessura.

Com relação ao tratamento, não há casos relatados de transformação maligna e, portanto, a destruição não é obrigatória. Como o potencial de crescimento é mínimo e, de fato, em alguns casos, pode haver regressão ou mesmo desaparecimento espontâneo, alguns clínicos preconizam medicação sintomática por longos períodos. Entretanto, o tempo necessário para a eventual involução é imprevisível e os casos documentando esse fato de forma sólida e científica são raríssimos. Ademais, muitos pacientes não se contentam ou não toleram os efeitos adversos decorrentes do uso crônico de antiinflamatórios. Ainda mais, embora benignos, os osteomas osteóides podem desencadear osteoartrose precoce, escoliose, distúrbios de crescimento e atrofia muscular (Fig. 2). Em nossa opinião, não é justificável manter os pacientes com um tumor doloroso sob medicação antiinflamatória crônica, dada a excelente taxa de cura por meio da intervenção. Dentre as opções de intervenção estão a ARF e a cirurgia, sendo esta última definitivamente mais agressiva e, como sempre, quanto mais agressivo o tratamento, menor a taxa de recidivas e maior o número de complicações. Um problema extra da cirurgia é o fato de que a lesão pode ser de difícil identificação no campo operatório, e sua excisão em ossos que suportam peso quase inevitavelmente necessita de enxerto ósseo, o que vai desencadear meses de convalescença até que o paciente possa retornar à plena atividade física.

Ablação por radiofreqüência

É nossa opinião que a ARF orientada por TC é o procedimento de escolha no tratamento de osteomas osteóides. A anestesia geral, apesar de não ser fundamental, é realizada comumente. Crianças não aceitam de forma fácil a sedação consciente. Além disso, a penetração do cateter no tumor é dolorosa e qualquer movimentação pode ser deletéria nesse momento. Utilizamos em nossas rotinas eletrodos básicos, cuja ponteira, geralmente entre 5-8 mm, não excede o tamanho da lesão. Uma vez inserido no nicho, a temperatura do eletrodo é elevada a 90°C e mantida por 6 minutos. Nessas temperaturas, há necrose tecidual em um raio

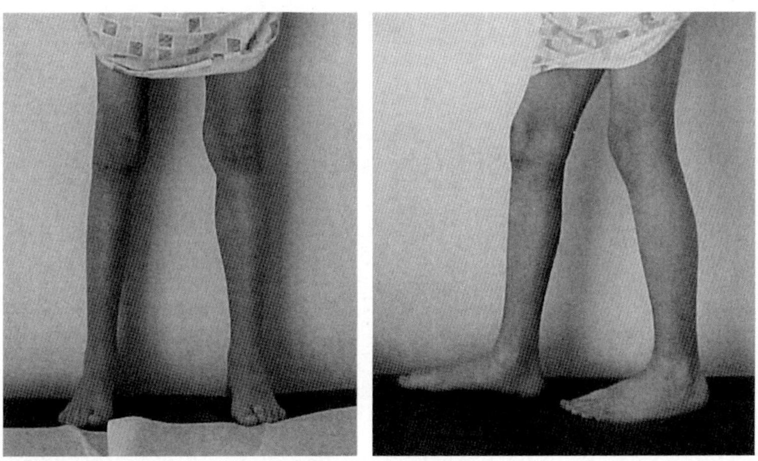

A B

Fig. 2. (*A*) Vista frontal. (*B*) Vista em perfil. Note a grave atrofia muscular na panturrilha neste paciente com 10 anos de idade, portador de osteoma osteóide.

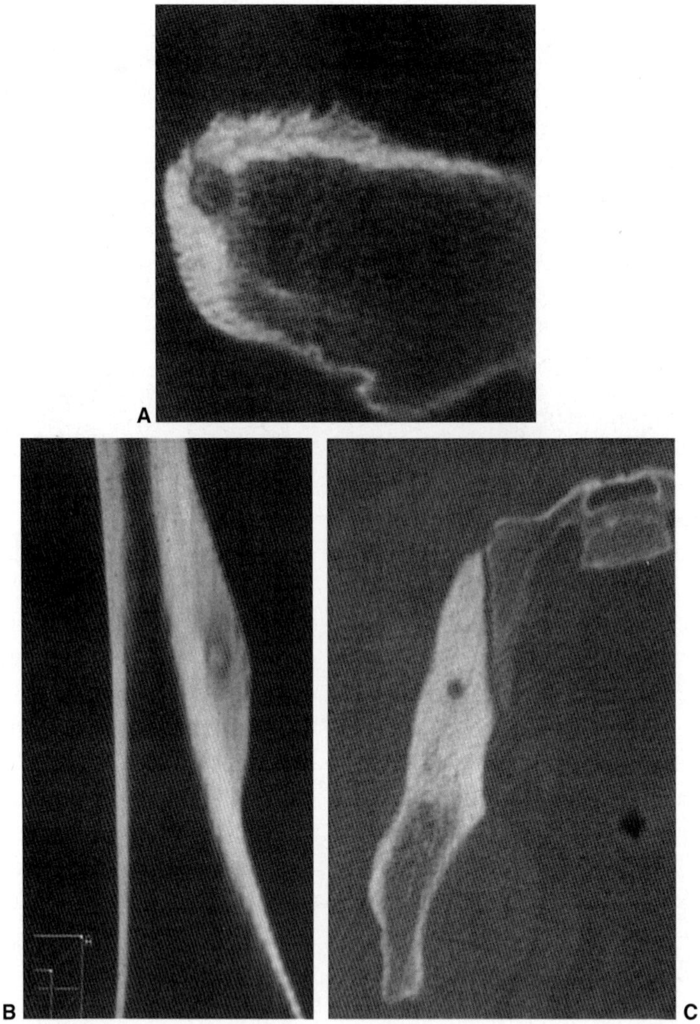

Fig. 3. Osteomas osteóides típicos. (*A*) Origem cortical no colo do fêmur, com reação periosteal associada. (*B*) Origem periosteal no fêmur distal. (*C*) Origem medular no ílio (localização incomum).

de 5 mm. Para lesões maiores, uma segunda ou terceira ablação pode ser realizada na mesma sessão (Fig. 4). Ao final, encaminhamos de rotina amostras para avaliação histopatológica, mas não exigimos diagnóstico definitivo para iniciar a ARF.

Seguimento do paciente

O retorno às atividades é imediato, após a recuperação anestésica. Alguns pacientes apresentam melhora instantânea da dor, o que não é usual. De forma típica, 50% dos pacientes conseguem perceber diminuição da dor nas primeiras 24 horas, mas o alívio completo pode demorar até uma semana. Como medida cautelar, nos casos tratados por tumores localizados no córtex de ossos que suportam peso, recomenda-se evitar correr longas distâncias por um período de três meses.

Complicações

O tumor pode recorrer em 5-10% dos casos, especialmente em pacientes muito jovens ou que foram previamente submetidos ao tratamento cirúrgico [13,14]. A maioria das recorrências ocorre dentro de 3-6 meses após o pro-

A 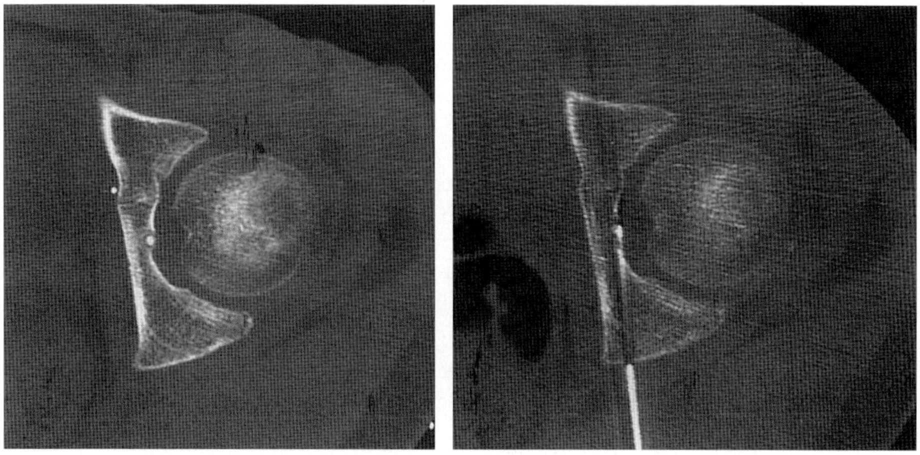 B

Fig. 4. (*A*) Osteoma osteóide no acetábulo, de difícil manejo cirúrgico, pela necessidade de desarticulação coxofemoral. Esta lesão pode cursar com sinovite crônica e conseqüente lesão articular, o que contra-indica manejo expectante. (*B*) ARF por acesso posterior.

cedimento. A recorrência também pode ser observada em pacientes operados, particularmente em lesões de difícil acesso [15]. Em comparação com o tratamento cirúrgico, a ARF é mais barata, apresenta recuperação mais rápida e cursa com menos complicações [16-18]. Já que a ARF pode ser facilmente repetida nos raros casos de recorrência, acreditamos que a cirurgia atualmente deva ser reservada apenas para os pacientes que apresentem alguma contra-indicação à terapia ablativa.

Contra-indicações

A presença de algum nervo transitando nas adjacências da lesão é uma contra-indicação à ARF. Nas mãos, é necessário cuidado adicional, pois mesmo minúsculos ramos nervosos danificados podem trazer conseqüências clínicas relevantes. Não só os nervos, mas também outras estruturas importantes ou vitais contíguas contra-indicam o procedimento. A infecção igualmente é considerada contra-indicação, pelo risco teórico de seqüestração iatrogênica, mesmo que nenhum caso relatando essa ocorrência tenha sido descrito na literatura.

Outros tumores primários

A necrose térmica não é tecido-específica e pode ser utilizada para qualquer tipo de lesão. Em alguns casos, isso se dá de forma acidental, já que a real histologia do achado só é conhecida após a análise do material coletado durante o procedimento [19]. Em outros casos, a ARF é utilizada de forma neo-adjuvante, com o objetivo de reduzir o tamanho de tumores localmente avançados previamente ao ato cirúrgico, o que já foi feito em linfangiomas, condroblastomas, hemangioendoteliomas e cordomas (Fig. 5) [2,20-23].

Doença metastática

As metástases ósseas constituem importante problema clínico, que, segundo autópsias, podem estar presentes em até 85% dos pacientes portadores de neoplasia primária de pulmão, próstata ou mama. A ARF foi descrita pela primeira vez no manejo paliativo de metástases sintomáticas por Dupuy [24], visando primariamente à redução dos sintomas, embora em alguns casos possa ser obtida a cura (Fig. 6) [25]. Vários estudos comprovam que a ARF é

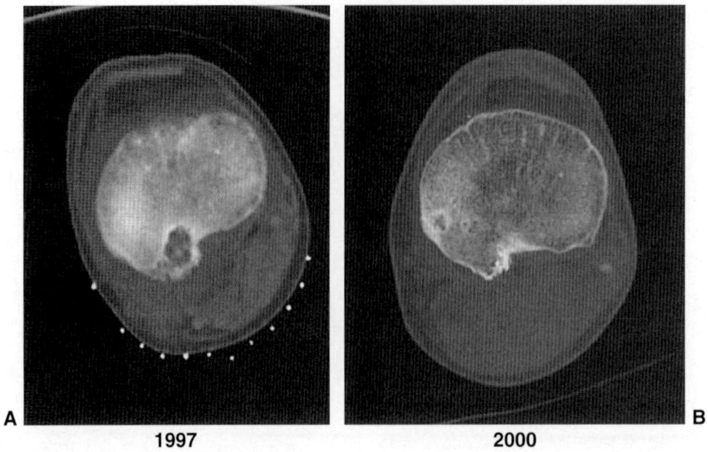

Fig. 5. (*A*) Condroblastoma na tíbia, com sua típica calcificação. As diminutas opacidades visíveis na panturrilha foram colocadas para orientar a colocação do eletrodo. Esta imagem foi obtida logo antes do procedimento e encontra-se aqui invertida para permitir comparação mais intuitiva com a imagem após o procedimento. (*B*) Exame três anos após a ARF demonstra o completo desaparecimento da lesão.

capaz de reduzir a dor refratária proveniente de metástases ósseas [26-29]. Entretanto, alguns cuidados devem ser tomados ao indicar o procedimento. Por exemplo, como as metástases geralmente são multifocais, é importante determinar exatamente qual lesão óssea é sintomática. Outra consideração importante é a eventual proximidade com nervos espinais. Embora alguns estudos iniciais tenham descrito que mesmo um fino córtex ósseo serviria como escudo contra a lesão térmica [24,30], atualmente se reconhece que o risco é relevante e que a interposição de peça óssea não oferece proteção valorizável aos tecidos adjacentes [31,32]. Por fim, algumas lesões metastáticas maiores necessitam de equipamentos mais potentes e eletrodos especialmente confeccionados para adequado tratamento, o que aumenta o potencial de complicações, como mioglobinemia, febre, dores musculares, queima-

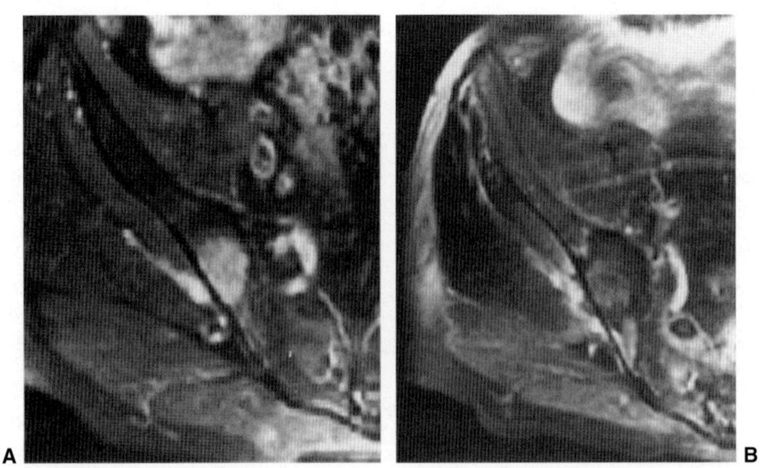

Fig. 6. (*A*) Lesão metastática no ílio direito demonstra intensa impregnação pelo gadolínio. (*B*) Seis semanas após a ARF, o paciente estava assintomático, e a RM de controle demonstra ausência de fluxo interno na lesão, que se impregna apenas perifericamente.

duras cutâneas, hemorragia tardia, infecção, abscesso, pneumotórax, disseminação tumoral, perfuração de vísceras e fratura [26,34-39]. Nesses casos, é importante individualizar a opção de tratamento, balanceando os riscos e benefícios da intervenção.

Resumo

A ARF é um tratamento extremamente efetivo e seguro no manejo de osteomas osteóides ou outras lesões pequenas. Para lesões maiores, há um aumento considerável no risco e a decisão terapêutica deve ser individualizada.

Referências

[1] Wagshal AB, Pires LA, Huang SK. Management of cardiac arrhythmias with radiofrequency catheter ablation. Arch Intern Med 1995;155:137-47.

[2] Cable BB, Mair EA. Radiofrequency ablation of lymphangiomatous macroglossia. Larygoscope 2001;111:1859-61 [abstract].

[3] Rosenthal DI, Alexander A, Rosenberg AE, *et al.* Ablation of osteoid osteomas with a percutaneously placed electrode: a new procedure. Radiology 1992;183:29-33.

[4] Lundskog J. Heat and bone tissue: an experimental investigation of the thermal properties of bone and threshold levels for thermal injury. Scand J Plast Reconstr Surg 1972;9:1-80.

[5] Lu DSK, Raman SS, Vodopich DJ, *et al.* Effect of vessel size on creation of hepatic radiofrequency lesions in pigs: assessment of the "heat sink" effect. AJR Am J Roentgenol 2002;178:47-51 [abstract].

[6] Chang I, Mikityansky I, Wray-Cahen D, *et al.* Effects of perfusion on radiofrequency ablation in swine kidneys. Radiology 2004;231:500-5 [abstract].

[7] Goldberg SN, Hahn PF, Halpern E, *et al.* Radiofrequency tissue ablation: effect of pharmacologic modlution of blood flow on coagulation diameter. Radiology 1998;209:761-7.

[8] Goldberg SN, Gazelle GS. Thermal ablation therapy for focal malignancy: a unified approach to underlying principles, techniques and diagnostic imaging guidance. AJR Am J Roentgenol 2000;174:323-31.

[9] de Baere T, Bessound B, Dromain C, *et al.* Percutaneous radiofrequency ablation of hepatic tumors during temporary venous occlusion. AJR Am J Roentgenol 2002;178:53-9 [abstract].

[10] Patterson EJ, Scudamore CH, Owen DA, *et al.* Radiofrequency ablation of porcine liver in vivo: effects of blood flow and treatment time on lesion size. Ann Surg 1998;227:559-65 [abstract].

[11] Heisterkamp J, van Hillegersberg R, Mulder PG, *et al.* Importance of eliminating portal flow to produce large intrahepatic lesions with interstitial laser coagulation. Br J Surg 1997;84:1245-8 [abstract].

[12] Murakami T, Shibatam T, Ishida T, *et al.* Percutaneous microwave hepatic tumor coagulation with segmental hepatic blood flow occlusion in seven patients. AJR Am J Roentgenol 1999;172:637-40 [abstract].

[13] Woertler K, Vestring T, Boettner F, *et al.* Osteoid osteoma: CT-guided percutaneous radiofrequency ablation and follow-up in 47 patients. J Vasc Interv Radiol 2001;12:717-22.

[14] Rosenthal D, Hornicek F, Torriani M, *et al.* Osteoid osteoma: percutaneous treatment with radiofrequency energy. Radiology 2003;229:171-5 [abstract].

[15] Weber KL, Morrey BF. Osteoid osteoma of the elbow: a diagnostic challenge. J Bone Joint Surg Am 1999;81:1111-9 [abstract].

[16] Lindner NJ, Scarborough M, Ciccarelli JM, *et al.* CT-controlled thermocoagulation of osteoid osteoma in comparison with traditional methods. Z Orthop Ihre Grensgeb 1997;135:522-7.

[17] Gallazzi MB, Arborio G, Garbagna PG, *et al.* Termocoagulazione percutanea degli osteomi osteoidi mediante radiofrequenza [Percutaneous radiofrequency ablation of osteoid osteoma: technique and preliminary results.]. Radiol Med (Torino) 2001;102:329-34 [abstract].

[18] Rosenthal DI, Hornicek FJ, Wolfe MW, *et al.* Percutaneous radiofrequency coagulation of osteoid osteoma compared with operative treatment. J Bone Joint Surg Am 1998;80:815-21.

[19] Ramnath RR, Rosenthal DI, Cates J, *et al.* Intracortical chondroma simulating osteoid osteoma treated by radiofrequency. Skeletal Radiol 2002;31:597-602 [abstract].

[20] Erickson JK, Rosenthal DI, Zaleske DJ, *et al.* Primary treatment of chondroblastoma with percutaneous radiofrequency heat ablation: report of three cases. Radiology 2001;221:463-8 [abstract].

[21] Rosenthal DI, Treat ME, Mankin HJ, *et al.* Treatment of epitheliod hemangioendothelioma of hone using a novel combined approach. Skeletal Radiol 2001;30:219-22 [abstract].

[22] Neeman Z, Patti JW, Wood BJ. Percutaneous radiofrequency ablation of chordoma. AJR Am J Roentgenol 2002;179:1330-2 [abstract].

[23] Albisinni U, Rimondi E, Malaguti MC, *et al.* Percutaneous radiofrequency ablation of chordoma [letter]. AJR Am J Roentgenol 2004;183:245 [abstract].

[24] Dupuy DE, Hong R, Oliver B, *et al.* Radiofrequency ablation of spinal tumors: temperature distribution in the spinal canal. AJR Am J Roentgenol 2000;175:1263-6.

[25] Maruyama M, Asano T, Kenmochi O, *et al.* Radiofrequency ablation therapy for bone metastasis from hepatocellular cacinoma: a case report. Anticancer Res 2003;23:2987-9 [abstract].

[26] Goetz MP, Callstrom MR, Charboneau JW, *et al.* Percutaneous image-guided radiofrequency ablation of painful metastases involving bone: a multicenter study. J Clin Oncol 2004;22:300-6 [abstract].

[27] Posteraro AF, Dupuy DE, Mayo-Smith WW. Radiofrequency ablation of bony metastatic disease. Clin Radiol 2004;59:803-11 [abstract].

[28] Poggi G, Gatti C, Melazzini M, *et al.* Percutaneous ultrasound-guided radiofrequency thermal ablation of malignant osteolysis. Anticancer Res 2003;23:4977-83 [abstract].

[29] Gronemeyer DHW, Schirp S, Gevargez A. Image-guided radiofrequency ablation of spinal tumors: preliminary experience with an expandable array electrode. Cancer J 2002;8:33-9 [abstract].

[30] Rachbauer F, Mangat J, Bodner G, *et al.* Heat distribution and heat transport in bone during radiofrequency catheter ablation. Arch Orthop Trauma Surg 2003;123:86-90 [abstract].

[31] Nakatsuka A, Yamakado K, Maeda M, *et al.* Radiofrequency ablation combined with bone cement injection for the treatment of bone malignancies. J Vasc Intery Radiol 2004;15:707-12 [abstract].

[32] Nour SG, Aschoff AJ, Mitchell ICS, *et al.* MR imaging-guided radiofrequency thermal ablation of the lumbar vertebrae in porcine models. Radiology 2002;224:452-62 [abstract].

[33] Schaefer O, Lohrmann C, Herling M, *et al.* Combined radiofrequency thermal ablation and percutaneous cementoplasty treatment of a pathologic fracture. J Vasc Intery Radiol 2002;13:1047-50 [abstract].

[34] Shankar S, Tuncali K, vanSonnenberg E, *et al.* Myoglobinemia after CT-guided radiofrequency ablation of a hepatic metastasis. AJR Am J Roentgenol 2002;178:359-61 [abstract].

[35] Izzo F, Thomas R, Deirio P, *et al.* Radiofrequency ablation in patients with primary breast carcinoma. Cancer 2001;92:2035-44 [abstract].

[36] Yamagami T, Nakamura T, Kato T, *et al.* Skin injury after radiofrequency ablation for hepatic cancer. AJR Am J Roentgenol 2002;178:905-7 [abstract].

[37] Rhim H, Dodd GD, Chintapalli KN, *et al.* Radiofrequency thermal ablation of abdominal tumors: lessons learned from complications. Radiographics 2004;24:41-52 [abstract].

[38] Vaughn C, Mychaskiw G, Sewell P. Massive hemorrhage during radiofrequency ablation of a pulmonary neoplasm. Anesth Analg 2002;94:1149-51 [abstract].

[39] de Baere T, Risse O, Kuoch V, *et al.* Adverse events during radiofrequency treatment of 582 hepatic tumors. AJR Am J Roentgenol 2003;181:695-700 [abstract].

[40] Venbrux AC, Montague BJ, Murphy KP, *et al.* Image-guided percutaneous radiofrequency ablation for osteoid osteomas. J Vasc Intery Radiol 2003;14:375-80 [abstract].

14 – Papel da Medicina Nuclear no Paciente Ortopédico

Edward Lee, MD, Daniel F. Worsley, MD*

Division of Nuclear Medicine, Vancouver General Hospital, 899 West 12th Avenue, Vancouver, BC V5Z 1M9, Canada

A medicina nuclear desempenha um importante papel na avaliação de patologias ósseas e teciduais, por meio das múltiplas formas através das quais ela pode demonstrar trauma, infecção ou tumor. Como nenhuma técnica é ideal em todas as situações clínicas, a seleção do teste de imagem apropriado depende do conhecimento da fisiopatologia da condição investigada e das limitações de cada tecnologia. Este artigo fará uma breve revisão da cintilografia óssea e da tomografia por emissão de pósitrons no contexto da prática ortopédica dos adultos.

Cintilografia óssea

A cintilografia óssea é um dos estudos mais realizados na medicina nuclear. Suas principais vantagens são a elevada sensibilidade e sua capacidade de escanear todo o esqueleto de forma eficiente. O exame inicia com a administração intravenosa de radiofármaco com tropismo ósseo, comumente o metileno-difosfonato de tecnécio (^{99m}Tc MDP). O ^{99m}Tc MDP se une aos cristais de hidroxiapatita que formam a matriz inorgânica do osso, composta principalmente por fosfato de cálcio [1]. Regiões de osso neoformado, que contém hidroxiapatita amorfa e imatura, demonstram captação preferencial da substância [2]. Outros fatores que também influenciam na captação são fluxo sanguíneo, atividade osteoclástica e tônus simpático.

Imagens estáticas de corpo inteiro são adquiridas nas projeções anterior e posterior 2-4 horas após a administração do radiofármaco (Fig. 1). Exames trifásicos envolvem a aquisição de imagens em três fases distintas. A primeira é denominada fase angiográfica e ocorre logo após a administração intravenosa do radiofármaco, quando então são obtidas várias imagens que, em conjunto, formam uma seqüência dinâmica (Fig. 2*A*). A segunda fase é denominada fase de equilíbrio e inicia-se cinco minutos após a injeção (Fig. 2*B*). As imagens angiográficas e de equilíbrio demonstram a perfusão tecidual e podem ser úteis na identificação de processos inflamatórios ativos e fraturas recentes. A terceira fase é denominada fase tardia e inicia-se após duas horas, mas prazos ainda maiores podem ser necessários para avaliar patologias específicas, já que imagens obtidas em 24 horas demonstram melhor a perfusão óssea, em detrimento da perfusão tecidual (Fig. 2*C*). Salvo contra-indicação, os pacientes devem ser hidratados no momento da cintilografia e geralmente são instruídos a tomar vários copos de água no intervalo entre a injeção e a aquisição das imagens tardias. Como limitação do método, cita-se a baixa especificidade dos achados, já que o aumento da atividade óssea pode ser decorrente de trauma, infecção ou tumores. Além disso, estudos conduzidos em pacientes com dor na perna demonstram que áreas de aumento na

*E-mail: worsley@triumf.ca (D. F. Worsley).

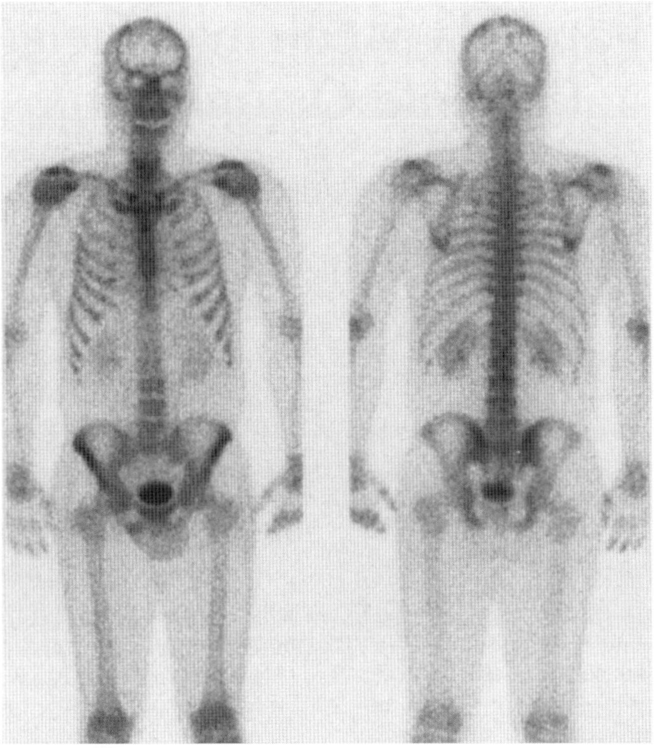

Fig. 1. Imagens normais de corpo inteiro nas projeções anterior e posterior.

remodelação óssea em locais assintomáticos, sem relevância clínica, podem estar presentes em mais de 40% dos pacientes [3,4].

A tomografia computadorizada por emissão de fóton único (SPECT) produz uma imagem tomográfica reconstruindo séries de imagens estáticas num ângulo de 360 graus sobre o paciente (Fig. 3). As imagens de SPECT exibem melhor contraste e resolução que as obtidas pela cintilografia e freqüentemente podem indicar a localização e extensão do processo patológico de forma mais precisa.

Fraturas ocultas e trauma

A radiografia é o método de imagem primário para avaliar fraturas. O papel da cintilografia nesse contexto se resume a detectar lesão óssea oculta quando a radiografia inicial é normal (Fig. 4). Virtualmente qualquer osso pode ser avaliado, esteja ele localizado no esqueleto axial ou apendicular, com sensibilidade superior a 95% e valor preditivo negativo próximo a 99% (Figs. 5-7) [5-7].

O estudo trifásico do osso torna-se alterado em prazo curto após a fratura. Em um estudo, 95% das fraturas em pacientes com até 65 anos foram visualizadas em até 24 horas e 100% em 72 horas [8]. No mesmo estudo, 95% dos pacientes com mais de 65 anos tiveram cintilografia alterada após 72 horas. Outros pesquisadores demonstraram resultados similares e concluíram que a cintilografia pode ser realizada em qualquer momento após o trauma, mas é prudente aguardar certo intervalo em pacientes com mais de 75 anos ou naqueles gravemente debilitados [7].

A aparência da fratura varia de acordo com sua temporalidade em exames trifásicos. Na fase aguda (1-4 semanas), há hiperemia e hematoma na área traumatizada, que se manifesta como hipercaptação nas imagens angiográficas e de equilíbrio. Na fase subaguda (6-12 semanas), há formação de calo ósseo e

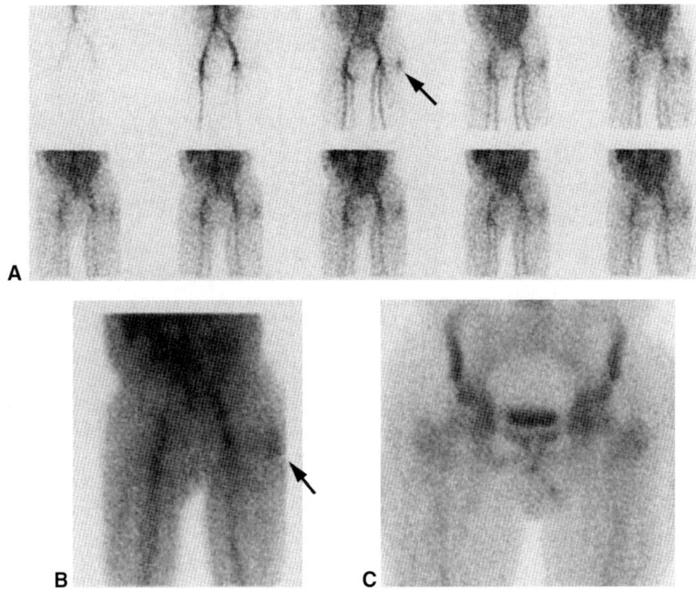

Fig. 2. (*A*) Imagens em projeção anterior obtidas na fase angiográfica, logo após a administração de ^{99m}Tc MDP, demonstram área de hiperemia lateralmente ao trocanter maior do fêmur. (*B*) Projeção anterior adquirida na fase de equilíbrio demonstra a hiperemia compatível com celulite. (*C*) Projeção anterior tardia normal.

relativa redução na vascularização local, com melhor definição da hipercaptação na linha da fratura em imagens fora da fase angiográfica. Na fase de remodelamento, o calo ósseo é reabsorvido e substituído por osso normal, com gradual diminuição da atividade em imagens tardias. Em fraturas não-complicadas, a cintilografia tipicamente normaliza após 1-2 anos. Hipercaptação prolongada ou contínuo remodelamento ósseo devem alertar o clínico para as possibilidades de infecção ou desalinhamento. Como a cintilografia apresenta padrões de imagens que se correlacionam com o processo de cicatrização, o exame é empregado comumente para determinar a temporalidade da fratura, o que pode ser útil ao se avaliar os níveis vertebrais para vertebroplastia ou mesmo em demandas judiciais.

Fratura de estresse

O microtraumatismo repetitivo dispara uma resposta coordenada de reabsorção e reparo ósseo, que faz parte do mecanismo adaptativo usual para proteger o organismo, tornando disponível material mais resistente para contrapor o estresse mecânico. Durante o processo de remodelamento, há uma fase de atividade predominantemente osteoclástica, que pode resultar em microfraturas e fraturas de estresse, ocultas em até 80% das radiografias iniciais [9-11]. A cintilografia desempenha um papel significativo na detecção dessas lesões e pode ser feita de forma precoce, tipicamente duas semanas antes dos primeiros achados radiológicos, e com sensibilidade próxima a 100% [11]. A tíbia é o local mais comum das fraturas de estresse, seguida pelos metatarsos, mas qualquer osso pode ser afetado. Algumas atividades físicas específicas e suas associações com fraturas são listadas na Tabela 1.

O achado cintilográfico típico é a hipercaptação do radiofármaco em imagens tardias (Fig. 8). Essa hipercaptação pode estar associada a variados graus de hiperemia nas imagens mais precoces, dependendo da temporalidade da lesão e da persistência do evento es-

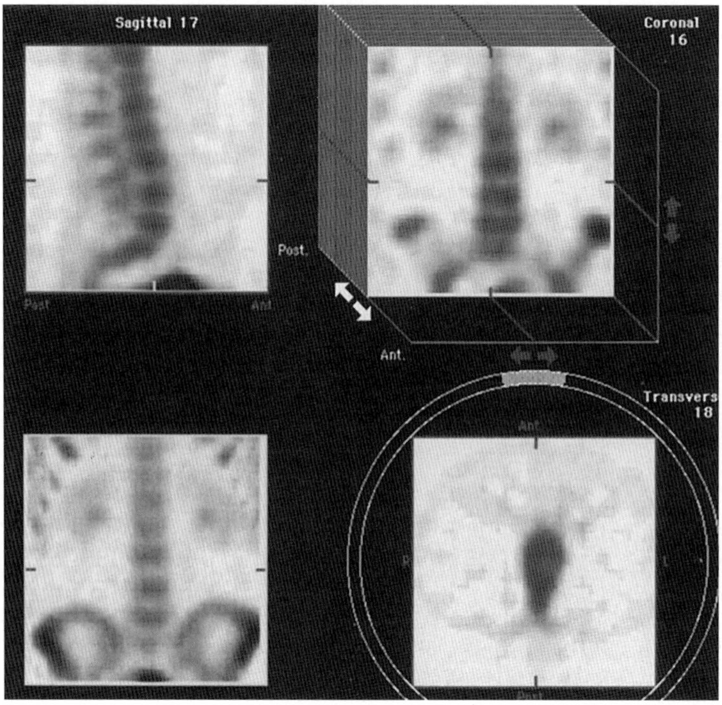

Fig. 3. Imagens normais adquiridas por SPECT.

tressor. Baseado na intensidade da captação e em sua extensão ao longo do eixo curto do osso, Zwas sugeriu um sistema de classificação prognóstica que, embora comumente citado na literatura, é de utilidade prática questionável, já que o local da fratura parece ser um fator prognóstico mais importante que a dimensão ou intensidade da captação [12]. Por exemplo, fraturas da tíbia proximal tendem a se recuperar mais rapidamente que as fraturas distais [13], e lesões tibiais anteriores são mais comumente complicadas por desalinhamento e necrose avascular em comparação com suas congêneres posteriores [14].

Outros métodos como a RM também podem ser empregados. De fato, a sensibilidade da RM para detectar fraturas de estresse melhorou bastante nos últimos anos e, atualmente, é comparável à obtida pela cintilografia. Além disso, comparativamente com a cintilografia, a RM demonstra mais precocemente a resolução ou melhora no processo (6 meses *versus* 8-12 meses). A interpretação de fraturas complexas, entretanto, é desafiadora, já que o marcado edema medular nas seqüências ponderadas em T2 pode sugerir neoplasia ou infecção. A RM também apresenta um sistema de classificação prognóstica para atletas de elite, mas sua utilidade em outros grupos populacionais ainda não foi estudada [15]. Atualmente, a maioria dos autores reserva a RM apenas

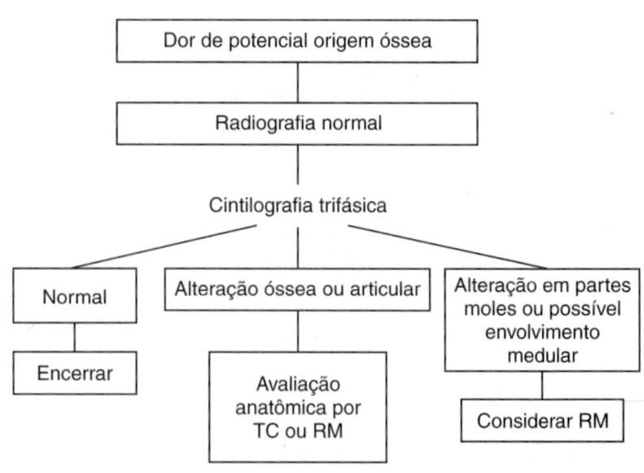

Fig. 4. Fluxograma diagnóstico para avaliação de paciente com dor de potencial origem óssea.

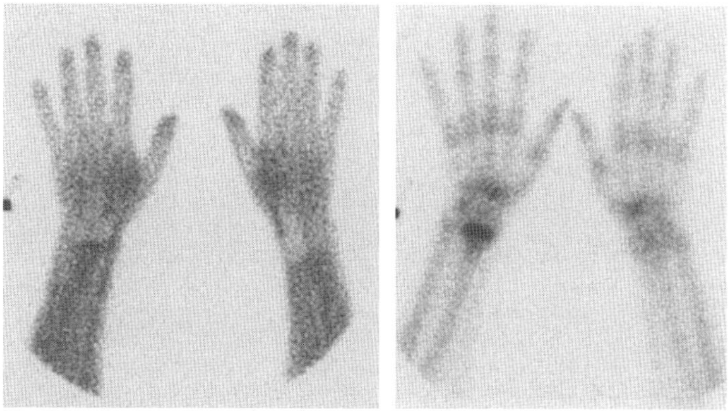

Fig. 5. Projeções palmares adquiridas nas fases de equilíbrio e tardia demonstram fratura oculta recente no rádio distal à direita.

para a avaliação de situações especiais, como o acompanhamento de atletas de elite ou casos em que a combinação dos dados clínicos e cintilográficos é inconclusiva [16].

Fraturas pélvicas ocultas freqüentemente são uma complicação da osteoporose, ainda que possam ser observadas de forma ocasional em maratonistas e recrutas militares. Essas fraturas freqüentemente ocorrem no sacro ou púbis e podem ser semelhantes à doença metastática. Nesses casos, um minucioso questionamento sobre a presença de osteoporose, neoplasia ou eventual traumatismo é essencial para o diagnóstico preciso. Tipicamente, fraturas de insuficiência na pelve resultam de quedas da própria altura e envolvem os ramos púbicos ou o sacro (Fig. 9). Pacientes que se apresentam com fratura de insuficiência do sacro devem ser submetidos a cintilografia de todo o esqueleto, já que em 85% dos casos são identificadas outras fraturas associadas, mais comumente na coluna, costela ou no púbis [17].

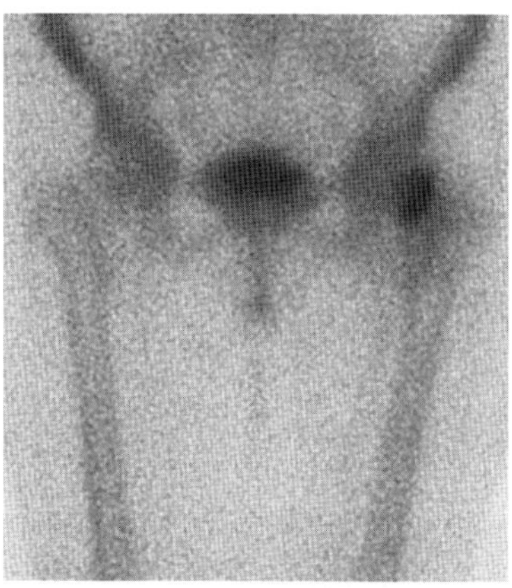

Fig. 6. Projeção anterior tardia demonstra região de hipercaptação no colo femoral esquerdo, decorrente de fratura oculta, sem deslocamento.

Infecção

A quantidade de exames de imagem disponíveis para a avaliação de osteomielite aumentou bastante nos últimos anos. A escolha do método apropriado depende de vários fatores, como idade, localização, cronicidade, rota de infecção e pré-morbidades ósseas coexistentes. Em geral, se aceita que, após a radiografia inicial, de baixa sensibilidade, a cintilografia trifásica deva ser o teste de escolha na suspeita clínica de osteomielite aguda. A cintilografia pode detectar as modificações ósseas duas semanas antes da radiografia e, em ossos previamente hígidos, apresenta sensibilidade de 90-100% e especificidade de 70-95% [18-21]. Entretanto, é preciso ficar claro que a cintilografia demonstra a hiperemia e a atividade osteoblástica reacional, não a infecção em si. Em condições ósseas complexas, como as observadas em casos de trauma ou em pacientes portadores de próteses, nos quais há outra razão conhecida para a atividade osteoblástica, a es-

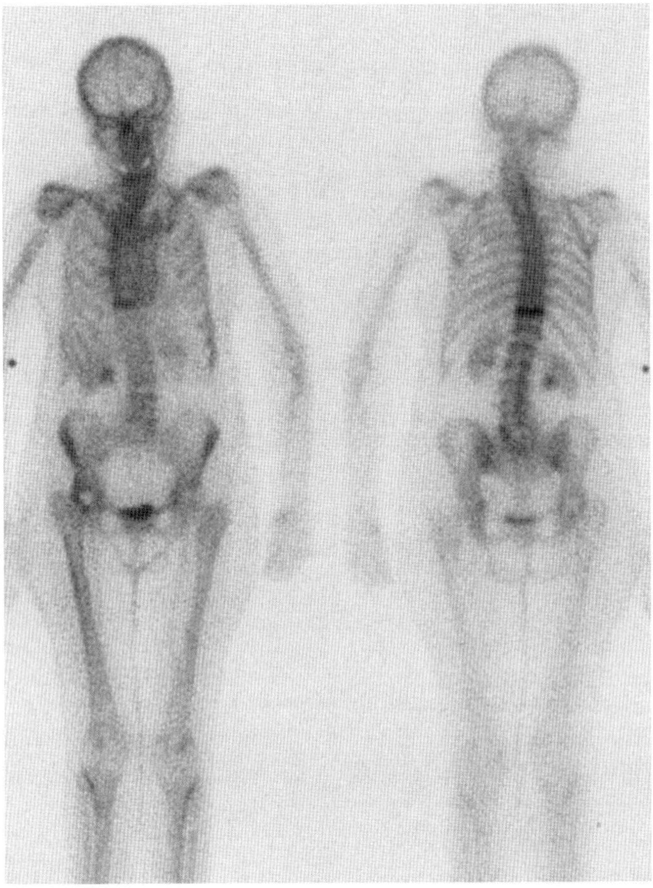

Fig. 7. Projeções anterior e posterior de corpo inteiro demonstram uma fratura recente no corpo vertebral de T11. Note ainda fratura subaguda no colo femoral à direita, que exibe sinais de necrose avascular.

pecificidade do método cai para cerca de 30% [21]. No osso previamente hígido, a cintilografia trifásica freqüentemente é suficiente para selar o diagnóstico, mas, em casos nos quais o esqueleto foi submetido a traumatismo, o papel do método é apenas de exclusão da patologia infecciosa.

Em portadores de osteomielite aguda, a cintilografia apresenta aumento da captação local em todas as fases (Fig. 10). Em casos de infecção de partes moles (como celulite ou artrite séptica), as fases angiográfica e de equilíbrio tipicamente demonstram hiperemia, mas as imagens tardias são normais ou mostram mínimo aumento de atividade. Em caso de dúvida diagnóstica persistente ao analisar imagens cintilográficas obtidas após 2-4 horas, preconiza-se a obtenção de imagens tardias de 24 horas ou SPECT (Fig. 11).

Para aumentar a acurácia diagnóstica da cintilografia ao avaliar o esqueleto apendicu-

Tabela 1
Locais comuns de fratura por estresse

Localização	Atividade associada
Costela	Tosse, golfe, remo
Coluna lombar	Halterofilismo, tênis, ginástica
Tíbia/fíbula	Corrida
Metatarso	Marcha, balé, salto
Sesamóides	Longos períodos de pé, salto

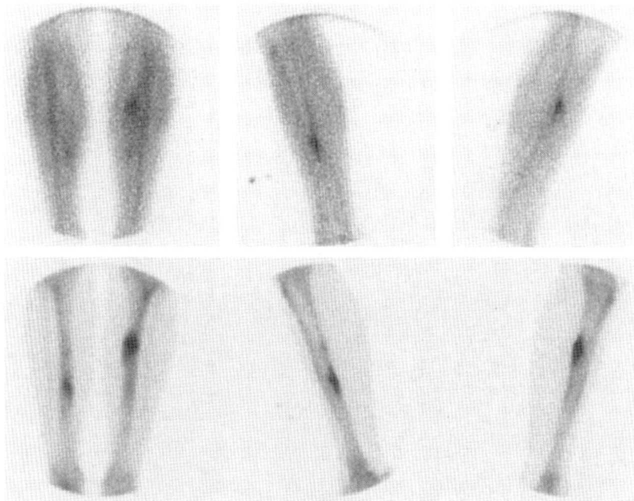

Fig. 8. Projeções adquiridas durante a fase de equilíbrio demonstram hiperemia na tíbia bilateralmente (*fileira superior*). Nas aquisições tardias (*fileira inferior*), a fratura por estresse é demonstrada.

lar quando o osso de interesse foi fraturado, ou quando há história de cirurgia recente, utilizam-se outros traçadores, de forma seqüencial ou simultânea, como os leucócitos marcados com ^{111}In, que elevam os níveis de sensibilidade e especificidade do método para a casa dos 90% (Fig. 12) [20-23]. Em decorrência de seu tropismo pelo sistema hematopoiético, a cintilografia com leucócitos marcados não rende satisfatoriamente no esqueleto axial.

Outro traçador que pode ser utilizado é o citrato de ^{67}Ga, um análogo do ferro, que se liga à lactoferrina e a outras proteínas que se acumulam na vigência de infecção.

Discite e osteomielite na coluna vertebral

A coluna vertebral é envolvida em cerca de 2-7% dos casos de osteomielite. A cintilografia com leucócitos marcados, muito útil na avaliação do esqueleto apendicular, é aqui pouco utilizada, presumivelmente porque ou os microtrombos ou a pressão hidrostática evitam o acúmulo de células brancas na coluna. Alternativamente, a combinação de cintilografia trifásica e gálio apresenta ótimos resultados, com sensibilidade de 85-95% e especificidade de 70-95%. Os achados cintilográficos típicos de discite ou osteomielite vertebral são a hipercaptação do gálio e o acúmulo do ^{99m}Tc MDP na face intervertebral do corpo vertebral (Fig. 13). A RM também apresenta excelente acurácia para a detecção de osteomielite vertebral, com sensibilidade de 90% e especificidade de 85-95% [24]. Além disso, a RM apresenta melhor resolução espacial e é considerada por muitos o melhor método para avaliar pacientes com suspeita de osteomielite.

Avaliação pós-operatória

Infecção de prótese

A distinção entre infecção e afrouxamento da prótese não é fácil por métodos morfológicos tradicionais de imagem, como a radiografia, a TC e a RM. Na cintilografia, o aumento detectável na remodelação óssea periprótese pode ser decorrente de infecção ou mesmo do estresse mecânico pela própria prótese [25,26]. Em caso de afrouxamento, a hipercaptação tende a ocorrer de forma focal na ponta do componente femoral, enquanto na vigência de infecção há hiperemia difusa periprótese (Figs. 14 e 15). Entretanto, essa tendência não é específica e depende de fatores como o tipo e a localização

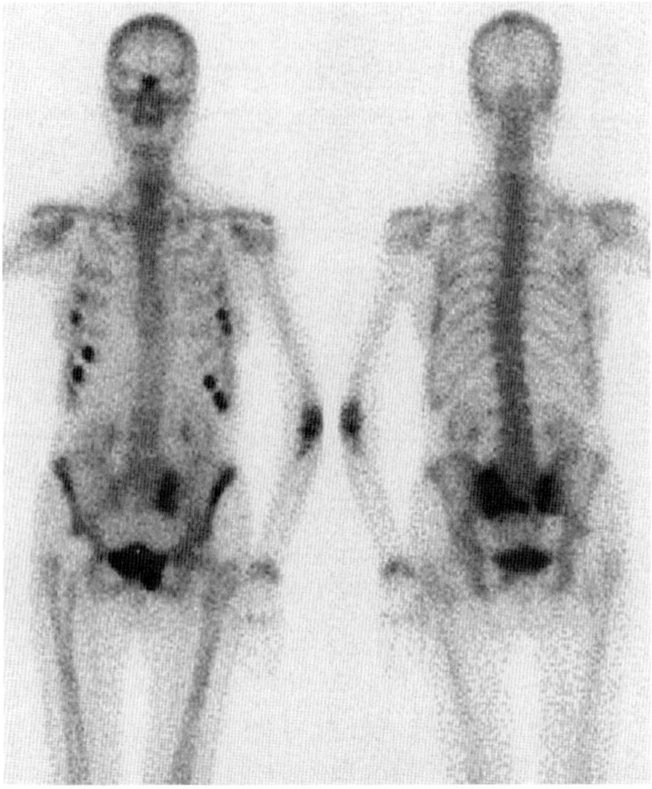

Fig. 9. Projeção anterior e posterior de corpo inteiro demonstra múltiplas fraturas por insuficiência.

da prótese, além do tempo de evolução pós-cirúrgica [27]. Próteses não-cimentadas podem demonstrar hipercaptação por anos a fio, sendo necessário correlação com exames anteriores para formulação diagnóstica. Dada a elevada sensibilidade do método, infecção ou afrouxamento podem ser descartados com segurança na vigência de exame negativo. A utilização de outros traçadores, como gálio ou leucócitos marcados, de forma seqüencial ou simultânea, pode aumentar significativamente a especificidade do método em detectar infecção, mas há um acúmulo de trabalhos demonstrando que a combinação de leucócitos marcados e enxofre coloidal deve ser a modalidade de escolha (Figs. 16 e 17). A cintilografia isolada com leucócitos marcados apresenta sensibilidade de 96% e especificidade de 12-30% para detectar infecção na prótese, mas, quando associada a enxofre coloidal, seus novos números são sensibilidade de 93% e especificidade de 94-98% [28-30].

Viabilidade de enxerto ósseo

A cintilografia trifásica é uma modalidade efetiva para avaliar a viabilidade do enxerto ósseo. A patência vascular do enxerto se traduz na imagem como hipercaptação nas três fases do exame. Enxertos não-viáveis ou em risco de complicações pós-operatórias demonstram área fotopênica em imagens tardias, pelo fluxo reduzido e pela ausência de atividade osteoblástica [31-33]. Entretanto, é necessário parcimônia na interpretação dos achados, visto que a aparente captação normal em imagens tardias obtidas em exames realizados fora da primeira semana de pós-operatório pode ser decorrente da deposição de osso novo em enxerto não-viável, no processo denominado *creeping substitution* [34]. Outra armadilha que

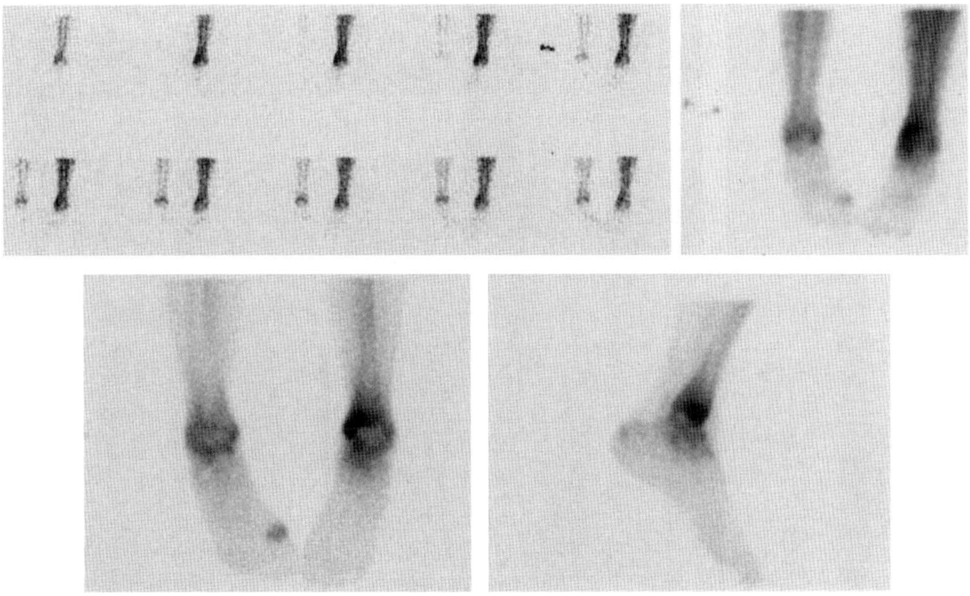

Fig. 10. Projeções adquiridas durante as fases de equilíbrio e tardia demonstram hipercaptação no maléolo medial, típica de osteomielite.

deve ser reconhecida é a hipercaptação desencadeada pela osteonecrose por radiação, o que torna um desafio a avaliação de pacientes recentemente submetidos à radioterapia.

Síndrome dolorosa regional complexa tipo I (antiga distrofia simpático-reflexa)

A síndrome dolorosa regional complexa (SDRC) tipo I é relativamente comum no período pós-traumático e se caracteriza por dor difusa, crônica, não-dermatômica, acompanhada por modificações tróficas e autonômicas. A dor freqüentemente é de magnitude desproporcional ao evento agressor e, em contraste com a SDRC tipo II (antiga causalgia), não há lesão nervosa que justifique os sintomas. Na SDRC tipo I não tratada, a dor pode progredir proximalmente, determinando atrofia permanente e perda da mobilidade articular. A fisiopatologia da síndrome ainda não é completamente

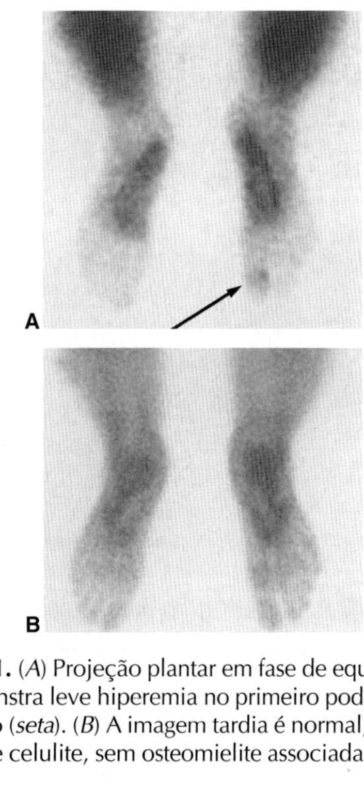

Fig. 11. (*A*) Projeção plantar em fase de equilíbrio demonstra leve hiperemia no primeiro pododáctilo direito (*seta*). (*B*) A imagem tardia é normal, o que sugere celulite, sem osteomielite associada.

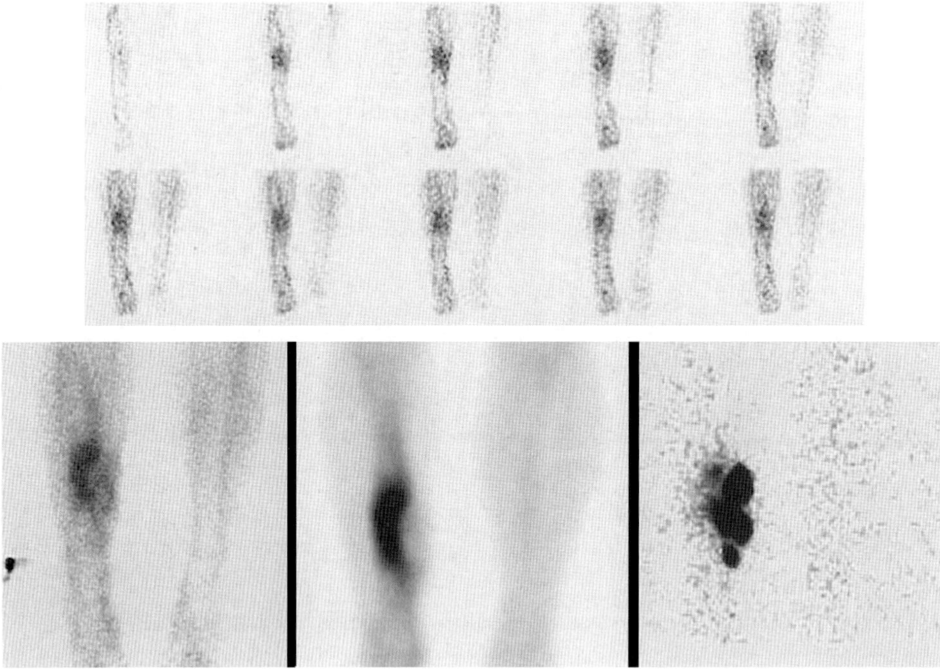

Fig. 12. Projeções anteriores nas fases angiográfica, de equilíbrio e tardia, obtidas em paciente que apresentava fratura remota da tíbia. Note a hiperemia e o remodelamento ósseo. A cintilografia com leucócitos marcados demonstra hipercaptação, compatível com osteomielite.

conhecida e, no momento, a teoria mais aceita é a da liberação de neuropeptídeos nos terminais nervosos mediante excitação aferente sensitiva [35-37]. Esses neuropeptídeos reduzem o limiar da dor, desencadeiam vasodilatação e determinam aumento da permeabilidade vascular, o que acaba excitando mais aferentes sensoriais. A disfunção do sistema nervoso simpático não é mais considerada primordial, por isso a sugestão de mudança na

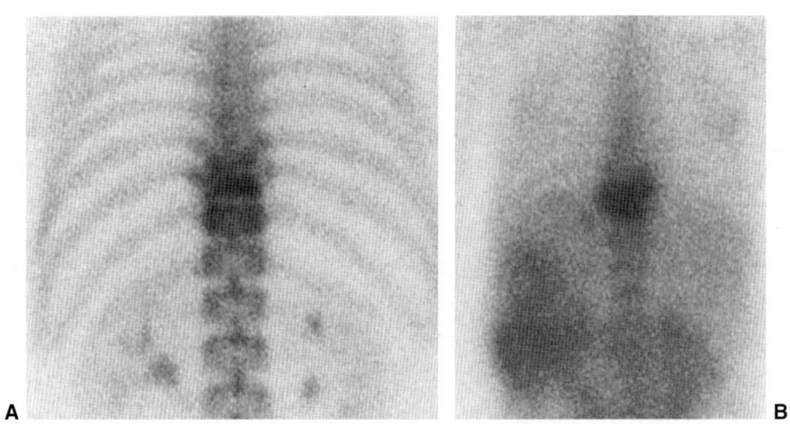

Fig. 13. (*A*) Projeção posterior tardia demonstra hipercaptação em T10 e T11. (*B*) Imagem tardia de 24 horas, em que se nota acúmulo de gadolínio no corpo vertebral e no disco intervertebral, compatível com osteomielite e discite.

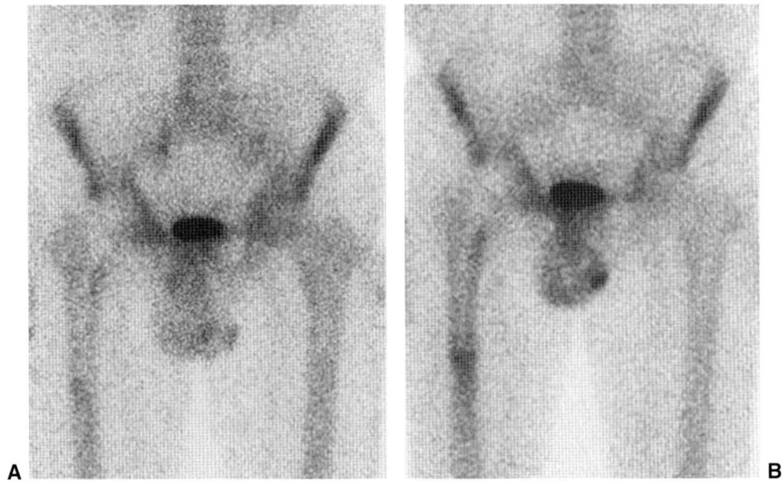

Fig. 14. (*A*) Projeção anterior após artroplastia do quadril direito demonstra captação normal periprótese. (*B*) Um ano após, a cintilografia demonstra leve captação focal na extremidade inferior do componente femoral.

nomenclatura. O diagnóstico é clínico, mas a cintilografia pode ajudar na confirmação e no estadiamento da doença, com sensibilidade entre 75-100% e especificidade entre 80-100% [36, 38,39]. Os achados são variáveis e, na apresentação clássica, há hipercaptação periarticular no membro acometido (Fig. 18). A cintilografia também pode ser utilizada para prever a resposta terapêutica, visto que, quanto maior a captação, maior a chance de remissão dos sintomas com o tratamento [38].

Vertebroplastia

A vertebroplastia percutânea é uma nova modalidade terapêutica, na qual injeta-se cemento no corpo de vértebras com fratura compressiva, estabilizando a lesão e reduzindo os sintomas. A intervenção não tem papel, se a fratura for crônica e já estiver consolidada, o que torna a cintilografia óssea um útil instrumento adjuvante na avaliação pré-procedimento, ao diferenciar fraturas agudas e crônicas [40].

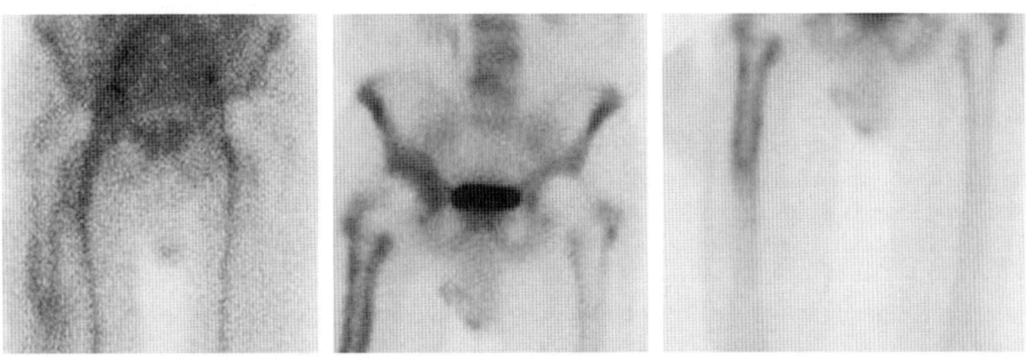

Fig. 15. Projeções anteriores obtidas nas fases de equilíbrio e tardia demonstram hipercaptação periprótese à direita, por infecção do componente femoral.

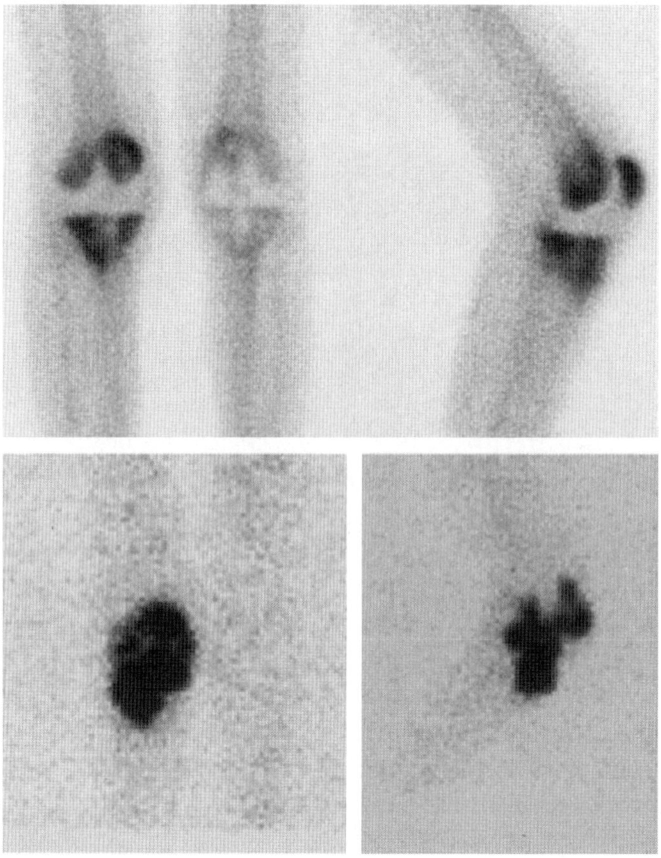

Fig. 16. Imagens tardias de artroplastia bilateral do joelho demonstram hipercaptação periprótese no componente tibial e femoral à direita (*linha superior*). Note a hipercaptação também na cintilografia com leucócitos marcados (*linha inferior*), indicando infecção. A artroplastia à esquerda está normal.

Pseudo-artrose

Pseudo-artrose é uma causa freqüente de dor refratária em paciente submetido à artrodese vertebral. Nesses pacientes, a radiografia falha em realizar o diagnóstico precoce e demonstra apenas as grosseiras modificações tardias, com sensibilidade de 43% e especificidade de 50% [41].

A cintilografia com SPECT vem sendo utilizada de forma crescente na pesquisa de pseudo-artrose. Tipicamente, em pós-operatórios não-complicados, nota-se gradual redução na captação a partir do terceiro mês da cirurgia, que geralmente é nula ou quase nula por volta do sexto mês, embora alguns pacientes possam apresentar leve aumento na captação por até dois anos. Do ponto de vista cintilográfico, a hipercaptação a partir do décimo segundo mês após a cirurgia é considerada suspeita para pseudo-artrose, com sensibilidade de 50-78% e especificidade de 60-93% (Fig. 19) [42-44].

Miosite ossificante

A miosite ossificante representa a formação heterotópica e localizada de osso nos tecidos moles. Em sua forma adquirida, freqüentemente é decorrente de trauma físico ou neurológico. A cintilografia se torna positiva, com aumento na captação de ^{99m}Tc MDP, entre 4-6 semanas antes das primeiras manifestações radiológicas, o que permite um diagnóstico mais precoce e eventual tratamento com indometacina e bifosfonatos para prevenir ou

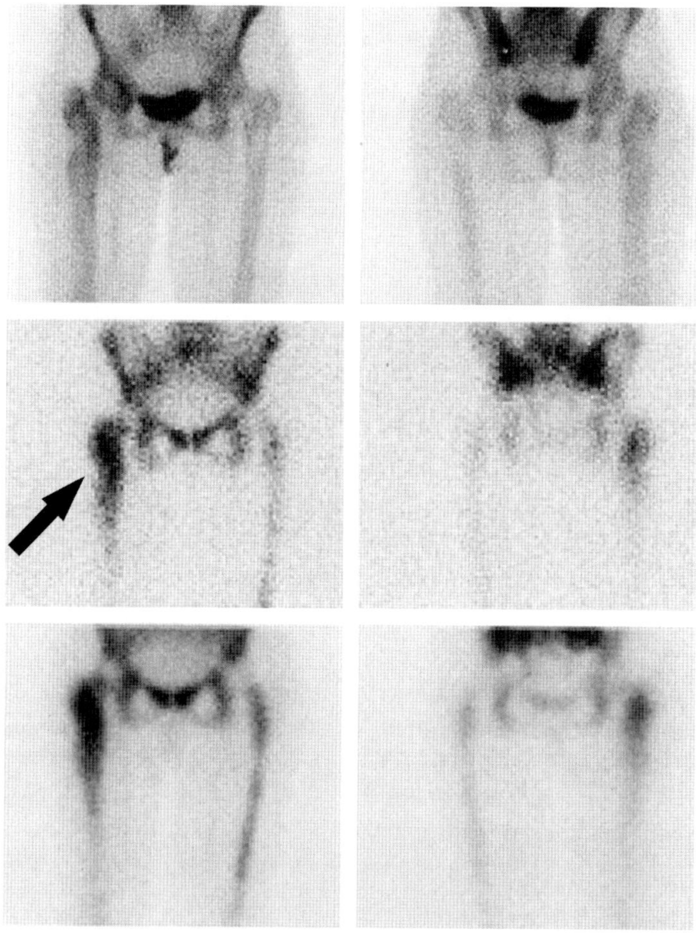

Fig. 17. Projeções anterior e posterior em paciente que inseriu recentemente um dispositivo ortopédico no fêmur direito demonstram hipercaptação do fêmur proximal à direita na cintilografia óssea (*linha superior*). A captação dos leucócitos marcados também está acima do usual (*linha do meio*). O enxofre coloidal igualmente demonstra a hipercaptação, que sugere aumento da atividade na medula e não infecção.

retardar a progressão (Fig. 20) [45]. A cintilografia também é capaz de determinar o grau de maturação da lesão, evitando a remoção prematura e suas elevadas taxas de recidiva [45]. Na miosite ossificante ainda imatura, há captação aumentada em todas as fases do exame e, à medida que ocorre a maturação tecidual, as fases angiográfica e de equilíbrio normalizam, com manutenção da hipercaptação em imagens tardias.

Tomografia por emissão de pósitrons

A tomografia por emissão de pósitrons (PET) é uma modalidade da medicina nuclear que utiliza radiofármacos de curta meia-vida que emitem pósitrons. O radiofármaco mais comumente utilizado é a [18F]2-desoxi-2-fluoro-D-glicose (FDG). Uma vez injetado, o FDG é transportado para o interior das células por meio de mecanismos específicos da glicose e, então, fosforilado para FDG-6-fosfato. O

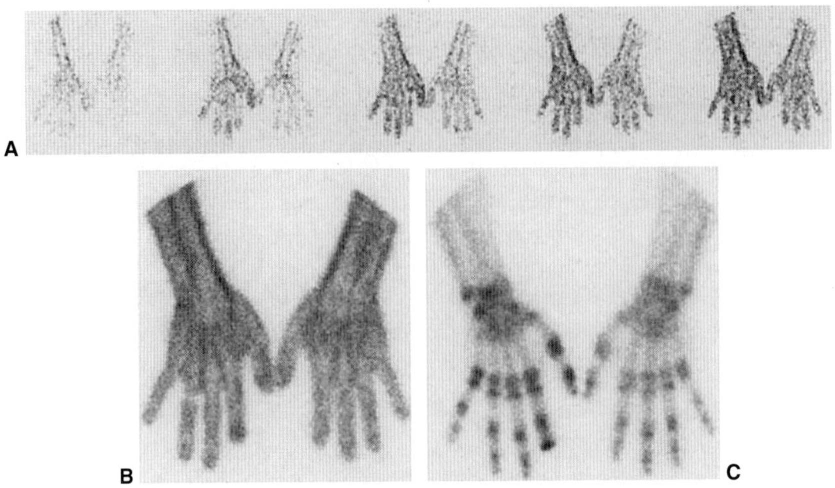

Fig. 18. Projeção palmar nas fases angiográficas de equilíbrio e tardia demonstra hipercaptação difusa periarticular em portador de SDRC tipo I. O paciente também apresentava amputação da falange terminal do segundo quirodáctilo.

FDG-6-fosfato não é metabolizado e não sofre difusão para fora da célula, o que permite tempo hábil para aquisição de imagens. O grau de captação do FDG é proporcional ao metabolismo celular. Células que sofreram transformação maligna apresentam aumento no metabolismo da glicose e aumento na captação de FDG. Similarmente, em locais de inflamação ativa, os neutrófilos ativados captam FDG. Relatos iniciais demonstraram a FDG-

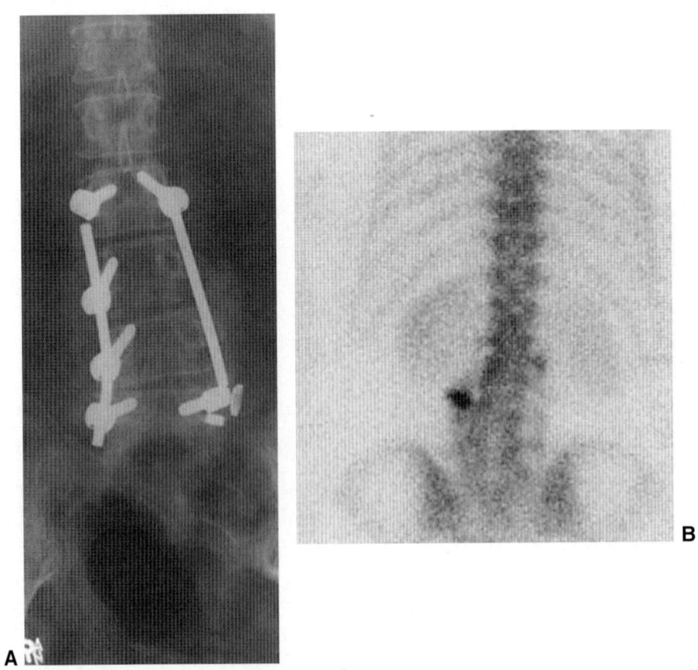

Fig. 19. (*A*) Radiografia. (*B*) Imagem cintilográfica tardia. Este paciente foi submetido a artrodese há cerca de dois anos e apresenta atualmente recrudescimento da dor, por pseudo-artrose.

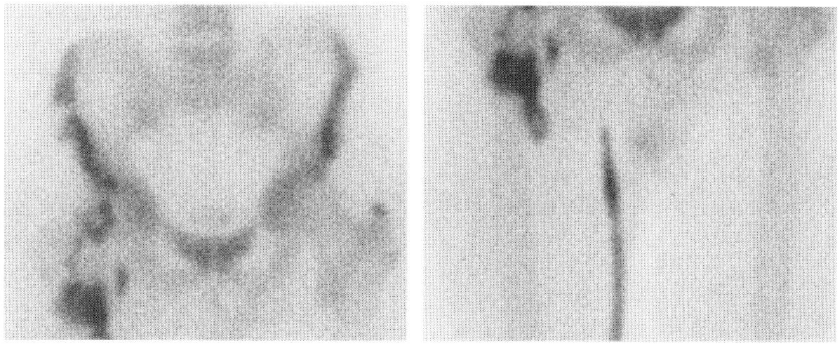

Fig. 20. Imagens tardias obtidas de um paciente paraplégico demonstram hipercaptação nos tecidos moles adjacentes ao fêmur e crista ilíaca direita, por ossificação heterotópica. O paciente também portava um cateter de Foley na bexiga.

PET como promissora na avaliação de infecção recente na prótese, mas estudos subseqüentes não foram capazes de diferenciar com segurança afrouxamento asséptico e infectado, o que torna a medicina nuclear convencional ainda a melhor opção nesse cenário [46-51].

Na avaliação de osteomielite crônica, entretanto, a FDG-PET parece apresentar a maior acurácia diagnóstica entre os métodos de imagem, particularmente no esqueleto axial [52]. A FDG-PET também vem sendo utilizada com sucesso na diferenciação entre as lesões benignas e malignas. Em boa parte dos tumores primários no sistema musculoesquelético, as lesões malignas apresentam maior captação de FDG do que lesões benignas, mas existem exceções, como a displasia fibrosa, o tumor de células gigantes e a sarcoidose óssea, que demonstram avidez pelo radiofármaco, apenas para citar algumas [53]. No momento atual, acreditamos que a FDG-PET deve ser reservada apenas para casos inconclusivos por outras modalidades de imagem. A pesquisa nessa área está em franca ebulição e espera-se, nos próximos anos, um melhor delineamento sobre o papel do método na avaliação dos tumores do sistema musculoesquelético [54].

Referências

[1] Subramanian G, McAfee JG. A new complex for 99m Tc skeletal imaging. Radiology 1971;99:192-6.

[2] Francis M, Ferguson D, Tofe A, *et al.* Comparative evaluation of three diphosphonates: in vivo adsorption and in vivo osteogenic uptake. J Nucl Med 1980;21:1185-9.

[3] Matheson GO, Clement DB, McKenzie DC. Scintigraphic uptake of 99mTc at nonpainful sites in athletes with stress fractures: the concept of bone strain. Sports Med 1987;4:65-75.

[4] Drubach LA, Connolly LP, d'Hemecourt P. Assessment of the clinical significance of asymptomatic lower extremity uptake abnormalities in athletes. J Nucl Med 2001;42:209-12.

[5] Chakravarty D, Sloan J, Brenchley J. Risk reduction through skeletal scintigraphy as a screening tool in suspected scaphoid fracture: a literature review. Emerg Med J 2002;19:507-9.

[6] Donohoe KJ, Henkin RE, Royal HD, *et al.* Procedure guideline for bone scintigraphy. J Nucl Med 1999;37:1903-6.

[7] Holder LE, Schwartz C, Wernicke PG. Radionuclide bone imaging in the early detection of fractures of the proximal femur: multifactorial analysis. Radiology 1990;174:509.

[8] Martin P. The appearance of bone scans following fractures, including immediate and long-term studies. J Nucl Med 1979;20:1227-38.

[9] Lanyon LE. Functional strain in bone tissue as an objective and controlling stimulus for adaptive bone remodeling. J Biomech 1987;20:1083-93.

[10] Maffuli N, King JB. Effects of physical activity on the some components of the skeletal system. Sports Med 1992;13:393-407.

[11] Drubach LA. Assessment of the clinical significance of asymptomatic lower extremity uptake in young athletes. J Nucl Med 2001;42:209-12.

[12] Zwas ST, Elkanovitch R, Grank G. Interpretation and classification of medial stress syndrome. J Nucl Med 1987;28:452-7.
[13] Dutton J, Bromhead SE, Speed CA. Clinical value of grading the scintigraphic appearances of tibial stress fractures in young military recruits. Clin Nucl Med 2002;27:18-21.
[14] Anderson MW, Greenspan A. Stress fractures. Radiology 1996;199:1-12.
[15] Yao L, Johnson C, Gentili A, *et al.* Stress injuries of bone: analysis of MR imaging staging criteria. Acad Radiol 1998;5:34-40.
[16] Thillainayagam M, Butt S. Stress fracture and related disorders in the foot and ankle: plain films, scintigraphy, CT and MR imaging. Semin Musculoskeletal Radiol 2005;9:210-26.
[17] Hatzl-Griensenhofer M, Pichler R, Huber H. The insufficiency fracture of the sacrum: an often unrecognized cause of low back pain: results of bone scanning in a major hospital. Nuklearmedizin 2001;40:221-7.
[18] Love C, Palestro CJ. Radionuclide imaging of infection. J Nucl Med Technol 2004;32:47-57.
[19] Schauwecker DS. The scinitigraphic diagnosis of osteomyelitis. AJR Am J Roentgenol 1992;158:9-18.
[20] Wegener WA, Alavi A. Diagnostic imaging of musculoskeletal infection: roentgenography; gallium, indium-labeled white blood cell, gammaglobulin, bone scintigraphy; and MRI. Orthop Clin N Am 1991;22:401-17.
[21] Elgazzar AH, Abdel-Dayem H. Imaging skeletal infection: evolving considerations. Nucl Med Annu 1996;157-91.
[22] Kolindou A, Liu Y, Ozker K, *et al.* In-Ill WBC imaging of osteomyelitis in patients with underlying bone scan abnormalities. Clin Nucl Med 1996;21:183-9.
[23] Datz FL, Thorne DA. Effect of antibiotic therapy on the sensitivity of indium-111 labeled leukocyte scans. J Nucl Mcd 1986;27:1849.
[24] Love C, Petel M, Lonner BS, *et al.* Diagnosing spinal osteomyelitis: a comparison of bone and Ga-67 scintigraphy with magnetic resonance imaging. Clin Nucl Mcd 2000;25:963-77.
[25] Termaat MF, Raijmakers PG, Scholten HJ, *et al.* The accuracy of diagnostic imaging for the assessment of chronic osteomyelitis: a systematic review and meta-analysis. J Bone Joint Surg 2005;87:2464-71.
[26] Magnuson JE, Brown ML, Houser MF. In-1 11 labeled leukocyte scintigraphy in suspected orthopedic prosthesis infection: comparison with other imaging modalities. Radiology 1988;168:235.
[27] Oswald SG, VanNostrand D, Savory CG, *et al.* The acetabulum: a prospective study of three-phase bone and indium white blood cell scintigraphy following porous coated hip arthroplasty. J Nucl Med 1990;31:274-80.
[28] Segura AB, Munoz A, Brulles YR, *et al.* What is the role of bone scintigraphy in the diagnosis of infected joint prostheses. Nucl Med Commun 2004;25:527-32.
[29] Love C, Marwin SE, Tomas MB, *et al.* Diagnosing infection in the failed joint replacement: a comparison of coincidence detection 18F-FDG and 111 1n-labeled leukocyte/99mTc-sulfur colloid marrow imaging. J Nucl Med 2004;45:1864-71.
[30] Palestro CJ, Swyer AJ, Kim CK, *et al.* Infected knee prosthesis: diagnosis with In-111 leukocyte, 99mTc sulfur colloid, and 99mTc MDP imaging. Radiology 1991;79:645-8.
[31] Palestro CJ. Radionuclide imaging after skeletal interventional procedures. Semin Nucl Med 1995;25:3-14.
[32] Schimming R, Juengling FD, Lauer G, *et al.* Evaluation of microvascular bone graft reconstruction of the head and neck with 3-D 99mTc-DPD SPECT scans. Oral Surg Oral Med Oral Pathol Oral Radiol Endod 2000;90:679-85.
[33] Velasco JG, Vega A, Leisorek A, *et al.* The early detection of free bone graft viability with 99m Tc. Br J Plast Surg 1976;29:344-6.
[34] Breggen A, Weiland AJ, Ostrup LT. Bone scintigraphy in evaluating the viability of composite bone grafts revascularised by microvascular anastomoses, conventional autogenous bone grafts and free nonvascularized periosteal grafts. J Bone Joint Surg 1982;64:799-809.
[35] Teasdall RD, Paterson-Smith B, Koman LA. Complex regional pain syndrome (reflex sympathetic dystrophy). Clin Sports Med 2004;23:145-55.
[36] Intenzo C, Kim SM, Capuzzi DM. The role of nuclear medicine in the evaluation of complex regional pain syndrome type I. Clin Nucl Med 2005;30:400-7.
[37] Pham T, Lafforgue P. Reflex sympathetic dystrophy and neuromediators. Joint Bone Spine 2003;70:12-7.
[38] Zyluk A, Birkenfeld B. Quantitative evaluation of three phase bone scintigraphy before and after the treatment of post-traumatic reflex sympathetic dystrophy. Nucl Med Commun 1999;20:327-33.
[39] Holder LE, Cole LA, Myerson MS. Reflex sympathetic dystrophy in the foot: clinical and scintigraphic criteria. Radiology 1992;184:531-5.
[40] Maynard AS, Jensen ME, Schweickert PA, *et al.* Value of bone scan imaging in predicting pain relief from percutaneous vertebroplasty in osteoporotic vertebral fractures. AJNR Am J Neuroradiol 2000;21:1807-12.
[41] Slizofski WJ, Collier BD, Flatley TJ, *et al.* Painful pseudarthrosis following lumbar spinal fusion: detection by combined SPECT and planar bone scintigraphy. Skeletal Radiol 1987;16:136-41.

[42] Palestro CJ. Radionuclide imaging after skeletal interventional procedures. Semin Nucl Med 1995;25:3-14.

[43] Albert TJ, Pinto M, Smith MD, *et al.* Accuracy of SPECT scanning in diagnosing pseudoarthrosis: a prospective study. J Spinal Disord 1998;11:197-9.

[44] Bohnsack M, Gosse F, Ruhmann O, *et al.* The value of scintigraphy in the diagnosis of pseudarthrosis after spinal fusion surgery. J Spinal Disord 1999;12:482-4.

[45] Shehab D, Elgazzar AH, Collier BD. Heterotopic ossification. J Nucl Med 2002;43:346-53.

[46] Chacko TK, Zhuang H, Stevenson K, *et al.* The importance of the location of fluorodeoxyglucose up-take in periprosthetic infection in painful hip prostheses. Nuclear Medicine Communications 2002;23(9):851-5.

[47] Manthey N, Reinhard P, Moog F, *et al.* The use of [18F] fluorodeoxyglucose positron emission tomography to differentiate between synovitis, loosening and infection of hip and knee prostheses. Nucl Med Commun 2002;23:645-53.

[48] Love C, Tomas MB, Marwin SE, *et al.* Role of nuclear medicine in diagnosis of the infected joint replacement. Radiographics 2001;21:1229-38.

[49] Seabold JE, Nepola JV. Imaging techniques for evaluation of postoperative orthopedic infections. Q J Nucl Med 1999;43:21-8.

[50] Stumpe KD, Notzli HP, Zanetti M, *et al.* FDG PET for differentiation of infection and aseptic loosening in total hip replacements: comparison with conventional radiography and three-phase bone scintigraphy. Radiology 2004;231:333-41.

[51] Love C, Marwin SE, Tomas MB, *et al.* Diagnosing infection in the failed joint replacement: a comparison of coincidence detection 18F-FDG and 111In-labeled leukocyte/99mTc-sulfur colloid marrow imaging. J Nucl Med 2004;45:1864-71.

[52] Termaat MF, Raijmakers PGHM, Scholten HJ, *et al.* The accuracy of diagnostic imaging for the assessment of chronic osteomyelitis: a systematic review and meta-analysis. J Bone Joint Surg 2005;87:2464-71.

[53] Aoki J, Watanbe H, Shinozaki T, *et al.* FDG PET of primary benign and malignant bone tumors: standardized uptake values in 52 lesions. Radiology 2001;219:774-7.

[54] Aoki J, Endo K, Watanabe H. FDG PET for evaluating musculoskeletal tumors: a review. J Ortho Sci 2003;8(3):435-41.

Índice Remissivo

Os números em ***negrito*** referem-se aos Quadros.

A

B

D

E

F

G

I

J

L

M

N

O

P

Q

R

S

T

U